儿童骨盆与股骨近端截骨术

Pediatric Pelvic and Proximal Femoral Osteotomies

主编 [加] 雷吉 · C. 汉默迪（Reggie C. Hamdy）
[加] 尼尔 · 萨兰（Neil Saran）

主译 杨 征 吕学敏

北方联合出版传媒（集团）股份有限公司
辽宁科学技术出版社

First published in English under the title
Pediatric Pelvic and Proximal Femoral Osteotomies: A Case-Based Approach
edited by Reggie C. Hamdy and Neil Saran

图书在版编目（CIP）数据

儿童骨盆与股骨近端截骨术 /（加）雷吉 · C. 汉默迪（Reggie C. Hamdy），（加）尼尔 · 萨兰（Neil Saran）主编；杨征，吕学敏主译 . -- 沈阳：辽宁科学技术出版社，2025. 7. -- ISBN 978-7-5591-4046-3

Ⅰ. R726.81

中国国家版本馆 CIP 数据核字第 2025UW4907 号

出版发行：辽宁科学技术出版社
（地址：沈阳市和平区十一纬路25号　邮编：110003）
印 刷 者：河南瑞之光印刷股份有限公司
经 销 者：各地新华书店
幅面尺寸：210 mm × 285 mm
印　　张：24
插　　页：4
字　　数：520千字
出版时间：2025年7月第1版
印刷时间：2025年7月第1次印刷
责任编辑：吴兰兰
封面设计：顾　娜
版式设计：袁　舒
责任校对：黄跃成

书　　号：ISBN 978-7-5591-4046-3
定　　价：368.00 元

投稿热线：024-23284363
邮购热线：024-23284502
E-mail:2145249267@qq.com
http://www.lnkj.com.cn

译者名单

主译

杨　征　首都医科大学附属北京积水潭医院

吕学敏　首都医科大学附属北京积水潭医院

译者（按姓氏汉语拼音排序）

边　臻　首都医科大学附属北京积水潭医院

傅　刚　首都医科大学附属北京积水潭医院

王玉琨　首都医科大学附属北京积水潭医院

徐　雷　首都医科大学附属北京积水潭医院

张　涛　首都医科大学附属北京积水潭医院

张宇辰　首都医科大学附属北京积水潭医院

“我们将本书献给所有罹患髋关节疾病的儿童和青少年，希望可以帮助提高他们的生活质量；献给我们的老师和导师，感谢他们教会了我们一切；献给我们的妻子 Sylvie 和 Pascale，感谢她们无条件的爱和永恒的支持；献给我们的儿子 Sebastien、Nicolas 和 Charles，他们将永远激励和鼓舞我们。”

序言

Reggie C.Hamdy 和 Neil Saran 共同主编了这本关于儿童髋关节外科的内容全面、实践性强、质量较高的教科书，集中介绍了骨盆和股骨近端截骨术。本书包含了所有骨科从业者和负责诊治罹患复杂且致残性髋部疾病儿童和青少年的医生所需的信息。两位主编汇集了一批杰出的儿童髋关节外科医生，每一位都是受人尊敬的专家，他们描述了 37 种与髋关节截骨术密切相关的手术技术。本书每章几乎都采用了以案例为基础的统一格式，这将为读者带来愉悦的阅读体验。本书配有精美的插图，既有示意图也有术中照片，详细描述了每种截骨术的手术技术。本书大部分章节中都有的“要点和陷阱”部分提供了编者们宝贵的建议和智慧，只有具备丰富的经验者才能获得，这将有助于减少应用特定手术技术时出现的重大失误和常见错误。本书大部分章节中都有的“适应证和禁忌证”部分允许读者将术前影像与每个临床场景的指征进行比较，从而能够在各章节之间进行对比和比较，学习如何为特定的临床问题选择合适的截骨术。本书包含了所有可能涉及截骨术的手术解决方案，使之成为获取该类主题最新参考信息的一站式来源。在这一点上，本书是独一无二的。

怀疑论者可能会问两个问题。

第一个问题是为什么如此强调截骨术？骨骼成熟后，髋关节置换术可以作为一个通用的解决方案。我认为通过截骨术保髋的价值被低估了，因为它在技术上要求更高，需要针对不同畸形进行相应的调整，而且由于大多数骨科医生对截骨术不熟悉，没有在合适的情况下应用合适的截骨技术。对于年轻患者，草率地作出关节置换手术的决定，是导致其长期随访失败的一个非常普遍的原因，这种失败往往难以补救。熟悉髋关节周围的截骨术并有针对性地使用，将关节置换术留待年龄更长、预期能够持续使用的患者，可能为患者带来更好的治疗效果。

第二个问题是，既然几乎所有的“信息”都可以在网上找到，为什么还要写一本书呢？答案是，这本书提供了全面的“知识”。它以系统化的方式呈现了这些知识，使读者可以有条理地比较并对比不同类型疾患的临床表现及其潜在的解决方案，而这种方式在网上并不容易找到。

总之，我认为本书是所有诊治髋部疾病或畸形儿童的骨科医生必不可少的参考材料。它可以被定义为一本外科操作手册，在包含了丰富的知识的同时，可以指导外科医生为该类临床应用选择合适的截骨术。

John H. Wedge

Toronto, ON, Canada

前言

髋关节是一个复杂的关节，具有承重和行走等重要功能。在儿童和青少年时期，各种先天性、发育性和获得性疾病可能会影响髋关节的解剖结构和生物力学特性，并对患者的行走、整体功能和生活质量产生重大影响。在大多数髋关节病变中，通过对股骨近端、髋臼或两者进行各种截骨术，能使髋关节的解剖结构和生物力学恢复到正常或接近正常的状态。在这本书中，我们描述了儿童和青少年中常见的股骨近端和骨盆截骨术。我们邀请了世界各地的外科医生参与，利用他们的专业知识来编写每章的内容。本书共分为 39 章，所有这些章节都采用系统化的格式编写，以便读者能够轻松地在各章之间切换。

本书主体分为三部分。三部分之前的两个章节内容是关于儿童和青少年髋关节的临床和影像学检查。这两个章节概述了在儿科人群中处理任何髋部问题的总体思路与策略，并介绍了影像学评估青少年髋关节的方法。第一部分描述了各种骨盆截骨术，包括改变髋臼方向的截骨术（Salter 截骨术、三联截骨术和 Ganz 截骨术）、髋臼成形术（San Dega 截骨术和 Pemberton 截骨术）以及姑息性手术（Shelf 髋臼成形术和 Chiari 截骨术）。由于一种特定的截骨术可能适用于多种病理改变，因此根据病理改变，同一种截骨术可能在不同的章节中被多次讨论。第二部分描述了在各种“条件”（如 Perthes 病、股骨头骨骺滑脱、神经肌肉性疾患等）下进行的股骨近端截骨术。第三部分介绍了涉及骨盆和股骨联合截骨的各种复杂手术以及其他手术技术，如铰链式髋关节牵开术等。

我们相信本书将成为所有骨科医生以及所有参与儿童和青少年髋关节疾病手术治疗的医务工作者（包括医疗和辅助医疗人员）的宝贵参考资料。我们衷心希望这本书最终能帮助这些儿童和青少年患者，提高他们的生活质量。

Reggie C. Hamdy
Montreal, Québec, Canada
Neil Saran
Montreal, Québec, Canada

致谢

我们在此向医学插图师的杰出工作表示敬意，感谢 Mark Lepik、Guylaine Bedard、Roger Aziz 和 Denis Alvez 的辛勤付出。同时，我们还要感谢行政助理 Josee Perron、Paula Wall 和 Adina Sbragia 在幕后的付出，没有他们，这本书的完成时长可能是现在时长的 2 倍。最后，我们向 Springer 出版社的编辑 Katherine Kreilkamp 和 Kristopher Spring 表示衷心的感谢，感谢他们在编辑这本书过程中所展现出的卓越才能、耐心和帮助。

编者名单

Franck Accadbled, MD, PhD Pediatric Orthopaedics, Hôpital des Enfants, CHU de Toulouse, Toulouse, France

Fahad S. Alhuzaimi, MD, MBBS Division of Paediatric Orthopaedic Surgery, Department of Paediatric Surgery, Montreal Children's Hospital, McGill University Health Centre, Montréal, QC, Canada
Department of Orthopaedic Surgery, Shriners Hospital for Children Canada, Montreal, QC, Canada

Elizabeth Ashby, MB BChir FRCS (Orth) Department of Orthopaedics, Evelina Children's Hospital, London, UK

Yaroslav Basyuk, MD Orthopaedics, University Hospital, Newark, NJ, USA

Paul E. Beaulé, MD, FRCS(C) Division of Orthopaedic Surgery, University of Ottawa, The Ottawa Hospital, Ottawa, ON, Canada

Étienne L. Belzile, MD, FRCS(C) Department of Orthopaedic Surgery, CHU de Québec-Université Laval, Quebec City, QC, Canada

Thierry E. Benaroch, MD, FRCS(C) Division of Paediatric Orthopaedic Surgery, Department of Paediatric Surgery, Montreal Children's Hospital, McGill University Health Centre, Montréal, QC, Canada
Department of Orthopaedic Surgery, Shriners Hospital for Children-Canada, Montréal, QC, Canada

John G. Birch, MD, FRCS(C) Department of Pediatric Orthopedics, Texas Scottish Rite Hospital for Children, Dallas, TX, USA

Ayşegül Bursalı, MD Private Practice, Istanbul, Turkey

Alexander M. Cherkashin, MD Department of Pediatric Orthopedics, Division of Clinical Implementation and Data Management, Center of Excellence for Limb Lengthening and Reconstruction, Texas Scottish Rite Hospital for Children, Dallas, TX, USA

John C. Clohisy, MD Shriners Hospitals for Children, St. Louis, MO, USA
St. Louis Children's Hospital, St. Louis, MO, USA
Barnes-Jewish Hospital, St. Louis, MO, USA
Department of Orthopaedic Surgery, Washington University School of Medicine, St. Louis, MO, USA

John P. Dormans, MD Division of Orthopaedic Surgery, University of Ottawa, The Ottawa Hospital, Ottawa, ON, Canada

Christopher Dowding, MD, FRCS(C) Division of Orthopaedic Surgery, University of Ottawa, The Ottawa Hospital, Ottawa, ON, Canada

Deborah M. Eastwood, MB ChB Department of Orthopaedic Surgery, Great Ormond Street Hospital for Children, London, UK

Mark Eidelman, MD Pediatric Orthopedics, Ruth Children's Hospital, Technion Faculty of Medicine, Haifa, Israel

Dan S. Epstein, MD McGill University, Montreal, QC, Canada
Shriners Hospital for Children – Canada, Montreal, QC, Canada

David S. Feldman, MD Paley Orthopedic and Spine Institute, St. Mary's Medical Center, West Palm Beach, FL, USA

Panagiotis Peter Glavas, MD Sainte-Justine University Hospital Center, University of Montreal, Montreal, QC, Canada

H. Kerr Graham, MD, FRCS (Ed), FRACS Department of Orthopaedic Surgery (NHMRC CP-CRE), Royal Children's Hospital, Parkville, VIC, Australia

Reggie C. Hamdy, MB, MSc (Ortho), FRCS(C) Division of Orthopaedic Surgery, McGill University Health Centre, Montreal, QC, Canada
The Montreal Children's Hospital, Montreal, QC, Canada
Shriners Hospital for Children – Canada, Montreal, QC, Canada

Lee S. Haruno, BS Division of Orthopedic Surgery, Baylor College of Medicine, Texas Children's Hospital, Houston, TX, USA

Simon P. Kelley, MBChB,PhD,FRCS(C)(Tr and Orth) Department of Surgery, University of Toronto, Toronto, ON, Canada
The Hospital for Sick Children, Toronto, ON, Canada

Young-Jo Kim, MD, PhD Department of Orthopedic Surgery, Boston Children's Hospital, Boston, MA, USA

David J. Kirby, BS Division of Pediatric Orthopaedic Surgery, Department of Orthopaedic Surgery, The Johns Hopkins Hospital, Baltimore, MD, USA

Ken N. Kuo, MD Department of Orthopaedic Surgery, Taipei Medical University, Taipei, Taiwan
Department of Orthopaedic Surgery, National Taiwan University Hospital, Taipei, Taiwan

Jill E. Larson, MD Department of Orthopedic Surgery, Harvard University, Boston Children's Hospital, Boston, MA, USA

Michael Leunig, MD Orthopedic Surgery, University of Rochester Medical Center, Rochester, NY, USA

William G. Mackenzie, MD Orthopedic Department, Nemours/Alfred I. duPont Hospital for Children, Wilmington, DE, USA

M. Chad Mahan, MD Henry Ford Health System, Detroit, MI, USA

Hannes M. Manner, MD Department of Orthopedic Surgery, Schulthess Clinic, Zurich, Switzerland

Benjamin D. Martin, MD Division of Orthopaedic Surgery and Sports Medicine, Children's National Health System, Washington, DC, USA

Travis Matheney, MD, MLA Department of Orthopaedic Surgery, Harvard Medical School, Boston Children's Hospital, Boston, MA, USA

Michael B. Millis, MD Department of Orthopedic Surgery, Boston Children's Hospital, Child and Adult Hip Program, Boston, MA, USA

Nicole I. Montgomery, MD Orthopaedic Oncology, University of Texas MD Anderson Cancer Center, Clinical Care Center, Houston, TX, USA

Kishore Mulpuri, MBBS, MS (Ortho), MHSc (Epi) Orthopaedic Surgery, British Columbia Children's Hospital, Vancouver, BC, Canada

Unni G. Narayanan, MBBS, MSc, FRCS(C) The Hospital for Sick Children, University of Toronto, Toronto, ON, Canada

Eduardo N. Novais, MD Department of Orthopedic Surgery, Boston Children's Hospital, Boston, MA, USA

Ryan M. O'Shea, MD Department of Orthopaedic Surgery, Kaiser Permanente San Diego, San Diego, CA, USA

Matthew E. Oetgen, MD, MBA Division of Orthopaedic Surgery and Sports Medicine, Children's National Health System, Washington, DC, USA
The George Washington University School of Medicine and Health Sciences, Washington, DC, USA

Dror Paley, MD, FRCS(C) Paley Orthopedic and Spine Institute, St. Mary's Medical Center, West Palm Beach, FL, USA

Stefan Parent, MD, PhD Sainte-Justine University Hospital Center, University of Montreal, Montreal, QC, Canada

Thierry Pauyo, MD, FRCSC Department of Orthopaedic Surgery, Shriners Hospital for Children Canada, Montreal, QC, Canada
Department of Paediatric Surgery, The Montreal Children's Hospital, Montreal, QC, Canada
Division of Orthopaedic Surgery, Department of Surgery McGill University, Montreal, QC, Canada

Karl E. Rathjen, MD Department of Pediatric Orthopedics, Texas Scottish Rite Hospital for Children, Dallas, TX, USA

Benjamin F. Ricciardi, MD Orthopedic Surgery, University of Rochester Medical Center, Rochester, NY, USA

Sanjeev Sabharwal, MD, MPH Department of Orthopedics, University of California, San Francisco, CA, USA
Division of Pediatric Orthopedics, University Hospital, Newark, NJ, USA

Jérôme Sales de Gauzy, MD, PhD Pediatric Orthopaedics, Hôpital des Enfants, CHU de Toulouse, Toulouse, France

Mikhail L. Samchukov, MD Department of Pediatric Orthopedics, Center of Excellence for Limb Lengthening and Reconstruction, Texas Scottish Rite Hospital for Children, Dallas, TX, USA

Adolfredo Santana, MD Orthopedic Department, Nemours/Alfred I. duPont Hospital for Children, Wilmington, DE, USA

Neil Saran, MD, MHSc (Clin. Epi.), FRCS(C) Department of Orthopaedic Surgery, Shriners Hospital for Children Canada, Montreal, QC, Canada
Department of Paediatric Surgery, The Montreal Children's Hospital, Montreal, QC, Canada
Division of Orthopaedic Surgery, Department of Surgery McGill University, Montreal, QC, Canada

Emily K. Schaeffer, PhD Orthopaedic Surgery, British Columbia Children's Hospital, Vancouver, BC, Canada

Perry L. Schoenecker, MD Shriners Hospitals for Children, St. Louis, MO, USA
St. Louis Children's Hospital, St. Louis, MO, USA
Barnes-Jewish Hospital, St. Louis, MO, USA
Department of Orthopaedic Surgery, Washington University School of Medicine, St. Louis, MO, USA

Mehmet Serhan Er, MD Orthopedic Department, Nemours/Alfred I. duPont Hospital for Children, Wilmington, DE, USA

Claire E. Shannon, MD Division of Orthopaedics, Department of Orthopaedic Surgery, The Hospital for Sick Children, Toronto, ON, Canada

Benjamin J. Shore, MD, MPH, FRCS(C) Department of Orthopaedic Surgery, Harvard Medical School, Boston Children's Hospital, Boston, MA, USA

Paul D. Sponseller, MD, MBA Division of Pediatric Orthopaedic Surgery, Department of Orthopaedic Surgery, The Johns Hopkins Hospital, Baltimore, MD, USA

Daniel J. Sucato, MD, MS Department of Orthopaedic Surgery, Texas Scottish Rite Hospital, University of Texas at Southwestern Medical School, Dallas, TX, USA

Magdalena Tarchala Department of Orthopaedic Surgery, Shriners Hospital for Children Canada, Montreal, QC, Canada
Department of Paediatric Surgery, The Montreal Children's Hospital, Montreal, QC, Canada
Division of Orthopaedic Surgery, Department of Surgery McGill University, Montreal, QC, Canada

Andrew D. W. Tice, MD Department of Orthopaedic Surgery, Texas Scottish Rite Hospital for Children, Dallas, TX, USA

Vidyadhar V. Upasani, MD Rady Children's Hospital San Diego, University of California San Diego, San Diego, CA, USA

Harold J. P. van Bosse, MD Shriners Hospital for Children, Philadelphia, PA, USA

Ting-Ming Wang, MD, PhD Department of Orthopaedic Surgery, National Taiwan University Hospital, Taipei, Taiwan

Dennis R. Wenger, MD Department of Orthopedic Surgery, Pediatric Orthopedic Training Program, Rady Children's Hospital San Diego, University of California, San Diego, San Diego, CA, USA

Timur Yıldırım, MD Orthopaedic and Traumatology Department, Baltalimani Bone Diseases Training and Research Hospital, Istanbul, Turkey

Ira Zaltz, MD Pediatric Orthopaedic Surgery, Beaumont Hospital, Royal Oak, MI, USA

Stephan T. Zmugg, MD Department of Orthopaedic Surgery, Texas Scottish Rite Hospital, University of Texas at Southwestern Medical School, Dallas, TX, USA

目录

第二部分　儿童股骨近端截骨术 ······ 133

第三部分　髋关节周围联合 / 混合截骨术 ······ 209

第 1 章　骨盆和股骨近端截骨术前计划

Reggie C. Hamdy, Dan S. Epstein

引言

髋关节是人体除膝关节之外最大的关节，是除肩关节之外最灵活的关节，在日常活动中发挥主要作用，是对生活质量发挥主要影响的复杂关节。本章将讨论其与骨盆和股骨近端截骨术相关的解剖和生物力学的独特之处。

髋关节拥有一些很重要的功能。首先，是支撑人体重量；其次，能够有很大范围的活动度（ROM），这种活动度对于完成各种体育锻炼及日常活动（如行走、长跑、下蹲、跳跃等动作）必不可少。

为了满足这些功能需要，髋关节必须非常灵活和稳定，同时能够承受各种跨关节的应力。如在跑步和跳跃过程中，身体运动放大了作用于髋关节的应力，使得其承受数倍于体重的压力。正常情况下，髋关节是能够承受剧烈体育活动中反复的强烈应力刺激的。

髋关节稳定性

排列于髋和股骨头表面的透明软骨为二者之间的相互活动提供了光滑的接触面。透明软骨也具备弹性振荡吸收器的作用，阻止运动过程中骨与骨之间的相互撞击。髋臼由髂骨、耻骨、坐骨 3 块骨盆骨融合形成（图 1.1）。略小于一个半球形结构的骨性髋臼窝所具备的深度使得髋关节成为一个非常稳定的关节，排列于骨性髋臼外缘的坚硬的纤维软骨环所形成的盂唇结构进一步增加了髋臼的功能深度，像吸盘一样帮助维持髋关节内负压（图 1.2）。环绕于关节囊周围坚韧的韧带结构（前方的髂股韧带、后方的坐股韧带、内侧的耻股韧带）（图 1.3）联合髋关节周围强壮的肌肉共同确保了髋关节的稳定性，可防止其脱位，除非遭受严重的高能量应力。

髋关节灵活性

在功能上，髋关节拥有很大的活动度，这主要依赖以下两个因素。首先，球窝关节结构允许股骨几乎能够自由进行 360°旋转；其次，股骨颈的形态结构也是活动度大的原因。股骨颈除了长度外，其直径小于股骨头，这种结构使得髋关节的活动不受阻挡。正常髋关节可以屈曲 120°，后伸 20°，外展 60°，内收 30°，内、外旋大约各 40°。除此之外，在人体中只有肩关节有如此高水平的活动能力。因此，任何导致股骨颈缩短（短髋畸形）的疾患都不可避免地可导致髋关节活动度下降。这些病患可能是股骨颈延长手术（Morsher 或 Wagner 股骨近端截骨术）的指征。

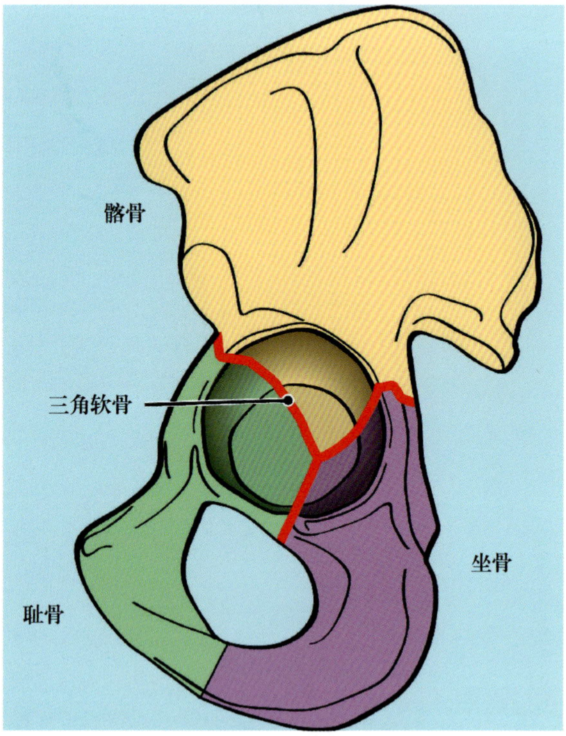

图 1.1 骨盆由 3 块骨（髂骨、坐骨和耻骨）融合形成杯状髋臼窝结构，即髋臼，图为侧位观

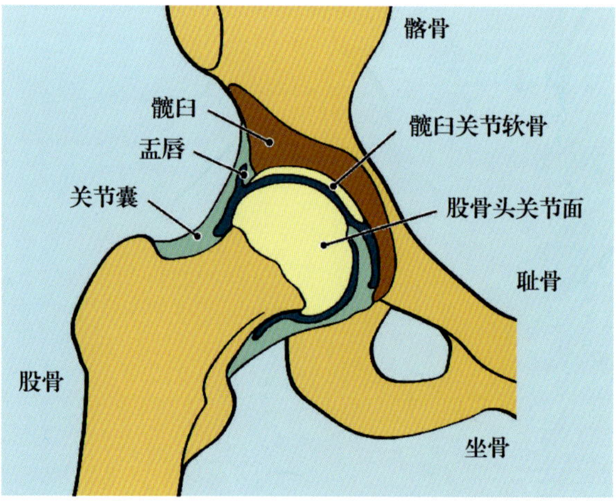

图 1.2 股骨头和髋臼组成的球窝结构。髋臼盂唇加深了髋臼窝并且维持了关节内负压，其周围有厚的关节囊环绕

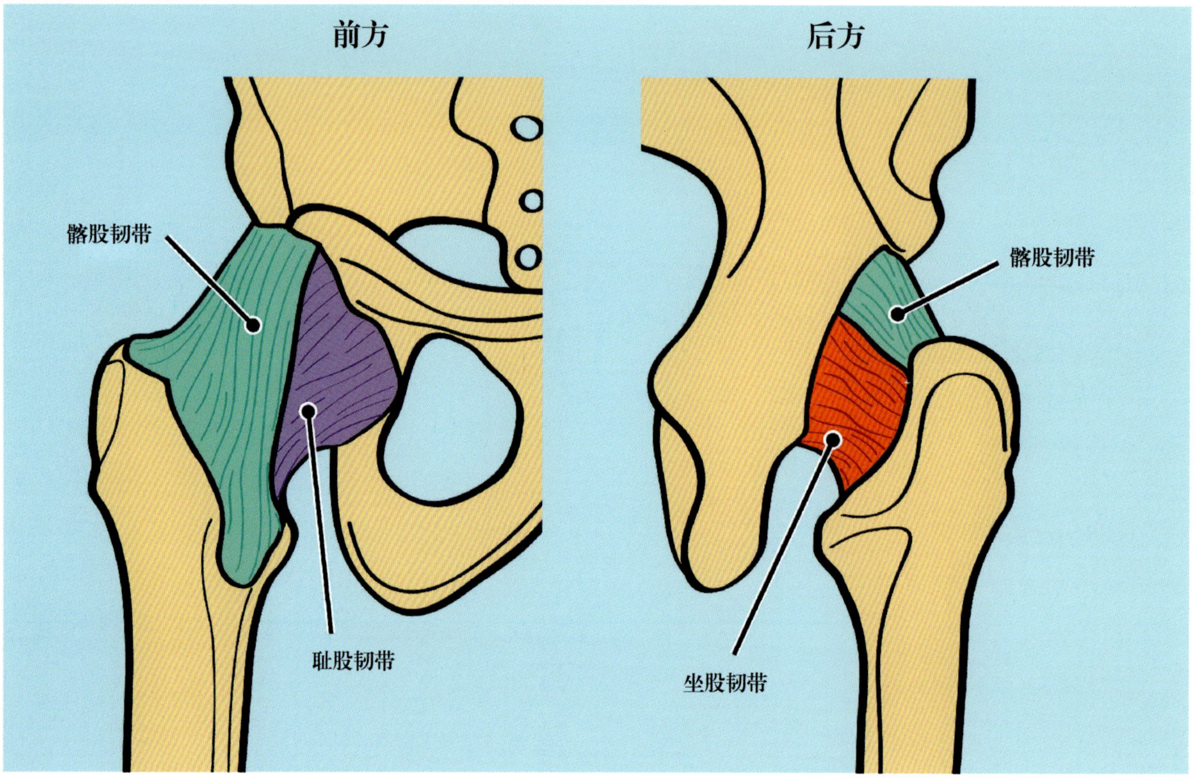

图 1.3 关节囊周围环绕的韧带：前方的髂股韧带，后方的坐股韧带，内侧的耻股韧带

关节反作用力，外展肌力学机制和大转子的作用

关节反作用力（JRF）是对于作用于关节的应力而在关节内产生的反作用力，是体重力矩和外展肌张力力矩平衡的结果。这种平衡对于维持骨盆水平非常重要，JRF 等于体重和外展肌张力的和（图 1.4）。双下肢站立时，很少甚至不需要肌肉力量来维持身体平衡。然而，当走和跑的时候，JRF 增高至数倍于体重。在维持髋关节正常生物力学中，大转子发挥非常重要的作用。强壮的髋关节外展肌（臀中肌和臀小肌）附着于大转子尖端，外展肌长度是维持外展肌肌力的重要因素（图 1.5）。

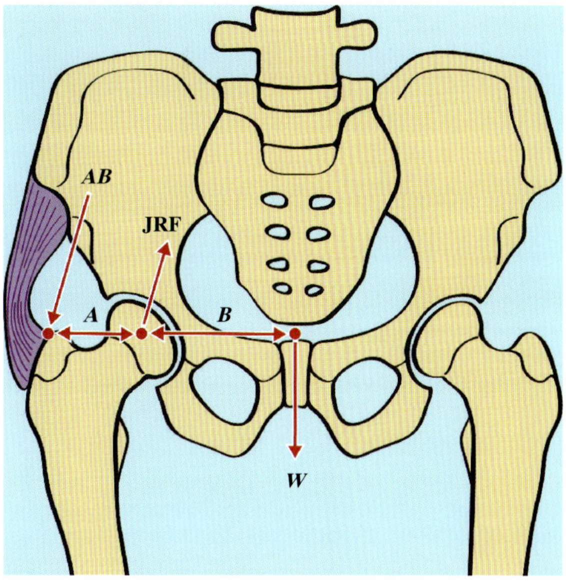

图 1.4　产生于关节内 JRF 的向量图。*AB*，外展肌应力；*A*，外展肌力矩；*B*，体重力矩；*W*，体重

髋关节发育不良的原因

很多原因（先天性、发育性和获得性）可能导致髋关节发育不良，要么改变髋关节正常解剖形态（髋臼、股骨近端或二者兼有），要么改变关节的生物力学。其影响可轻可重，重者影响日常活动和患者的生活质量。

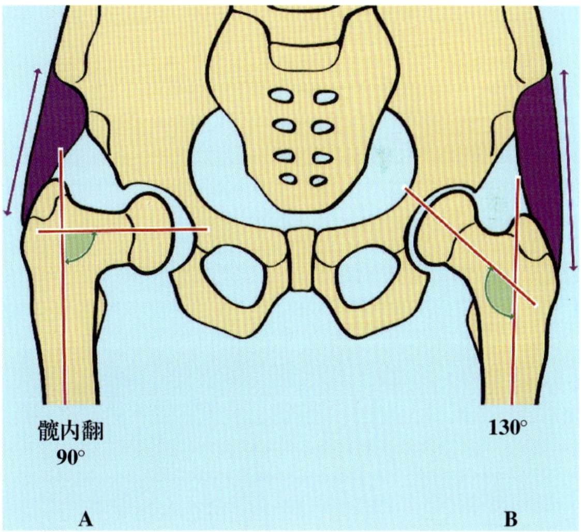

图 1.5　附着于大转子尖端的强壮的髋关节外展肌。外展肌长度是维持外展肌力量的重要因素。A. 髋内翻，降低了颈干角进而降低了外展肌力量。B. 正常颈干角，有正常的外展肌力

儿童期髋关节发育不良的处理

学界一致同意儿童髋关节发育不良应该治疗，以预防或延缓关节退变的发生。髋关节复杂的解剖和生物力学特点以及引起髋关节发育不良的原因各异，从而使儿童髋关节病理改变的处理极具挑战。病理改变不同所致的临床表现严重程度不同，可从轻微不适到关节明显乏力甚至生活质量下降等。评估的第一步是明确“什么问题”并提出一个“问题列表”，列表里包括主诉、体格检查和影像学评估。然后，应该明确患儿家长的期望及各种可能的治疗方法。最后，应该和患儿家长讨论手术方法。

问题列表

问题是什么?

基于主诉和体格检查提出问题，因此，明确患儿来访的主要原因非常重要。为什么患儿家长或看护人带患儿就诊？主要担心什么？是否有疼痛史？如果有疼痛，那么应该描述疼痛的细节，是否有跛行或僵直？这些症状对于活动能力、日常生活和生活质量有什么影响？明确问题是定位于髋关节还是全身系统性疾患（如骨骼系统发育不良或代谢性疾病）的局部表现？是否有任何相似症状的家族史，以前有无创伤或感染史以及相同的疼痛经历？对于神经肌肉疾患，是否有坐立（在轮椅上）或会阴卫生护理（下肢外展）困难？

完整的病史采集后，应该做全面的体格检查。分析患儿步态，特别是有 Trendelenburg 步态的患儿，说明其外展肌有力学方面的病理改变（图 1.6），还应该检查站立位脊柱的情况。如果骨盆不水平，可能与肢体不等长有关。垫木块可用于确定肢体不等长的具体值，然后将患者置于检查台，分别于仰卧位和俯卧位检查关节活动度。仰卧位髋关节屈曲 90°时，放松

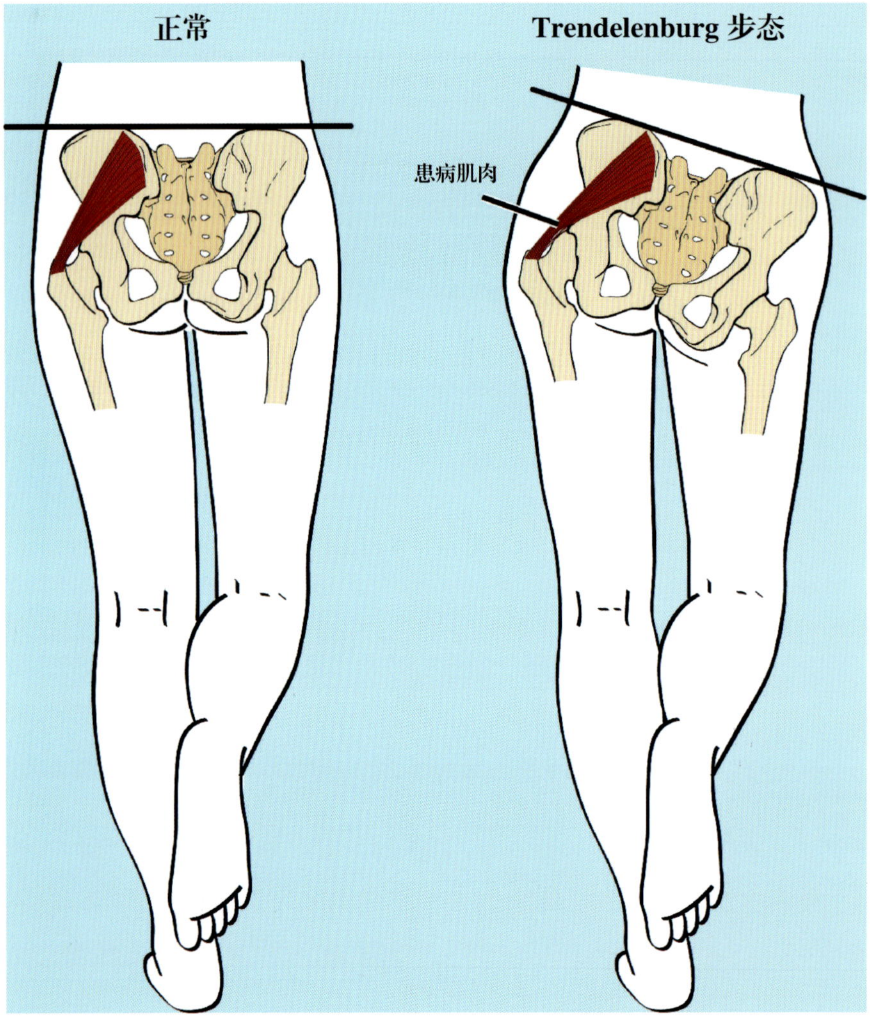

图 1.6 Trendelenburg 步态。一侧肢体站立时，外展肌收缩，维持骨盆水平，外展肌力弱时，对侧骨盆“落下”

了前方关节囊，并消除了髋关节屈曲挛缩的所有因素，因此在这一体位检查可能放大了髋关节的旋转角度。

因此，俯卧位评估髋关节旋转更为精确，因为这是在髋关节站立和行走时的正常位置进行评估。对怀疑股骨髋臼撞击的患者，髋关节屈曲 90°位旋转活动的检查是有用的，因为在这种病理条件下髋关节的内旋是明显下降的。记录任何出现的肌肉营养不良和挛缩，应该详细描述主动或被动活动中产生的疼痛。通过前后撞击试验检查是否有股骨髋臼撞击。必须进行全面的神经肌肉检查，对于任何可疑有神经肌肉疾患的，建议神经科会诊进行全面的肌肉系统评估。步态分析试验也应该考虑。

问题在哪？

这是通过对髋关节详细的影像学评估来回答的问题，具体如下：

髋关节问题的影像学评估

许多方法可用于初始诊断和进一步检查，包括生后 6 个月超声检查、X 线检查、关节造影、计算机断层扫描（CT）平扫或三维重建、磁共振成像（MRI）。最近，对于一些复杂畸形使用 3D 打印来进行术前计划和评估。然而，髋关节很多问题可以通过前后位平片显示做出评估，并且通过这种简单检查能够学到很多。髋关节影像学评估项目应该包括髋臼、股骨近端及二者的相互关系。

最常用的评估髋关节发育不良的角度和参数等指标如下：

（1）评估髋臼发育不良：

（a）髋臼指数。

（b）Sharp 角。

（c）髋臼深度。

（d）眉弓。

（e）髋臼泪滴。

（2）评估股骨近端发育不良：

（a）颈干角。

（b）HE 角（Hilgenreiner 骺板角）。

（c）股骨颈改变：髋内翻和髋外翻。

（d）股骨头改变：短髋畸形和头膨大。

（e）大粗隆和股骨头的相互关系。

（3）评估头臼关系：

（a）Shenton 线。

（b）中心边缘角（CE 角）：评估股骨头外侧覆盖。

（c）假斜位：评估股骨头前方覆盖。

（d）骨盆中立位和髋关节最大外展内旋位。

（e）Reimer 外移指数。

（f）髋臼内陷。

Hilgenreiner 线和 Perkins 线（图 1.7）

是在很多角度测量中用到的标准线。

髋臼指数（图 1.8）

是通过三角软骨中心 Hilgenreiner 线和髋

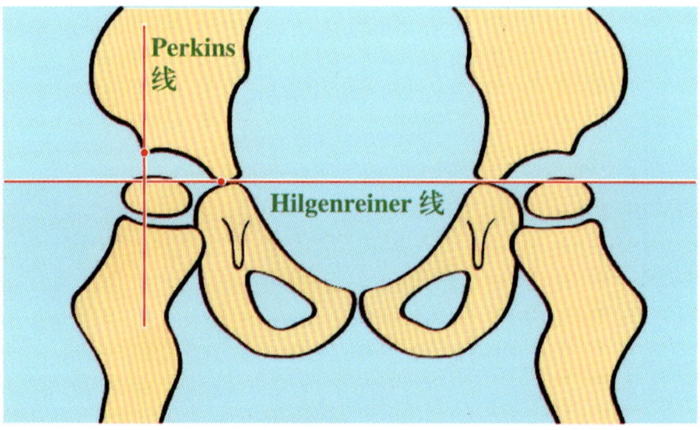

图 1.7　Hilgenreiner 线和 Perkins 线。Hilgenreiner 线是通过双侧三角软骨的水平线。Perkins 线是经髋臼外缘与 Hilgenreiner 线垂直的另一条线

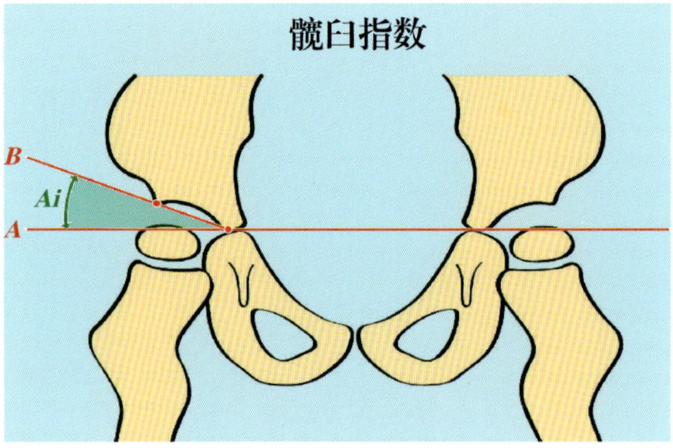

图 1.8 在三角软骨闭合之前的儿童中，髋臼指数可用于评估其髋臼发育。它是通过三角软骨中心 Hilgenreiner 线和髋臼外缘与三角软骨中心连线的夹角。2 岁以后，这个角度 > 20°提示髋臼发育不良

臼外缘与三角软骨中心连线的夹角。2 岁以后，这个角度＞ 20°提示髋臼发育不良。

Sharp 髋臼指数（Sharp 角）（图 1.9）

是三角软骨闭合后用于评估髋臼发育不良的指标。可在骨盆正位片上测量，其为双侧泪滴下缘到髋臼顶外缘或眉弓外缘连线与双侧泪滴下缘连线之间的夹角，超过 42°提示存在髋臼发育不良。

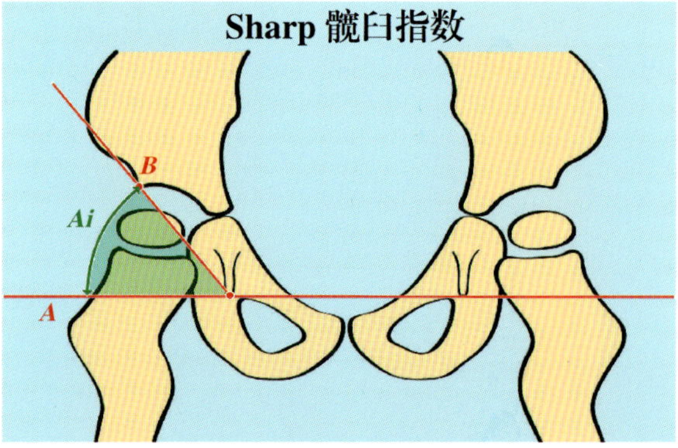

图 1.9 Sharp 髋臼指数是三角软骨骨化之后用于评估髋臼发育不良的指标。可在骨盆正位片上测量，其为双侧泪滴下缘到髋臼顶外缘或眉弓外缘连线与双侧泪滴下缘连线之间的夹角，超过 42°提示存在髋臼发育不良

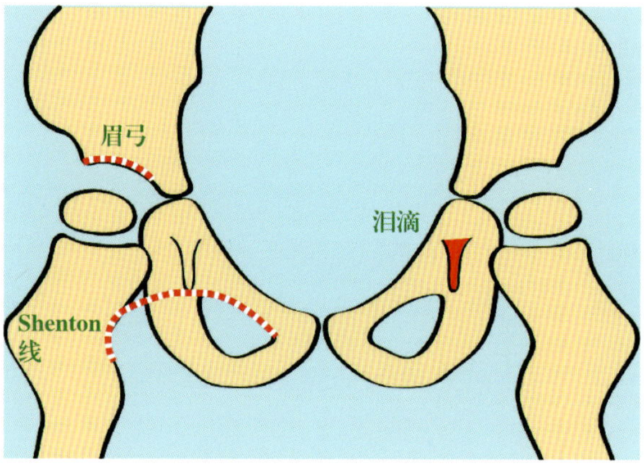

图 1.10 髋臼泪滴（红线标记）、髋臼顶部眉弓和 Shenton 线——骨盆耻骨支下缘到股骨近端内下方连线

眉弓（图 1.10）

“Sourcil”（眉弓的法文写法）是髋臼顶部软骨下骨形成的致密骨化区，表示髋臼髂骨部分对于作用于其上的压应力而发生的反应。眉弓长度通常为股骨头宽度的 80%。有些情况下，眉弓外缘也很明显，但这有别于关节的髂骨外缘，这点非常重要，因为有可能导致对股骨头覆盖的错误判断。Tönnis 角是眉弓倾斜度，正常为 0° ~10°，是用于评估髋臼负重区的倾斜角度，是眉弓内外侧缘连线和水平线的夹角。该角度增大与股骨头外侧半脱位和髋臼发育不良有关。

髋臼泪滴（图 1.10）

髋臼泪滴由两条垂线远端相连而成。影像学上，泪滴是髋臼下缘骨盆的致密部分，正常泪滴形态为 U 形，其内界为髂骨和坐骨连线（也称为 Kohler 线），外侧界向上与髋臼内壁相连。骨盆旋转角度不同，泪滴宽度也随之发生变化。泪滴变宽与髋臼狭窄有关，泪滴内、外壁于臼底相接触甚至相互交叉造成的泪滴狭窄提示髋臼过深，可导致股骨头过度包容，称为髋臼过深。

Shenton 线（图 1.10）

骨盆耻骨支下缘到股骨近端内下方的连线，应该是一条平滑的线，半脱位时，这条线“中断”。

颈干角（图 1.11）

颈干角是股骨颈轴线和股骨干长轴线相交的夹角。成年人该角的范围为 120°~135°，超过 135°提示髋外翻，< 120°提示髋内翻。投照时内旋髋关节直到股骨颈和地面平行时得到的才是真正的颈干角，而当股骨外旋时会导致该角度增大。

HE 角（Hilgenreiner 骺板角）（图 1.12）

是专门用于评估髋内翻的角度，是 H 线

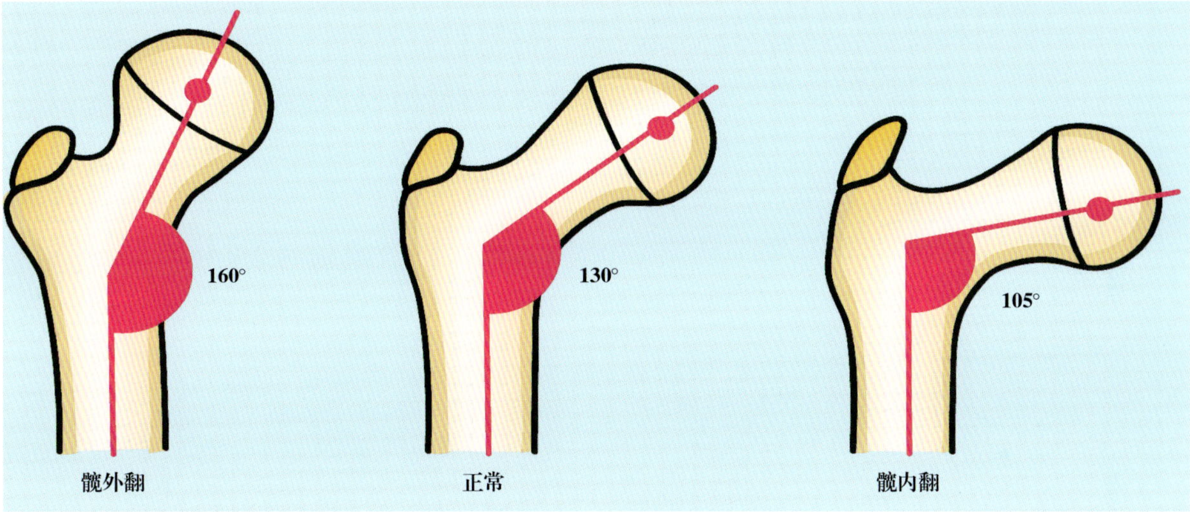

图 1.11 正常颈干角为 120°~135°，> 135°提示髋外翻，< 120°提示髋内翻

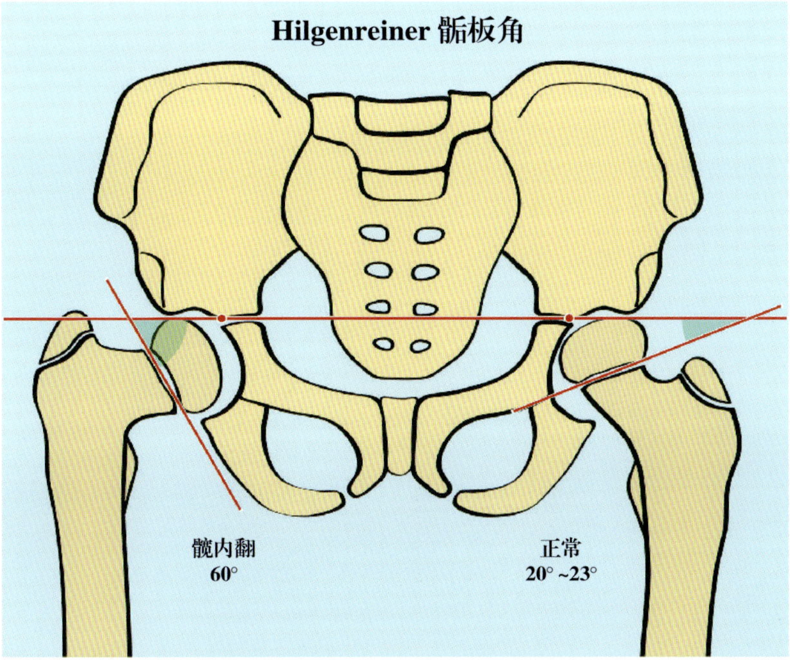

图 1.12 Hilgenreiner 骺板角是专门用于评估髋内翻的角度，是 H 线与股骨头骺板线的夹角，> 60°意味着有髋内翻

与股骨头骺板线的夹角，> 60°意味着有髋内翻。

股骨头形态（图 1.13）

股骨头接近于圆形，圆形结构丧失，代之以扁平或骨骺过长导致股骨头形态异常，使得头臼不适应，这些因素将促使股骨头和髋臼关节软骨退变。髋膨大（股骨头过大）如果覆盖良好、头臼适应，也许不会出问题（比如一些 Perthes 病），然而却可能出现股骨髋臼撞击、盂唇损伤和退行性改变。短髋畸形（短颈）降低了外展肌静息长度和作用力臂，增大了关节内反应力，导致外展肌乏力和 Trendelenburg 步态。

关节大粗隆高值（图 1.14）

大粗隆顶点线应该位于股骨头中心水平，髋内翻时这条线位于股骨头上方，而髋外翻时这条线位于股骨头下方（图 1.14 a）。这种相对关系极少被髋关节的不同旋转角度影响。关节大粗隆高值是另外一个用于描述大粗隆高度的指标，连接大粗隆顶点和股骨头顶部之间的连线（图 1.14 b）。

中心边缘角（CE 角，Wiberg 角）（图 1.15）

这个角为股骨头中心到骨性髋臼外缘连线与过股骨头中心和身体中心线平行的线的夹角。> 25°被认为是正常角度，< 20°提示髋关节发育不良，20° ~25°提示边界性发育不良。

假斜位（图 1.16）

这个投照体位用于评估髋臼对于股骨头前方的覆盖，正常前方覆盖的角度应> 25°，覆盖角度< 20°提示髋关节发育不良，覆盖角度介于 20° ~25°提示边界性发育不良。这个体位拍摄时患者为站立位，患侧髋关节面对胶片盒，骨盆相对于胶片盒向前方旋转 65°，患侧的脚应该和胶片盒平行，投照中心应该在股骨头上，X 线球管和胶片盒之间的距离约 122 cm。

Reimer 外移指数（图 1.17）

这是指未被骨性髋臼覆盖的已经骨化的股骨头所占的百分比。这是在脑瘫患儿髋关节筛查中使用的一个非常成熟可靠的测量指标。如果该测量值超过 33%（1/3），可以认为髋关节

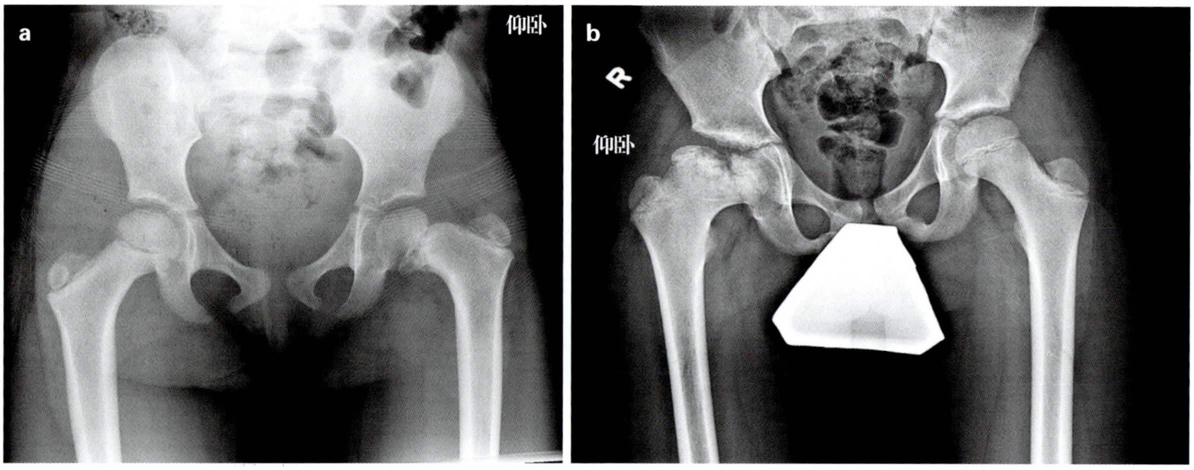

图 1.13 a. 左髋 X 线片提示短髋畸形，髋内翻合并大粗隆上移。b. 右髋 X 线片提示头膨大、短髋和不规则髋

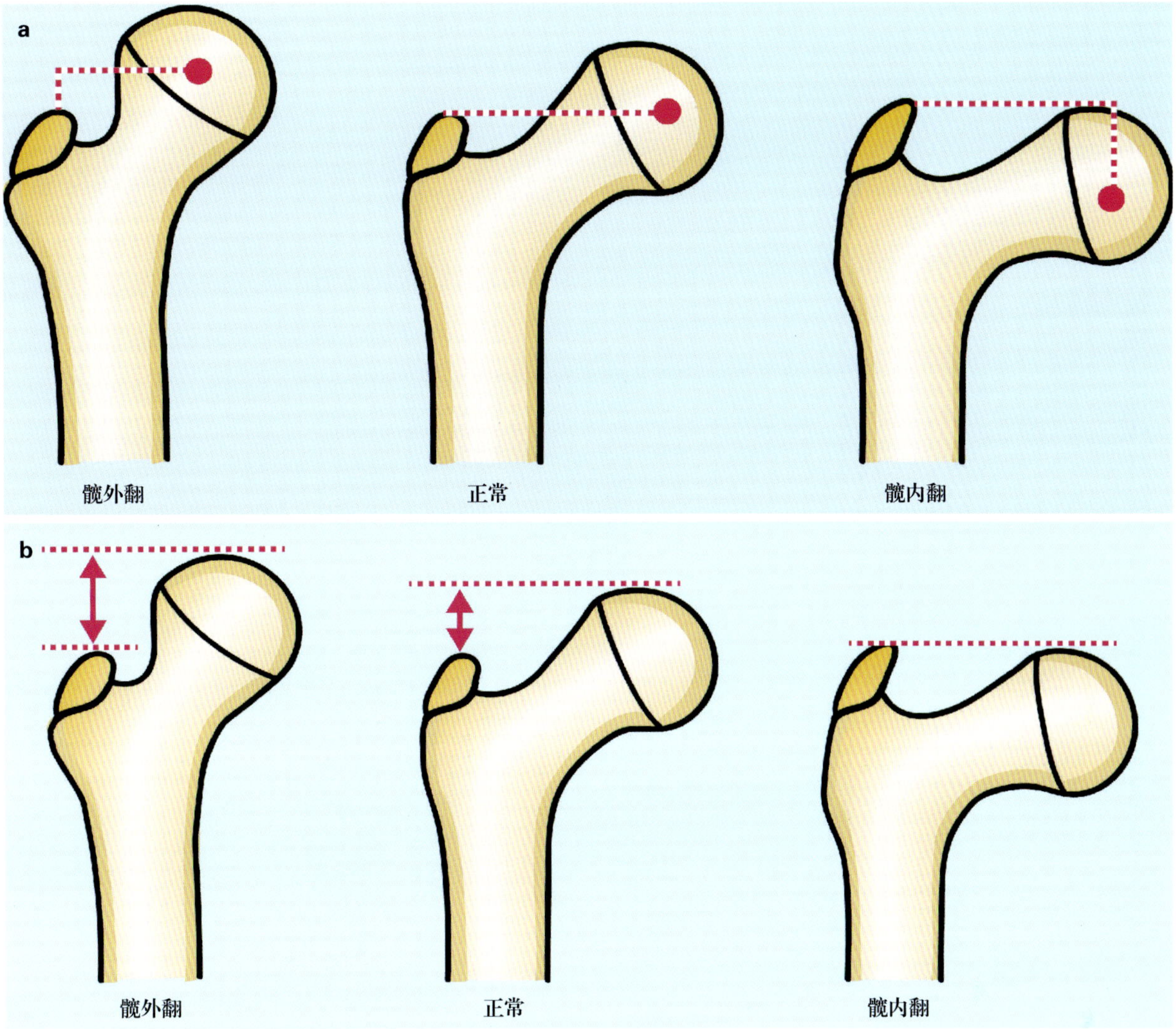

图 1.14　大粗隆顶点线应该位于股骨头中心水平，髋内翻时这条线位于股骨头上方，而髋外翻时这条线位于股骨头下方（a）。这种相对关系极少被髋关节的不同旋转角度影响。关节大粗隆高值是另外一个用于描述大粗隆高度的指标，连接大粗隆顶点和股骨头顶部之间的连线（b）

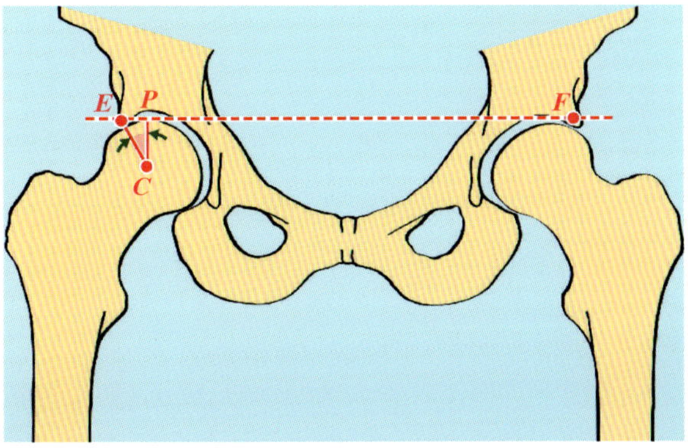

图 1.15　中心边缘角（CE 角）是指由股骨头中心至髋臼外缘连线，及经股骨头中心垂直线之间的夹角。CE 角正常值应 > 25°，< 20°提示髋关节发育不良，20°~ 25°提示边界性发育不良

脱位。有一个一致的意见就是外移超过 40%，需要股骨截骨、软组织松解。如果同时合并有髋臼发育不良（这种情况几乎总是伴随出现），也需要骨盆截骨。

父母和家庭期待的是什么?

明确病因和问题的本质之后，就应该讨论父母和家长的期待了。这些期待可能包括：疼痛缓解，功能提升，改善参加体育活动的能

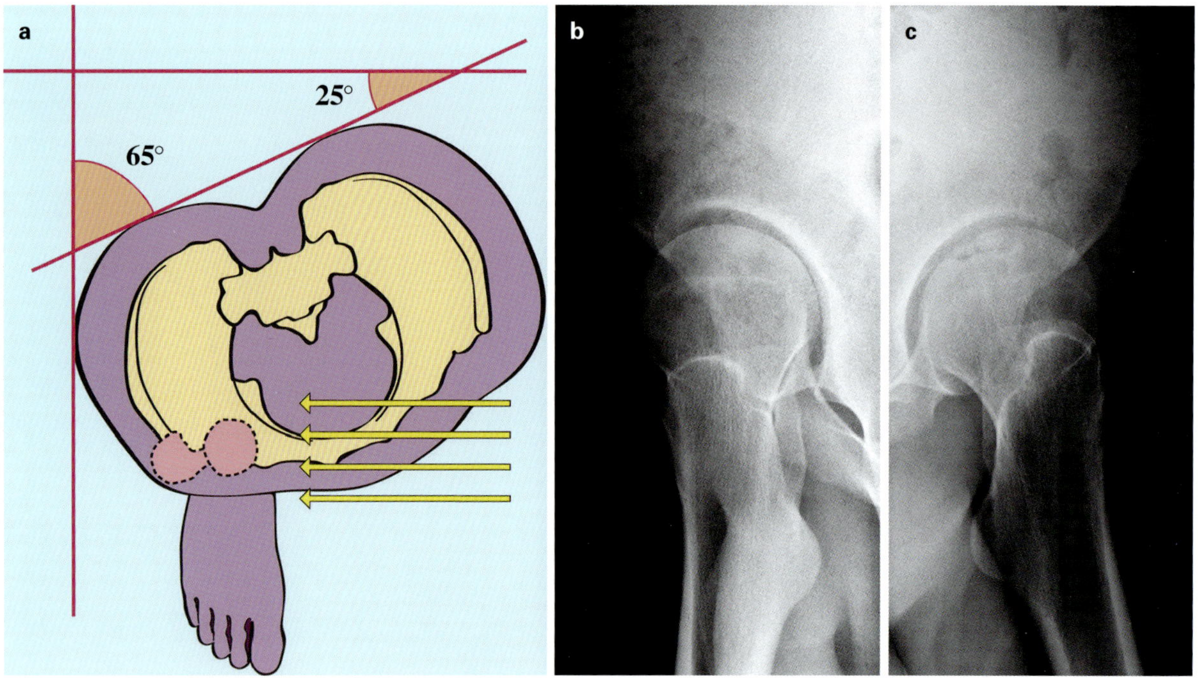

图 1.16　假斜位有助于判断髋臼对股骨头的前覆盖。患者与侧位像成 25°角站立。a. 测量方法与 CE 角类似。前覆盖角度正常值应 > 25°。b. 前覆盖 < 20°提示髋关节发育不良。c. 前覆盖角度介于 20° ~ 25°提示边界性发育不良

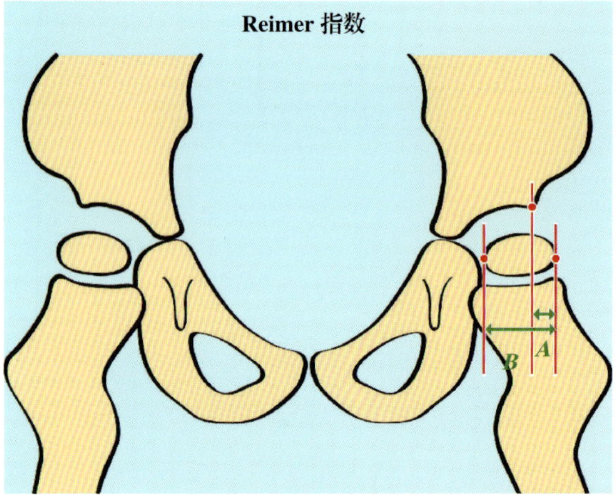

图 1.17　Reimer 指数（外移指数），通过 3 条线来定义，分别是 Perkin 线及其两条平行线：一条通过股骨头最内侧缘，另一条通过股骨头最外侧缘。通过测量 *AB* 间距及其百分比来确定（*A*/*B* × 100）。外移指数 > 33% 通常认为是脱位，> 40% 通常需手术治疗

力，矫正步态，对于神经肌肉疾患的病例，提高行走能力。其他问题也相应出现：这些期待能满足吗？还是不切实际的？

如何满足这些期待？

各种能实现的选择都应该讨论，保守治疗起作用吗？可以首先尝试吗？如果有手术干预的指征，那么应该提出手术策略。

手术策略

手术干预的目标应该清楚解释，这些目标应该与家长期待相统一。有时，手术目标并不能与家长的期待完全统一。对一些病例，手术目标是恢复髋关节的正常解剖和生物力学结构；而对其他一些病例，这一目标是非常困难甚至是不可能达到的。因此，对大多数病例而言，未必需要恢复正常的解剖和生物力学结构，提升髋关节功能和生活质量即可。

本书的其他章节将详细讨论和回顾各种手

术干预措施的细节、并发症、期待结果和长期影响。

参考文献

[1] Bowen JR, Kotzias-Neto A. Developmental dysplasia of the hip. Towson, MD: Data Trace Publishing Company; 2006.

[2] Wedge JH, Wasylenko MJ. The natural history of congenital disease of the hip. J Bone Joint Surg Br. 1979;61-B(3):334–338.

[3] Kleinberg S, Lieberman HS. The acetabular index in infants in relation to congenital dislocation of the hip. Arch Surg. 1936;32(6):1049–1054.

[4] Sharp IK. Acetabular dysplasia. J Bone Joint Surg Br. 1961;43-B(2):268–272.

[5] Weinstein JN. Congenital coxa vara. A retrospective review. J Pediatr Orthop. 1984;4(1):70–77.

[6] Shenton E. Diseases in bone. London: MacMillan; 1911.

[7] Wiberg G. Studies on dysplastic acetabula and congenital subluxation of the hip joint with special references to the complication of osteoarthritis. Acta Chir Scand. 1939;83:58.

[8] Reimers J. The stability of the hip in children. A radiological study of the results of muscle surgery in cerebral palsy. Acta Orthop Scand Suppl. 1980;184:1–100.

[9] Hilgenreiner H. Zur Frühdiagnose und Frühbehandlung der angeborenen Hüftgelenksverrenkung. Med Klin. 1925;21:1385–8. 1425–1429.

[10] Perkins G. Signs by which to diagnose congenital dislocation of the hip. Lancet. 1928;211(5457):648–650.

[11] Beltran LS, Rosenberg ZS, Mayo JD, De Tuesta MD, Martin O, Neto LP, Bencardino JT. Imaging evaluation of developmental hip dysplasia in the young adult. AJR Am J Roentgenol. 2013;200(5):1077–1088.

第 2 章　青少年髋关节影像学评估

Thierry Pauyo, Magdalena Tarchala, Neil Saran

引言

青少年髋关节的影像学评估方面，需要对各种参数进行系统评估，从而鉴别和量化发育不良与撞击。对于发育不良，影响髋臼的三维病理变化可通过二维图像进行分析；而对于撞击，静态图像试图捕捉骨性撞击点的时机是经常需要动态活动或在活动范围的终末期。然而，对于大多数病例，可设法通过平片获取足够的诊断信息并制定治疗计划。接下来的几章将讨论和阐释用于描述髋臼发育不良和青少年髋关节撞击的影像学参数。

影像学原则

X 线、CT 和 MRI 检查是评估髋关节病理的主要影像学手段。X 线检查因为容易进行且经济，是评估年轻人髋关节病理改变最初始的影像学方法。对于一些特殊病例，可能需要进行 CT 和 MRI 检查以提供另外的三维信息，并且 MRI 还可以对软骨和盂唇病理状态提供有价值的信息，可以为对二者的手术干预提供证据。本章主要讨论通过 X 线片能够获得的影像学参数。

X 线检查

骨盆前后位片

骨盆前后位片是评估青少年和年轻成人髋关节最常用的视图，能够提供关于骨盆、髋臼、股骨近端骨性形态的大量信息。拍片时患者取仰卧位或站立位下肢内旋 15°位（内旋 15°可以消除股骨前倾角的影响），能够获得股骨头和股骨颈真正的前后位投照。X 线球管应该距离患者 122 cm 远，投照中心点应该为耻骨联合上界和双侧髂前上棘连线之间的中点（图 2.1）。

投影误差的影响在骨盆 X 线片评估中非常重要，因为在图像采集过程中骨盆的方向会影响对 X 线片的解释。骨盆的倾斜度可以通过尾骨和耻骨联合上缘之间的距离来评估。关于这个尺寸，男性为 32.3 mm（范围 8~50 mm），女性为 47.3 mm（范围 15~72 mm）。虽然骨盆倾斜度的正常范围已经确定，但重要的是要认识到脊柱骨盆形态决定了骨盆倾斜度的大小，这取决于患者的个体解剖结构。因此，无论仰卧位还是站立位拍片，不必通过调整 X 线球管

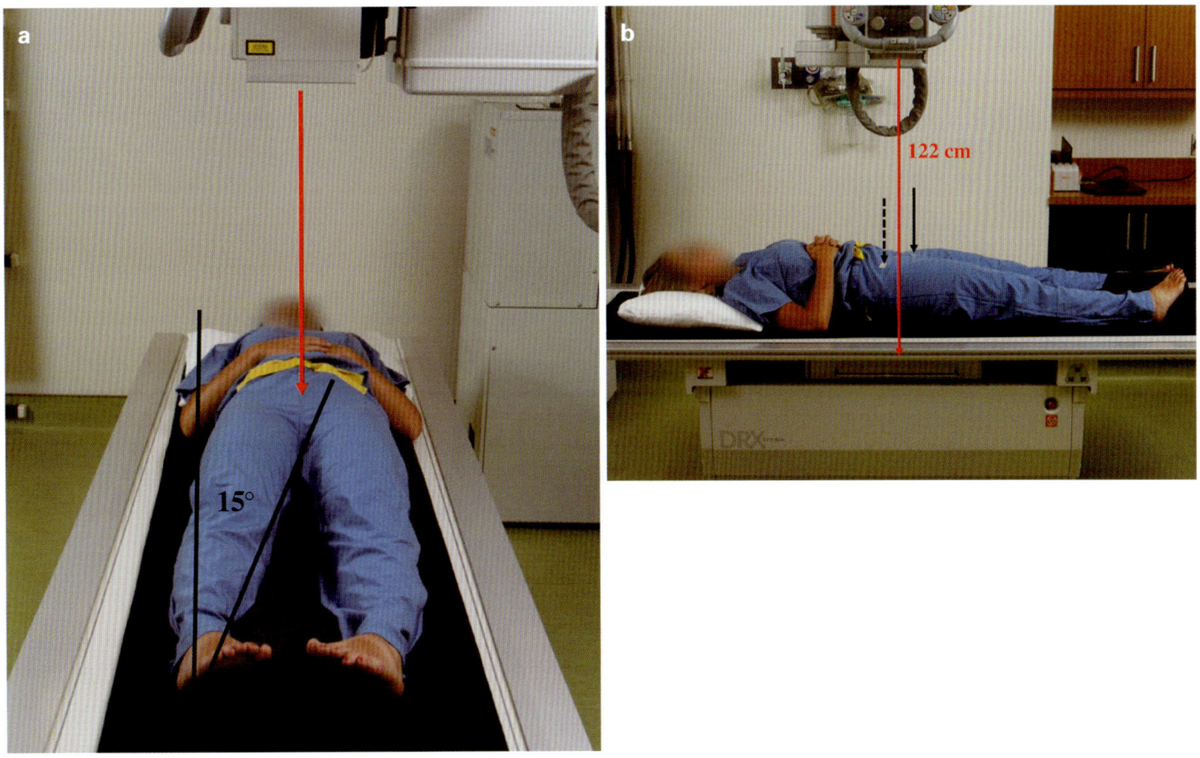

图 2.1　在进行髋关节前后（AP）位 X 线片拍摄时，患者仰卧位和腿向内旋转 15°（a）。X 线球管距离胶片盒 122 cm，以耻骨联合为投照中心（黑色实线箭头），即内外平面位于耻骨联合中间与头尾平面位于双侧髂前上棘连线的交点（黑色箭头）（b，红色箭头代表 X 线束）

或骨盆倾斜度将尾骨和联合骨之间距离标准化（图 2.2）。

骨盆的旋转通过确保骶骨中线位于耻骨联合中心来评估，还可以通过寻找对称的闭孔和髋臼泪滴来验证（图 2.3）。骨盆处于旋转中立位对于各种量化的放射学参数的可靠性非常重要，因为这些参数在很大程度上受到骨盆旋转、倾斜、X 线束没有处于耻骨联合上中心和非正交 X 线束等因素的影响。值得注意的是，X 线片上捕捉到的骨形态可能会受到许多因素的影响，因此必须仔细行 X 线检查以确定合适的技术，如 X 线片上髋关节的投影受 X 线球管的方向和投照中心影响，同时，图像采集时骨盆位置也影响髋关节投影。正确拍摄的前后位骨盆 X 线片可以提供髋臼深度、倾斜度、整体轮廓和股骨头覆盖程度等有用信息。

深髋和髋内陷

髋臼的整体覆盖程度可通过髋臼深度评估，在髋臼深度正常的情况下髋臼窝位于髂坐线外侧（图 2.4 a）。髋臼过度覆盖（钳夹型撞击）表现为髋臼窝深度增加，该类病理改变称为深髋或髋内陷。深髋畸形表现为髋臼窝底部内侧位于髂坐线内侧或与其密切接触（图 2.4 b）。髋内陷是指股骨头内侧位于髂坐线内侧或与其密切接触（图 2.4 c）。

髋臼深宽指数比

髋臼深度可进一步通过髋臼深宽指数比（*D/W*）而量化。髋臼深宽指数比的定义是通过髋臼内下缘和外上缘连线的垂线所得到的髋臼深度与这一连线而得到的髋臼宽度的比值（图 2.5），该比值＜ 38%，则提示髋关节发育

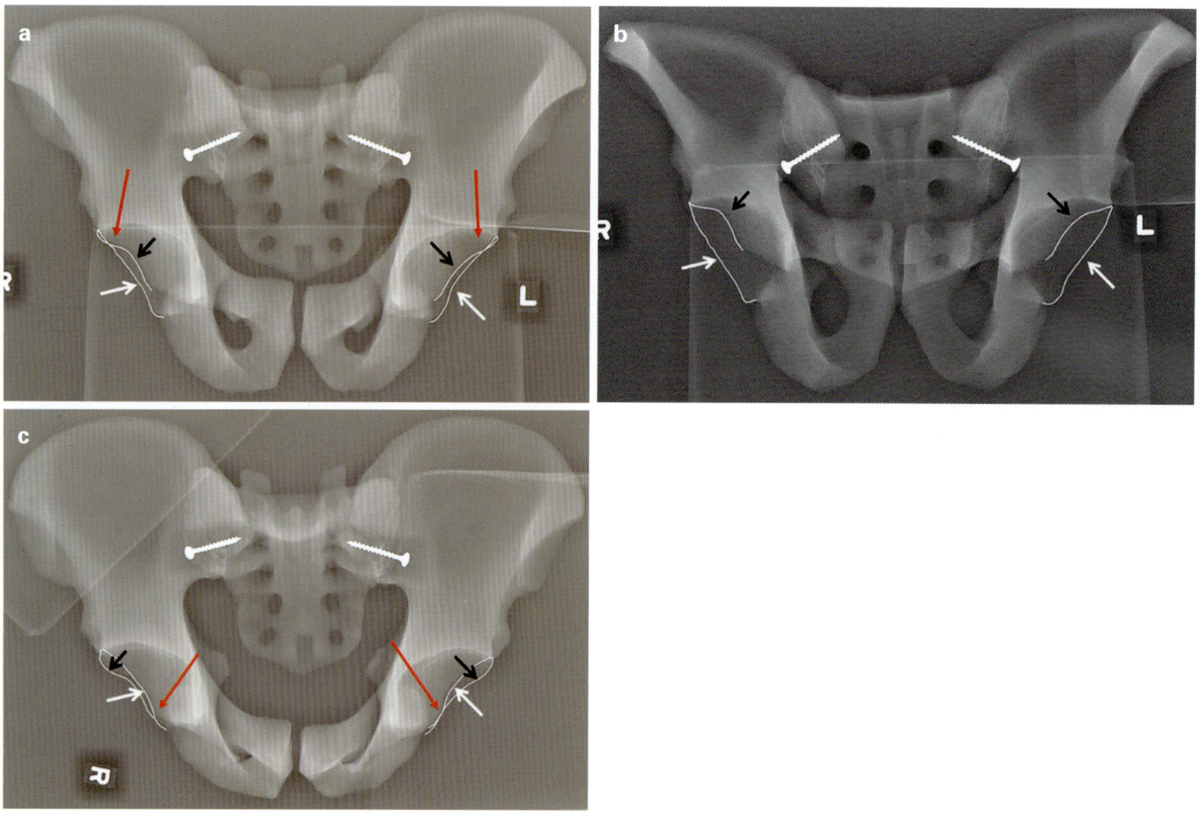

图 2.2　a. 骨盆倾斜通过改变髋臼在空间中的方向来改变髋臼的轮廓。用钢丝标记髋臼外缘的锯骨模型显示明显的交叉征（红色箭头），因为在髋臼外侧缘前壁（黑色箭头）向外突出超过髋臼后壁（白色箭头）。尽管在中立位，尾骨到耻骨联合的距离并不“正常”，但 X 线片可以作为骨盆倾斜发生时的基线。b. 后倾增加了的髋臼的前倾，前、后壁之间的空间增加，交叉征消失，造成髋臼前倾的假象。c. 骨盆前倾降低了髋臼的前倾，交叉征（红色箭头）非常靠近髋臼远端，造成髋臼后倾的假象

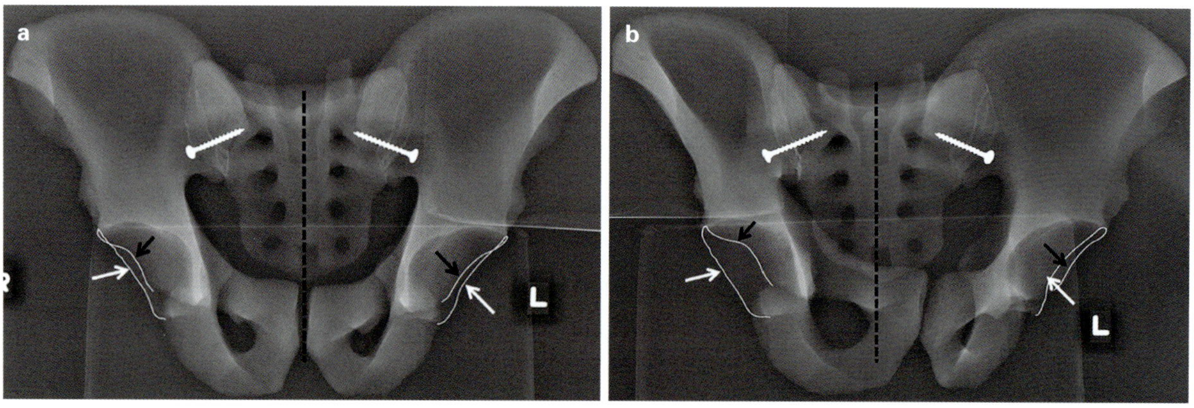

图 2.3　要拍摄一张良好的骨盆正位 X 线片，需要保持骨盆旋转中立位。a. 骶骨中线与耻骨联合中线位于一条直线。除非在骨盆本身有解剖学异常不对称，否则闭孔和髂翼也应该是对称的。髋臼形态也应该是对称的，如前壁（黑色箭头）和后壁（白色箭头）所示。b. 骨盆旋转会导致向旋转方向一侧明显后倾，而朝相反方向则呈现明显前倾。比如，在骨盆向左侧轻度旋转的情况下，左侧髋臼则出现了严重的交叉征，其实是因为骨盆倾斜导致髋臼前壁相对于后壁向尾侧旋转，从而产生了髋臼后倾。同时，右侧髋关节前、后壁之间的距离增大，并且前壁比后壁更偏向头侧，从而产生髋臼前倾

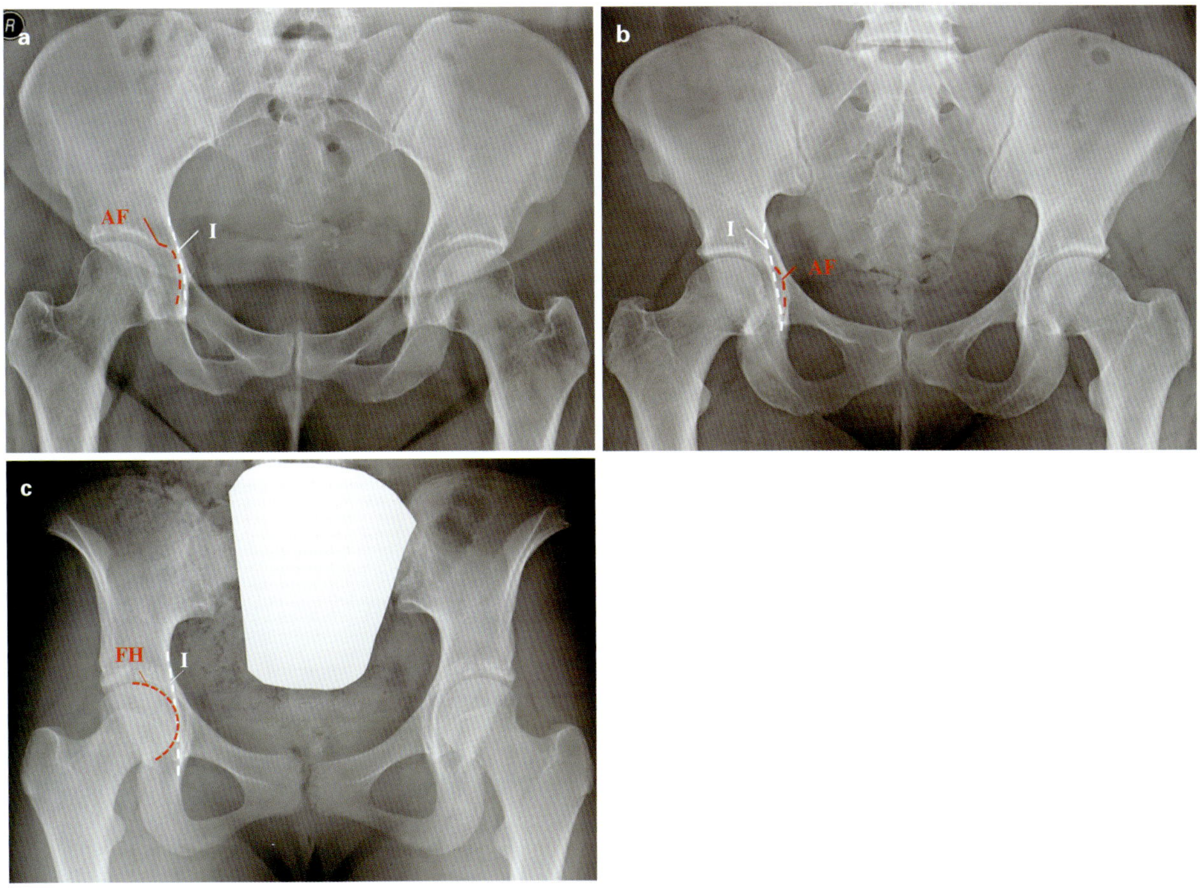

图 2.4　a. 髋臼窝（AF）通常位于髂坐线（I）的外侧。b. 在深髋畸形中，髋臼窝位于或接触到髂坐线（I）的内侧。c. 在髋内陷中，股骨头（FH）位于或接触到髂坐线（I）的内侧

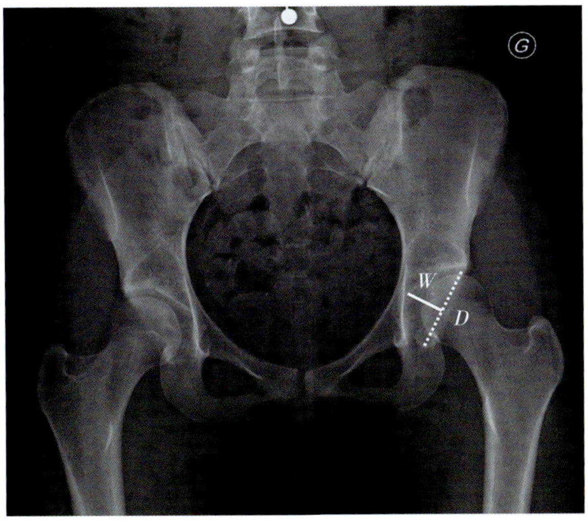

图 2.5　髋臼深宽指数比量化了髋臼的深浅程度。通过从眉弓的外侧边缘到髋臼下内侧边缘绘制一条线（*W*，虚线），代表着髋臼的宽度。然后再向着髋臼顶部绘制最长可能的垂直线（*D*，实线），代表着髋臼的深度。该指数比计算公式为 100%×*D*/*W*。如果该值＜38%，则提示异常情况

不良继发骨性关节炎的可能。

Sharp 角

髋臼发育不良可以通过测量髋臼倾斜度的 Sharp 角来量化。Sharp 角是由连接泪滴下缘的水平线与连接髋臼眉弓外缘的水平线之间形成的夹角（图 2.6）。正常 Sharp 角为 33°~38°，＞38°提示髋臼发育不良。

Tönnis 角

Tönnis 角（TA）是另一个量化髋臼倾斜度的指标。它的定义是：由一条水平线与一条连接髋臼眉弓内侧和外侧边缘的线所形成的夹角（图 2.7）。正常范围为 0°~10°，11°~14°被认为

提示边缘发育不良。如髋臼过度覆盖，TA 将为 0°或负值。

交叉征

髋臼的朝向在髋关节撞击和发育不良的情况下发生改变。在正常髋关节中，髋臼前倾，前壁（AW）位于后壁（PW）内侧（图 2.8）。在钳夹型撞击中出现局灶性前上方过度覆盖，髋臼近端前上 AW 位于 PW 外侧，并与髋臼远端 PW 内侧交叉，形成 8 字形结构，称为“交叉征”（图 2.9）。

后壁征

后壁征由位于股骨头中心内侧的 PW 定义。PW 征出现，提示有髋臼后倾（图 2.9）。

坐骨棘征

坐骨棘征也用于描述髋关节撞击时髋臼

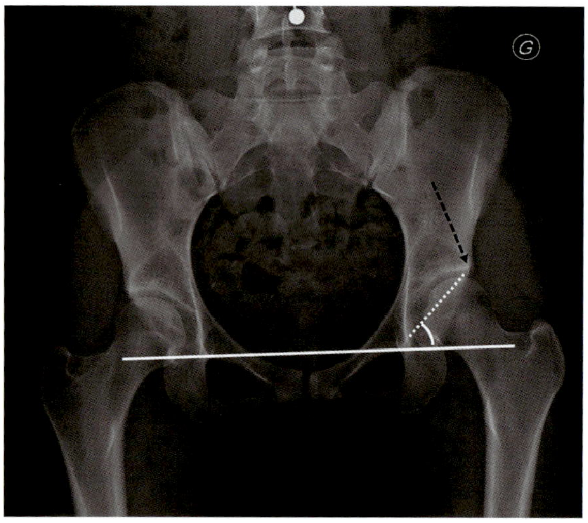

图 2.6 Sharp 角是由水平线（白色实线）与从泪滴的下缘（实线箭头）到眉弓的外侧边缘（虚线箭头）之间形成的角。Sharp 角的正常值为 33°~38°

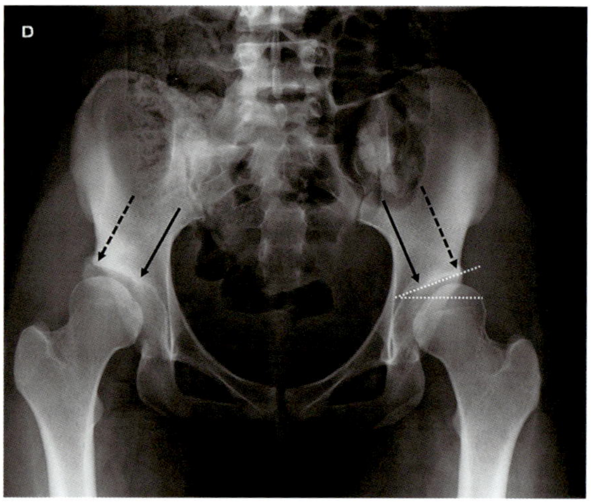

图 2.7 Tönnis 角是由水平线与连接髋臼眉弓内侧（实线箭头）和外侧边缘（虚线箭头）的线所形成的夹角，正常值为 0°~10°

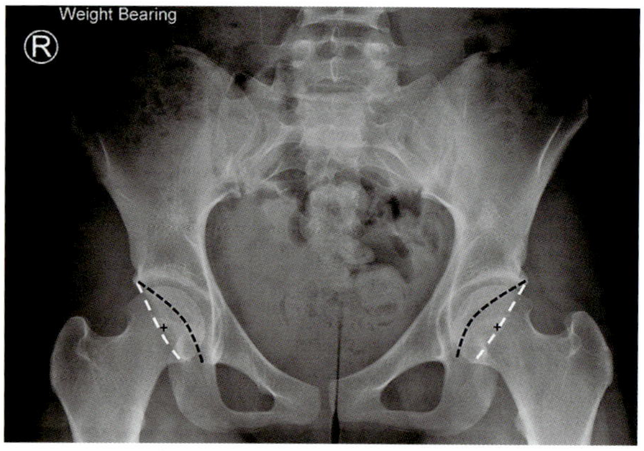

图 2.8 髋臼前壁（黑色虚线）通常位于髋臼后壁（白色虚线）的内侧。后壁通常横跨或仅稍微靠近股骨头中心（+）

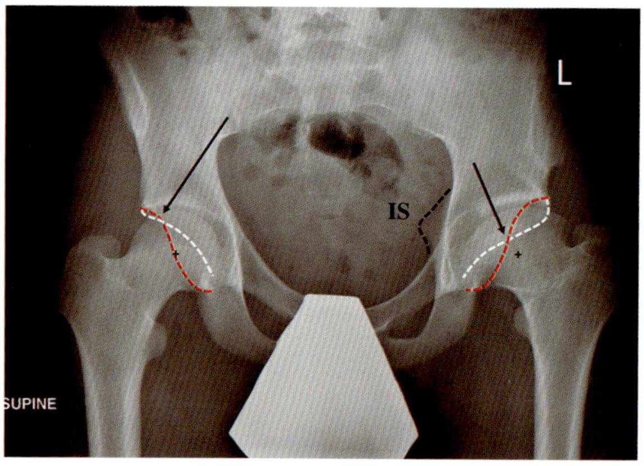

图 2.9 髋臼后倾通过交叉征、坐骨棘征和后壁征来表示。左侧髋臼前壁（AW）和后壁（PW）相互交叉形成了一个较大的交叉征（黑色箭头），使得 AW（白色虚线）位于 PW 的近端部分（红色虚线）的外侧。右侧也有一个位于头部上方的小型交叉征。坐骨棘征仅在左侧出现，由坐骨棘（IS）（黑色虚线）突出超过内缘。左侧同时存在后壁征，其中 PW 通过股骨头中心点之内（+），而右侧则通过股骨头中心点

后倾，坐骨棘向骨盆边缘内侧过度突出时出现（图 2.9）。

后倾指数

后倾指数也用来记录髋臼的位置。当交叉征出现时，它由后柱中部到前柱的长度与后柱总长度之比计算得出。

外侧中心边缘角

股骨头的一般覆盖，无论覆盖不足还是覆盖过度，都可以用外侧中心边缘角（LCEA）来评估。LCEA 定义为连接股骨头中心和髋臼外侧边缘的垂直线和直线之间的夹角（图 2.10）。青壮年 LCEA 正常值为 25° ~39°。LCEA < 25° 提示髋臼发育不良和股骨头脱位。钳夹型撞击中 LCEA > 39°提示过度覆盖。

外凸指数

测量外凸指数（EI）可以评估髋臼对股骨头的覆盖范围。EI 是通过测量未被髋臼覆盖的股骨头直径的百分比来计算的，正常值为 17%~ 27%（图 2.11）。

Shenton 线

最后，在髋关节发育不良病例中的股骨头半脱位可以用 Shenton 线来评估。这条线是由股骨头颈交界处的下边界和闭孔的上边界组成的弧线。Shenton 线中断，提示髋关节半脱位（图 2.12）。

髋关节前后位片

髋关节前后（AP）位片的拍摄体位应是患者仰卧或站立时下肢内旋 15°，以消除股骨颈前倾对投照结果的影响。X 线束以股骨头为中心，与骨盆 AP 位片形成对比。当 X 线束以股骨头为中心时，由于高估了髋臼前倾而改变了髋臼的外观形态（图 2.13），并可能产生明显的髋臼内陷，因此，不建议使用髋关节 AP 位片来评估这些参数。髋关节 AP 位片可用于评估髋臼眉弓的内、外侧和中部区域狭窄或关节炎性的迹象，据髋关节前后位片建立

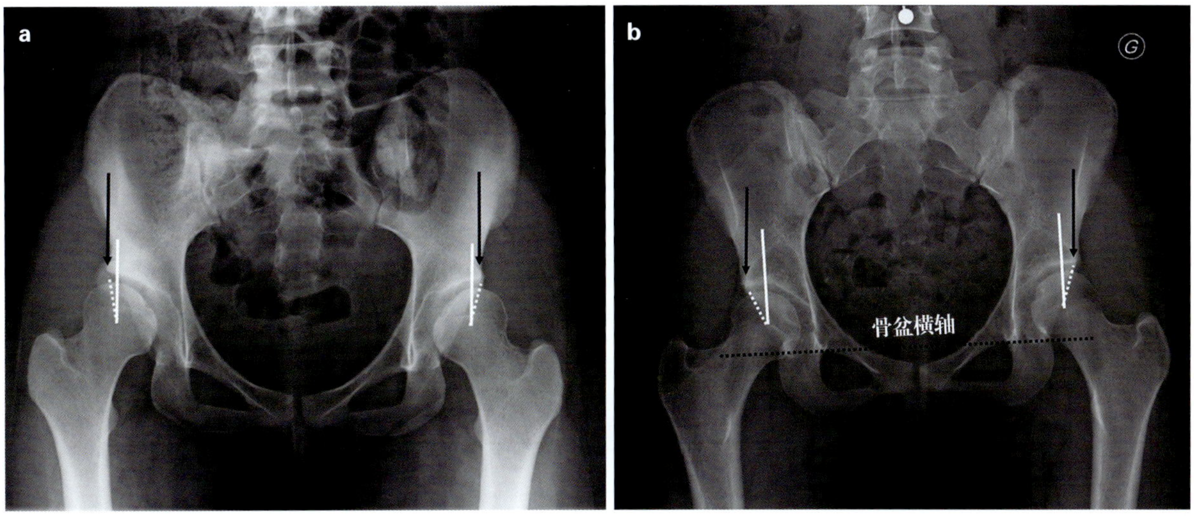

图 2.10 a. 在负重片上，外侧中心边缘角（LCEA）是从股骨头中心到眉弓外侧的连线（白色虚线）与通过股骨头中心垂直线（白色实线）之间的夹角，正常值为 25° ~39°。b. 在仰卧位片上，垂直线（白色实线）必须垂直于骨盆横轴（黑色虚线），以适应任何倾斜位置

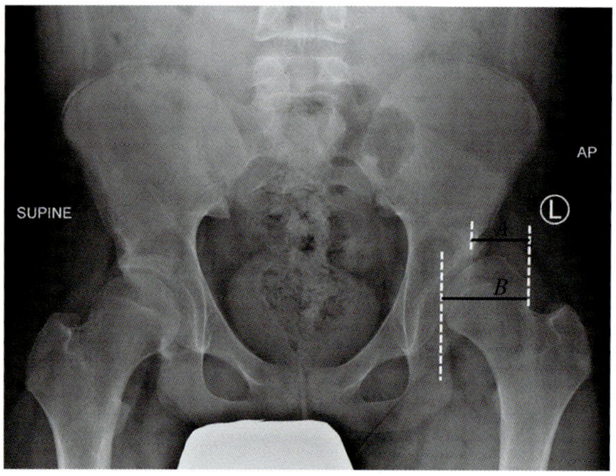

图 2.11　外凸指数（EI）是通过测量股骨头直径未被髋臼覆盖的百分比来计算的，即 EI=*A*/*B*×100%。左侧髋关节存在发育不良，EI 为 65%

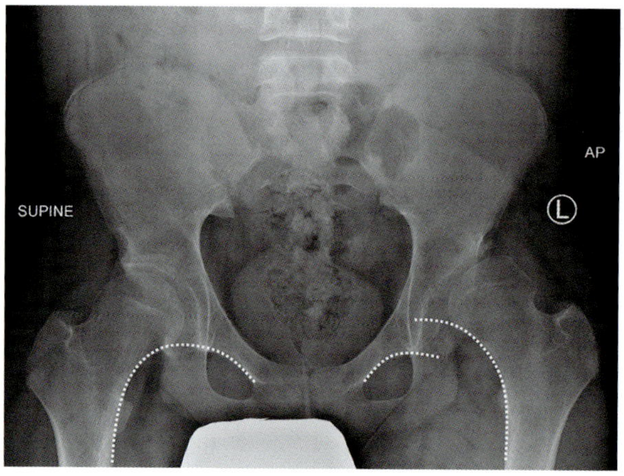

图 2.12　Shenton 线是由股骨头颈交界处的下缘和闭孔上缘所形成的弧线。右侧显示正常的 Shenton 线，而左侧出现的 Shenton 线中断则提示髋关节半脱位

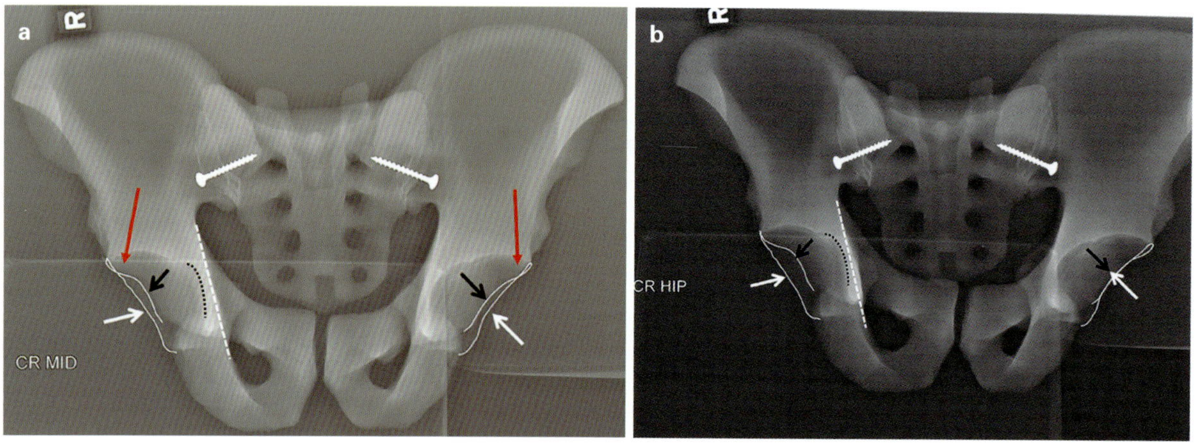

图 2.13　髋关节前后位 X 线片。a. 将 X 线球管置于耻骨联合中心上方，显示双侧轻度交叉（红色箭头）。b. 将 X 线球管置于右髋关节中心上方摄取的髋关节正位片，显示前倾明显增大，与以耻骨联合为中心投射的髋关节正位片相比，骨盆前壁（黑色箭头）看起来更偏向头部，而后壁（白色箭头）更偏向尾侧。此外，与以耻骨联合为中心投射相比，将 X 线球管置于髋关节上方会增加髋臼深度的表现，如耻坐线（白色虚线）与股臼窝之间的距离减小

的 Tönnis 分级被用来描述髋关节的关节炎性改变（表 2.1），也可用于评估股骨近端解剖形态。当凸轮畸形明显且出现在股骨头颈交界处的外侧时，髋关节前后位 X 线片中可观察到所谓的“手枪握把畸形”。

髋关节侧位片

通常，髋关节侧位 X 线片用来评估股骨头颈前上交界处是否存在非球形或凸轮畸形。可通过髋关节蛙式位获得侧位图，也可以通过轴向横断面侧位或改良 Dunn 投照体位替代。

轴向横断面侧位片

轴向横断面侧位片能够评估股骨头颈前后连接处的 3 点钟和 9 点钟方位。在进行这项检查时，患者仰卧，患肢内旋 15°，而对侧下肢则屈髋并抬高。X 线束以腹股沟皱褶为中心，并以 45°角度照射（图 2.14）。轴向横断面侧位片有助于评估股骨头颈交界处的前后轮廓。

表 2.1　髋关节骨性关节炎的 Tönnis 分级

Tönnis 分级	描述	关节间隙	股骨头形态
0	无骨性关节炎表现	正常	正常
1	硬化和骨赘形成	轻度狭窄	正常
2	股骨头或髋臼小囊性变	中度狭窄（< 50%）	股骨头球形结构中度变形
3	股骨头或髋臼内明显囊性变或股骨头畸形改变	严重狭窄（> 50%）	股骨头严重变形

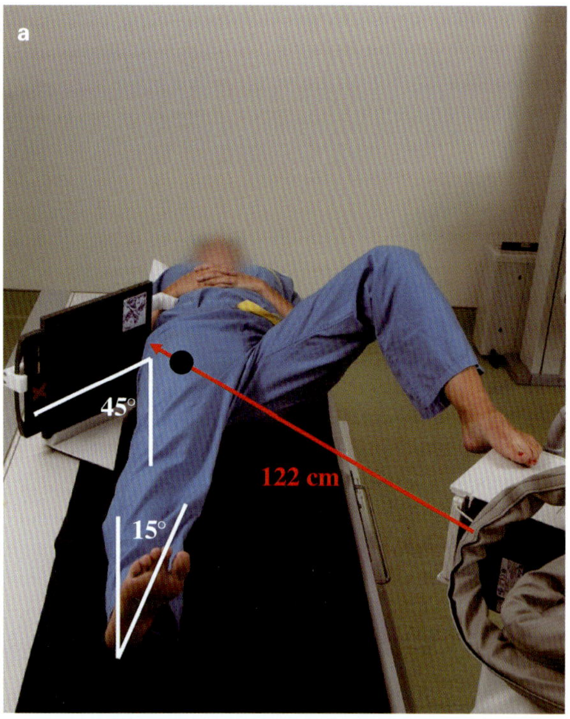

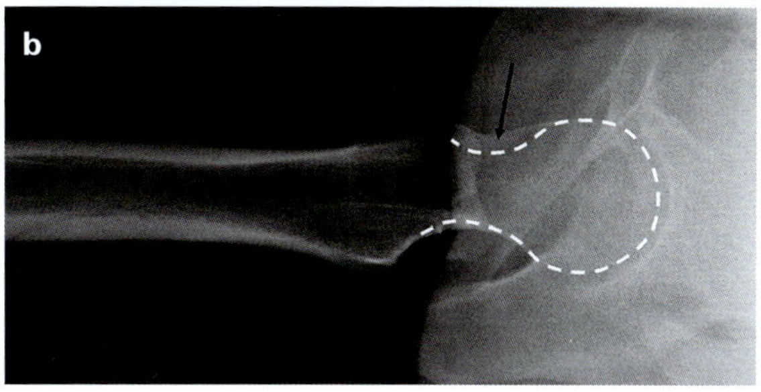

图 2.14　a. 髋关节横断面侧位 X 线片是在患者仰卧位且肢体内旋 15°时拍摄的。投射器距离胶片盒 122 cm，并以 45°倾斜。X 线束（红色箭头）指向股骨头中心（黑色圆点），并与胶片盒保持 45°垂直于投射器。另一侧肢体必须远离 X 线束，可以通过腿支撑器实现，或者像本例中一样，将患者的脚放在投射器上并屈曲和外展髋关节。b. 横断面侧位 X 线片是股骨近端真正的侧面图像，可以显示 3 点钟方位前方股骨头颈交界处异常。在这种情况下，可见到头颈交界处凸轮畸形（黑色箭头），导致正常前偏移消失

蛙式侧位片

是在患者仰卧位时拍摄的，要求将膝关节和髋关节屈曲 45°，并使下肢最大限度地外旋，X 线束以髋关节为中心（图 2.15）。通过蛙式侧位片可以更好地评估股骨颈前部在 1—2 点钟方位、股骨头的球形度以及髋关节的一致性。然而，由于大转子通常会遮挡住股骨头颈交界处，因此其评估可能受到限制。

改良 Dunn 位片

能够更准确地评估股骨头颈前上交界处。患者仰卧，双髋和双膝屈曲 45°，下肢外展 20°，旋转中立位。在髋关节屈曲 70°或 90°时也可拍摄 Dunn 位视图，在髋关节屈曲时，可在 1—2 点钟方位对股骨头颈交界处进行更下位和前位评估。通过测量 α 角和头颈偏移比来量化凸轮畸形。

α 角

α 角描述了股骨头的球形性结束的点。α 角为由股骨头中心点与股骨头球形和非球形交汇的点之间的连线和股骨颈轴线之间的夹角（图 2.16）。正常的 α 角测量值为 42°~47°。关于“异常” α 角的值，目前仍存在争议。通常，值越大，越有可能异常。> 65°是绝对异常，而 50°~65°则是边缘异常。前偏移是另一个用于评估股骨头的球形性的参数。前偏移被定义为由股骨头前缘半径与股骨颈前缘半径之间的差值，如果差值< 10 mm，对凸轮型撞击的诊断具有重要意义。

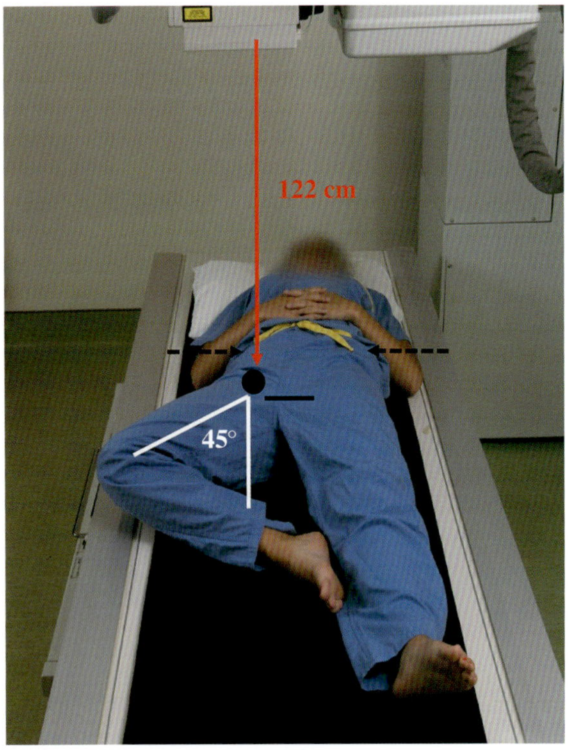

图 2.15 蛙式侧位的髋关节图像是在髋关节屈曲 45°并最大限度地外旋的情况下获得的。X 线球管距离胶片盒 122 cm，并且位于髋关节上方，即耻骨联合（实线）的近端位置，大致位于耻骨联合和髂前上棘之间的中间——外侧平面

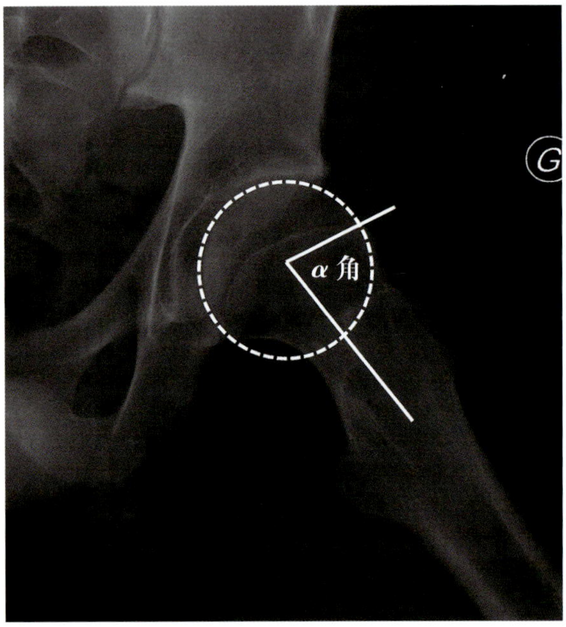

图 2.16 α 角为由股骨颈轴线与连接股骨头中心和股骨头变为非球形的点的连线之间的夹角。α 角 > 50°，可能提示凸轮畸形

头颈偏移比

头颈偏移比可以进一步描述股骨头的骨形态，为股骨前偏移量与股骨头直径的比值（图 2.17）。偏移率 < 0.17 提示凸轮畸形，偏移率 > 0.21 提示正常。

假侧位片

髋臼前侧覆盖可通过假侧位片进行评估。假侧位片是在患者站立时骨盆相对于接收板旋转 65°、脚平行于铅板拍摄的（图 2.18）。侧位 LCEA 提供股骨头侧方覆盖的信息，而前方中心边缘角（ACEA）提供髋臼前侧覆盖的信息。它是指一条垂直线与一条连接股骨头中心和髋

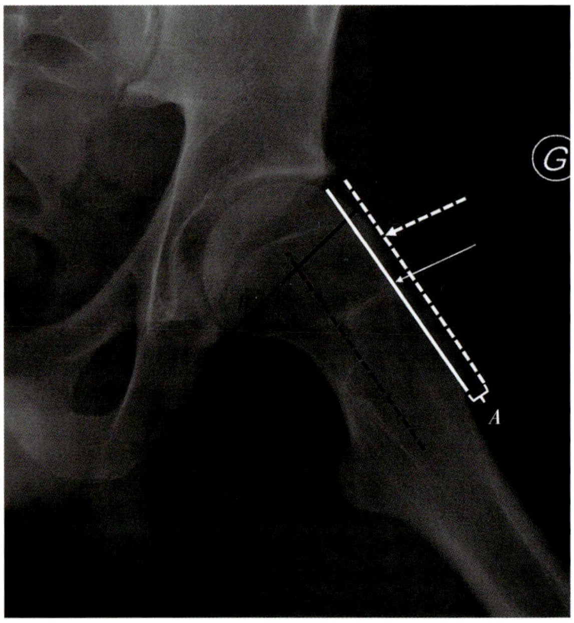

图 2.17 头颈偏移比是通过计算股骨头半径与股骨颈半径之间的距离差（*A*）和股骨头直径（*B*，黑色实线）的比值来计算的。前向偏移量（*A*）是通过在股骨颈长轴上画一条线并穿过股骨头中心来测量的。然后再画出第二条和第三条平行于第一条线的线，其中一条经过最前方部分的股骨颈（白色实线箭头和白色实线），另一条经过最前方部分的股骨头（白色虚线箭头和白色虚线）。通过测量距离 *A* 除以距离 *B* 来计算头颈偏移比。当该比值 < 0.17 时，可能存在凸轮畸形

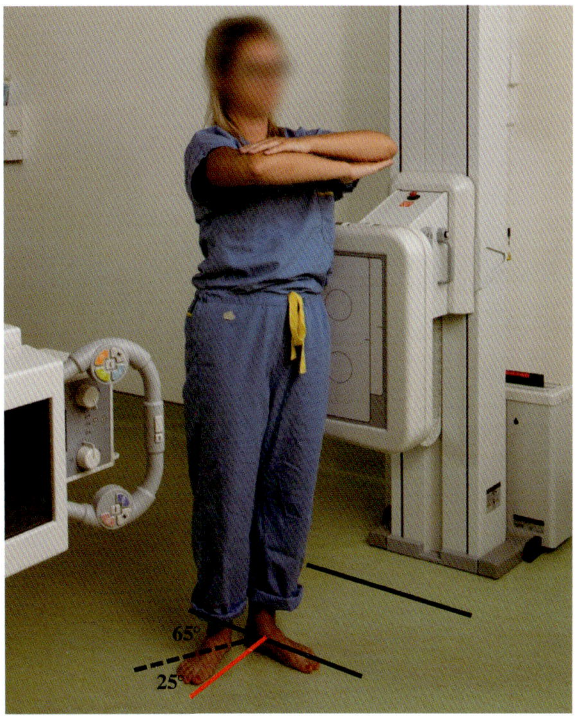

图 2.18　假侧位髋关节片是在站立姿势下拍摄的。骨盆与接收板之间旋转 65°（黑色虚线），同时将待评估的髋关节侧足平行于铅板放置（黑色实线）。投射器距离胶片盒 122 cm，并以左侧髋关节为中心投射

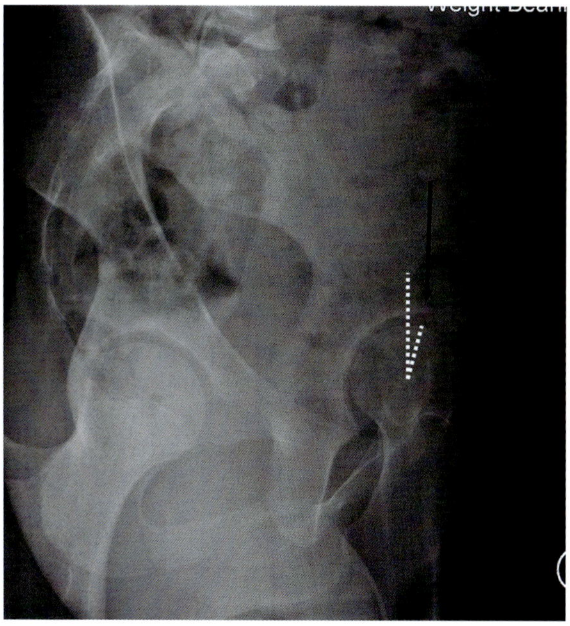

图 2.19　前方中心边缘角（ACEA）评估了髋臼的前部覆盖范围，可在假侧位上进行测量。ACEA 是指垂直线和连接股骨头中心与前方髋臼边缘的线之间的夹角。ACEA 的正常值为 25°~39°

臼前缘的线之间的夹角（图 2.19）。ACEA 的正常值为 25°~39°。假侧位片也可用于记录棘下撞击，当膨大的髂前下棘（AIIS）在髋关节屈曲时撞击股骨颈前部时发生。AIIS 膨大在假侧位 X 线片上明显，但在骨盆正位片上容易被误认为是交叉征（图 2.20）。突出的 AIIS，可根据其形态及其与下方髋臼缘的关系而被分为不同亚型（图 2.21）。

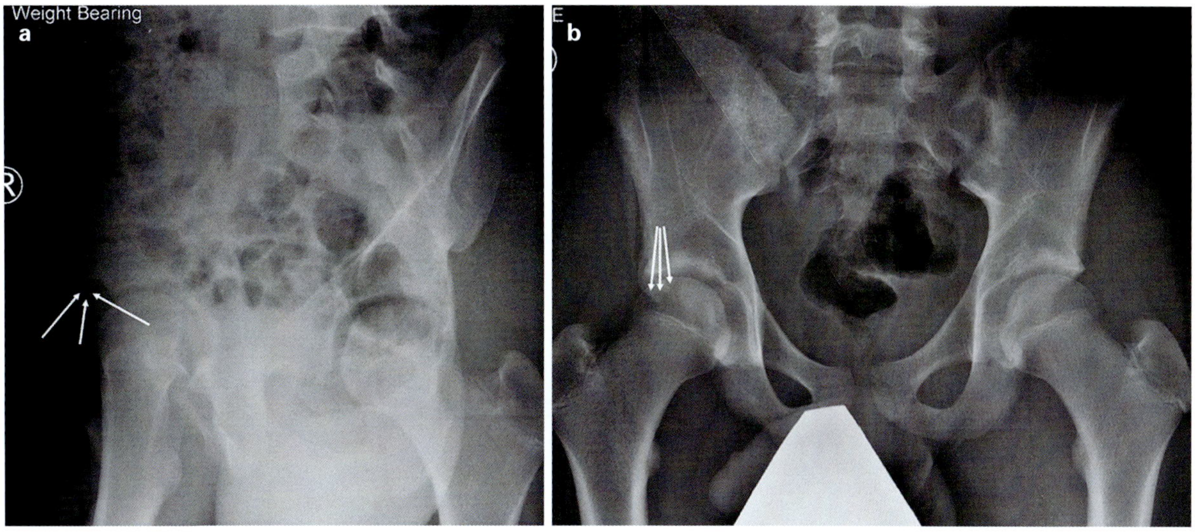

图 2.20　a. 在假侧位视图中可以看到一个突出的髂前下棘（AIIS）（白色箭头）。b. 同一患者的骨盆正位片上可以看到突出的 AIIS（白色箭头）。在假侧位 X 线片上非常清晰，但在骨盆正位片上很容易被误认为是髋臼的交叉征

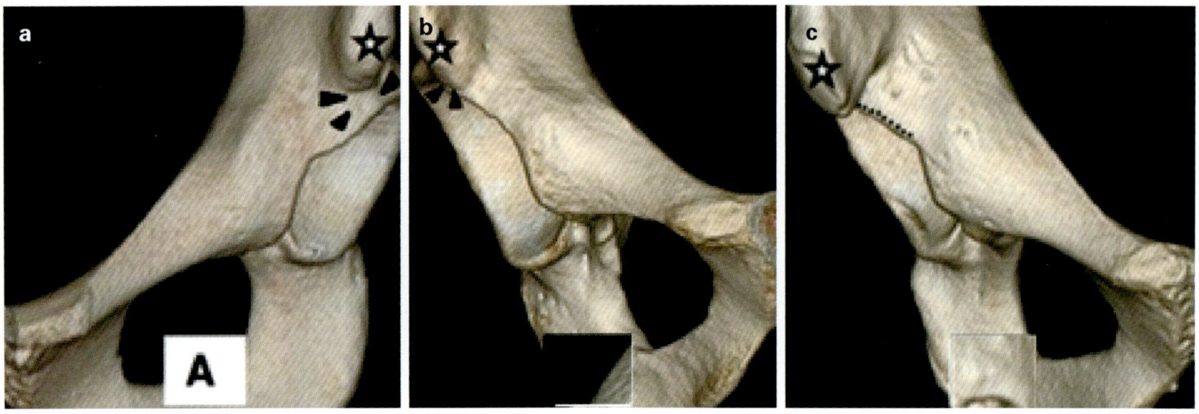

图 2.21 髂前下棘（AIIS）撞击，也被称为棘下撞击，根据 AIIS 突起的形态及其与髋臼的关系进行分类。3 种类型如下：a. 在 AIIS 尾端和髋臼缘之间有一条光滑的髂骨壁（箭头）。b. AIIS 正好位于髋臼缘水平上方（箭头），呈现出“屋顶状”突起。c. AIIS 向远端延伸至髋臼缘前上缘，并呈现出向下的“尖刺样外观”

计算机断层扫描（CT）

评估影响髋臼三维病理改变的一些诊断难点可以通过使用 CT 来解决。大多数情况下，CT 会获得更多的信息。CT 有助于量化髋臼覆盖的股骨头的面积或体积，并准确确定覆盖不足和（或）过多的部位。此外，CT 有助于量化髋臼形态。髋臼形态可以用轴向 CT 或三维（3D）CT 测定。一般来说，3D CT 测量，需要重新格式化 CT 和特殊软件，以允许测量髋臼形态和倾斜度，而对髋臼形态可以使用轴位和冠状位 CT 进行很容易的计算。通过选择与股骨头球形的赤道位置相关的冠状位和轴位断层扫描来实现。

通过测量髋臼前、后骨边缘连线与连接双侧髋臼后缘的水平线之间的角度，来量化髋臼形态（图 2.22）。正如通过 X 线片测量各种参数会因患者的姿势改变而变化，髋臼形态的轴位 CT 值也易受骨盆倾斜的误差影响。报道提示，CT 上髋臼前倾角的平均值为 17° ± 6°。虽然从学术角度来看，CT 分析有意义，但目前，除了截骨翻修的病例，因髋臼前、后壁在 X 线

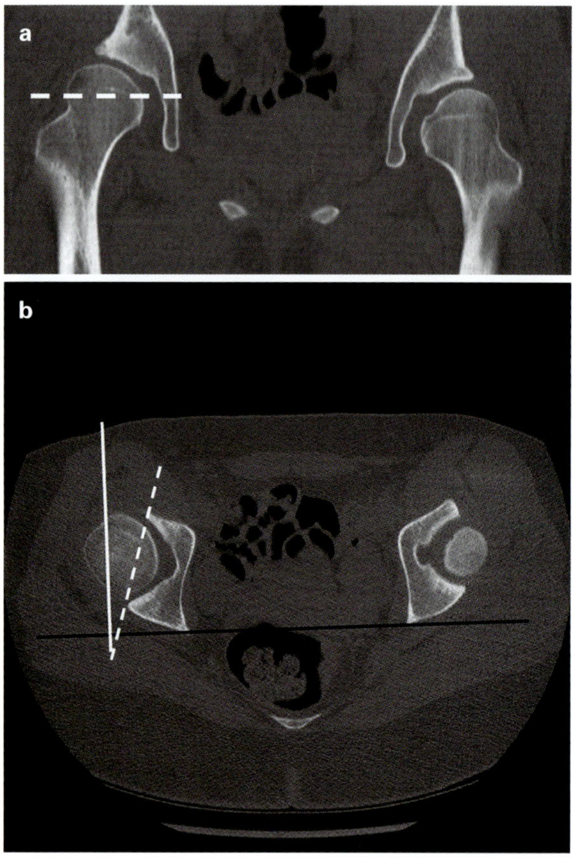

图 2.22 a. 冠状位 CT 用于找到股骨头赤道水平的相应轴向切面。b. 在股骨头赤道水平上进行的轴位 CT 断面用于评估髋臼形态。在双侧髋臼的后缘绘制参考基线（实线）。绘制与参考基线垂直的直角线（白色实线）。最后，绘制连接髋臼前后缘的一条线（白色虚线）。这两条线之间的夹角可用于量化髋臼倾斜程度

片上不能很好地显示而使用 CT 判断外，在其他情况下其对于髋臼形态的判断对于临床帮助有限。

参考文献

[1] Tannast M, Siebenrock KA, Anderson SE. Femoroacetabular impingement: radiographic diagnosis--what the radiologist should know. AJR Am J Roentgenol. 2007;188(6):1540–1552.

[2] Tannast M, Zheng G, Anderegg C, Burckhardt K, Langlotz F, Ganz R, et al. Tilt and rotation correction of acetabular version on pelvic radiographs. Clin Orthop Relat Res. 2005;438:182–190.

[3] Siebenrock KA, Schoeniger R, Ganz R. Anterior femoro-acetabular impingement due to acetabular retroversion. Treatment with periacetabular osteotomy. J Bone Joint Surg Am. 2003;85-a(2):278–286.

[4] Siebenrock KA, Kalbermatten DF, Ganz R. Effect of pelvic tilt on acetabular retroversion: a study of pelves from cadavers. Clin Orthop Relat Res. 2003;407:241–248.

[5] Nho S, Leunig M, Larson CM, Bedi A, Kelly BT, editors. Hip arthroscopy and hip joint preservation surgery, vol. 1. New York: Springer; 2015.

[6] Murphy SB, Ganz R, Muller ME. The prognosis in untreated dysplasia of the hip. A study of radiographic factors that predict the outcome. J Bone Joint Surg Am. 1995;77(7):985–989.

[7] Heyman CH, Herndon CH. Legg-Perthes disease; a method for the measurement of the roentgenographic result. J Bone Joint Surg Am. 1950;32 a(4):767–778.

[8] Ipach I, Rondak IC, Sachsenmaier S, Buck E, Syha R, Mittag F. Radiographic signs for detection of femoroacetabular impingement and hip dysplasia should be carefully used in patients with osteoarthritis of the hip. BMC Musculoskelet Disord. 2014;15:150.

[9] Pereira F, Giles A, Wood G, Board TN. Recognition of minor adult hip dysplasia: which anatomical indices are important? Hip Int. 2014;24(2):175–179.

[10] Tönnis D, Heinecke A. Acetabular and femoral anteversion: relationship with osteoarthritis of the hip. J Bone Joint Surg Am. 1999;81(12):1747–1770.

[11] Mast JW, Brunner RL, Zebrack J. Recognizing acetabular version in the radiographic presentation of hip dysplasia. Clin Orthop Relat Res. 2004;418: 48–53.

[12] Kalberer F, Sierra RJ, Madan SS, Ganz R, Leunig M. Ischial spine projection into the pelvis: a new sign for acetabular retroversion. Clin Orthop Relat Res. 2008;466(3):677–683.

[13] Diaz-Ledezma C, Novack T, Marin-Pena O, Parvizi J. The relevance of the radiological signs of acetabular retroversion among patients with femoroacetabular impingement. Bone Joint J. 2013;95-b(7):893–899.

[14] Tannast M, Albers CE, Steppacher SD, Siebenrock KA. Hip pain in the young adult. In: Bentley G, editor. European instructional lectures. Vol 11, 2011. 12th EFORT congress, Copenhagen, Denmark. Berlin: Springer; 2011. p. 141–154.

[15] Tönnis D. Congenital dysplasia and dislocation of the hip in children and adults. Berlin: Springer; 1987.

[16] Mayo KA, Trumble SJ, Mast JW. Results of periacetabular osteotomy in patients with previous surgery for hip dysplasia. Clin Orthop Relat Res. 1999;363:73–80.

[17] Harris MD, Kapron AL, Peters CL, Anderson AE. Correlations between the alpha angle and femoral head asphericity: implications and recommendations for the diagnosis of cam femoroacetabular impingement. Eur J Radiol. 2014;83(5):788–796.

[18] Nepple JJ, Martel JM, Kim YJ, Zaltz I, Clohisy JC. Do plain radiographs correlate with CT for imaging of cam-type femoroacetabular impingement? Clin Orthop Relat Res. 2012;470(12):3313–3320.

[19] Notzli HP, Wyss TF, Stoecklin CH, Schmid MR, Treiber K, Hodler J. The contour of the femoral head-neck junction as a predictor for the risk of anterior impingement. J Bone Joint Surg Br. 2002;84(4):556–560.

[20] Clohisy JC, Carlisle JC, Beaule PE, Kim YJ, Trousdale RT, Sierra RJ, et al. A systematic approach to the plain radiographic evaluation of the young adult hip. J Bone Joint Surg Am. 2008;90(Suppl 4):47–66.

[21] Bardakos NV. Hip impingement: beyond femoroacetabular. J Hip Preserv Surg. 2015;2(3):206–223.

[22] Hetsroni I, Poultsides L, Bedi A, Larson CM, Kelly BT. Anterior inferior iliac spine morphology correlates with hip range of motion: a classification system and dynamic model. Clin Orthop Relat Res. 2013;471(8):2497–2503.

[23] Larson CM, Moreau-Gaudry A, Kelly BT, Byrd JW, Tonetti J, Lavallee S, et al. Are normal hips being labeled as pathologic? A CT-based method for defining normal acetabular coverage. Clin Orthop Relat Res. 2015;473(4):1247–1254.

[24] Humbert L, Carlioz H, Baudoin A, Skalli W, Mitton D. 3D evaluation of the acetabular coverage assessed by biplanar X-rays or single anteroposterior X-ray compared with CT-scan. Comput Methods Biomech Biomed Engin. 2008;11(3):257–262.

[25] Dandachli W, Kannan V, Richards R, Shah Z, Hall-Craggs M, Witt J. Analysis of cover of the femoral head in normal and dysplastic hips: new CT-based technique. J Bone Joint Surg Br. 2008;90(11):1428–1434.

[26] Hansen BJ, Harris MD, Anderson LA, Peters CL, Weiss JA, Anderson AE. Correlation between radiographic measures of acetabular morphology with 3D femoral head coverage in patients with acetabular retroversion. Acta Orthop. 2012;83(3):233–239.

[27] Dandachli W, UI Islam S, Tippett R, Hall-Craggs MA, Witt JD. Analysis of acetabular version in the native hip: comparison between 2D axial CT and 3D CT measurements. Skelet Radiol. 2011;40(7):877–883.

[28] Reikeras O, Bjerkreim I, Kolbenstvedt A. Anteversion of the acetabulum and femoral neck in normals and in patients with osteoarthritis of the hip. Acta Orthop Scand. 1983;54(1):18–23.

第一部分
儿童骨盆截骨术

第 3 章　Salter 骨盆截骨术

Claire E. Shannon, Simon P. Kelley

引言

发育性髋脱位（DDH）如果不能早期治疗，会导致髋关节功能不良很早就出现。由于髋臼变浅，股骨头在负重时异常受力，DDH 患者的盂唇及软骨发生病变，需要早期行关节置换。髋臼再定向手术，如 Salter 骨盆截骨术，常用于骨骼未成熟的 DDH 患儿的治疗。其以耻骨联合为轴，旋转髋臼，从而改善髋臼前外侧覆盖不良。因此，Salter 骨盆截骨术可单独使用，以恢复髋关节稳定性，另外可同时行关节切开复位和关节囊紧缩术，视情况也可与股骨截骨术联合治疗。研究发现髋关节力学环境改善后能够诱导髋臼再塑形，从而获得更好的临床结果。

简要病史

一名发育正常的 8 个月龄女性患儿，因为双侧髋关节活动受限前来就诊。影像学检查提示双侧髋关节脱位合并髋臼发育不良。患儿在手术室行内收肌松解、闭合复位及双髋人字石膏固定。髋人字石膏术固定 16 周，其间更换了 2 次石膏。术后随访，提示患儿髋关节维持复位并且稳定。髋臼发育不良的矫正情况可通过临床及影像学检查定期复查。然后，患儿复查至 4 岁，仍有严重的髋臼发育不良（双侧髋臼指数＞ 30°），此时提示应行分期双侧 Salter 骨盆截骨术，通过旋转髋臼，改善前外侧覆盖，恢复正常的髋臼指数。

术前影像

见图 3.1。

治疗目标

Salter 骨盆截骨术治疗髋关节发育不良的目标包括：

- 获得同心复位且稳定的髋关节。
- 恢复髋臼指数。
- 避免早期髋关节退行性关节炎的发生。

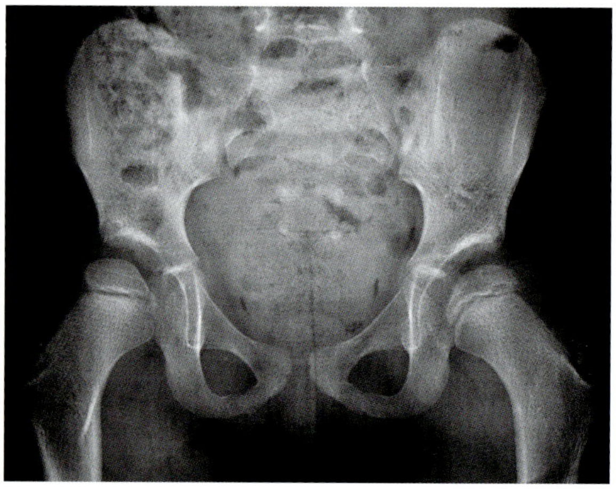

图 3.1　一名 4 岁患儿的髋关节正位片。8 个月龄时成功行闭合复位，但仍可见双侧残余髋臼发育不良。Shenton 线左侧连续，但右侧已不连续。双侧髋臼指数增大，为 30°。双侧泪滴增宽

治疗策略

DDH 的治疗策略已经十分明确。早期确诊的婴儿可以采用非手术治疗，如应用 Pavlik 挽具或固定的外展支具，都可以获得满意的临床结果。而对于治疗后残余的髋臼发育不良或者较晚确诊的 DDH（可能合并髋关节脱位或者半脱位），则需要手术治疗恢复髋臼覆盖。Salter 骨盆截骨术这种髋臼再定向手术，适用于 18 个月龄及以上的患儿。

作为再定向手术，Salter 骨盆截骨术以耻骨联合为轴，旋转髋臼。这区别于其他髋臼再定向手术，有的需要多处截骨以游离髋臼，有的需要以 Y 形软骨为铰链行髋臼塑形手术。髋臼再定向的目标是改善髋臼前外侧覆盖，从而保证在行走时髋关节处于稳定的状态。对于髋关节半脱位或脱位的病例，则需要联合髋关节切开复位和关节囊紧缩术。对于曾经治疗过的残余发育不良，无论髋关节脱位或半脱位，可能单独行 Salter 骨盆截骨术就足够了。对于股骨前倾角明显增大（> 40°）的病例，则可能需要行股骨近端去旋转截骨术。一个髋关节脱位的手术，应按以下顺序进行：首先行髋关节切开复位，包括髂腰肌松解，然后行股骨截骨，最后行骨盆截骨。关节囊紧缩术应留到最后进行，以确保紧缩的张力合适，更容易维持关节复位。

手术细节

体位

患儿仰卧位躺在可透视的手术床上，患侧肋骨用一小橡胶垫垫起抬高（图 3.2）。不垫在臀部是为了避免切口及入路区域的软组织堆积。患侧的整个下肢、臀部和侧腹部消毒铺单，前后到中线，近端到最下缘肋骨。

入路

使用部分 Smith-Peterson 入路的斜向切口，位于髋关节前方，髂前上棘（ASIS）远端 2 cm 处（图 3.3）。应尽量使切口与皮肤纹理平行以获得较好的美观，这样切口就会向后斜行，至髂嵴下方。应避免将切口向远端纵行延伸，因为这并不能改善显露，也不美观。

显露

分离皮下软组织，显露髂骨骨骺。远端确

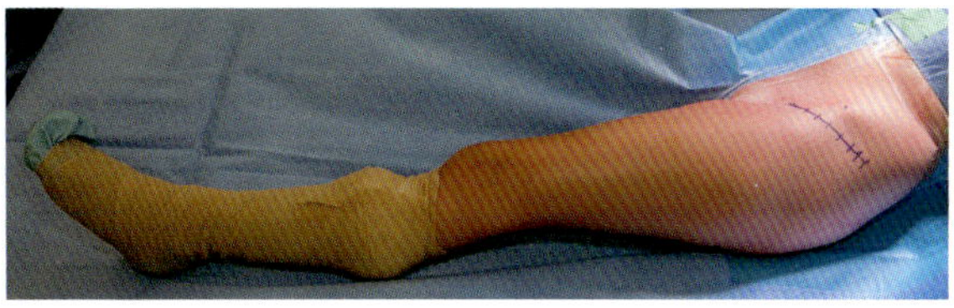

图 3.2　患儿体位及消毒铺单范围。注意保留膝关节在术野内，方便术中确定股骨旋转方向

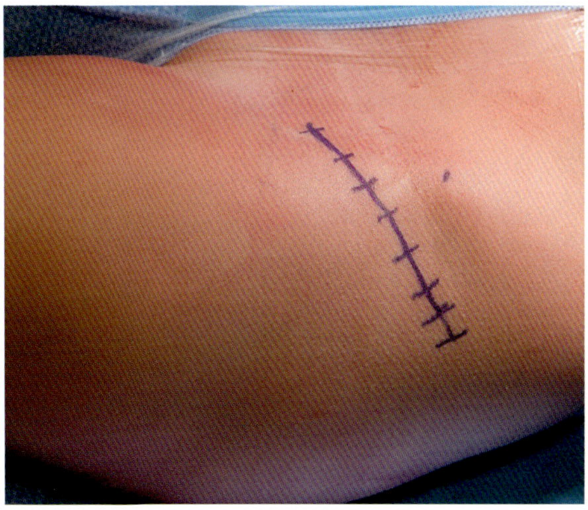

图 3.3　位于髂嵴下方 2 cm 的 Bikini 斜向切口，与皮肤纹理平行。标记点为髂前上棘（ASIS）。切口的 2/3 位于髂前上棘外侧

认并进入缝匠肌和阔筋膜张肌之间的间隙。在此间隙深方可见股直肌直头，附着于髂前下棘（AIIS）。用宽刃骨膜剥离子扩大此间隙，显露髂前上、下棘之间的骨嵴。此处应避免损伤股外侧皮神经（LFCN），它从髂前上棘内侧筋膜穿出后走行于缝匠肌间室内。

仔细将腹外斜肌从髂骨骨骺上游离，向内侧翻开足够空间以便于随后劈开髂骨骨骺。用10号手术刀片将髂骨骨骺从髂嵴中点到髂前上棘锐性劈开。用骨膜剥离子游离髂骨内、外板的骨膜，以显露坐骨大切迹（图3.4）。避免向后方骶髂关节方向游离，这不必要，而且可能损伤很多穿支血管导致大量出血。在内、外板骨膜下间隙塞入止血海绵止血。

骨盆缘处的髂腰肌延长是手术不可或缺的一部分。因为旋转髋臼会导致髂腰肌肌张力明显增加，如果不延长，会导致术中旋转困难，并且导致髋关节屈曲挛缩。内板的骨膜在骨盆缘抬起并适当切开以增加显露。此处，可以看到腱腹内的腱性部分跨过骨盆缘。将肌腱与股神经分离后，可见肌腱位于肌肉深方。髂腰肌延长应在直视下进行，确保只有肌腱部分被切断。

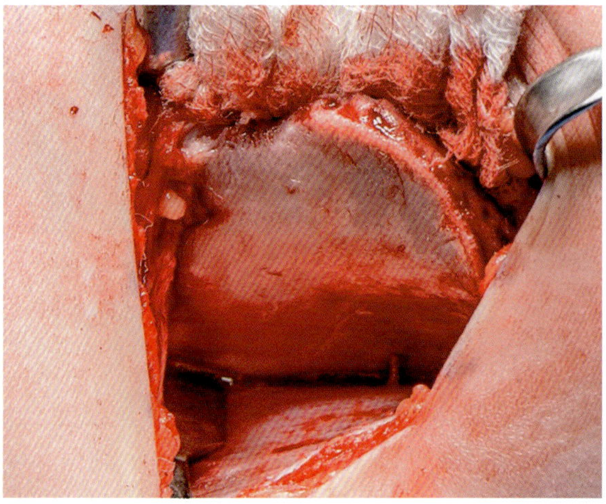

图 3.4 显露髂骨

如果不切开髋关节，股直肌可以保留连续性。

Salter 骨盆截骨术

用拉钩将坐骨大切迹内、外侧软组织拉开。将两个拉钩头端接触并重叠，内侧拉钩位于浅层，以便于线锯通过。用 Kelly 钳等器械将线锯从内侧绕过坐骨大切迹递到外侧。应避免将线锯从外侧直接拉出，以免在没有准备截骨前线锯已经与骨面发生切割。

降低手术床，并且在术野内尽量分开双手。牢记坐骨大切迹内线锯的方向应垂直于髂骨，而非垂直于患者的机械轴。截骨的起点位于坐骨大切迹中点，止点在髂前下棘近端（图3.5）。

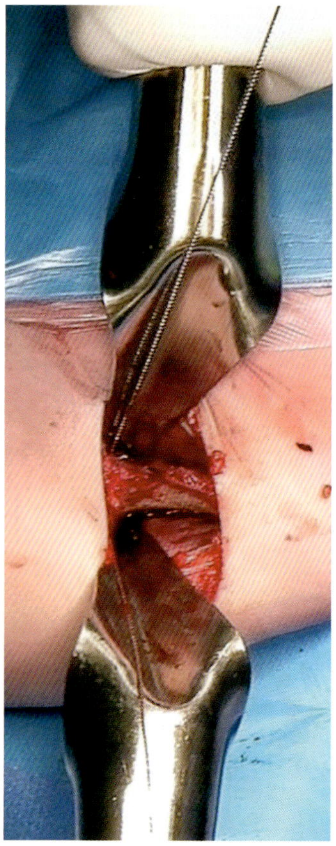

图 3.5 拉开拉钩显露坐骨大切迹，并将线锯穿过后准备截骨。线锯方向垂直于骨盆而非患者的机械轴，这对于获得准确的切割和矫正非常重要

用摆锯在髂骨上截下一个三角形骨块用于植骨，其底边长约髂前上、下棘之间的距离，顶点位于髂嵴中点。这样就有了一个 30°的三皮质楔形骨块（图 3.6）。将远端截骨端拉向前外侧，使截骨端张开。这步可使用巾钳夹住远端截骨端，以髂骨为参考向前外侧旋转截骨端。应避免在内外侧方向和前后方向发生移位，并保持后方皮质接触，之间的间隙不能超过 1~2 mm。不要对近端截骨端施加应力，避免旋转的是骶髂关节而不是耻骨联合。将移植骨块置入截骨端内侧间隙内，确保内侧皮质连续。但也不能置入太深，这样会导致后方皮质分离。用 2 枚斯氏针（2.8~3.2 mm）固定截骨端及骨块。钢针应从髂骨上方进入骨质，沿着内侧皮质穿过植骨块，进入远端截骨端的后内侧，直至三角软骨上方。术中透视（闭孔斜位）确认钢针位置安全，并且处于关节外。修剪突起的骨块，并将其植于截骨端外侧间隙（图 3.7）。

伤口闭合

在斯氏针尾端周围间断缝合劈开的髂骨骨骺。可以用巾钳辅助，将骨骺对合，应仔细操作以避免影响之后骨骺的生长。在骨骺表面水平剪断斯氏针，避免针尾突出，也方便之后的取出。皮下及皮肤切口以术者偏好进行缝合。

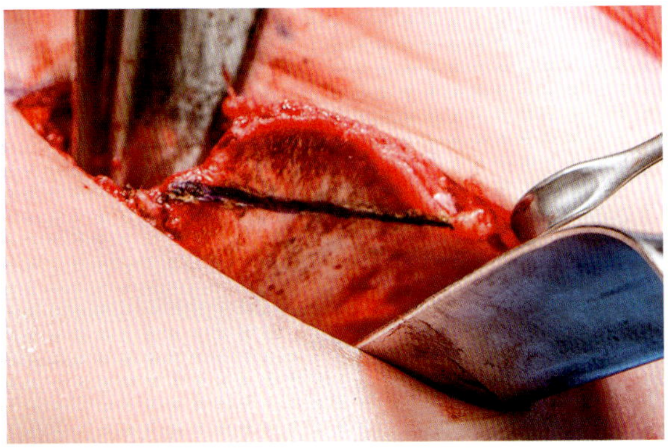

图 3.6 标记 30°的三皮质楔形骨块，随后用摆锯将其截下

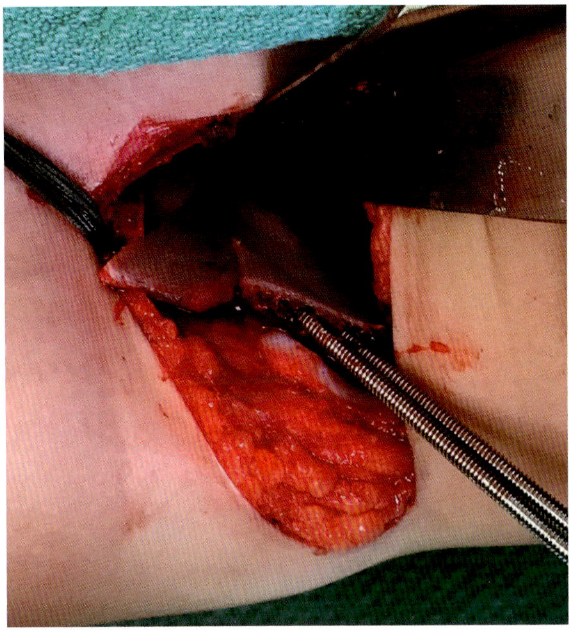

图 3.7 用斯氏针固定截骨端及植骨块。多余突起的植骨块将会被修剪

术后护理

对于 3 岁以下的患儿，麻醉下行单髋人字石膏固定。髋关节应固定于最大稳定位，即屈曲、外展、内旋 20° ~30°。对于单纯行 Salter 骨盆截骨术的患者，推荐术后石膏固定 6 周。一般之后无须再行支具固定。对于大龄患儿建议在家免负重休息，活动使用轮椅，术后 6 周允许下地负重。此年龄段的患儿术后一般不需要物理治疗，他们一般在术后 3~4 个月即可获得正常的髋关节活动。斯氏针可按术者考量在术后 12 周后取出，但这不是必须的，这些内固定并不影响之后的关节置换手术。本书作者大都不取出这些斯氏针。

并发症

单纯 Salter 骨盆截骨术的并发症很少，包括坐骨神经、股神经、股外侧皮神经损伤，矫正丢失，斯氏针穿入髋关节，内固定激惹，以及伤口感染。精细的手术操作可有助于降低相应的并发症风险。在治疗发育性髋脱位时行切开复位联合骨盆截骨时，股骨头坏死（AVN）和再脱位是最主要的并发症。推荐术后定期随访直至骨骼发育成熟，以评估之后的髋关节发育情况以及有临床意义的 AVN。这对治疗脱位的髋关节病例尤为重要。

术后影像

见图 3.8。

要点和陷阱

• 体位。

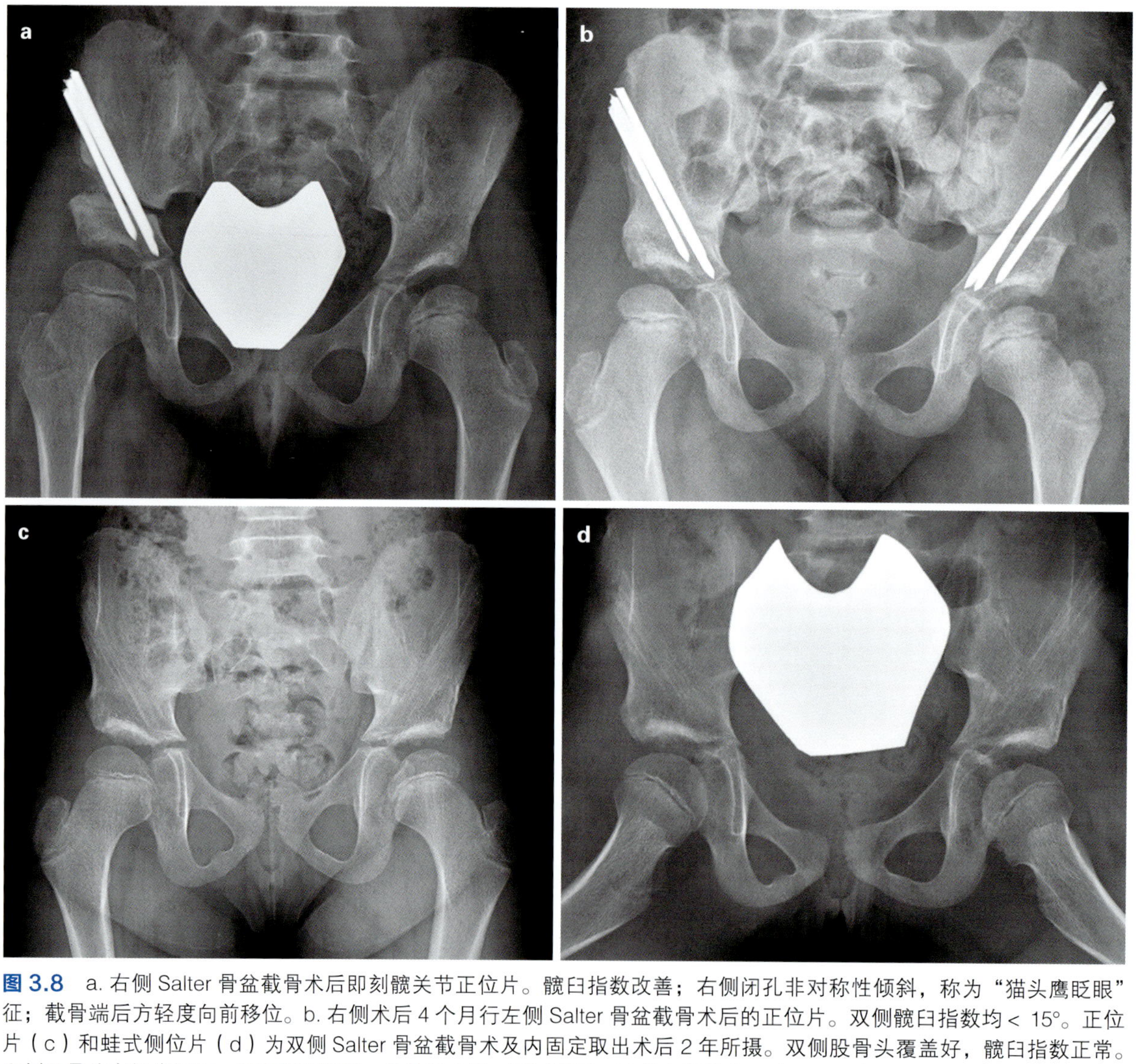

图 3.8 a. 右侧 Salter 骨盆截骨术后即刻髋关节正位片。髋臼指数改善；右侧闭孔非对称性倾斜，称为“猫头鹰眨眼”征；截骨端后方轻度向前移位。b. 右侧术后 4 个月行左侧 Salter 骨盆截骨术后的正位片。双侧髋臼指数均 < 15°。正位片（c）和蛙式侧位片（d）为双侧 Salter 骨盆截骨术及内固定取出术后 2 年所摄。双侧股骨头覆盖好，髋臼指数正常。左侧股骨头有轻度坏死，但在持续塑形。患儿无症状。可以预见，随着生长发育，髋臼形态会得到进一步改善

- 避免在骨盆下方垫东西，会造成切口浅表软组织堆积。
- 手术术野应尽量足够，特别是髋关节后方。

• 显露。

- 沿皮肤纹理的斜向皮肤切口能够获得更好的美容效果，另外应避免纵行延伸。
- 从髂骨骨骺上游离腹外斜肌有助于减少出血，减轻术后疼痛。
- 避免向骶髂关节方向游离骨膜，这会导致大量出血，并且不能增加显露。
- 止血海绵塞在内、外板骨膜下方，有助于止血和显露。
- 切开骨盆缘的骨膜有助于髂腰肌显露及延长。

• 截骨。

- 确保截骨方向垂直于髂骨。
- 用点式巾钳夹住远端截骨端矫形。向前外侧旋转，张开截骨端，并且避免后方移位。
- 将植骨块植于截骨端内侧间隙，使皮质连续。
- 避免从外侧穿针，以降低穿入关节的风险。

适应证和禁忌证（表 3.1）

表 3.1 Salter 骨盆截骨术的适应证和禁忌证

适应证
年龄＞ 18 个月龄 发育性髋脱位 髋臼前外侧覆盖不良 可中心复位的髋关节
禁忌证
年龄＜ 18 个月龄 髋臼后方覆盖不良 三角软骨闭合 神经肌肉疾病

推荐阅读

[1] Gillingham BL, Sanchez AA, Wenger DR. Pelvic osteotomies for the treatment of hip dysplasia in children and young adults. J Am Acad Orthop Surg. 1999;7:325–337.

[2] Kalamchi A, MacEwen GD. Avascular necrosis following treatment of congenital dislocation of the hip. J Bone Joint Surg Am. 1980;62(6):876–888.

[3] Murphy R, Kim Y. Surgical management of pediatric developmental dysplasia of the hip. J Am Acad Orthop Surg. 2016;24(9):615–624.

[4] Salter RB. Innominate osteotomy in treatment of congenital dislocation of the hip. J Bone Joint Surg Br. 1961;43B:518–539.

[5] Thomas SR, Wedge JH, Salter RB. Outcome at forty-five years after open reduction and innominate osteotomy for late-presenting developmental dislocation of the hip. J Bone Joint Surg Am. 2007;89(11):2341–2350.

[6] Wedge JH, Thomas SR, Salter RB. Outcome at fortyfive years aftre open reduction and innominate osteotomy for late-presenting developmental dislocation of the hip: surgical technique. J Bone Joint Surg Am. 2008;90(Suppl 2, Part 2):238–253.

[7] Weinstein SL. Natural history of congenital hip dislocation (CDH) and hip dysplasia. Clin Orthop Relat Res. 1987;225:62–76.

第 4 章　单前方切口 Steel 骨盆三联截骨术

M. Chad Mahan, Ira Zaltz

引言

髋臼发育不良，如果不经治疗，会逐渐出现盂唇及软骨的退变，最终导致髋关节骨性关节炎的发生。手术治疗的目标是通过稳定髋关节，缓解疼痛，从而减缓关节退变的速度。骨盆三联截骨术作为一种髋臼再定向手术，在骨骼未成熟患儿的治疗中仍扮演重要角色。这种手术游离骨盆周围软组织，以截骨来改变髋臼方向，而不侵犯三角软骨周围的骨膜。目前该手术较 1965 年 Le Coeur 提出来时已经有了多处改良。单切口手术能够减少手术软组织剥离，更加美观，并且能够在仰卧位进行手术，术中能够获得更准确的影像学图像。

简要病史

一名 8 岁女童因活动后髋关节疼痛前来就诊，她之前曾接受先天性髋脱位治疗。影像学提示严重的髋臼残余发育不良和逐渐加重的髋关节半脱位（图 4.1）。体格检查为 Trendelenburg 步态以及髋关节易激惹表现。为了缓解临床症状，避免进一步半脱位，稳定关节并且保留三角软骨的生长潜力，计划行三联截骨术。本书介绍的三联截骨术能够在多平面上矫正髋臼方向，并且能保留三角软骨的生长潜力。

术前影像

髋臼发育不良是通过平片来诊断的。前方覆盖不良的程度可以通过假斜位片来评估，术中可以用类似的 X 线片（60°斜位）来评估髋臼上方覆盖。功能性 X 线片能有效预测手术可以获得的髋臼覆盖和关节匹配度。但对于骨骼未成熟的病例，因为髋臼骨性结构没有完全骨化，X 线片并不能准确评估髋臼的情况。双髋正位片和蛙式侧位片可用来评估股骨近端发育不良的情况和头骺的形态。可以通过双髋正位片和外展内旋位片评估髋关节的匹配度和中心复位情况，必要时可以行关节造影。

此外，还可以行计算机断层扫描（CT）、磁共振成像（MRI）和超声检查。这些检查对于一些复杂病例，如之前有多次手术史或者严重的复发性半脱位，有一定益处。

治疗目标

三联截骨术的目标包括：①通过改变髋臼负重区，改善股骨头覆盖，稳定髋关节来改善髋关节的力学环境；②缓解临床症状；③延缓疾病的自然病程。

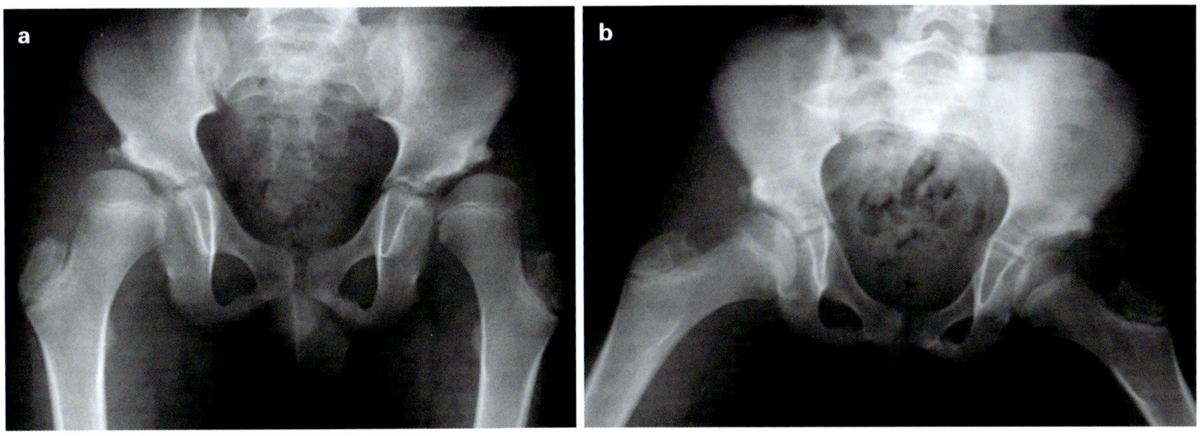

图 4.1　正位片（a）和蛙式侧位片（b）显示这个骨骼尚未成熟的患儿三角软骨没有闭合，眉弓倾斜（Tönnis 角 18°），关节中心外移，以及双侧负重区不对称性硬化

治疗策略

治疗策略的确定首先要依据病史、体格检查和影像学检查获得准确的诊断。这个病例需要一种能够解决复杂髋臼发育不良的多平面矫正术式。由于骨骼未成熟，不能损伤三角软骨，手术的选择其实很有限。

手术细节

术前计划

对于发育性髋脱位患儿的评估，完整的病史和体格检查是必需的。除了临床症状及既往病史，体格检查项目需包括患者的身高、脊柱力线、相对肢体长度、关节松弛情况和神经系统检查。髋关节检查则包括步态评估及准确的关节活动度描述。患者必须有 20° ~30°的外展，才能行髋臼再定向手术。此外，还需临床评估髋关节旋转功能及股骨前倾角，以确认是否需要行股骨旋转截骨。

患者体位

患者全身麻醉仰卧位于透光手术床上。术前插入 Foley 尿管导尿，有助于骨盆手术术中保护膀胱。确保患者的冠状位处于水平面上，骨盆没有旋转（图 4.2）。摆好体位后，拍摄骨

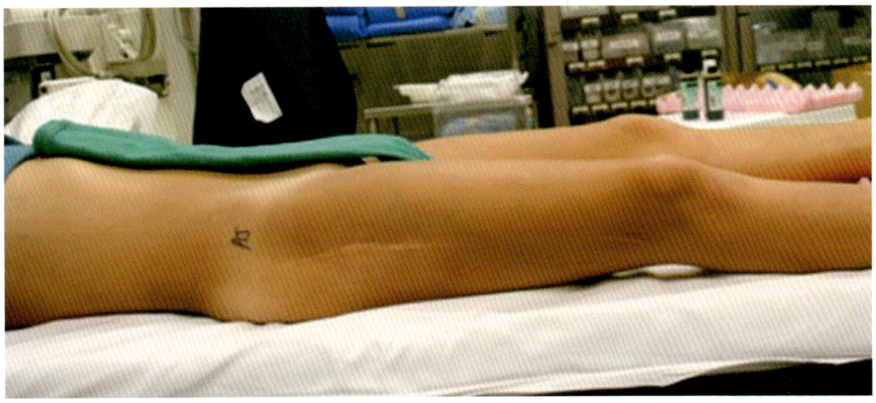

图 4.2　患者仰卧于透光手术床上。患者的冠状位处于水平面上，骨盆没有旋转

盆正位片，作为术中髋臼旋转后用来对照的基线片。消毒范围包括整个下肢、髋关节、腹部及下胸部。术者立于患侧，助手及 C 臂位于对侧。将对侧上肢放置好，以方便术中 C 臂操作。将 C 臂显示器放在床尾方向。

浅层解剖

目前三联截骨术有很多改良和不同的方法。之前有一些术者行双切口三联截骨术，根据个人习惯，通过大腿近端内侧或者臀部切口，行坐骨以及耻骨截骨。本章所阐述的是单切口技术，可以是斜向的 Bikini 切口，也可是纵向的 Smith–Peterson 切口。切口起自髂前上棘远端。沿着切口切开皮下组织。腹外斜肌筋膜向近端掀起。在切口远端掀起软组织瓣以显露阔筋膜张肌—缝匠肌间隙（图 4.3）。将腹外斜肌筋膜于外侧切开并将肌肉部分从髂骨骨骺上游离。纵向打开阔筋膜张肌—缝匠肌间隙，注意保护股外侧皮神经。打开后向近端游离，显露骨盆前缘。髂骨骨骺沿髂嵴走行方向纵向劈开，并游离髂骨内外板骨膜，直至坐骨大切迹。在阔筋膜张肌—缝匠肌间隙内可见股直

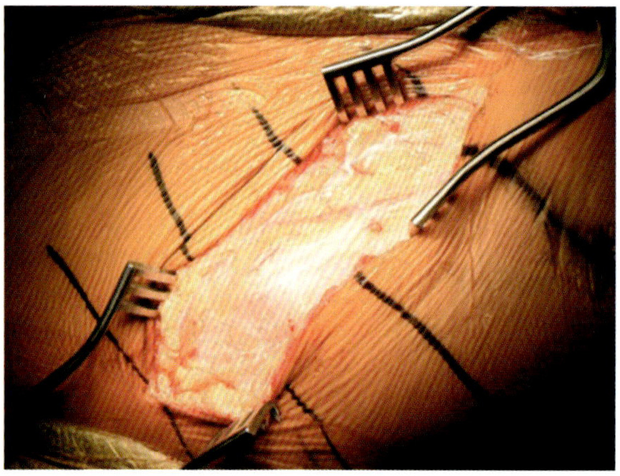

图 4.3 切口远端为阔筋膜张肌—缝匠肌间隙

肌，可以将股直肌切断或者将其止点与髂前下棘一起翻向内侧（图 4.4）。这时可切开髂骨内侧的骨膜以方便拉开髂腰肌，以及骨膜外显露耻骨。小心切开髂耻筋膜，显露腹膜后间隙，骨膜外显露坐骨，并注意保护三角软骨处的骨膜。如果存在关节内病变需要行关节囊切开，则需游离髋关节囊前方股直肌的直头和反折头以及髂囊肌。显露髋臼缘有助于术者确认髋臼前壁的位置，评估髋臼的朝向。这个部位的髋臼前壁主要是软骨成分，X 线片显示不清。术中可以将 X 线显影的器械置于髋臼前壁，C 臂透视确认其准确的位置。

深层解剖

在耻骨及坐骨内侧显露时应时刻牢记三角软骨相对于髂骨、坐骨及耻骨的位置，这对于

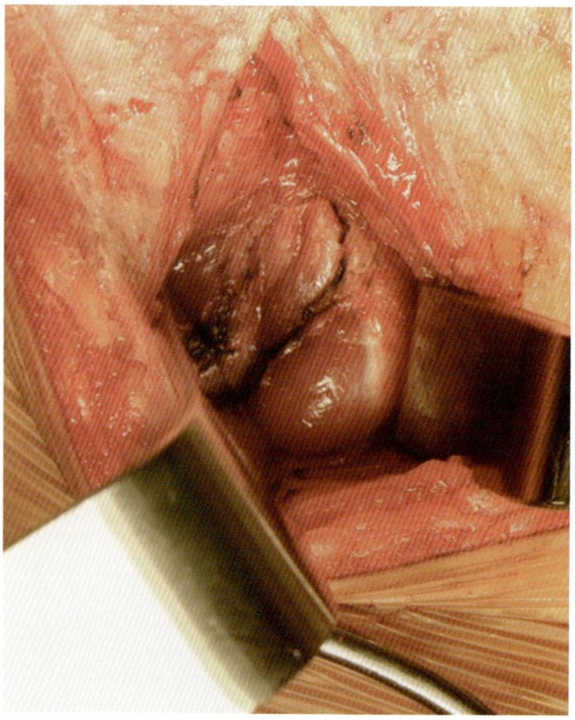

图 4.4 可在阔筋膜张肌—缝匠肌间隙内探及髋关节囊前方的股直肌

避免三角软骨的医源性损伤、保留生长潜力十分重要（图 4.5）。其余骨盆的显露也应在骨膜外操作，避免造成骺早闭。

骨膜外解剖远端髂骨

从髂前上棘到坐骨大切迹顶点切开髂肌筋膜（髂骨内板骨膜），完成骨膜外解剖。必须仔细将髂肌与骨膜进行分离，然后将坐骨大切迹表面骨膜掀起，以避免损伤经坐骨大切迹发出的臀上动脉和坐骨神经。随后游离髂肌，使之与封套筋膜和耻骨分离，而远端髂骨的骨膜仍保留（图 4.6）。这可以用小止血海绵钝性分离。屈曲膝关节、髋关节有助于松弛髂腰肌。轻度内收有助于向内侧拉开深层软组织。这样就可以显露髂耻隆起，即三角软骨前缘，应保护好。

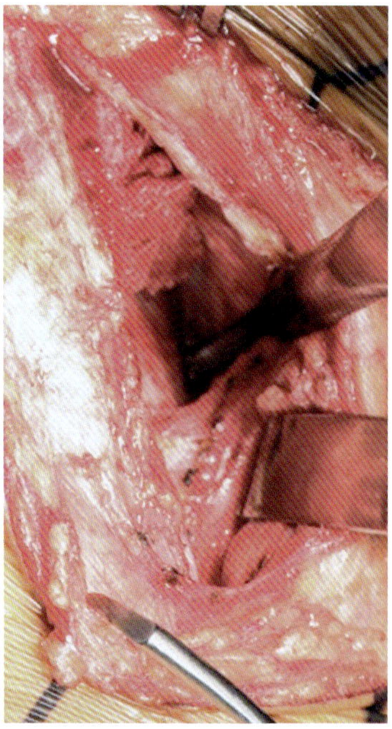

图 4.6　上方拉钩置于坐骨大切迹内，将髂肌与封套筋膜及耻骨分开，保留远端髂骨骨膜附着。图片下方的拉钩则是为了显露远端浅层的腰大肌

显露坐骨前方

腰大肌腱和髋关节囊间的解剖有两种入路可以选择。从内侧关节囊处游离腰大肌腱鞘，显露后内侧关节外脂肪，此时可用手指触到坐骨前缘。或者纵向打开腰大肌腱鞘，经腱鞘后方用组织剪锐性分离显露坐骨。这两种入路都需要游离出间隙，显露坐骨前方及与之相连的耻骨；否则由于软组织粘连，术中髋臼的转动将会因此受限。

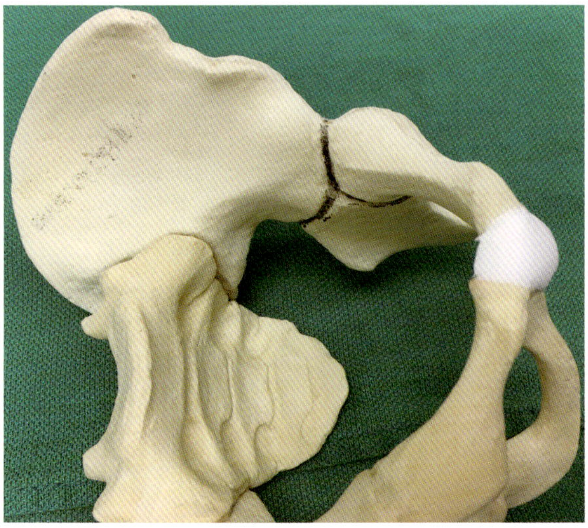

图 4.5　骨盆模型上三角软骨的位置

骨膜外显露耻骨和坐骨内侧

显露好坐骨前方后，需要显露耻骨及坐骨内侧。这需要将髂耻筋膜（髂肌内侧筋膜）沿着髂耻线（为内侧髂骨及耻骨后方）上的附着部松解下来。轻柔拉开髂肌，显露髂耻筋膜，有助于将其从髂耻线上游离至计划中耻骨截骨的位置。应避免向内侧解剖过远，以免损伤股动、静脉。

此时可以看到盆腔内金黄色的腹膜后脂肪。在脂肪内可见闭孔神经，并且神经向外向远端走行，经闭孔外上方部穿出（图 4.7）。用 Dever 或者 Langenbeck 拉钩拉开髂腰肌。将可显影手术海绵沿着内侧坐骨填充至计划坐骨截

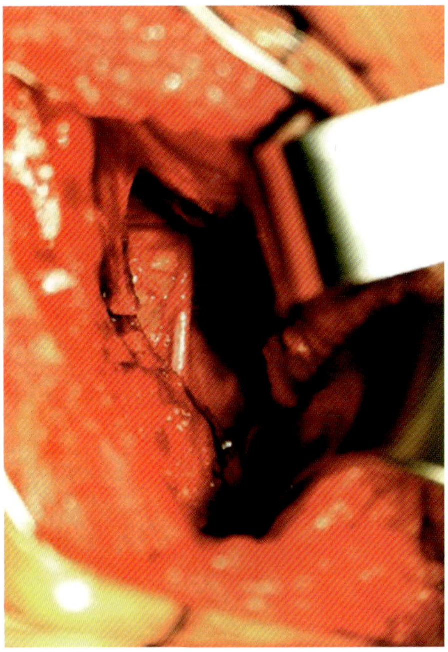

图 4.7 在腹膜后脂肪间隙内可见闭孔神经，继续解剖可见其向远端向外侧穿过闭孔的外上方

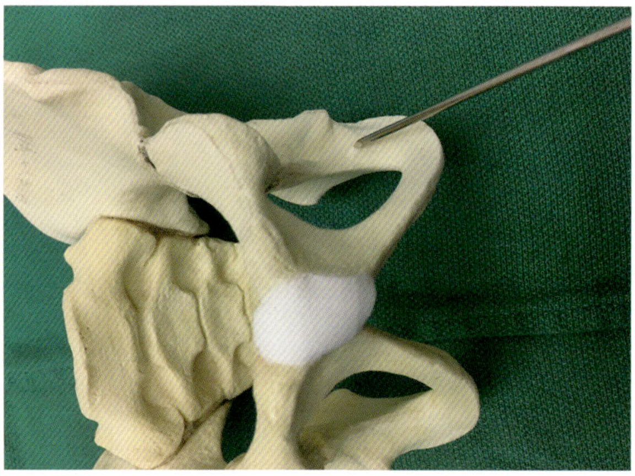

图 4.8 骨盆模型上 50°头向视角下的坐骨截骨点

骨处，避免截骨时偏向内侧，损伤内脏及神经血管束。坐骨截骨时，应用骨刀同时将坐骨骨膜截开。

最后显露耻骨，同样是骨膜外操作。用大直角钳在内侧耻骨与坐骨交界处的闭孔外上方筋膜戳一个孔洞。此处过线，可方便在截骨前过线锯。在显露耻骨或者后柱时，有可能从三角软骨剥离软骨周围 LaCroix 环，导致损伤三角软骨的耻骨部。

截骨

首先行坐骨截骨，在 C 臂透视下用带有弧度的 Ganz 骨刀完成。用 50°朝头向的骨盆片确认截骨的起点（图 4.8）。截骨起自髋关节囊内下方，在髋臼下方髋臼下沟水平，指向坐骨棘远端的坐骨小切迹。在头向 50°、倾斜 55°的透视辅助下，分别行坐骨内外侧截骨。先行内侧截骨，术中透视确认骨刀的方向（图 4.9 和图 4.10）。坐骨形态为前宽后窄，应透视下调整骨刀方向，避免进入后外侧软组织，此处容易损伤坐骨神经。相比于调整下肢的体位来避免神经损伤，术中监视骨刀的位置更为重要，能够有效避免骨刀凿出坐骨皮质，从而避免造成神经血管损伤。最后，旋转或者撬动骨刀，透视下确认坐骨移位，表明截骨完成。

之后行耻骨截骨。可以用线锯，也可以用骨刀截骨。但不管用何种器械，都应保护闭孔神经。耻骨截骨点必须在髂耻隆起的内侧，以免损伤三角软骨（图 4.11）。用提前穿过闭孔的线或条带来引导穿过线锯。弯血管钳也可以用来辅助穿过线锯（图 4.12）。可以用 Rang、Crego 或者 Hohmann 拉钩来保护坐骨大切迹和闭孔周围的组织。截骨方向大概与耻骨长轴方向成 30°~45°，轻度从内侧向外侧倾斜，以方便旋转髋臼。需要注意的是，此处的骨膜非常厚实，需要将其完全松解以尽可能地旋转髋臼。

最后行髂骨截骨，也有两种方法。可以用线锯截骨，与 Salter 骨盆截骨术类似；也可以用骨锯用类似于 Bernese 髋臼周围截骨的方式截开髂骨。如果用骨锯截骨，应注意将截骨方

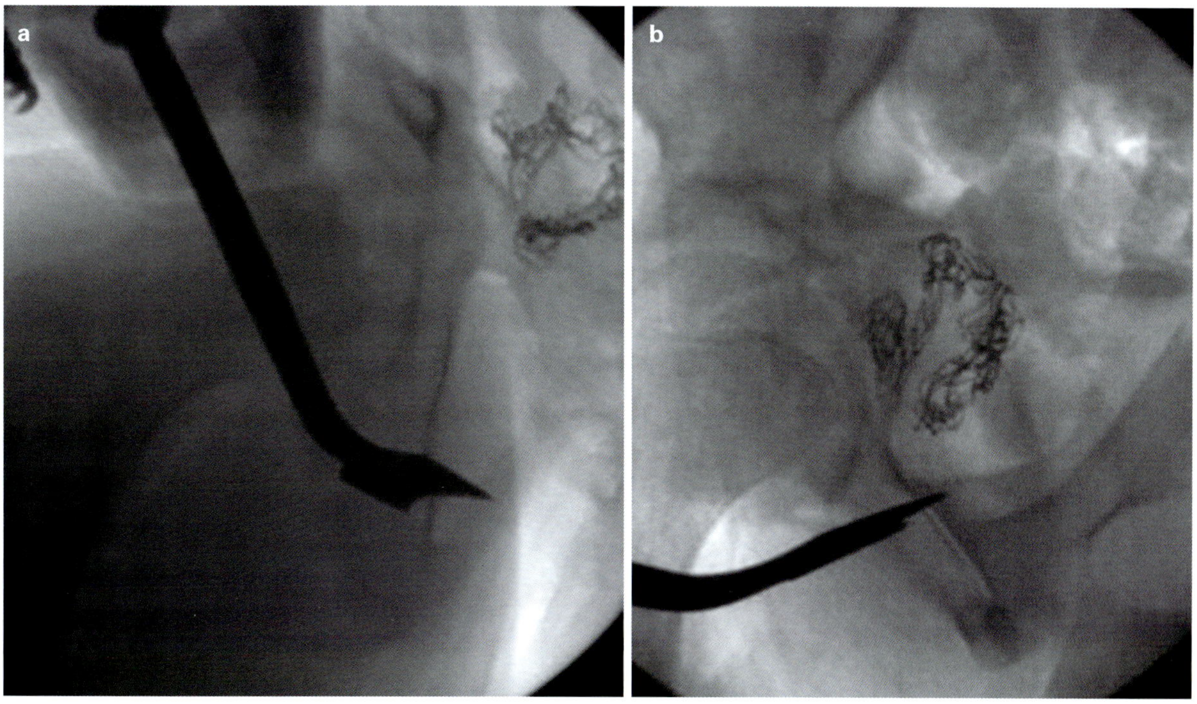

图 4.9　成直角的两个角度摄片（a、b）显露 Ganz 骨刀位于髋臼下沟，方向指向坐骨棘稍远的坐骨小切迹顶点。可以看见保护神经血管的显影海绵

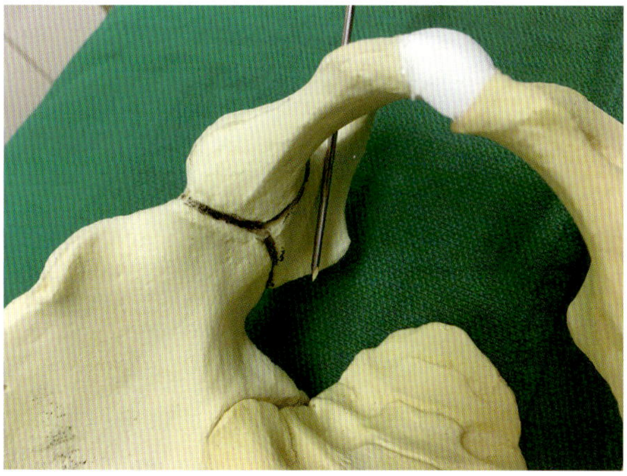

图 4.10　55°斜位，从内侧观察骨盆模型上坐骨截骨方向。注意截骨方向指向坐骨棘远端的坐骨小切迹

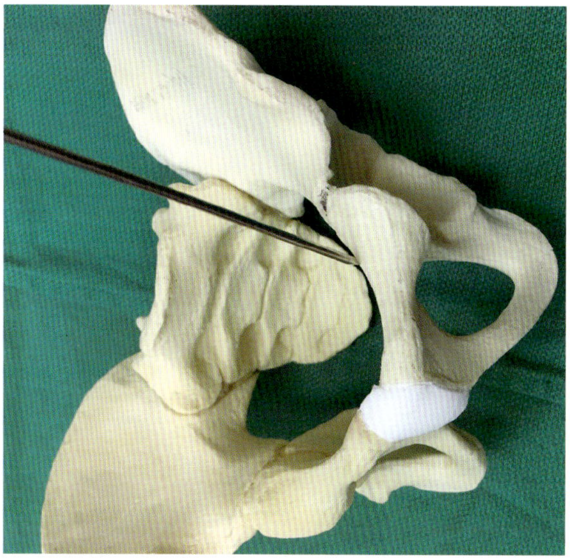

图 4.11　骨盆模型上耻骨截骨的位置

向指向近端。不论骨锯还是线锯，都应避免损伤三角软骨后缘和臀上神经血管束（图 4.13）。可以用 Kalamchi 技术优化髂骨的“对合”。如果选择外展肌的入路，就会选择这种技术。截完髂骨后，髋臼就可自由旋转。可以用 2 枚克氏针来调整髋臼的方向。一枚置入于髋臼上方，另一枚置于髋臼内侧、耻骨或者髋臼内壁皆可。由于患儿骨骼未成熟，比成年人的强度要低，所以在操作时应谨慎，过度牵拉可能损伤骨盆并且影响固定（图 4.14）。

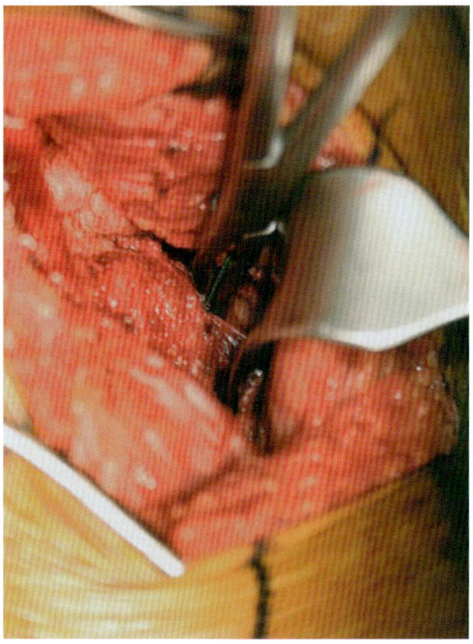

图 4.12 将弯血管钳从内向外穿出闭孔，以辅助穿过线锯

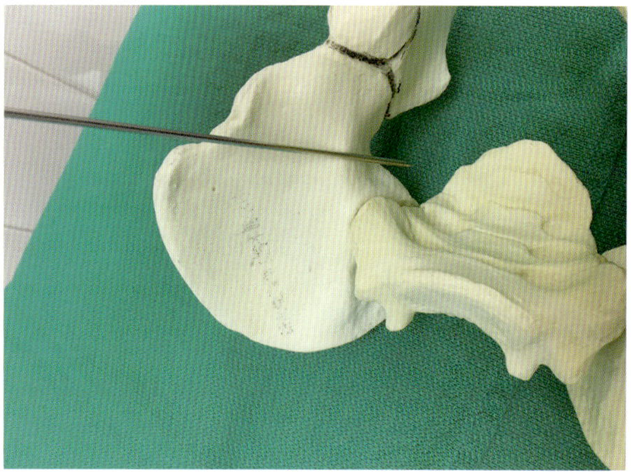

图 4.13 骨盆模型上髂骨截骨的起点及轨迹。注意截骨轨迹会偏向近端以避免损伤三角软骨

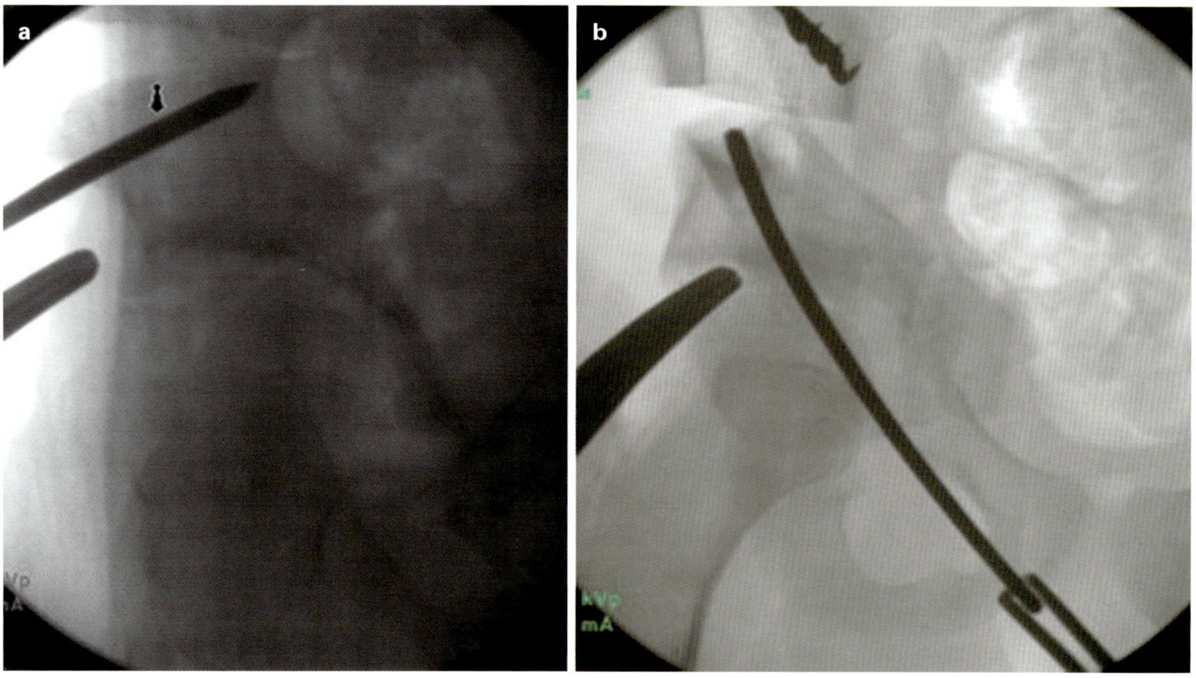

图 4.14 1 枚克氏针置于髋臼上方髂骨。可见在假斜位片（a）和正位片（b）上用于标记髋臼前壁的组织剪

髋臼调整及固定

髋臼调整的位置是根据不同患者的发育不良的情况所确定的。绝大部分病例中，需要将髋臼屈曲、内收、内旋。调整好的髋臼用斯氏针固定。拍摄术中骨盆正位片，并将之与之前的基线片进行比对。再次强调髋臼前壁标记的重要性，它能够让软骨成分的髋臼前壁可见，

并且能够估计髋臼倾斜的程度（图 4.15）。一旦确认位置满意，用斯氏针或者螺钉固定（图 4.15）。斯氏针和螺钉的直径必须足够粗，以获得足够的髋臼稳定性。视髂骨截骨的类型和形态，可以用一块三皮质髂骨块增强局部稳定性。考虑骨骼的大小、既往手术情况以及同时行肢体延长的需要，可以使用自体或者异体骨。将斯氏针剪断到合适长度，方便之后取出。螺钉的位置也要既能保证骨骺能够缝合，也能方便取出（图 4.16）。如果还需要行关节内手术来明确盂唇病变或者头颈交界处的形态，则都应该在固定牢靠后进行。

逐层关闭伤口。伤口引流并不是常规操作，髋人字石膏固定也并不是必须的。

患者术后住院接受止痛及抗生素治疗。术后前 6 周禁止髋关节主动活动，负重仅限于足趾触地。下肢肌力弱的低龄患儿，应在术后 2~4 周内坐轮椅活动。一旦影像学提示截骨端愈合，就可以逐渐增加负重，在理疗师指导下进行力量训练。

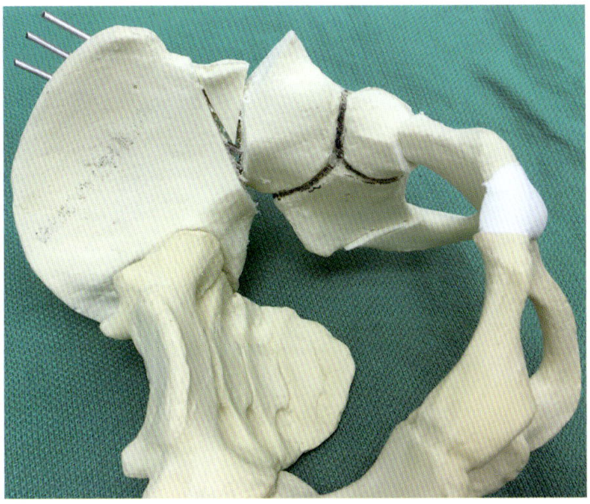

图 4.15　骨盆模型展示最后的斯氏针固定。注意将斯氏针留长以方便术后取出。另外，也可看到取自体髂骨植于截骨后缺损处

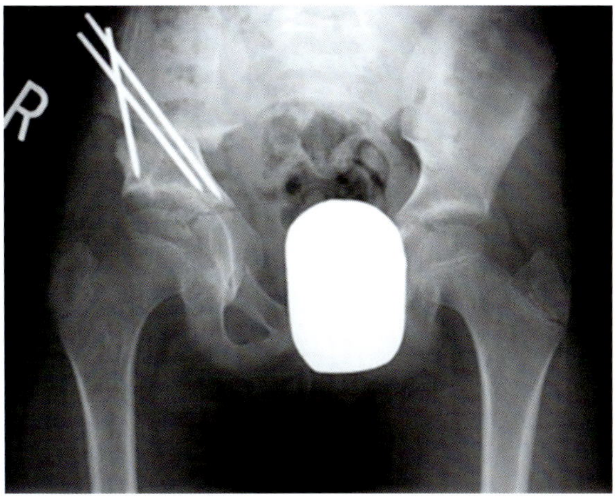

图 4.16　术后 X 线片可见髋臼最后的位置和内固定。注意这些斯氏针尾端留长，以方便取出

术后影像

术后 2 周及 6 周进行影像学随访。之后于术后 3 个月及 6 个月进行影像学随访，然后根据医生倾向，定期复查。

要点和陷阱

• 髋臼发育不良可能是髋臼前外侧、外侧、后侧和各方向都包括的发育缺陷。因此，必须注意在髋臼最终固定位置保证合适的角度。覆盖不足将会导致关节不稳定，过度覆盖又会导致髋臼股骨撞击。而因为髋臼缘是软骨成分，在最终透视时使用金属标记可以有助于确认髋臼真正的角度。术者必须避免髋臼后倾。

• 三联截骨术用于骨骼未成熟的髋臼发育不良患儿，对他们行经三角软骨截骨的手术后会出现骺早闭，从而影响髋臼的生长和发育。

• 对于部分病例，尤其是有因为股骨异常旋转所致的步态异常的病例，不管内八字还是外八字的步态异常，或者关节非圆形匹配，可

能都需要行股骨截骨。

• 骨膜松解不彻底，尤其是耻骨的骨膜松解不彻底，会导致髋臼旋转困难。因此，如果旋转髋臼时遇到困难，应确认耻骨骨膜已彻底松解。

• 未成熟骨骼的固定可能会很困难。增加一枚从髋臼打向髂骨的前后方向螺钉有助于增加稳定性。如果使用螺钉固定，可以螺钉尾端多留 5~10 mm，这样髂骨骨骺可以在螺钉头下方缝合，避免损伤。

适应证（表 4.1）

表 4.1 单前方切口三联截骨术的适应证

无论有无症状，但序列影像学形态逐渐变差的患儿
其他截骨术，包括单纯截骨（Salter、Pemberton 或者 Dega 截骨）以及 Bernese 髋臼周围截骨，都可考虑；这取决于术者的熟悉程度，患儿年龄以及发育不良的程度及类型
有症状的髋臼发育不良的患儿，特别是有临床症状或者髋关节功能异常的影像学表现的，适合手术重建

推荐阅读

[1] Kim HT, Wenger D. The morphology of residual acetabular deficiency in childhood hip dysplasia: threedimensional computed tomographic analysis. J Pediatr Orthop. 1997;17(5):637–647.

[2] Lipton GE, Bowen JR. A new modified technique of triple osteotomy of the innominate bone for acetabular dysplasia. Clin Orthop Relat Res. 2005;434:78–85.

[3] O'Connor PA, Mullhall KJ, Kearns SR, Sheehan E, McCormack D. Triple pelvic osteotomy in Legg-Calve-Perthes disease using a single anterolateral incision. J Pediatr Orthop B. 2003;12(6):387–389.

[4] Steel HH. Triple osteotomy of the innominate bone. J Bone Joint Surg Am. 1973;55(2):343–350.

[5] Tönnis D, Behrens K, Tscharani F. A modified technique of the triple pelvic osteotomy: early results. J Pediatr Orthop. 1981;1(3):241–249.

第 5 章　Pol Le Cœur 骨盆三联截骨术

Jérôme Sales de Gauzy, Franck Accadbled

引言

Pol Le Cœur 截骨术（PLCO）是指包含髂骨截骨和耻髂支（上支）和耻坐支（下支）截骨的骨盆截骨术（图 5.1）。

手术目标是改善股骨头覆盖，增加髋关节稳定性。这属于髋臼再定向手术。髋臼向后倾斜，改善股骨头前方及外侧的覆盖，但减少了后方的覆盖。PLCO 不损伤股骨头和髋臼的透明软骨。主要适应证为儿童髋关节发育不良和需改善包容的 Legg–Calvé–Perthes 病。

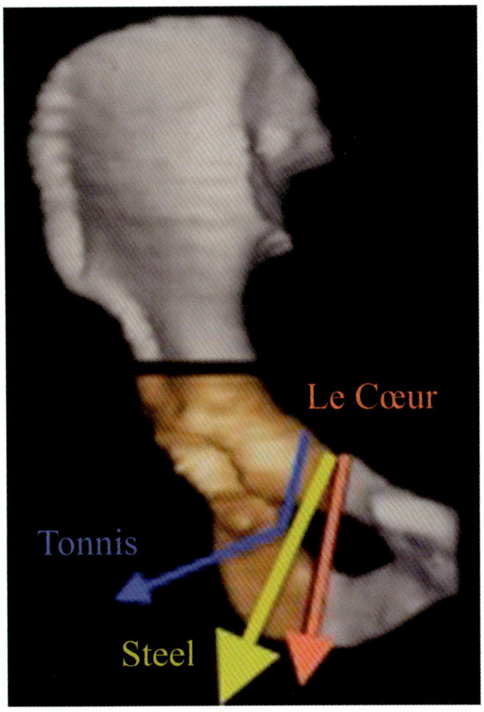

图 5.1　Pol Le Cœur 截骨术

简要病史

一名 7 岁半患有 Legg–Calvé–Perthes 病的男性患儿。

术前影像

X 线片显示股骨头处于碎裂期，Herring 分型为 B~C，并且有水平方向的半脱位（图 5.2）。

治疗目标

PLCO 的目标为改善股骨头包容，在重塑期获得更好的塑形。

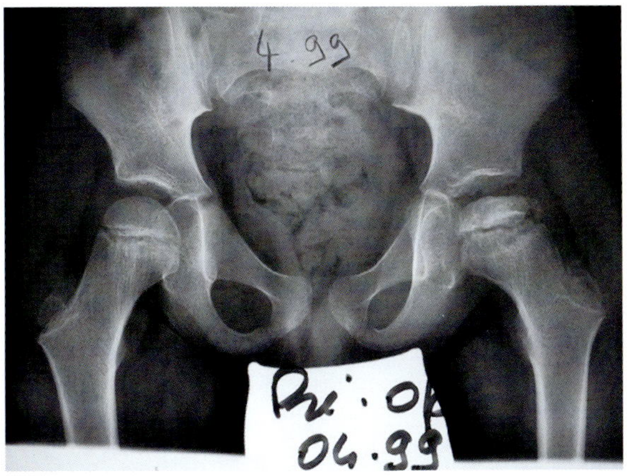

图 5.2　患有 Legg–Calvé–Perthes 病男性患儿的术前 X 线片

治疗策略

术前关节造影

术前动态关节造影能够模拟髋臼再定向截骨术的效果，并且验证股骨头是否可以中心复位（图 5.3）。如果出现外展铰链，则不适合行 PLCO。

手术细节

患者体位

手术在全身麻醉下于可透视手术床上进行。患儿处于 3/4 半侧卧位，在患儿后背垫软垫，维持手术体位。应该暴露整个臀部区域，以便术中切口显露，同样便于术中视情况活动下肢。整个下肢应完全显露，准备消毒铺单（图 5.4）。

耻髂支和耻坐支截骨

入路

手术先行上、下支截骨。在这步操作时，将髋关节置于屈曲外展外旋位。

沿腹股沟行纵向切开。显露并游离内收肌。于耻骨结节处切断内收长肌。如果需要扩大显露，可以切断股薄肌。注意保护沿着内收短肌走行的闭孔神经。内收短肌并不需要切断。上支位于耻骨肌—内收长肌间隙内。将内收长肌掀起后可见大收肌，钝性分离大收肌可以显露耻骨下支。

截骨

骨膜下显露下支，避免损伤海绵体。上支可以骨膜外显露。截骨处用两把 Hohmann 拉钩，拉开并保护两侧的软组织。用骨刀行两处耻骨截骨。建议用咬骨钳咬除 5 mm 宽骨块以获得更大的活动度（图 5.5）。截骨后可能会出现深层的出血，可以用止血垫压迫止血。内收肌可以不予缝合，如果出现凹陷，也可以缝合。伤口分两层闭合（皮下及皮肤），留置引流管。

髂骨截骨

入路

在髂前上棘下方 1 cm 处做 Bikini 切口。起

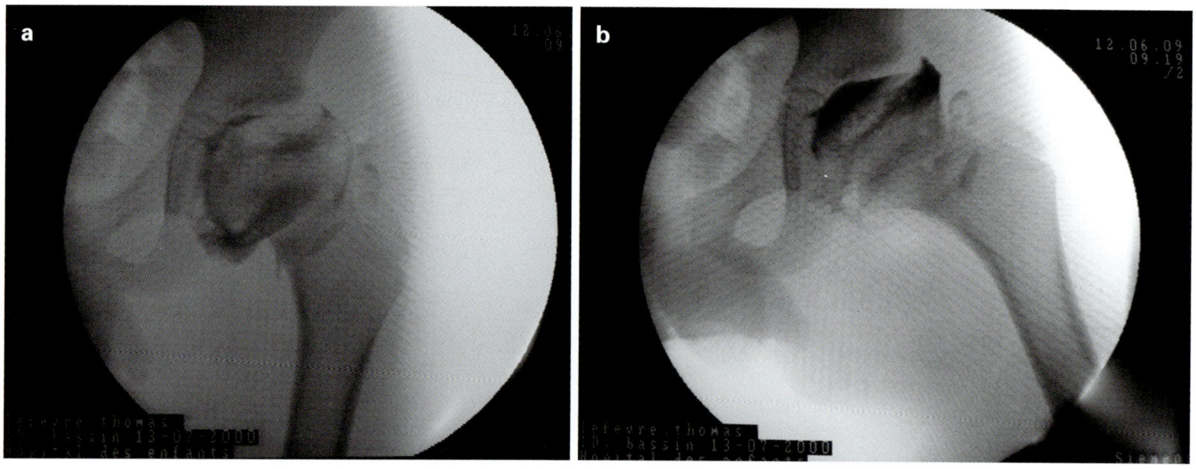

图 5.3 术前关节造影。a. 中立位可见股骨头扁平及半脱位。b. 外展位显示股骨头中心复位

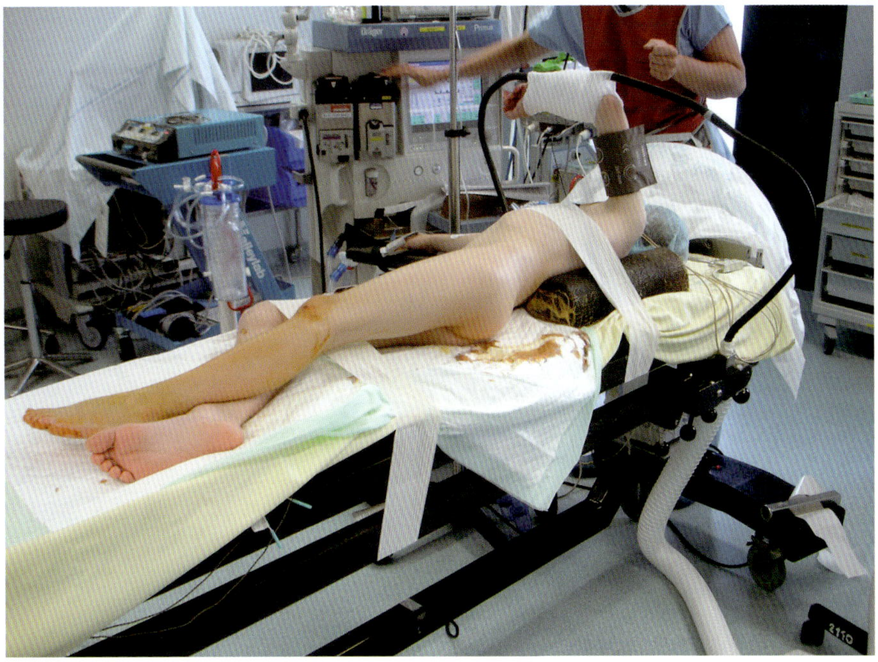

图 5.4　患者体位

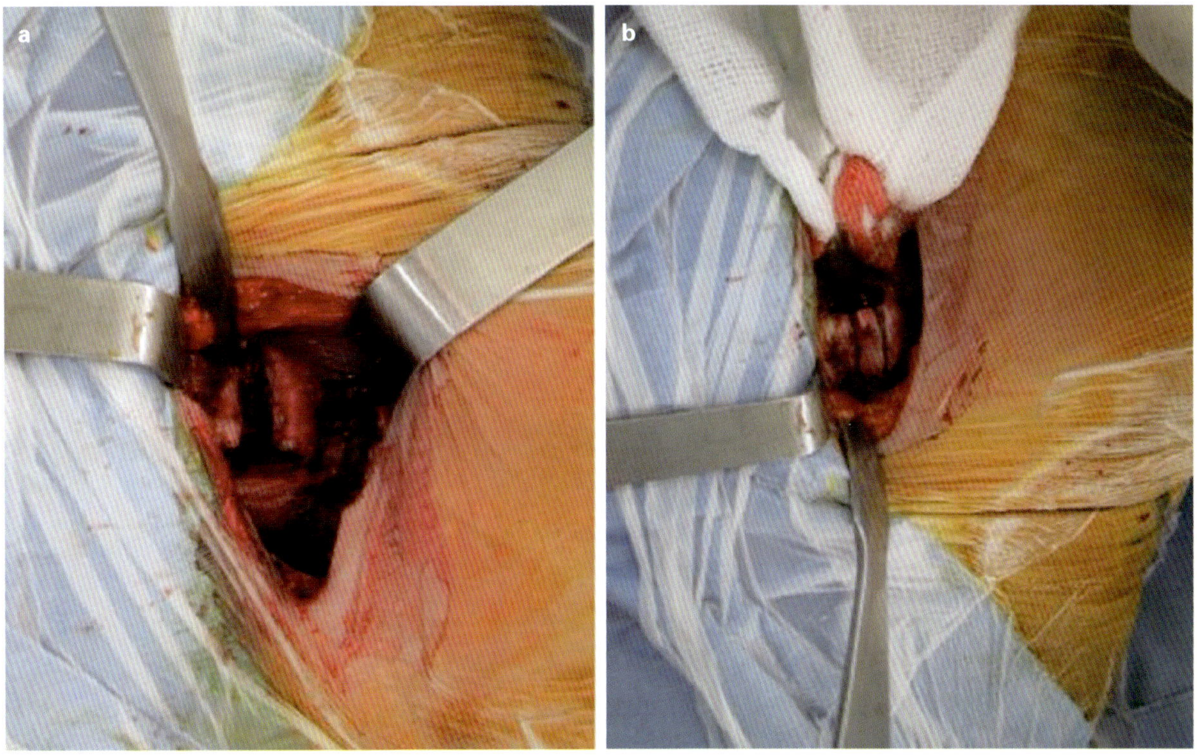

图 5.5　左侧骨盆上支截骨（a）和下支截骨（b）。建议截除 5 mm 骨块以增加髋臼骨块的活动度

自髂嵴中点，止于腹股沟中点。

打开阔筋膜张肌—缝匠肌间隙。在此间隙内，游离并保护股外侧皮神经。自远及近，显露并分离阔筋膜张肌—缝匠肌间隙，直至近端髂前上棘和髂前下棘之间的髂骨前方的软骨膜。用手术刀切开软骨膜。

切开髂嵴

腹外斜肌覆盖于髂嵴上。在髂嵴下方游离此肌肉并将其翻向内上方，显露髂嵴软骨。自髂前上棘至髂嵴中段 1/3，用刀切开软骨直至骨性部分。注意保持切口连续，并且切口两侧的骨骺对称（图 5.6）。

髂骨显露

用骨膜剥离子将髂骨骨骺从髂嵴上游离，保持与骨膜连续。骨膜下游离髂窝（内侧髂窝）和臀肌侧骨面。向深层游离至坐骨大切迹（图 5.7）。游离内侧时，如果看见血管，注意止血；如果已经离断，则需骨蜡封堵止血。

腰大肌腹内延长

常规行腰大肌延长，有助于增加髋臼活动度。注意在骨膜外操作。髂腰肌与内板骨膜相连，位于髂耻隆起正前方。股神经走行于髂肌内，应予以保护。显露肌纤维是很容易的，拉钩拉开，然后屈髋至少 70°，此时可见腰大肌腱。在腱腹交界处切断肌腱。

置入线锯

需将线锯穿至髂前上棘垂直深方的坐骨大

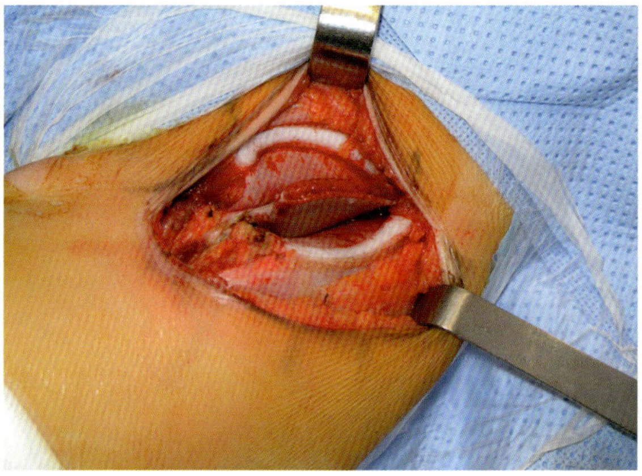

图 5.6 髂嵴切口

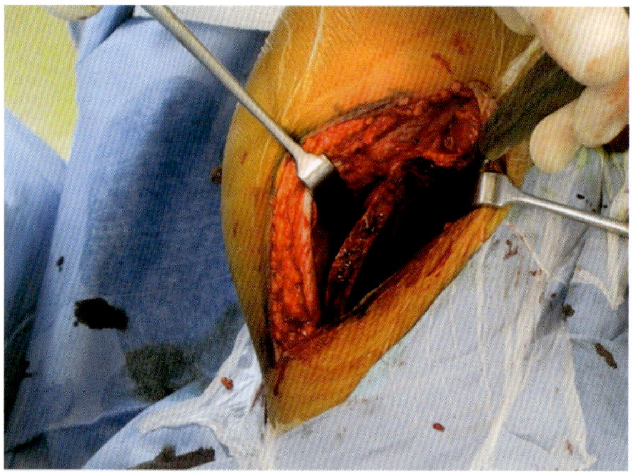

图 5.7 显露至坐骨大切迹

切迹。用弧形骨膜剥离子游离内外板骨膜。钝头骨膜剥离子（Chiari 骨膜剥离子）扩大此处间隙，并用两把特殊设计的 Rang 拉钩拉进坐骨大切迹以增加显露。为了方便穿过线锯，我们建议先穿过一条缝线，随后将线锯与缝线打结。线锯方向，应从外侧进内侧出，以免损伤坐骨神经。

截骨

保证线锯是新的并且打过蜡。用两把拉钩将两侧的骨骺和皮肤拉开保护。截骨线应垂直于髂骨翼，起自坐骨大切迹，止于髂前下棘上方。线锯截骨时应张开，操作规律、快速且平滑。

取移植骨

用骨剪在髂骨前上方剪一个双皮质骨块。将其剪成三角形以匹配截骨前方的三角形缺损。基底则应与髂骨前缘连续。

转动髋臼骨块

用两把尖头持骨器分别对称把持髂骨截骨线两侧的骨块，固定位置越靠后越好。近端骨块维持不动，而远端骨块向下、向外和向前转动。手术操作应辅以 Salter 技术，即将同侧足跟置于对侧膝关节上。应注意检查坐骨大切迹处的后方皮质是否接触，有无远端截骨端向后方移位，这十分重要。

置入移植骨块和固定

将移植骨块置于截骨前方开口处（图 5.8），并用 2 枚钢针固定（根据患者年龄选择直径 15~18 G 的针）。光滑圆针更易于取出，而螺纹针则能避免固定失效。钢针的入点为髂骨翼上取骨处，斜向打入指向后柱。理想情况下，钢针应能固定上移植骨。钢针应打入远端髋臼骨块 1~2 cm。活动髋关节，确认钢针没有打入关节内。

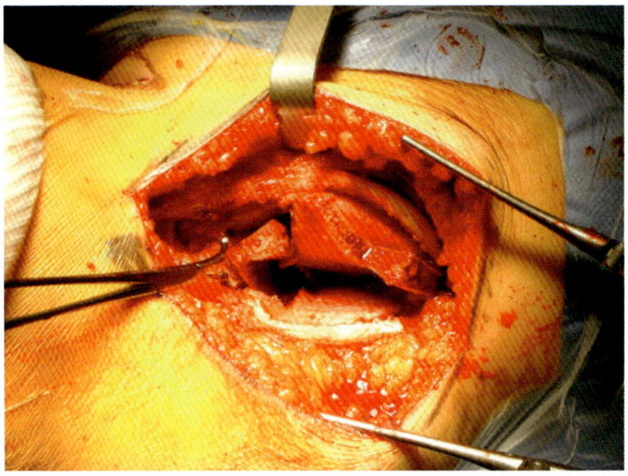

图 5.8　活动髋臼骨块。髋臼骨块向下、向外和向前翻转。移植骨置于截骨前方开口处

伤口闭合

交叉缝合闭合髂嵴。建议去除突起的髂骨骨块以方便软骨缝合。折弯并剪断钢针，使其与髂嵴表面顺滑（图 5.9）。这便于之后的取出。缝合腹外斜肌，用可吸收线缝合皮下。

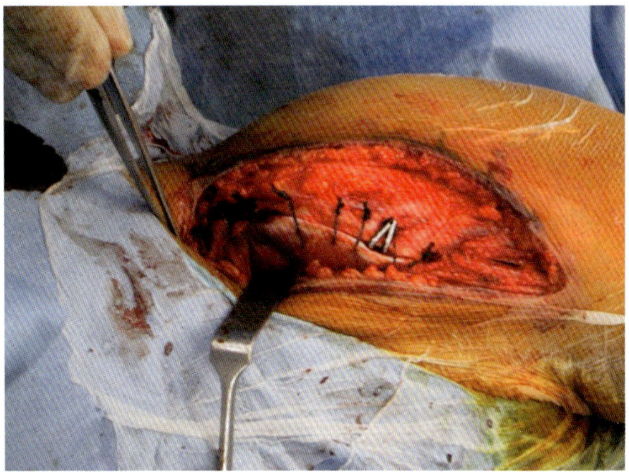

图 5.9　闭合伤口，钢针置于髂嵴表面

术后影像（图 5.10）

患儿仰卧于床上，拍摄骨盆正位片。X 线片可以显示闭孔的形状，可提示骨盆倾斜的程度和股骨头覆盖的情况；另外，可见股骨头外侧覆盖的改善，CE 角和髋臼指数正常化。截骨术效果良好的一个标准是髂骨两个骨块存在后方铰链，并没有间隙或者远端骨块向后方移位。

术后护理

普通或者玻璃纤维髋人字石膏固定髋关节于轻度外展和旋转中立位。

术后 45 天，移除石膏和钢针，进行临床及影像学评估。石膏拆除后 2 周可允许逐渐负重。

要点和陷阱

- PLCO 是一种再定向截骨术。它可以改变髋臼朝向而不改变髋臼容积。髋臼向前、向下和向外旋转。股骨前外侧覆盖能够得到改善，而后方覆盖减少。因此在后方覆盖不足的病例，不能使用 PLCO。
- 该手术最重要的部分是旋转髋臼要适

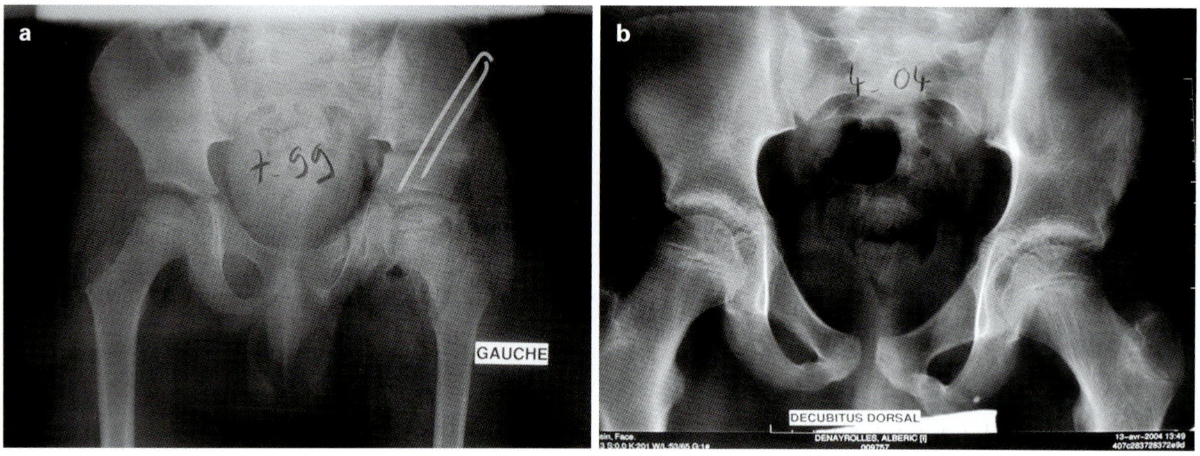

图 5.10 a. 术后即刻 X 线片。b. 术后 4 年随访时的 X 线片

度。过度向前旋转会导致前方撞击，而过度向外旋转则会导致外侧撞击或者髋铰链外展。

- 行 PLCO 的前提是股骨头能够完全复位。
- PLCO 前需要至少 30°的髋外展角度。
- 术前髋关节造影可以模拟 PLCO 的手术效果，并且在实际手术前验证髋关节的匹配情况。
- 术后至少保有 10°的髋关节外展，否则，则应减小髋臼旋转的程度。

适应证和禁忌证（表 5.1）

表 5.1 Pol Le Cœur 骨盆三联截骨术的适应证和禁忌证

主要适应证
5~10 岁的髋关节发育不良患儿 ＜ 5 岁，髂骨 Salter 截骨即可；＞ 10 岁，更倾向行 Tönnis 截骨或者 Ganz 截骨 Legg–Calvé–Perthes 病
其他适应证
化脓性关节炎后遗症 神经源性髋关节发育不良，后方覆盖正常，仅前外侧覆盖差者
禁忌证
髋关节僵直 不能同心复位 外展不能中心复位 后方覆盖不良

扩展阅读

[1] Le Coeur P. Correction des défauts d'orientation de l'articulation coxofémorale par ostéotomie de l'isthme iliaque. Rev Chir Orthop. 1965;5:211–212.

[2] Pailhé R, Cavaignac E, Murgier J, Cahuzac JP, de Gauzy JS, Accadbled F. Triple osteotomy of the pelvis for Legg-Calve-Perthes disease: a mean fifteen year follow-up. Int Orthop. 2016;40(1):115–122.

[3] Sales de Gauzy J. Indications de ostéotomies pelviennes chez l'enfant. In: Duparc J, editor. Conférences d'enseignement 1997 (cahiers d'enseignement de la SOFCOT, no. 62). Paris: Expansion Scientifique Publications; 1997. p. 71–90.

[4] Sales de Gauzy J. Pelvic reorientation osteotomies and acetabuloplasties in children. Surgical technique. Orthop Traumatol Surg Res. 2010;96(7):793–799.

第 6 章　Tönnis 骨盆三联截骨术

Karl E. Rathjen, Andrew D. W. Tice

引言

对于三角软骨未闭合的髋臼发育不良，有很多种不同的髋臼再定向截骨术。通常这些截骨术由截骨的次数以及描述这个技术的术者名字来命名，如单截骨（Salter 截骨）、二联截骨（Sutherland 截骨）以及三联截骨（Steel 截骨、Carlioz 截骨和 Tönnis 截骨）。1976 年提出的 Tönnis 骨盆三联截骨术最大的改变之处，在于坐骨截骨的位置。其截骨水平在骶棘韧带近端，从而髋臼骨块有了更大的活动度，特别是内移的程度（图 6.1）。此外，这个手术也保留了骶骨与坐骨之间的韧带。根据最原始的手术介绍，术者应将手术分步进行：首先患者是俯卧位，行坐骨截骨；然后将患者翻回仰卧位，行髂骨和耻骨截骨。下文中提到的手术技术则对此进行了改动，患者处于半侧卧位即可完成该手术。

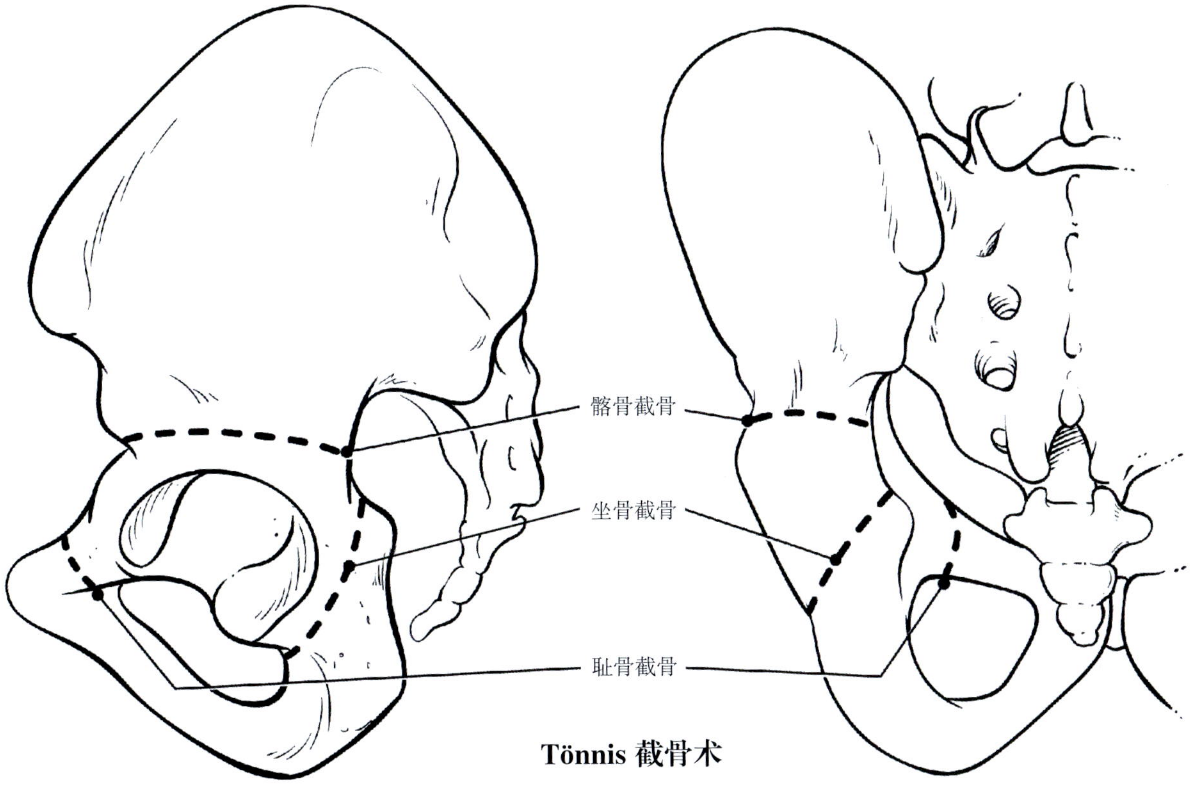

图 6.1　Tönnis 截骨术

简要病史

这是一名3岁7个月龄女性患儿，因右侧发育性髋脱位接受治疗。患儿发病的危险因素包括：女性，第一胎，羊水少及家族史。她的母亲也曾因髋脱位行髋关节切开复位，术后出现了逐渐加重的半脱位和股骨头缺血性坏死。患儿第一次就诊是在1岁5个月，为右侧髋关节脱位。在4周Bryant牵引后，患者行手术治疗。因为闭合复位失败，所以患儿接受了前入路切开复位、关节囊紧缩以及股骨缩短截骨术，术后髋人字石膏固定。术后4周半拆除石膏，行关节造影，结果满意，更换为Petrie石膏。固定5周后拆除石膏，之后定期临床及影像学随访。3岁5个月时的X线片提示残余发育不良且无明显改善，同时股骨头向外上方脱位。外展内旋位X线片则提示股骨头复位良好（图6.2）。体格检查提示Galeazzi征阴性，髋外展右侧45°，左侧为80°，另外左侧内旋65°，外旋40°。

术前影像

见图6.2。

治疗目标

手术治疗目标包括改变髋臼朝向以改善髋臼指数及股骨头覆盖，另外将关节中心内移。

治疗策略

在不损伤血运的前提下，截骨截出一个软组织限制少、易于操作的髋臼骨块。这包括直视下行3处截骨，并保护所有的神经血管。

手术细节

患者半侧卧位躺于透光手术床上，在其腰椎下方垫一个可透视的软垫。整个下肢做术前

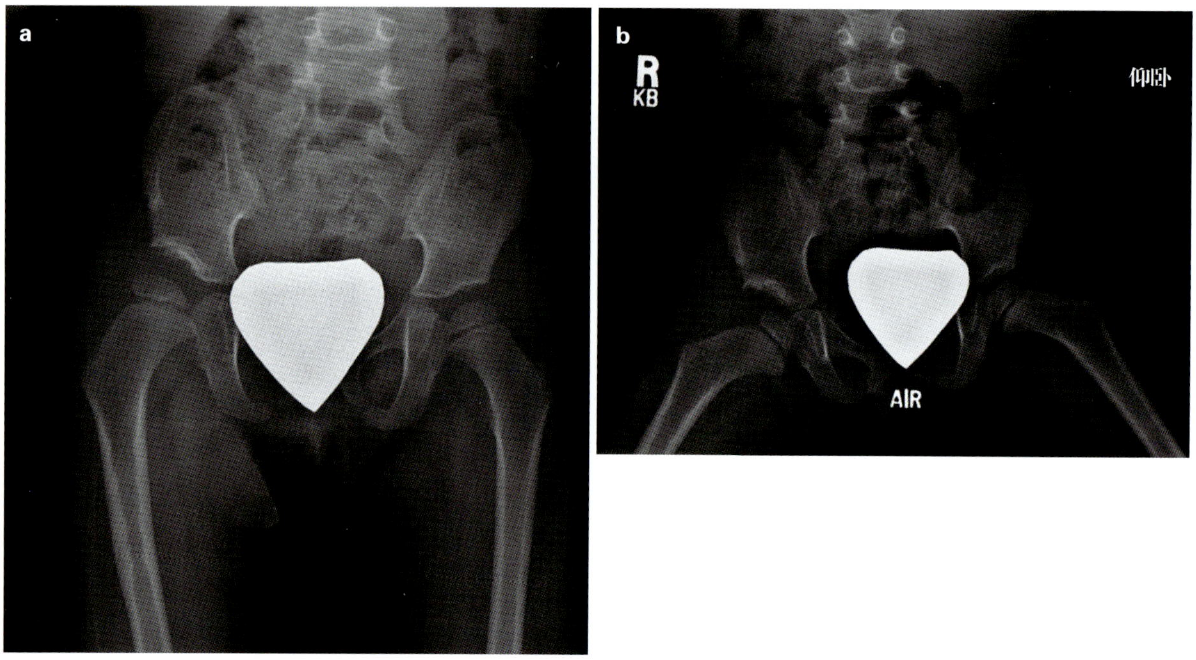

图6.2 a. 术前骨盆正位X线片显示髋臼发育不良和股骨头向外上方移位。b. 术前外展内旋位X线片显示股骨头复位良好

准备，从肋骨缘到足趾，内侧到耻骨联合，消毒铺单。后方也应消毒到中线（图 6.3）。维持这个体位，术中就无须再调整体位。在完成前方的髂骨截骨后，将患者向前翻，行坐骨截骨，但无须重新摆体位。如果需要，应在手术一开始，首先行标准外侧入路的股骨近端内翻截骨。

髂骨截骨

通过一个侧方腹股沟入路（Salter 截骨），沿着髂嵴后方切开 6~8 cm 进行髂骨截骨。切口应在髂嵴下方 1~2 cm 以免术后瘢痕刺激。切开皮肤，在深方确认缝匠肌和阔筋膜张肌（TFL）之间的间隙。切开阔筋膜张肌表面筋膜并将肌肉向外侧翻起，以免损伤股外侧皮神经。将此间隙向近端显露到髂嵴。髂骨骨骺可以从中线劈开，或者从外侧切开，并将整个骺软骨翻向内侧，作者更倾向于后者。在骨骺远端做横向切口，以方便将缝匠肌翻向远端和内侧。钝性分离髂骨内外板骨膜直至坐骨大切迹。用钝头 Hohmann 拉钩置于坐骨大切迹处，拉开髂骨内外板旁软组织。用直角止血钳或者 Rang 拉钩将脐带绳顺过坐骨大切迹，然后将线锯通过脐带绳穿过坐骨大切迹。然后用线锯行髂骨截骨，从坐骨大切迹截到髂前上、下棘之间的中点。

耻骨上支截骨

随后要显露耻骨上支。这可以通过前方切口向内侧延伸完成，也可以用单独一个内侧切口完成。作者偏好延伸皮肤切口，然后在股动静脉内侧打开一个筋膜窗。在内侧切口，掀起部分腹直肌止点，以显露耻骨上支。随后于骨膜下操作向外侧解剖，以掀起神经血管束及腹股沟管内容物。这有助于显露耻骨上支的头端。环周骨膜下游离显露耻骨上支。用 Hohmann 拉钩拉开显露耻骨上支并保护闭孔神经，并用咬骨剪取出约 1 cm 长的骨段。这一步截骨用骨刀操作也可以。这个截骨的方向应与髋臼方向平行，从前—上—外到后—下—内，这样髋臼旋转之后也有足够多的骨性接触来促进截骨愈合。

坐骨截骨

现在，进行坐骨截骨。触诊骶结节韧带，

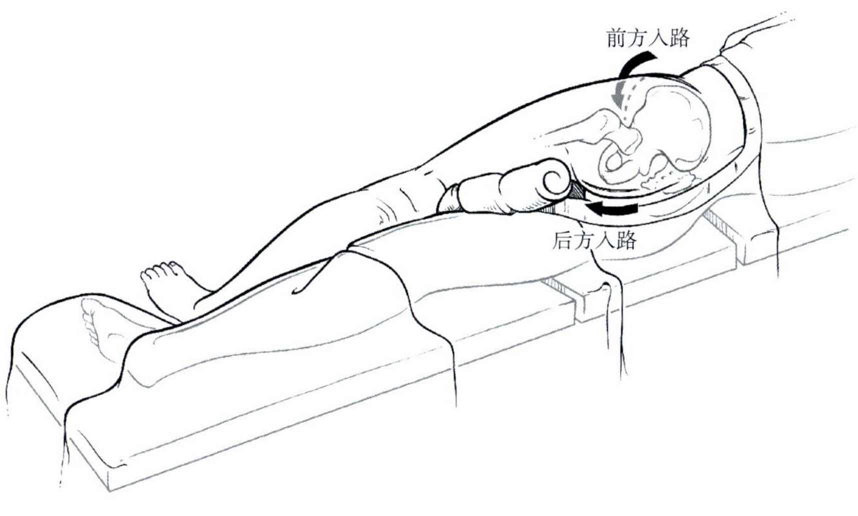

图 6.3　患者体位

沿其方向纵向切开皮肤。在这个病例中，未能触及骶结节韧带，则通过该韧带的起止点（骶外侧嵴和坐骨结节）的位置来设计切口（图6.4）。钝性分离臀大肌，显露坐骨。探及并保护坐骨神经，显露骶结节韧带。沿骶结节韧带内侧缘解剖，将 Hohmann 拉钩置于此处间隙的闭孔内。将短旋肌群从坐骨上掀起，将第二把 Hohmann 拉钩沿坐骨的外侧缘置于闭孔内。触诊坐骨棘并明确骶棘韧带。适当向上解剖，将一 1/3 Hohmann 拉钩经骶棘韧带上方置于坐骨大切迹内。用骨刀在骶棘韧带近端开始截骨，指向外下方，并截进闭孔。这个截骨基本沿着之前置入的 2 把 Hohmann 拉钩连线的方向（图 6.5）。用手指确认骨刀已经截进闭孔，或者用 Cobb 骨膜剥离子分离截骨端，并用 Freer 骨膜剥离子来确认截骨完成。确认骨

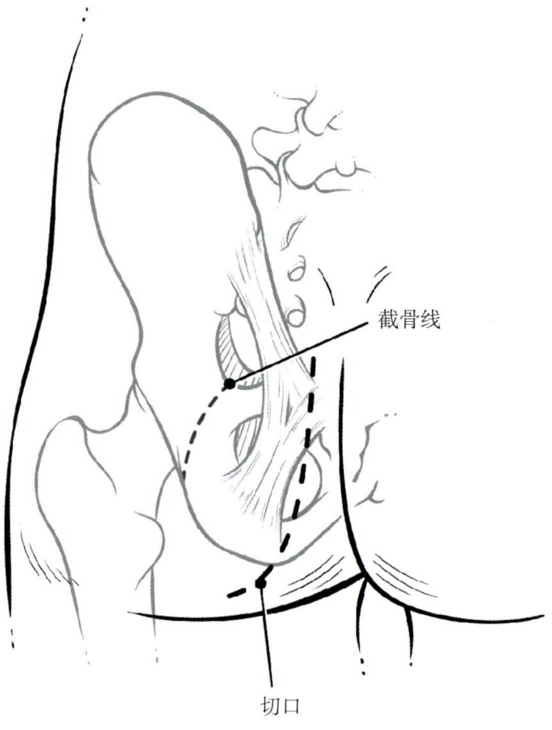

图 6.4 后方切口的皮肤标记（截骨线；切口）

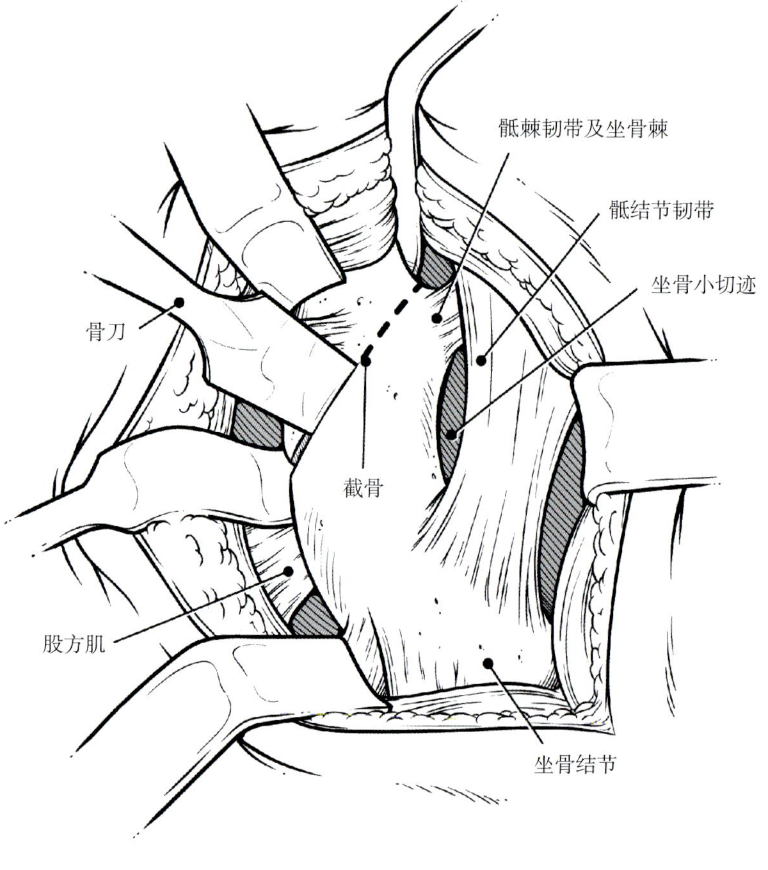

图 6.5 显露后坐骨截骨（截骨，顺时针自 8 点钟方位起：股方肌、骨刀、骶棘韧带及坐骨棘、骶结节韧带、坐骨小切迹、坐骨结节）

膜已经完全被切断，这才能保证骨块能有足够大的活动度。

髋臼再定向和固定

在完成 3 处截骨后，就可以自由旋转髋臼骨块。用 2 枚斯氏针或者点式复位钳固定髋臼骨块，在术中照相引导下调整髋臼骨块的位置，使眉弓水平和关节中心内移。同样要调整髋臼的倾斜角度，避免后倾和撞击。在髂骨截骨处植骨。如果同期行股骨截骨，作者通常使用股骨截骨的骨块来自体骨移植。由于之前有过髂骨翼取骨后固定失效的经历，作者更倾向于异体骨植骨。另外，髂骨取骨植骨术后影像不尽如人意，经常显示持久的髂骨翼畸形。2 枚螺纹针固定截骨。缝合髂骨骨骺，逐层关闭伤口。术后一个半髋人字石膏固定。

术后影像（图 6.6~ 图 6.11）

见图 6.6~ 图 6.11。

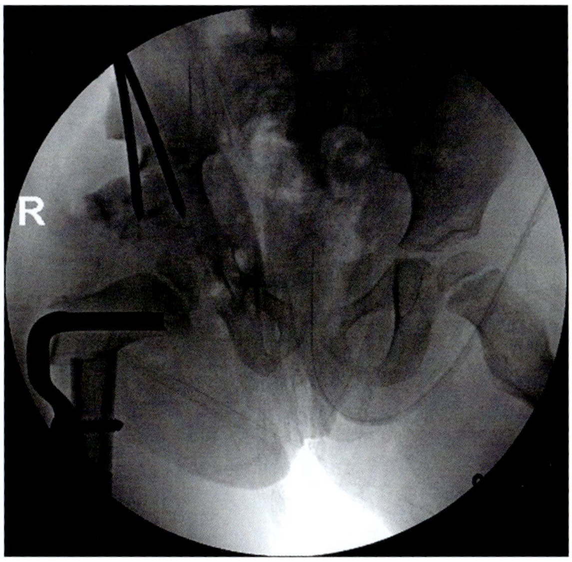

图 6.6　手术完成，石膏固定前的术中影像。可看到髂骨截骨处倾斜、髋臼旋转以及关节中心内移

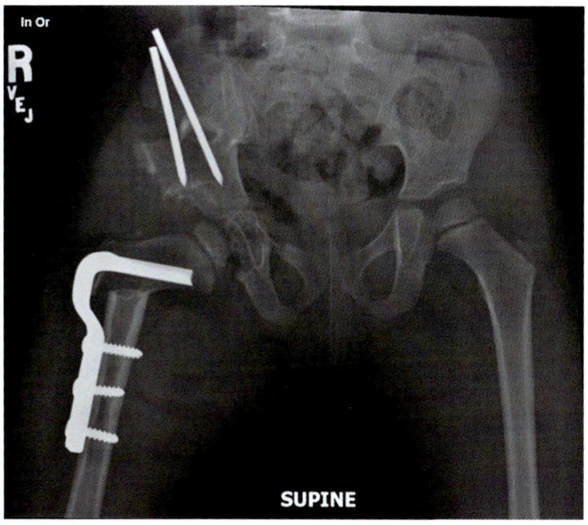

图 6.7　石膏固定前的术中仰卧位正位片

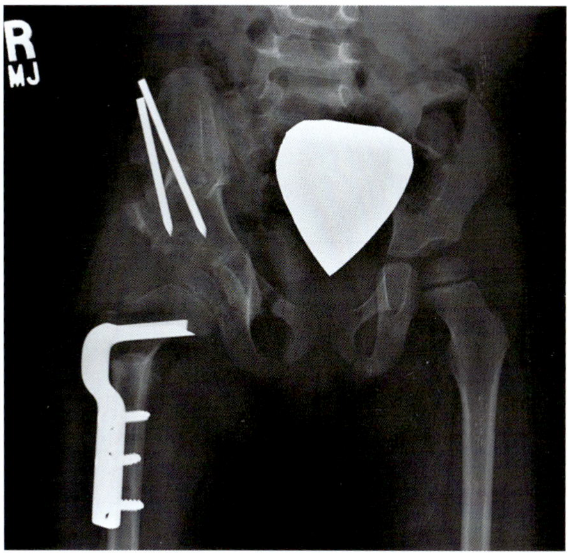

图 6.8　术后 6 周骨盆正位片。复位及固定稳定

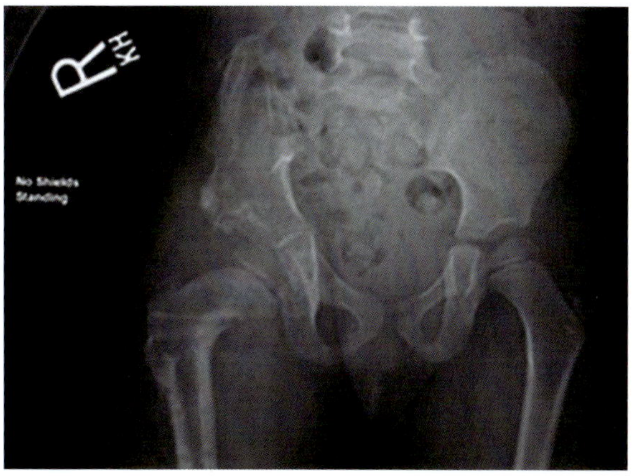

图 6.9　术后 6 个月骨盆正位片。内固定物已取出，截骨已愈合

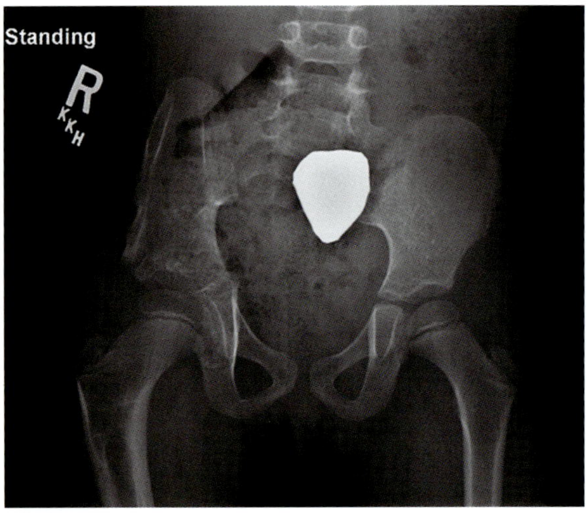

图 6.10 术后 2 年站立骨盆正位片

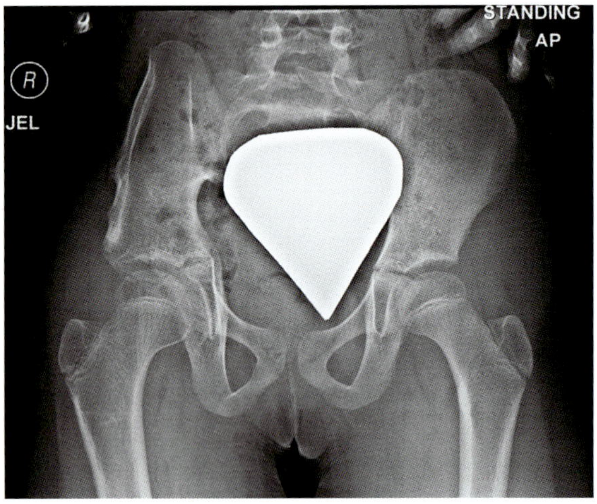

图 6.11 术后 3 年（6 岁 5 个月）站立位骨盆正位片，髋臼重塑较好

要点和陷阱

• 如上所述，坐骨截骨方向为斜向。水平截骨会减少截骨面面积，影响愈合。可以用手，也可以直视下用骨膜剥离子确认是否已经完全截断截骨处。

• 耻骨截骨应尽量靠近髋关节，以获得髋臼骨块的最大活动度。同样，截骨也应斜向截骨，并与髋臼方向平行，以获得最大的截骨面，促进愈合。注意要将骨膜松解开，才能自由旋转骨块，避免软组织“拴系”。偶尔切除小块耻骨上支可以更容易旋转髋臼骨块。

• 类似于其他两处截骨，髂骨截骨也应斜向下，指向坐骨大切迹，保证最大的旋转活动度。

• 可以用预先固定的斯氏针或者点式复位钳操纵髋臼骨块。除了改善前方及侧方覆盖，还应注意将髋关节中心内移。

• 在髋臼再定向截骨术中，有可能导致髋臼后倾。在最终固定前，注意透视确认髋臼骨块的位置，避免交叉征出现。如果出现交叉征，则应屈曲或内旋髋臼骨块以消除前方的过度覆盖。

适应证和禁忌证（表 6.1）

表 6.1 Tönnis 骨盆三联截骨术的适应证和禁忌证

适应证
有症状的髋臼发育不良 CE 角 < 20° 髋臼指数 > 40° 股骨头球形
禁忌证
Tönnis 骨性关节炎分级 ≥ 2 级 髋关节不匹配 不可复位髋关节 关节活动明显受限（运动弧 < 70°）

扩展阅读

[1] Tönnis D, Legal H, Graf R. Congenital dysplasia and dislocation of the hip in children and adults (Telger TC, translator). Berlin: Springer-Verlag; 1987.

第 7 章　Bernese 髋臼周围截骨术

Christopher Dowding, Paul E. Beaulé

引言

髋臼发育不良是引起年轻人髋关节功能明显异常的常见病因。发育不良的髋关节因为形态异常，髋臼缘异常负重，从而导致盂唇病变和骨性关节炎的发生。髋关节发育不良矫形手术的目标是通过调整关节压力分布，缓解疼痛，进而可能预防终末期关节炎的发生。对于成人髋关节发育不良，Bernese 髋臼周围截骨术（PAO）是最常用的术式。PAO 能够在单切口的前提下极大地矫正髋臼朝向，而且术后无须外固定。手术主要内容为髋臼再定向，需要内移关节中心、改善外上方斜坡形态以及增加股骨头覆盖，而同时不破坏骨盆环的完整性。应严格筛选患者，确保患者行 PAO 能最大获益。预后不良的因素包括患者年龄 > 35 岁、关节不匹配以及晚期关节炎。此外，增大的 α 角提示患者可能需要同期行关节造影或者髋关节镜，治疗股骨近端的凸轮畸形或者修复盂唇损伤。这个术式同样可以矫正有前方撞击和内旋受限症状患者的髋臼后倾。

简要病史

29 岁，女性，因双侧腹股沟区疼痛，右侧重，逐渐加重 5 年就诊。疼痛性质为拧痛，走长路后加重。无手术史，无儿童时期髋关节疾病史。体格检查提示双下肢等长，屈曲 / 内收 / 内旋撞击试验阳性。右髋屈 110°，外旋 40°，内旋 25°。平片提示髋关节发育不良（图 7.1）。髋关节匹配好，无晚期关节炎表现。为了改善股骨头覆盖，改善关节活动和减轻疼痛，患者接受了髋臼周围截骨。

术前影像（图 7.1）

正位片显示右侧髋关节发育不良。

治疗目标

治疗目标包括：

（1）恢复股骨头合适的覆盖。

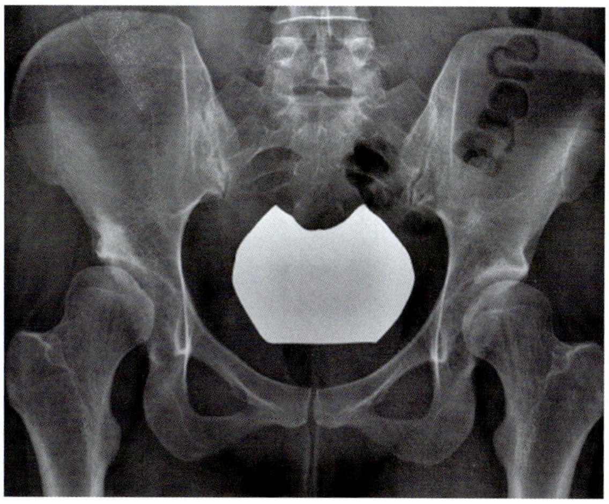

图 7.1　正位片提示双侧髋关节发育不良。右侧症状重，Tönnis 角 29°，CE 角 11°

（2）内移髋关节中心。

（3）视情况矫正髋臼的朝向。

治疗策略

髋关节发育不良的治理策略是行髋臼再定向手术，减少髋臼外上方倾斜，改善股骨头覆盖，内移髋关节中心，并且恢复髋臼外上缘的正常应力。这个手术是对骨盆行垂直方向的多次截骨，截出一个游离的髋臼骨块，可以在 3 个方向进行调整髋臼的朝向。对于髋臼后倾的病例，必须矫正后倾以改善撞击，增加内旋。一旦髋臼矫正满意，用两枚或以上的全螺纹皮质骨螺钉固定截骨端。如果患者存在盂唇病变或者凸轮损伤，可以在 PAO 术前行关节造影或者关节镜手术。

手术细节

术前准备

手术需要全透光手术床。术前除了给予预防性抗生素，还要给予氨甲环酸以减少术中出血。另外，需要特殊的骨刀及骨盆手术器械。

显露

患者取仰卧位，术侧下肢消毒铺单，确认术侧髂前上棘（ASIS）暴露于术野内。有两种手术切口可供选择。体型较瘦的患者，可以用 Bikini 切口，而较壮者可以选择髂前上棘纵向切口，进入 Smith–Peterson 间隙。Bikini 切口从髂前上棘近端 2 cm 起，沿着腹股沟韧带方向，指向耻骨联合（图 7.2）。沿着皮肤切口

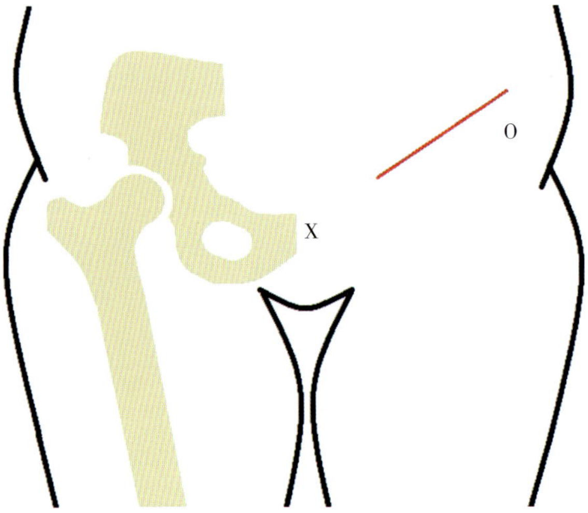

图 7.2 Bikini 切口（图中红线所示）从髂前上棘近端 2 cm（O）起，指向耻骨联合（X）

切开皮下脂肪，显露筋膜层。用组织剪剪开脂肪筋膜，近端显露髂嵴，远端显露阔筋膜张肌，这样就可以显露阔筋膜张肌表面筋膜以及覆盖髂嵴的腹肌。用电刀切开腹肌及臀大肌在髂嵴上的止点，保留 ASIS 上附着的腹股沟韧带起点。找到阔筋膜张肌肌腹，纵向切开表面筋膜。将肌肉从筋膜下方分离，拉钩将其拉向外侧。打开缝匠肌与阔筋膜张肌之间的脂肪间隙，近端到 ASIS 水平；注意，这个间隙的远端有容易损伤的旋股外侧动脉升支。此时，影响髋臼上方显露的主要阻碍是 ASIS 上缝匠肌与腹股沟韧带的止点。所以用半英寸（0.5 in，1 in=2.54 cm）宽的扁骨刀将缝匠肌和腹股沟韧带止点处骨性部分截开，并翻向内侧。应注意为了保证术后骨—骨愈合，截骨松解软组织止点时留有一层髂骨十分重要。将 ASIS 向内侧翻开后，下一步就是显露髂骨内板和上下棘间的切迹。将三角垫垫于膝关节下方，放松腰大肌。电刀切开棘间［ASIS 和髂前下棘（AIIS）之间］切迹的骨膜，此时将一把光滑的 AVA 拉钩置于髂骨翼处，将腹肌和髂嵴向内侧拉开，使其与髂骨内板分离，显露出真骨盆边缘及后

柱。用钝头骨膜剥离子松解耻骨上支外侧的软组织，直至显露出耻骨根部。耻骨截骨的要点是，在耻骨根部的内侧截骨。术中通过朝头倾斜 30°透视确认。对于术者而言，并没有什么方法可以避免闭孔处的出血，只能牢记神经血管束的位置，并且不要去损伤它。

截骨

手术剩下的部分对术中透视和骨盆解剖的要求极高。

耻骨上支截骨

首先行耻骨上支截骨。C 臂从对侧进入，与患者垂直并朝头向 30°，照射骨盆出口位。透视下将宽扁骨刀置于耻骨上支上，其位于耻骨根部内侧，透视位于髂坐线的内侧（图 7.3）。骨刀逐渐锤进耻骨，间断透视确认位置。当骨刀凿出下方皮质，用 Farabeuf 钳前后活动截骨端以确保完全截开。

坐骨截骨

随后行坐骨截骨，其位于髋臼切迹的内下方。将 C 臂摆正，另外将钝头拉钩沿着棘间切迹，在股直肌直头内侧插入骨膜下。这是将原始手术改良后保留了股直肌。大多数情况下，股直肌前方有滑囊存在，可以作为手术的参考。在 X 线透视指引下，将骨膜剥离子逐渐向下，直至髋臼下沟水平，主体位于坐骨上。由于解剖操作无法直视，所以对术中透视的依赖很高。此时的操作应全部为钝性分离，应避免锐性器械的使用。如果骨膜剥离子位置满意，则将其换成叉状骨刀，将 C 臂转离术者 60°（假斜位），然后透视确认。将骨刀朝坐骨棘方向逐渐锤进坐骨。应警惕不要破坏髋臼后柱，截骨应离坐骨棘 2 cm 处停止。截骨第一刀以坐骨为中心，其他至少需要两刀及以上，分别以内、外侧皮质为中心进行截骨（图 7.4）。在坐骨和后柱截骨时，应将下肢保持轻度屈曲和外展。通过正位及假斜位透视，确认截骨是以坐骨为中心的。

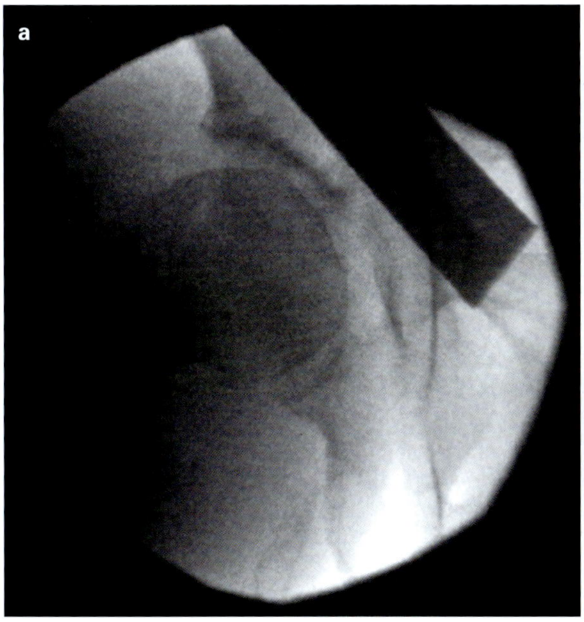

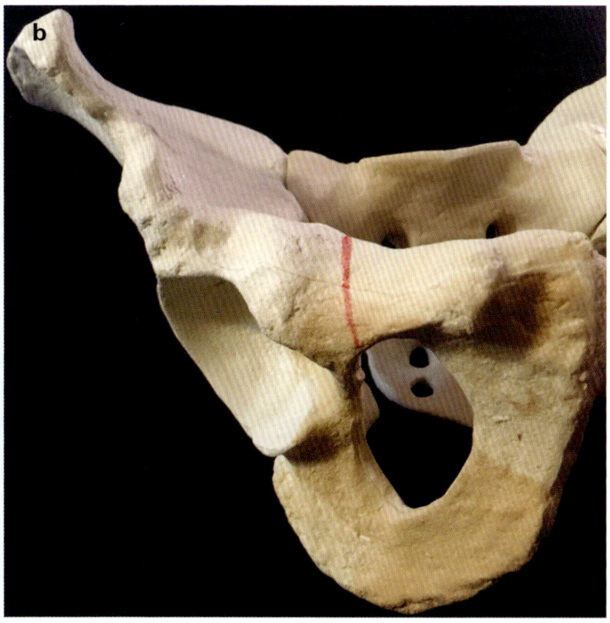

图 7.3　a. 耻骨上支截骨时宽骨刀的位置。b. 红色标记相应的截骨线

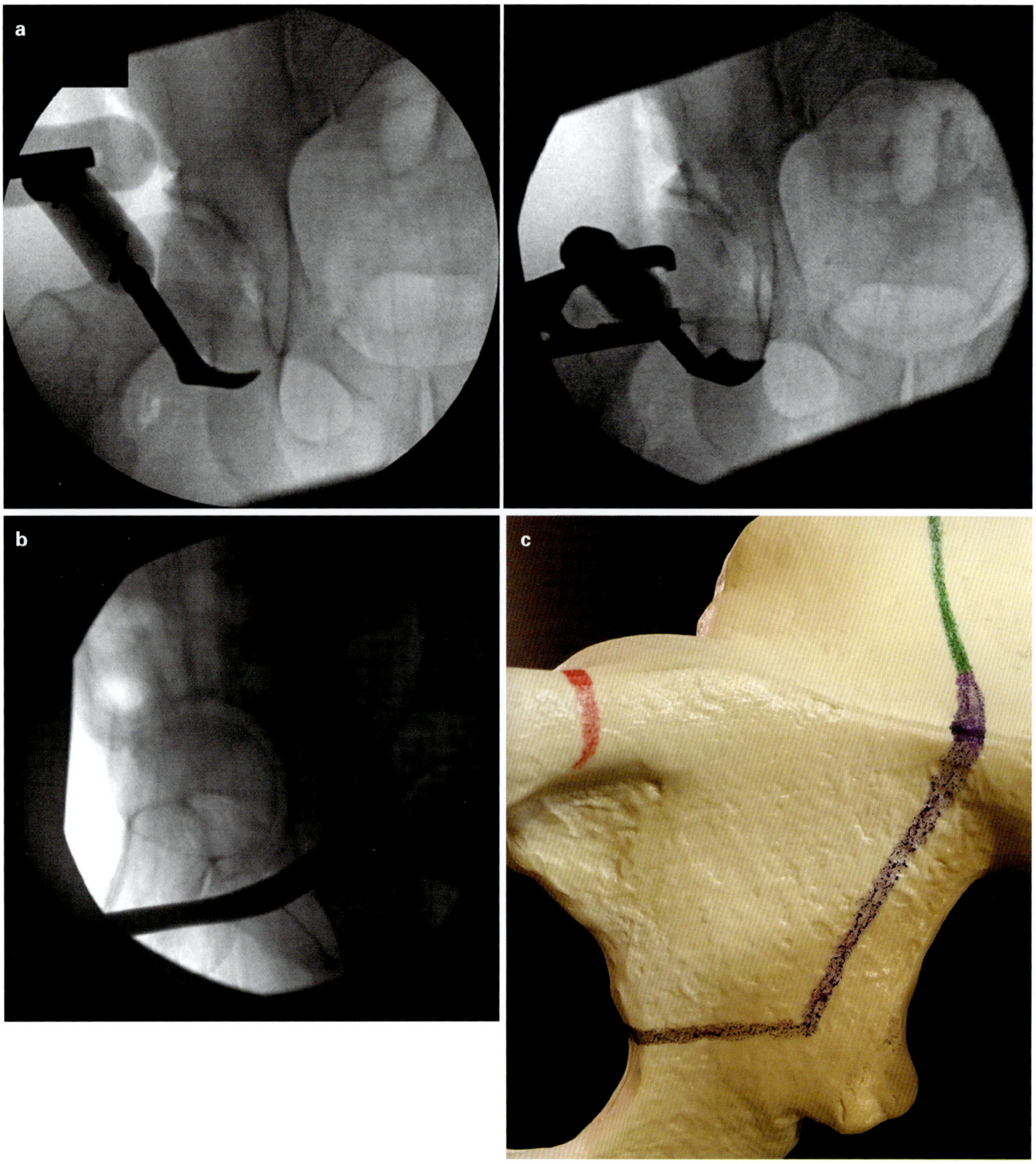

图 7.4 a. 坐骨截骨时叉形骨刀的位置（外侧 / 内侧皮质）。b. 假斜位透视，骨刀朝向坐骨棘。c. 棕色水平线标识出的坐骨截骨

后柱及髂骨截骨

最后两处截骨是为了将坐骨截骨与髂嵴截骨相连。将 C 臂回到骨盆正位，用 AVA 拉钩重新显露真骨盆缘。后柱截骨必须足够靠后，以避免截进关节。这可以通过将 C 臂转离术者 45°，用髂骨斜位来评估。后柱用高速笔尖形磨钻进行截骨，在真骨盆外缘 1 cm 处为起点，截到骨盆缘后继续斜向坐骨截骨最深处（图 7.5 a）。45°斜位透视确认髋臼上方和髋臼后方的截骨会合点。关键在于，截骨要始终

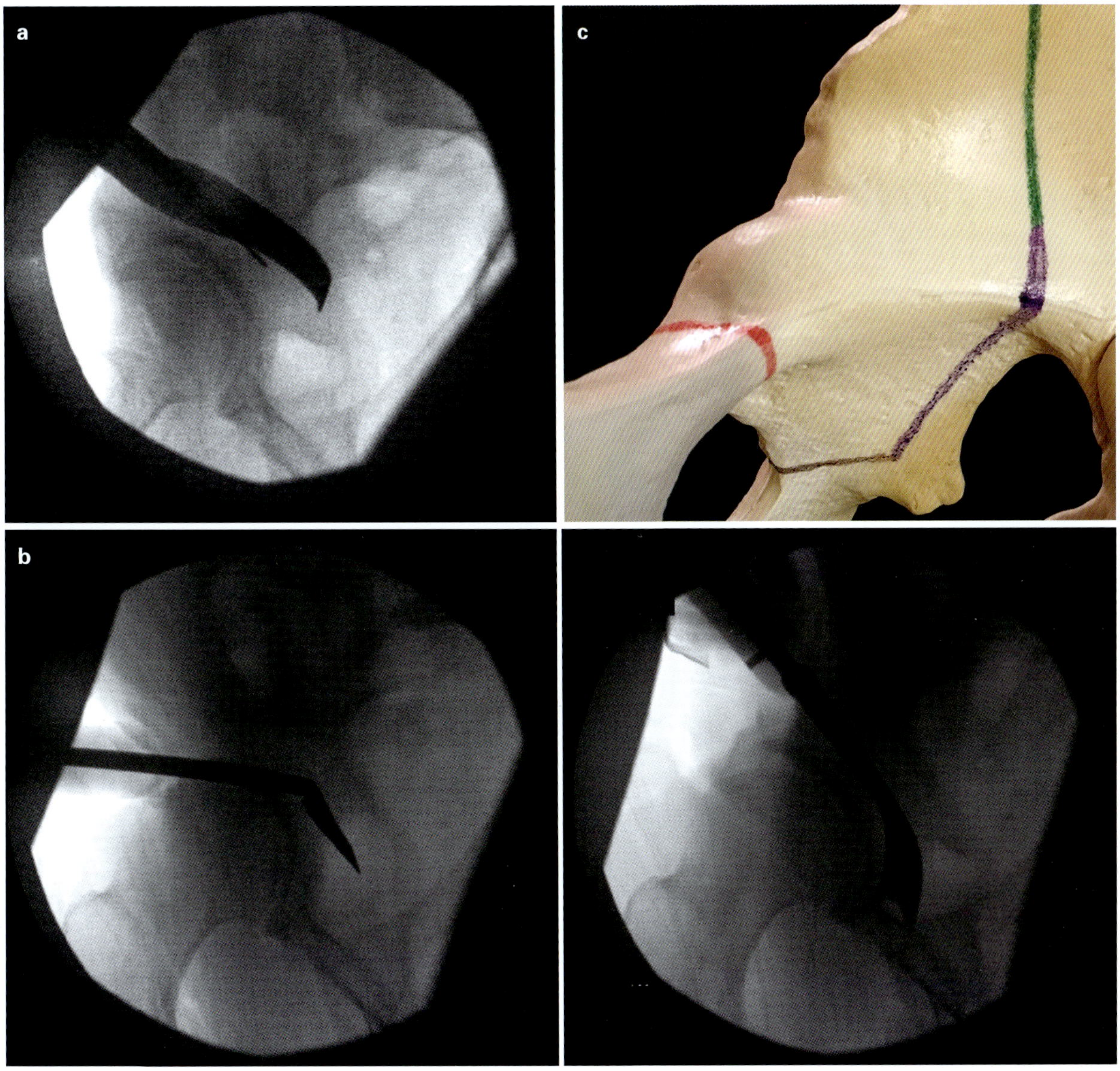

图 7.5 a. 用磨钻标记后柱的截骨点。b. 叉状骨刀截骨，将后柱截骨与坐骨截骨会合。c. 紫线标注出对应的截骨

在后柱内。先用宽骨刀截开髂骨，然后用弯的叉状骨刀转弯，与坐骨截骨线会合（图 7.5 b）。将 C 臂恢复到正位，用磨钻在髂前上棘近端 1 cm 处髂嵴上标记，作为髂骨截骨的起点。沿着髂骨截骨点和后柱截骨的外侧缘，用线锯截开（图 7.6）。必须保留足够多的后柱骨质，以方便螺钉固定。最后将宽骨刀插进后柱及髂骨截骨线，用持骨器旋转骨刀，完成截骨，将髋臼骨块与骨盆完全游离。

再定向和固定

一旦骨块活动，用 1 枚 Shanz 针置入棘间切迹处，用于旋转髋臼（图 7.7）。对于发育不良的病例，需要将其向下和向内旋转。而治疗髋臼后倾的手法则是内旋髋臼，改善髋关节内旋；同时在冠状面上旋转，来保证足够的外侧覆盖。这一步需要术者有一定经验，来将髋臼调整到合适位置。满意的矫正需要一定的直

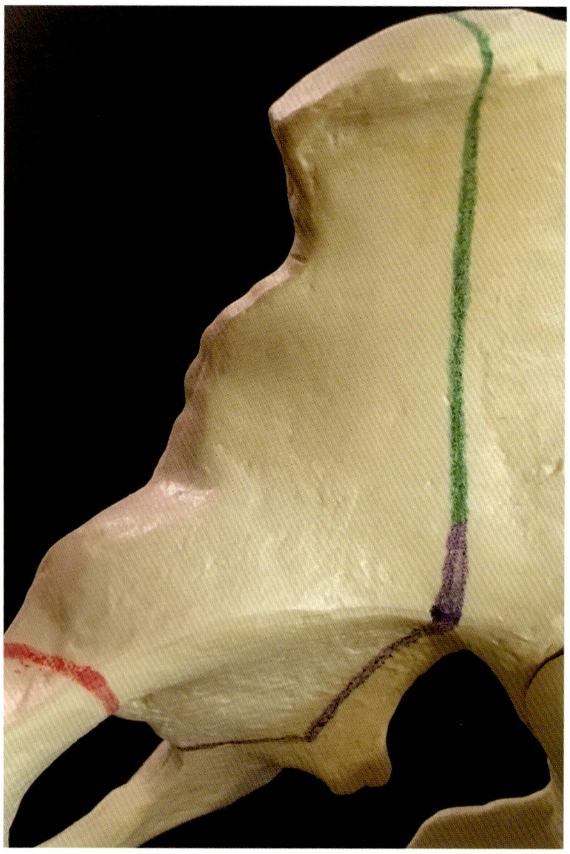

图 7.6　绿线标注出髂骨截骨

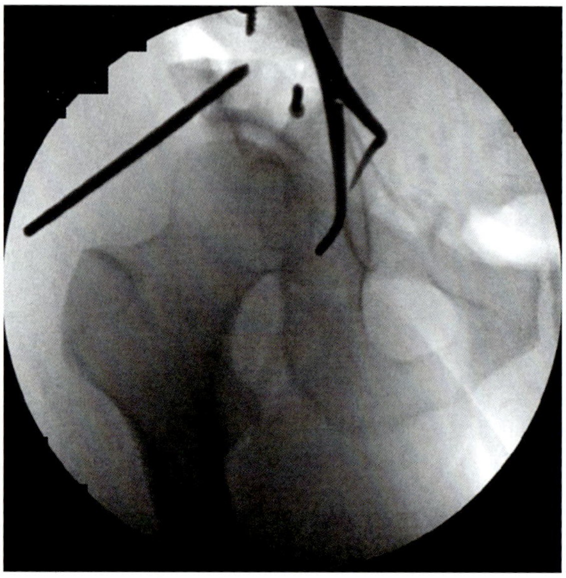

图 7.7　用 Shanz 针调整髋臼骨块方向。用大复位钳临时固定截骨。已经置入第 1 枚螺钉，将用第二枚螺钉替代 Shanz 针的位置

觉。用 X 线透视确认，如果需要进行调整，是相当重要的。再定向之后，泪滴的形态会发生改变，因此能够观察到泪滴十分重要。一旦获得满意的矫正，用大的点式复位钳固定髋臼，术中 X 线透视确认复位满意。在正位片上评估 CE 角、髋臼倾斜和 Tönnis 角。一旦考虑矫正满意，用 1 枚 3.5 mm 螺钉将骨盆内缘与后柱固定，再用 1 枚 70~80 mm 长的大螺钉通过 Shanz 针的针眼处朝骶髂关节方向置入，固定于髂骨翼内。将 C 臂转离术者 60°方向，透视确认螺钉长度。

闭合伤口和术后护理

用大量生理盐水水冲洗伤口，用 2.5 mm 钻在髂前上棘处打眼，用 1.0 Vicryl 缝线缝合修复髂前上棘截骨。将引流管置于筋膜下方，用 1.0 Vicryl 缝线缝合修复腹肌 / 臀肌起点和阔筋膜张肌。局部注射局部麻醉药。放置另外一个皮下引流管，正常关闭伤口。要求患者至少 X 线片显示截骨愈合才能下地负重，一般要术后 6 周左右。无论患者年龄，自术后第 1 天连续服用抗凝药 3 周。术后早期一般使用止疼泵 PCA。我们建议抗凝口服利伐他班，每天 10 mg。

术后影像（图 7.8）

术后正位片可见泪滴已经翻起，确认关节内移。

要点和陷阱

• 这个手术需要熟悉骨盆解剖，并且熟练掌握 C 臂透视方法。手术切口和显露不大，这

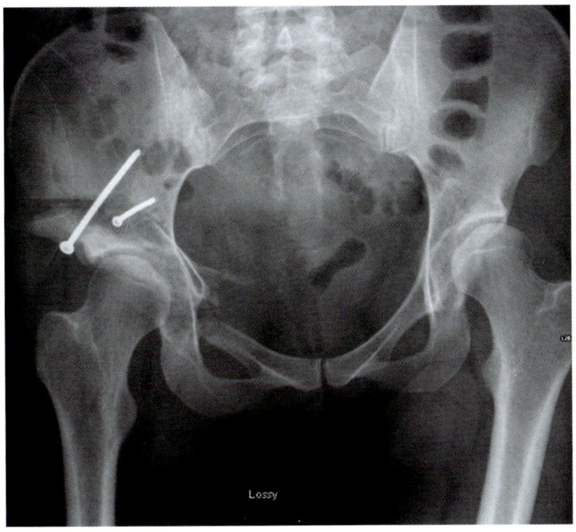

图 7.8　术后正位片。术后 CE 角为 39°

就意味着截骨操作大部分是在透视下进行的，而非直视下。有一个熟悉手术操作的 X 线技师，对手术的效率和安全十分重要。

• 矫正髋臼后倾的方法是内旋髋臼骨块。

• 如果髋臼骨块旋转困难，用点式复位钳夹住耻骨支来提供对抗的牵引。

• 内移的最好方法就是确保髋臼骨块完全游离，与骨盆没有任何连接。

• 应尽量增加髂骨截骨近端的骨质对合。

• 应在骨盆稳定性和保护髋臼完整性上进行权衡。既要避免破坏髋臼后柱，又要保证直角截骨必须为关节外截骨，以减少髋臼骨块缺血坏死的风险。此外，截进关节也是有可能的，必须通过透视反复确认截骨位置来避免。

• 在截骨快要完成时应尤其小心，特别是截坐骨和耻骨时。骨刀摆动太大会导致骨刀尖端断裂，取出这个尖端会十分困难且耗时。

• 如果必要，首先行髋关节镜检查。关节镜手术时间过长会导致大量液体流入关节周围软组织。这可能导致随后的 PAO 手术变得困难，所以应选择手术时间短的关节镜术式。

适应证和禁忌证（表 7.1）

表 7.1　Bernese 髋臼周围截骨术的适应证和禁忌证

适应证
髋关节发育不良
有症状的髋臼后倾
髋关节疼痛
禁忌证
Tönnis 分级＞ 2 级的骨性关节炎
年龄＞ 35 岁
髋关节不匹配
三角软骨未闭合
髋关节屈曲＜ 90°
髋关节旋转弧＜ 30°

扩展阅读

[1] Beaulé PE, Dowding C, Parker G, Ryu JJ. What factors predict improvements in outcomes scores and reoperations after the Bernese periacetabular osteotomy? Clin Orthop Relat Res. 2015;473(2):615–622.

[2] Clohisy JC, Schutz AL, St JL, Schoenecker PL, Wright RW. Periacetabular osteotomy: a systematic literature review. Clin Orthop Relat Res. 2009;467(8):2041–2052.

[3] Matheney T, Kim YJ, Zurakowski D, Matero C, Millis M. Intermediate to long-term results following the Bernese periacetabular osteotomy and predictors of clinical outcome. J Bone Joint Surg Am. 2009;91(9):2113–2123.

[4] Troelsen A, Elmengaard B, Søballe K. Medium-term outcome of periacetabular osteotomy and predictors of conversion to total hip replacement. J Bone Joint Surg. 2009;91(9):2169–2179.

第 8 章　髋臼周围截骨术：腹股沟切口辅助入路

Fahad S. Alhuzaimi, Neil Saran

引言

髋关节发育不良是其发生骨性关节炎的常见原因。对于髋臼发育不良导致的股骨头覆盖差，Ganz 介绍的 Bernese 髋臼周围截骨术（PAO）是有效的治疗手段。除了增加关节接触面，减轻关节软骨压力，它能够通过关节内移减少关节的反作用力。另外，手术也能够矫正髋臼的倾斜。该手术起始于 20 世纪 80 年代中期，现在已经有很多改良术式。本章中我们将重点介绍一种通过腹股沟切口行坐骨和耻骨截骨的改良术式。

简要病史

一名 27 岁女性患者，因左腹股沟区及外展肌区疼痛逐渐加重 2 年就诊。患者已经知道自己因为腓侧轴旁半肢而有轻度的髋臼发育不良，腓侧轴旁半肢已经行肢体延长和对侧骺阻滞治疗。她在肢体不等长门诊随访结束时，髋关节并没有症状，并且功能良好。但很快，她就出现了髋关节疼痛，用非处方止痛药治疗了 2 年，直到此次就诊。这 2 年患者使用手杖辅助行走，最近因为疼痛已经请了病假。目前患者髋关节疼痛为持续性，无辅助只能行走 100~200 m。关节活动显示屈曲活动可（左侧 110°，右侧 105°），外展可（双侧 35°），外旋可（左侧 70°，右侧 50°）。她的患侧髋关节内旋是正常的（左侧 35°，右侧 5°），左髋屈曲内收内旋（FADIR）试验和屈曲外展外旋（FABER）试验阳性。

术前影像

X 线片提示 CE 角为 24°，Tönnis 角为 17°（图 8.1）。有意思的是，磁共振成像（MRI）提示左髋盂唇内翻（图 8.2）。如果不进行处理，一旦盂唇退变，将会导致严重的髋关节疼痛和退变性骨性关节炎的发生。

治疗目标

该病例治疗的目标是矫正髋臼力线来减少内翻盂唇的应力，内移关节中心，减少站立时外展肌的应力和关节反作用力。

治疗策略

髋臼再定向的最佳方法是再定向截骨。Bernese 髋臼周围截骨术能够改变髋臼朝向，矫正倾斜且关节内移。截骨包括坐骨、髂骨和后柱的部分截骨以及耻骨上支的完全截骨（图 8.3）。原始文献里使用的是改良 Smith–Peterson 入路，游离股直肌，完全显露髋关节囊，本章

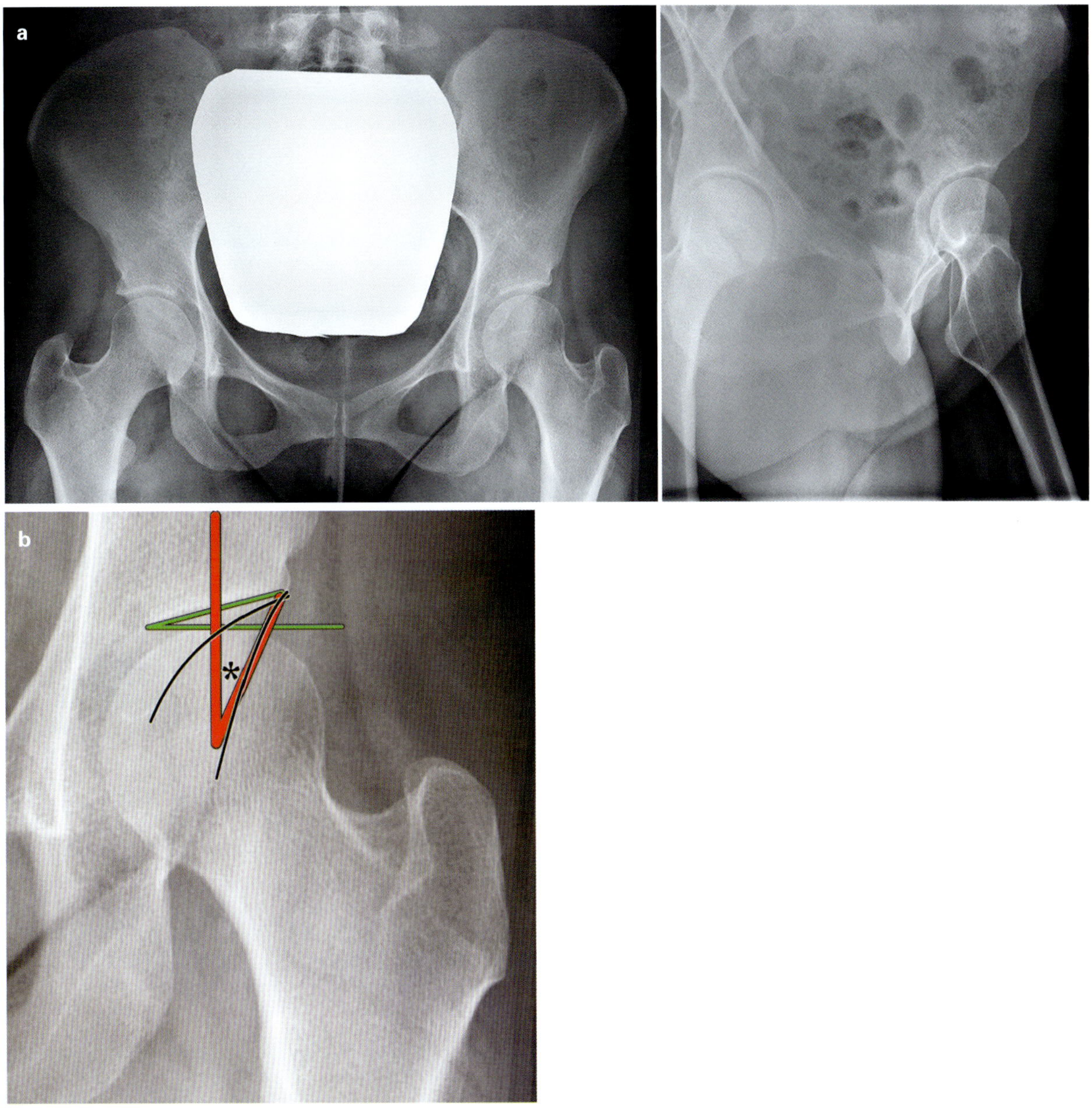

图 8.1　a. 骨盆正位及左髋假斜位片提示左侧髋臼发育不良，股骨头覆盖差。b. 左髋正位片显示交叉征阴性。CE 角为 24°（红色线），Tönnis 角为 17°（绿色线）

介绍的技术则是保留股直肌。坐骨和耻骨截骨通过内侧切口，而髋臼上方和后方截骨则通过标准的髂嵴入路。如果需要，在 PAO 术前行髋关节镜手术进行骨成形术或者盂唇手术。

手术细节

患者仰卧位，无须垫高，双上肢外展 90°。患侧下肢和骨盆消毒铺单，从下肋区到脚踝。内侧消毒区域到腹股沟，后方应覆盖髂嵴上边缘。

内侧入路（耻骨上支截骨）

将患侧下肢摆成蛙式位，腹股沟外侧 1 cm，以内收长肌为中心做一 5 cm 长切口（图 8.4）。

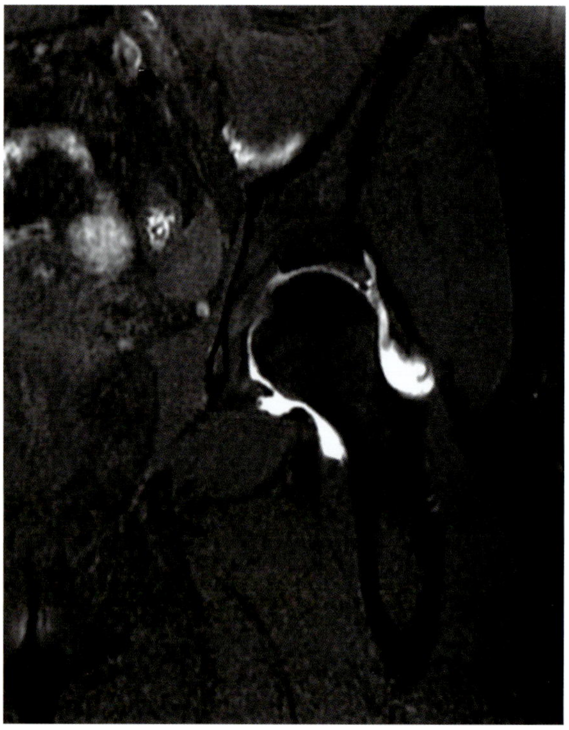

图 8.2 冠状位 MRI 提示髋臼股骨头接触面减少，盂唇内翻

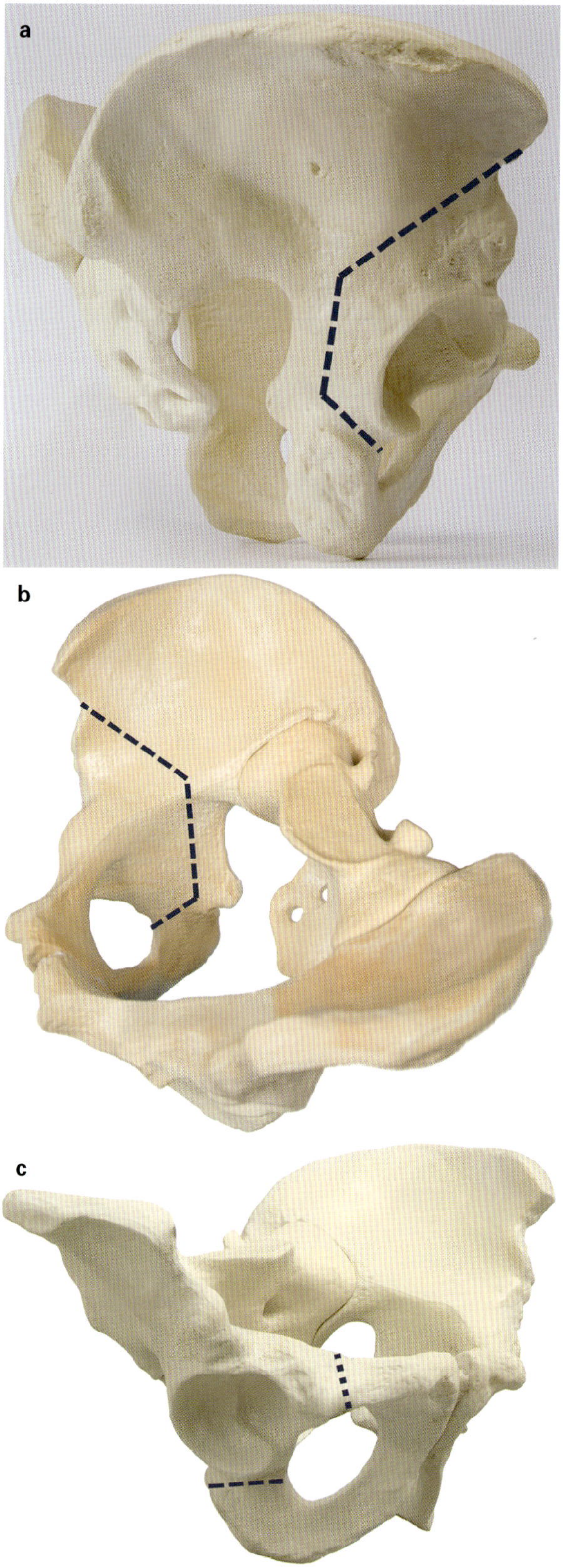

图 8.3 分别从外板（a）、内板（b）及闭孔（c）3 个角度观察，在骨盆模型上标记出的髋臼周围截骨的髂骨部分截骨（髋臼上方）、后柱截骨（髋臼后方）、坐骨截骨以及尺骨截骨线

纵行打开内收长肌表面筋膜，显露内收长肌。将筋膜拉向外上方，内收长肌则钝性显露其上边界，此处有耻骨肌（图 8.5）。再钝性分离耻骨肌上边界（图 8.5），直至显露耻骨上支。

腹股沟管后壁在此水平为淡黄色鞘管，将其拉向上方，而将内收长肌和耻骨肌拉向内下方。应注意不要向外侧游离，因神经血管束正好位于此入路外侧。

分离到耻骨表面后，用弯的盾尖骨膜剥离子骨膜下显露耻骨，直至显露出闭孔的外上角（图 8.6）。如需要，可以用关节镜确认此时是在耻骨上方操作，而不是髋臼上方，因为误入髋臼上方而游离骨膜，会导致不必要的关节损伤。

将 Hohmann 拉钩分别插入耻骨支两侧。用 3~4 mm 的磨钻垂直于尺骨长轴截骨。也可以用骨刀截骨。切除一小部分骨质有助于活动

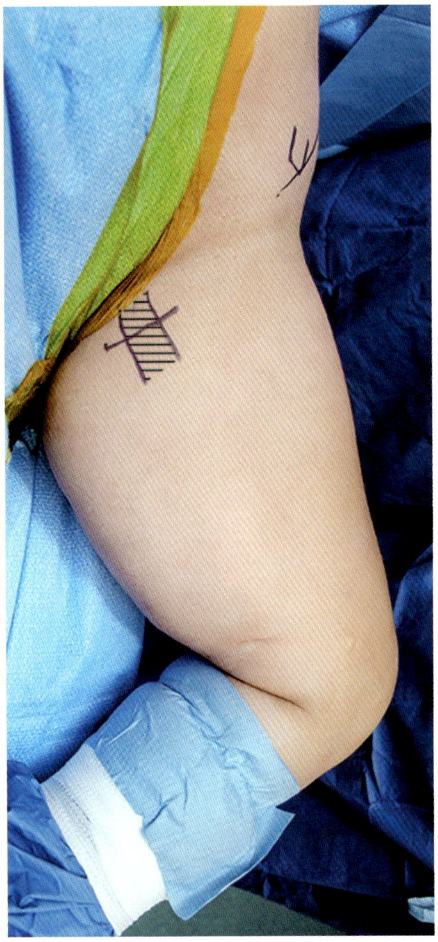

图 8.4　内侧切口为腹股沟远端 1 cm，并与之平行，与标出的内收长肌垂直

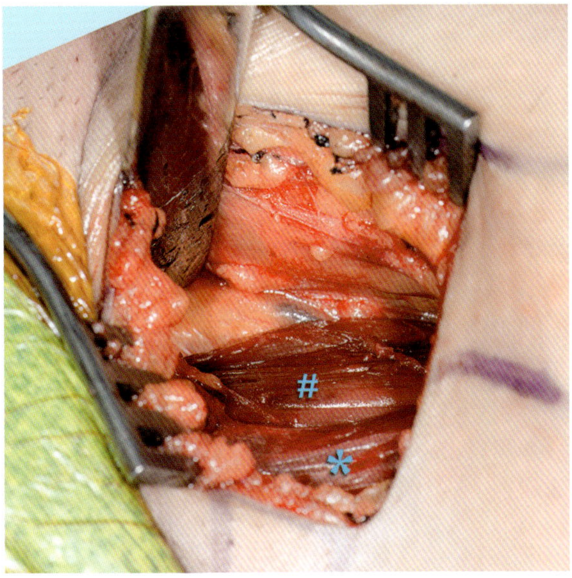

图 8.5　一旦切开筋膜，就可以看到内收长肌（ * ）和耻骨肌（ # ）

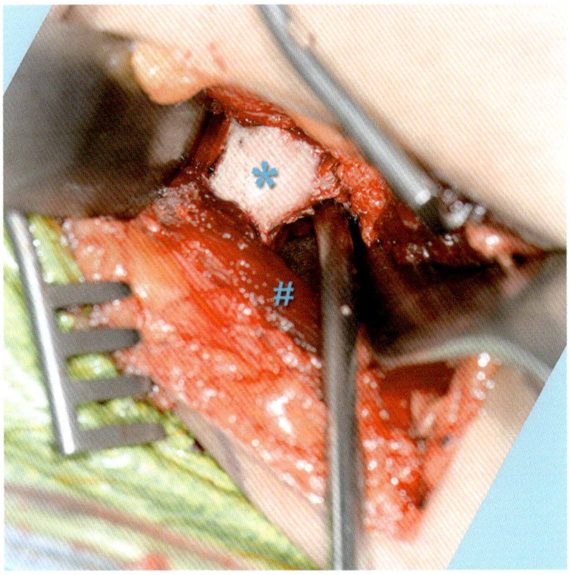

图 8.6　骨膜下显露尺骨上支（ * ），截除 3~4 mm 骨块，内收长肌和耻骨肌（ # ）被拉向内下方

和内移髋臼骨块。

内侧入路（坐骨截骨）

同样的切口，同样的蛙式位，只是我们要将视线移到内收长肌下方。将内收长肌拉向外上方，股薄肌拉向内下方，显露深层大收肌（图 8.7）。

钝性分离大收肌和股薄肌之间的间隙，直至显露坐骨结节。做这个切口，坐骨结节一般可以摸到，但坐骨前方可能很难触诊。这需要非直视下操作。将骨膜剥离子置于坐骨前表面，骨膜下游离前方的肌肉附着。尽管这个操作是在非直视下进行的，但并不困难，这个入路也可以用于骨盆三联截骨术（图 8.8）。

骨膜剥离子辅助下可以触及髋臼下沟，这是坐骨截骨起始点的标记。将一把直骨刀置于髋臼下沟处（图 8.9 a），正位和 45° ~60°斜位透视，确认截骨起始点和方向。一般在正位上先截内侧皮质（图 8.9 b），然后侧位上确认截

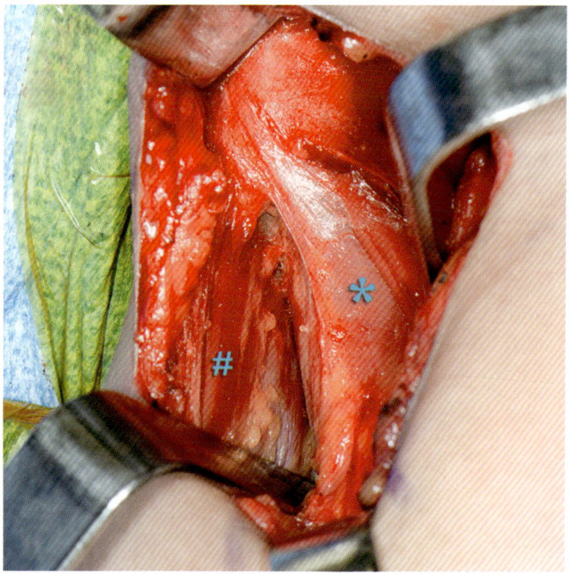

图 8.7 钝性分离大收肌（＊）和股薄肌（#）之间的间隙，直至显露坐骨结节

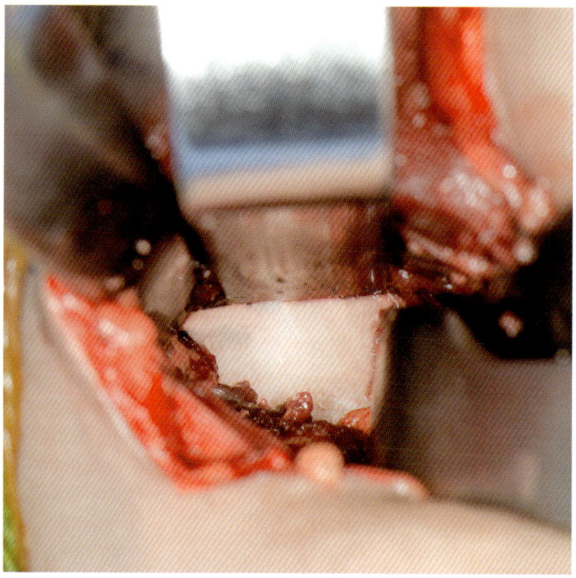

图 8.8 对于 Ganz 截骨术，坐骨前方并不能直接看见；但采用相同的切口，骨盆三联截骨术的显露正好合适

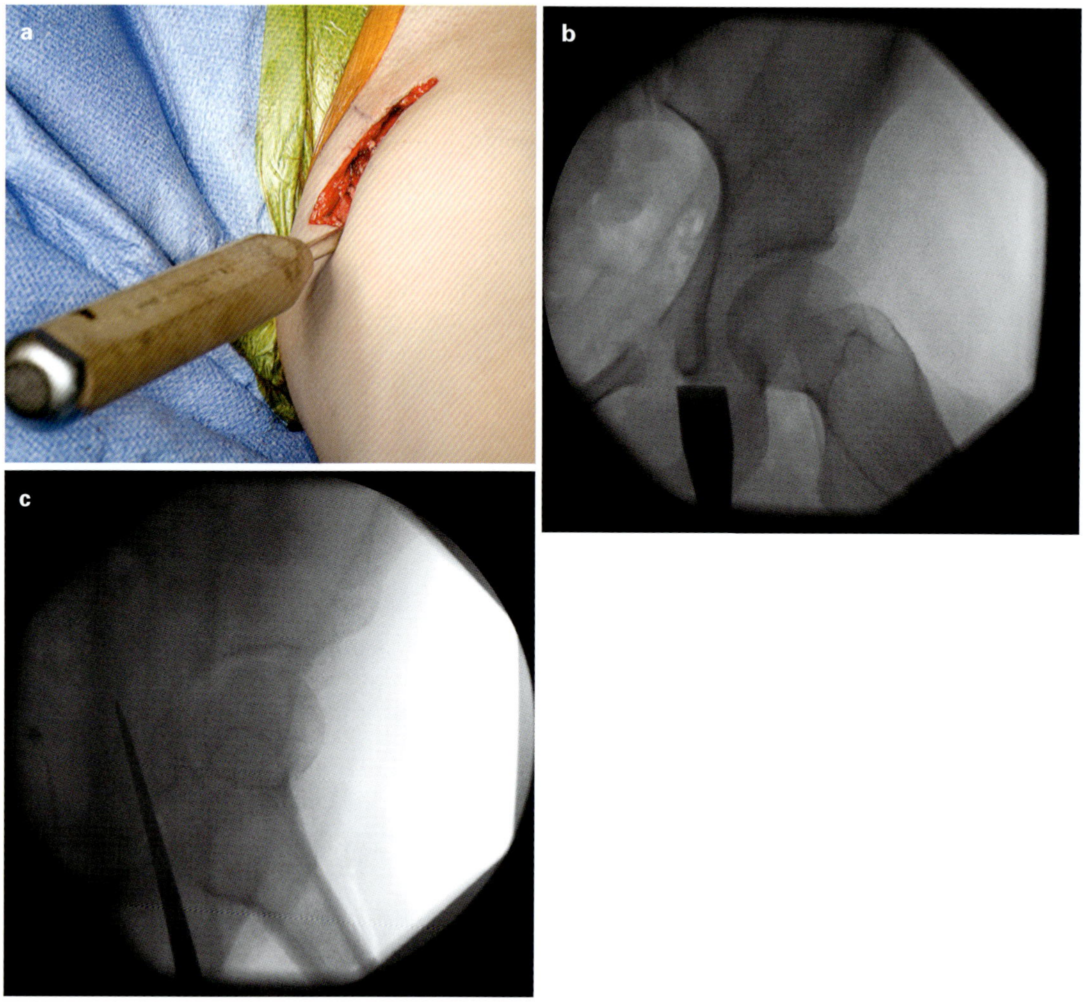

图 8.9 放置直骨刀用于坐骨截骨（a）。正位透视图像（b）和斜位透视图像（c）可见内侧皮质截骨

骨朝坐骨棘方向前进，直至截至后柱中点（图 8.9 c）。随后将骨刀置于外侧皮质，同理进行截骨，但只前进 2~2.5 cm。随后在正位上将骨刀置于坐骨正中，斜位上监视截骨，将此前的两次截骨会合。必须确认截骨已经会合，部分坐骨截骨完成。为了验证已经完全截开，可以将骨刀置入外侧截骨道，向内侧前进，每次 2~3 mm，然后再回抽，直至截到内侧。需要注意的是，在行外侧截骨时，要将髋关节置于蛙式位的同时轻度伸直，以放松坐骨神经，避免截骨时损伤。

Smith-Peterson 入路

在髂前上棘（ASIS）下方 1 cm 处，与髂嵴平行做斜向切口（图 8.10）。切开阔筋膜张肌表面筋膜，随后将肌肉拉向外侧，而将阔筋膜张肌筋膜和缝匠肌（以及未显露的股外侧皮神经）拉向内侧。向近端扩大这个间隙到 ASIS 前下表面。骨膜下将髂肌从髂嵴上游离，显露髂骨内板。骨膜下从髂嵴上掀起缝匠肌及腹股沟管起点，并沿髂肌向内侧拉开。这样就获得髂骨内板和四边体的完全显露。斜位片上标记髋臼上方和后方截骨的计划会合点（图 8.11 a）。通常髋臼上方截骨起始点位于 ASIS 下缘的下方，截骨方向垂直于髂骨。此处的髂骨外板同样骨膜下游离。此处用摆锯截骨，方向保持水平。髋臼后方的截骨则用直骨刀在透视下进行（图 8.11 b、c）。透视下，第一刀沿着髂骨内板和四边体向下，到后柱与坐骨截骨会合。然后保持同样的起点，但每刀都向头端和外侧轻度倾斜，直到外板完全截开。当靠外截骨时，下肢置于外展，伸直和外旋位来减小坐骨神经张力。

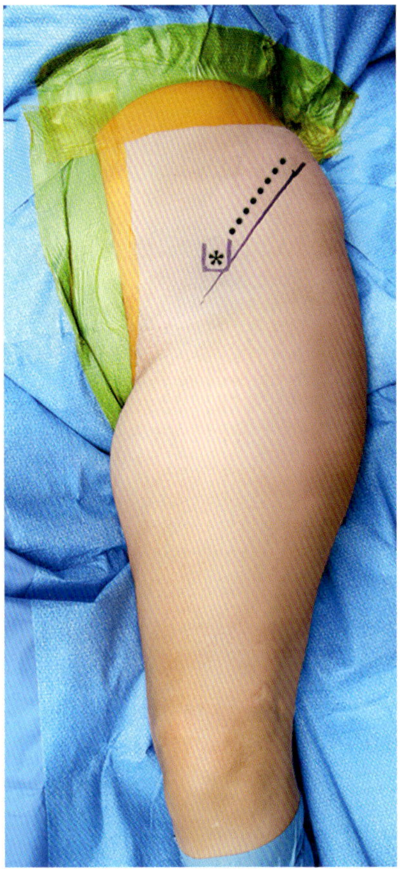

图 8.10　在髂前上棘（*）远端 1 cm，平行于髂嵴做 Bikini 切口

矫正手法及骨块固定

将 1 枚 5 mm Schanz 针沿着前外到后内方向，置入髋臼上方骨质。通常入针点位于截骨线下方，方向朝向内板。这枚斯氏针一是用于确认截骨完全，二是用于活动髋臼骨块。如果担心，可以将骨刀置于髋臼后方截骨处，抬起骨刀，透视确认髋臼骨块已与坐骨分离，从而确认完全游离。透视下行手法矫正。此时要确保是纯正位透视，尾骨与耻骨联合在同一条线上。手法包括伸展、内移、内旋和内收骨块，这些可以同步操作。如果治疗髋臼后倾，用第 1 枚 Schanz 针内旋髋臼来矫正后倾，用第 2 枚 Schanz 针从外到内固定髋臼骨块后内收，以

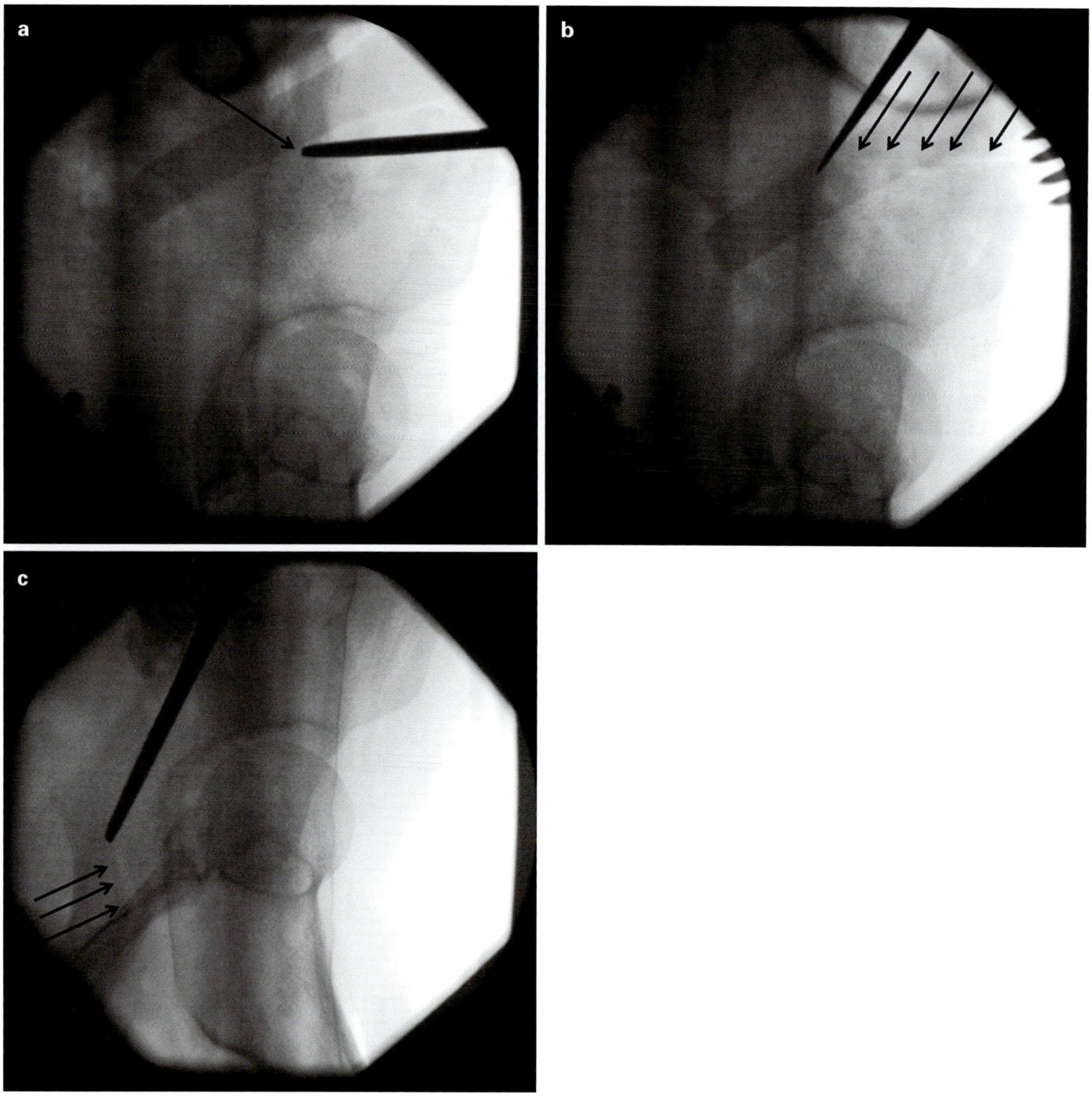

图 8.11 斜位片可标记髋臼上方和后方截骨的会合点（黑色箭头），同时可以骨刀尖端位于髂前上棘下方，方向与骨盆水平（a）。用摆锯行髋臼上方的横向截骨，透视可见（黑色箭头），而髋臼后方则透视下用骨刀截骨（b）。用直骨刀沿着后柱中线行髋臼后方截骨，并在透视下与坐骨部分截骨会合（c）。髋臼后方截骨的外侧并未延伸到坐骨截骨处（黑色箭头）

获得合适的外侧覆盖。髋臼方向矫正满意后，用 3.2 mm 螺纹针临时固定（图 8.12），随后用 4.5 mm 皮钉最终固定。最后用一枚“全垒打”螺钉从髂前下棘（AIIS）置入，朝向后上方骶髂关节。切除 AIIS 上方突出的骨质，将其置入截骨处。另外用 2~3 枚螺钉从髂嵴固定髋臼上方骨块。

年轻患者术后避免负重，而年轻成人可负重行走 6 周，之后可去除拐杖。术后即刻开始关节活动锻炼，力量训练可在术后 6 周开始。恢复运动一般需要术后 3~6 个月。

术后 6 个月，患者可以无拐杖辅助行走

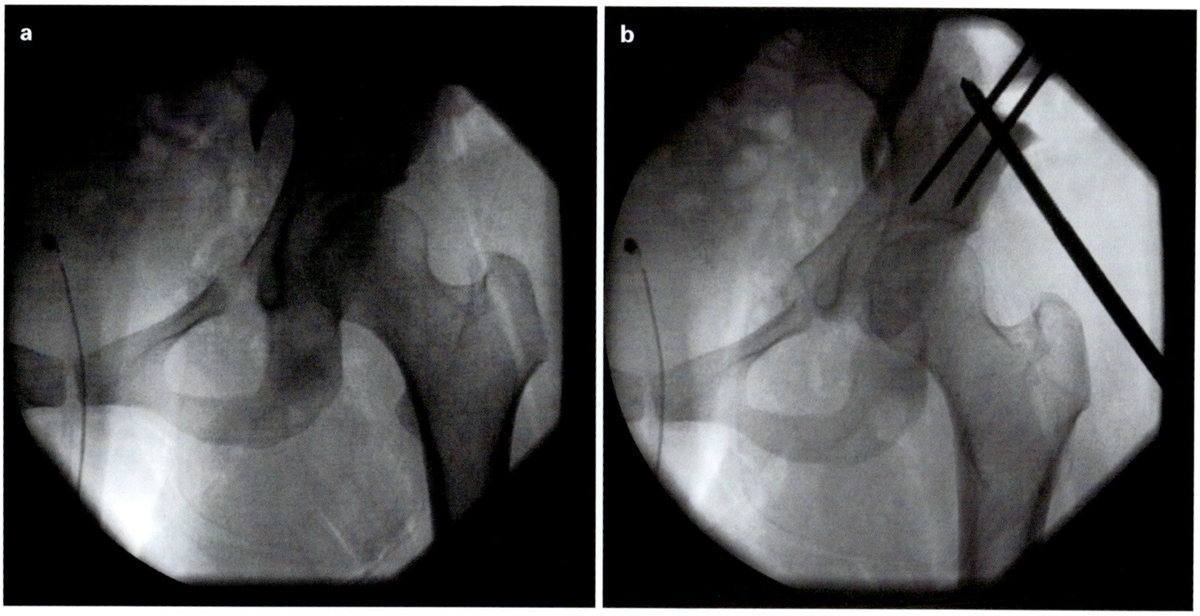

图 8.12　术中用 Schanz 针辅助矫正前的影像（a）及矫正后用螺纹针临时固定的影像（b），可见外侧覆盖好，髋臼倾斜好，无交叉征

15 min，也可停用止痛药。她的唯一不适是内侧切口的轻微疼痛，正在用理疗来缓解。她的关节活动度为屈曲 110°，内旋 25°，外旋 50°，以及外展 35°。

术后影像

术后影像提示髋关节内移明显（图 8.13）。

要点和陷阱

• 双切口和单切口手术需要一样的矫形技术。双切口手术，关节内移更为容易，显露耻骨和坐骨更为方便。

• 骨块偶尔因为坐骨或耻骨截骨被卡住。触诊耻骨截骨处来确认，如果存在撞击，可以再截一次；另外一种方法是用止血钳操作耻骨

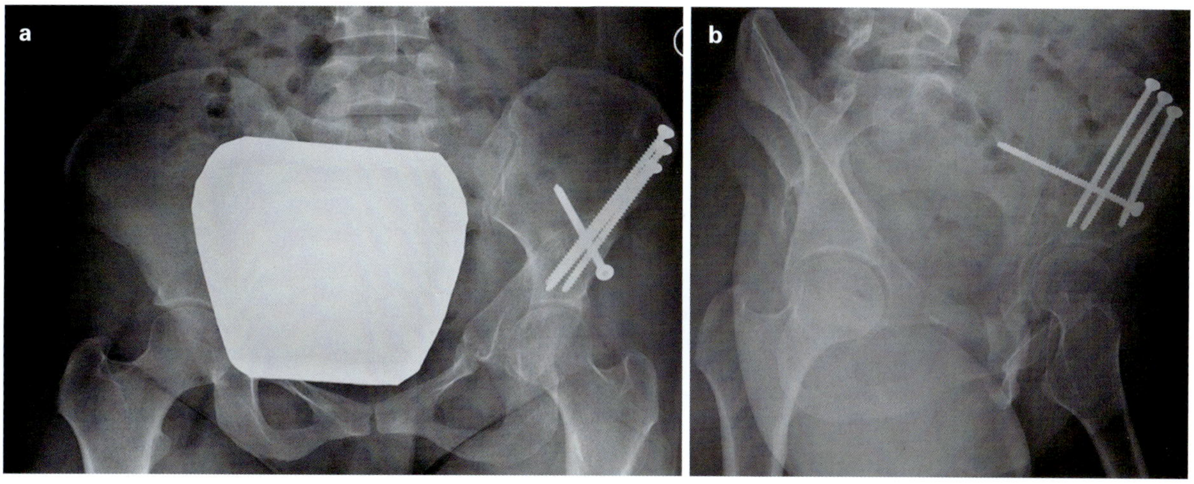

图 8.13　术后 6 个月骨盆正位片（a）及假斜位片（b），提示股骨头覆盖好，髋臼倾斜角正常，关节内移

支，避免卡住。坐骨截骨处也可以骨刀置入，以便使骨块与骨盆分离。

• 骨膜和肌肉都会影响骨块的活动度。一些医生建议骨膜外截断耻骨，但我们并没有这么做。

• 置入第 1 枚 Schanz 针有可能会导致髋臼后倾，这可以将骨块内旋来矫正。但如果髋臼后倾得很明显，第 2 枚 Schanz 针则对操作有很大帮助。用第 1 枚 Schanz 针内旋矫正后倾。一旦矫正满意，就可以从外向内打入第 2 枚 Schanz 针。然后将其内收用来改善外侧覆盖。或者，也可以用复位钳来获得同样的效果。

• 在一些少见的情况下，如翻修手术或者患者因为基础疾病而骨质疏松，可以用重建钢板加强固定，避免矫正后的髋臼骨块再移位。

适应证和禁忌证（表 8.1）

表 8.1 髋臼周围截骨术的适应证和禁忌证

适应证
无症状的髋臼发育不良，但 CE 角< 10°
有症状的髋臼发育不良
有症状的髋臼后倾且后倾指数> 30%
禁忌证
进展期关节炎（Tönnis 分级 2~3 级）
不可复位的髋关节半脱位
髋关节不匹配并且还在进展

扩展阅读

[1] Clohisy JC, Barrett SE, Gordon JE, Delgado ED, Schoenecker PL. Periacetabular osteotomy in the treatment of severe acetabular dysplasia. Surgical technique. J Bone Joint Surg Am. 2006;88(Suppl 1 Pt 1):65–83.

[2] Ganz R, Klaue K, Vinh TS, Mast JW. A new periacetabular osteotomy for the treatment of hip dysplasias technique and preliminary results. Clin Orthop Relat Res. 1988;(232):26–36.

[3] Leunig M, Siebenrock KA, Ganz R. Rationale of periacetabular osteotomy and background work. Instr Course Lect. 2001;50:229–238.

[4] Li YC, Wu KW, Huang SC, Wang TM, Kuo KN. Modified triple innominate osteotomy for acetabular dysplasia: for better femoral head medialization and coverage. J Pediatr Orthop B. 2012;21(3):193–199.

第 9 章　青少年神经肌肉疾病——脑瘫导致的髋关节发育不良的髋臼周围截骨术

Stephan T. Zmugg, Daniel J. Sucato

引言

患有髋关节不稳定和发育不良的青少年神经肌肉疾病的治疗具有挑战，文献中很少能够提供最佳治疗方案。脑瘫患儿的髋关节不稳定最为常见，会导致耐力下降、疼痛、关节炎和固定脱位。一般来说，疾病的病理生理学改变使髋关节内收肌群和屈肌（腰大肌）挛缩，导致关节逐渐内收屈曲挛缩，伴有股骨头慢慢从髋臼中脱位。对于能够行走的脑瘫患者，如果关节能中心复位且匹配，可以通过髋臼再定向截骨术在保持股骨头后方覆盖的同时改善外侧覆盖。常见的髋臼再定向手术因为会导致髋臼后倾，并不适用于这类疾病，但准确操作的髋臼周围截骨术则能够维持甚至改善后方覆盖。

简要病史

一名 17 岁男性脑瘫患者，为右侧痉挛型偏瘫，过去 5~6 年一直有右髋关节疼痛。现在突然加重，行走困难，第一次来我院就诊。他正常可独立行走，大肌肉运动功能分级为 I 级。患者主诉髋关节前方疼痛，位于腹股沟深处，在尝试负重时疼痛明显加重。在最近急性疼痛发作前，患者有间歇性腹股沟区疼痛，后逐渐加重，需要更加频繁地使用抗炎药。

除此之外，患者体健，无手术史。除了抗炎药，患者没有使用其他药物。

体格检查显示患者有右侧痉挛步态。患者也有 Trendelenburg 步态表现，并且站立期有动态马蹄畸形。患者也有明显的避痛步态，右侧站立期负重时间减少，为了长距离行走，已经开始使用拐杖。右髋在较大范围活动时会出现明显不适，被动屈曲 85°，内旋 10°，外旋 20°。右髋有 10°的屈曲挛缩，而左髋关节活动度正常。

术前影像

站立位骨盆正位片提示右髋明显半脱位，Shenton 线不连续，Reimer 外移指数 10%，CE 角 -15°，眉弓陡峭，有交叉征，左股骨轻度内收。髋关节明显半脱位（图 9.1）。假斜位片提示明显前方覆盖减少，前方 CE 角为负值（图 9.2）。外展内旋位（AIR 位或者 von Rosen 位）片可以显示髋关节尝试复位的情况，但在片子中并未观察到复位（图 9.3）。在外展内旋位片中，股骨头相对还是圆形，并没有明显的外侧畸形。这种情况在脑瘫患者中并不常见，尤其是这种站立位髋关节半脱位，软组织挛缩导致关节难以复位的病例。这种情况下，可以考虑髋臼周围截骨术（PAO），患者进手术室麻醉后在完全放松的情况下再次拍摄 AIR 片，这时通常能够获得中心复位（图 9.4）。有时会在内

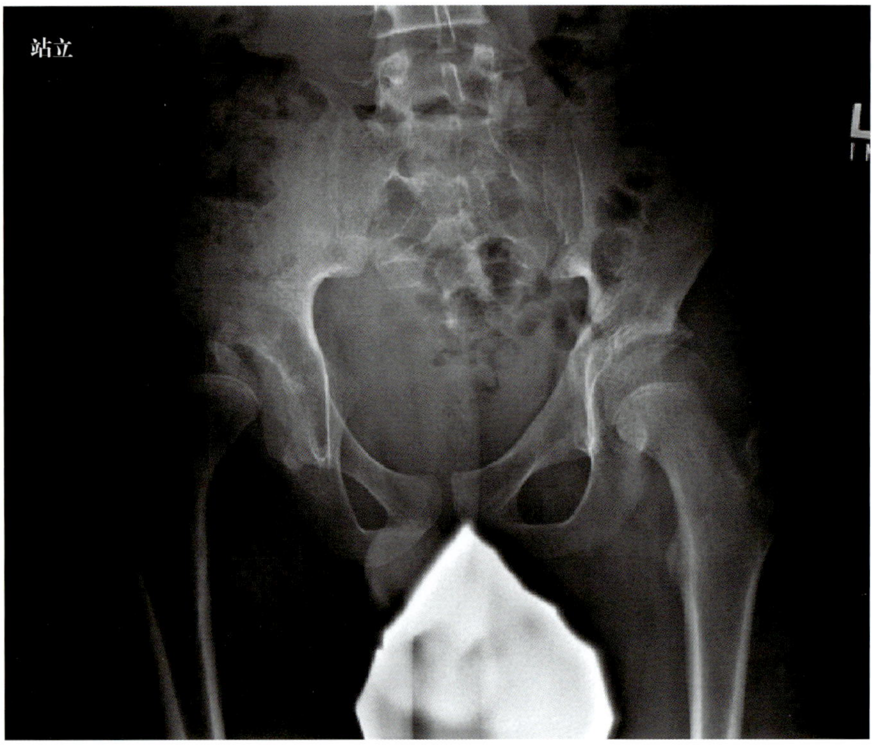

图 9.1 站立位骨盆正位片提示右髋明显半脱位，Shenton 线不连续，Reimer 外移指数 10%，CE 角 -15°，眉弓陡峭，交叉征，左股骨轻度内收。髋关节明显脱位

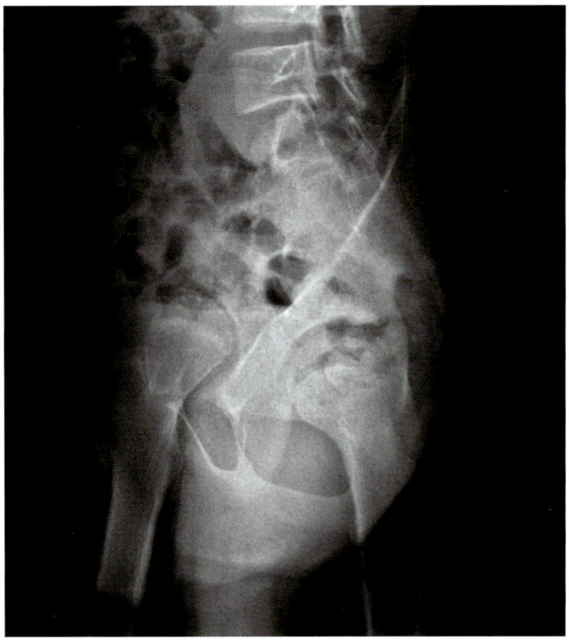

图 9.2 假斜位片提示明显前方覆盖减少，前方 CE 角为负值

收肌松解完之后再拍摄 AIR 位片，此时软组织挛缩已经松解，髋关节复位更好。

基于手术治疗的目的是获得更好的股骨头覆盖、关节复位和关节内移来缓解症状。经过长时间讨论，患者家长同意行软组织松解（骨盆缘腰大肌松解和经皮内收肌松解）以及 Bernese 髋臼周围截骨术。因为术前髋关节半脱位明显，关节囊肯定膨大，所以还需行关节囊紧缩术辅助维持髋关节复位。

建议原因是手术能够改善髋关节的力学环境，稳定髋关节，从而缓解疼痛、改善活动能力和延长自身关节使用寿命，以预防或者延迟髋关节疼痛的发生。

治疗目标

（1）获得稳定和耐用的髋关节。

（2）延缓髋关节疼痛的进展，延长髋关节寿命。

（3）改善髋关节力学以增强体力，并且缓解症状。

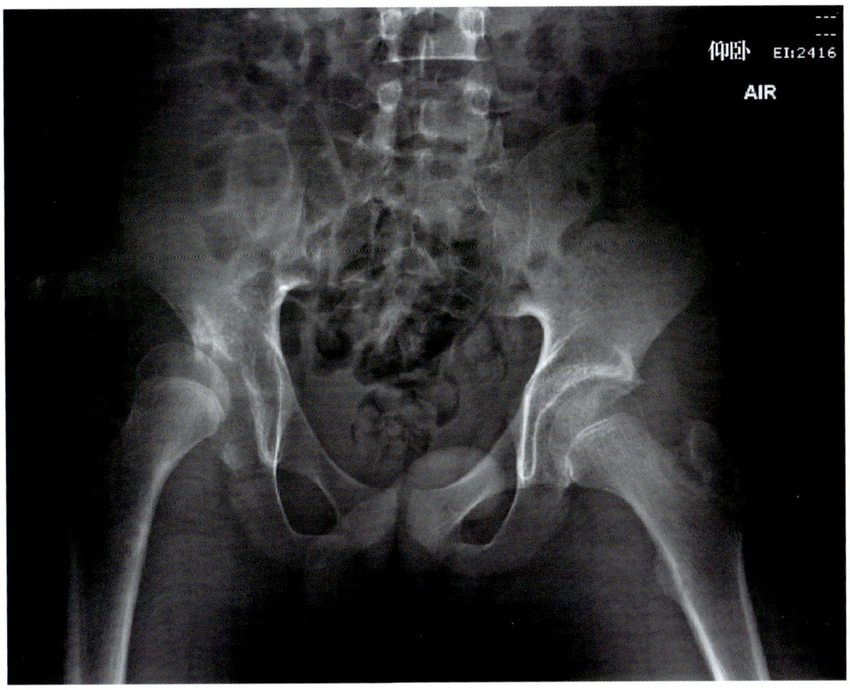

图 9.3　外展内旋位（von Rosen 位）片可以显示髋关节尝试复位的情况，但在片子中并未观察到复位

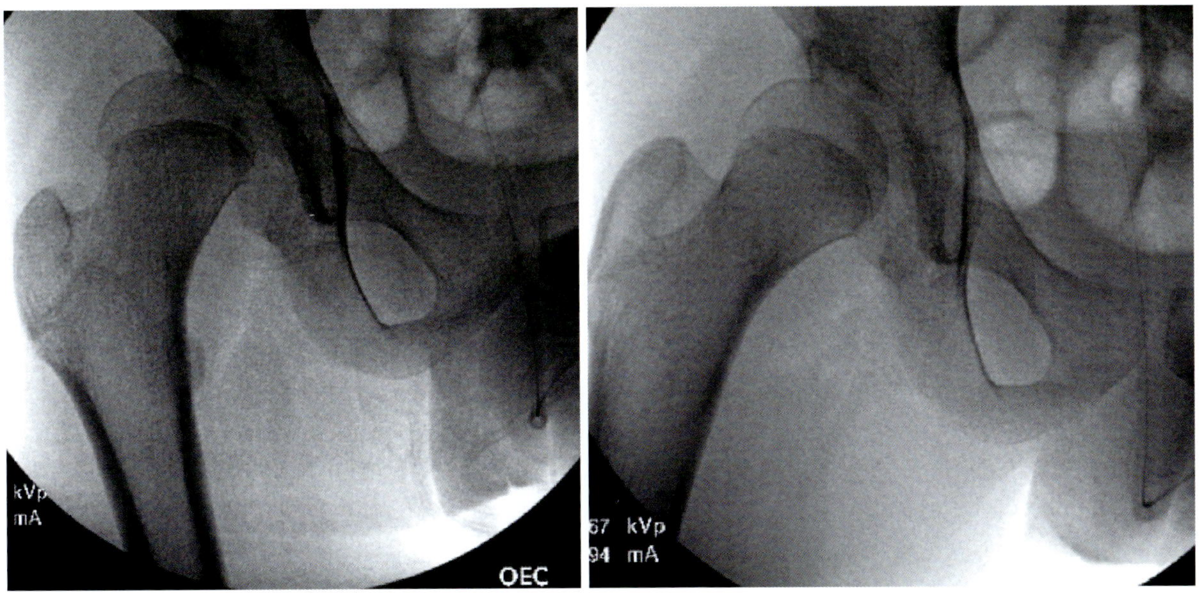

图 9.4　患者麻醉后肌肉松弛，髋关节半脱位情况得到改善（左图），外展内旋位关节复位（右图）

治疗策略

脑瘫患者腰大肌和内收肌挛缩导致髋关节半脱位，这会导致髋臼和股骨头畸形。髋臼出现发育不良，主要表现为后方和外侧覆盖不足。挛缩的臀小肌会导致关节囊和外侧股骨头压力增加，导致股骨头外侧磨损。同时，挛缩会导致股骨头与发育不良的髋臼后外侧缘接触

应力增加，引起盂唇和髋臼改变。这会导致疼痛性的髋关节半脱位。

文献提示不同类型的再定向截骨术的结果混杂不一，但共识是股骨头必须有足够的后方及外侧覆盖。对于低龄三角软骨开放的患儿，可以行 Dega 或者 San Diego 截骨术。而骨骼成熟的患者，就诊时股骨头已经脱位，常因为股骨头与骨盆外侧直接接触而导致疼痛。这种情况下临床治疗具有挑战，曾经采用许多种方法进行尝试治疗，包括 Castle 粗隆下切除关节成形、Haas 股骨近端外翻截骨，或者包含了这两者的 McKale 截骨术。在这个病例中，股骨头仍是圆形，髋臼发育不良，所以髋臼周围截骨术是很好的选择，可以内移髋关节中心和恢复股骨头覆盖。手术的先决条件包括患者其他方面正常，并且术前评估显示关节能够中心复位。但实际这些患者因为肌腱挛缩限制活动，术前能够中心复位十分困难，往往需要手术时全身麻醉下肌肉松弛后复位，才能做最终决定。对于此类患者，能够用髋臼周围（Ganz）截骨来治疗，特别是适合骨质足够坚强的患者，能够满足截骨的同时也能提供足够的 Schanz 针的把持力，有效控制髋臼骨块。手术开始时松解髋内收肌和屈曲肌肌群以减轻致畸力，这十分重要。另外，调整髋臼倾斜角度预防持续性半脱位也很关键。

这个病例的治疗策略应为矫正和优化髋关节的生物力学环境以预防或者延迟骨性关节炎的发生，并缓解疼痛，增强患者生理耐力。逐点分析，目标包括：①内移髋关节中心，恢复 Shenton 线和降低关节反应力；②正位和假斜位片上使眉弓水平，增加关节接触区域；③恢复或者维持正常的髋臼倾斜角。矫正股骨头的覆盖能优化关节负荷分布，减缓关节磨损，减少过早行关节置换的可能。此外，准确矫正髋臼倾斜能够保证关节功能活动无撞击，最好的确认方法是骨盆正位上看到髋臼前后壁在侧方会合。

手术细节

髋臼周围（Ganz）截骨

术前准备

全身麻醉后，硬膜外置管，插尿管，患者仰卧于手术床上，骨盆处于中立位。手术全程使用肌肉松弛剂，方便显露和软组织解剖，也方便髋臼骨块活动和矫正。

切口

手术可以用 Bikini 切口或者髂嵴外侧切口，远端用 Smith–Peterson 切口。对于这个患者选后者，因为患者有严重畸形，需要行关节囊紧缩术，必须保证广泛显露。对于重症患者，考虑到软组织裂隙中可能发生伤口浸渍，我们倾向于 Smith–Peterson 切口。如果有必要进关节处理关节内病变，也可以使用这个切口。

内板显露

沿切口切开皮下组织直到深筋膜。在髂前上棘（ASIS）近端，切开腹外斜肌和臀肌中间显露外侧髂骨。骨膜下游离显露髂骨内板，直至显露出坐骨大切迹。

远端显露

为了扩大远端显露，切开阔筋膜张肌表面筋膜，将其肌腹拉向外侧，而筋膜拉向内侧。

这样可以保护没有显露的股外侧皮神经。向近端扩大这个间隙，直到 ASIS。

髂前上棘截骨

截下 2 cm 大小 ASIS 骨块。这个截骨深度 1~1.5 cm。将 ASIS 骨块、阔筋膜张肌筋膜、腹股沟韧带以及缝匠肌一起拉向内侧，而将阔筋膜张肌肌腹拉向外侧。

髋关节前方解剖

在这个间隙深方有股直肌直头，应予以保留。打开股直肌内侧和髂肌之间的间隙，屈曲髋关节后可以显露髂囊肌——髂肌的延伸，止于关节囊表面。将髂囊肌从关节囊表面锐性游离，向内侧显露到关节囊和腰大肌之间的间隙。将关节囊处解剖和髂骨内板解剖会合，即可显露耻骨上支，内侧为髂耻隆起。

坐骨入路

当显露到关节囊内侧，视野受限时，用弯组织剪解剖髋臼下方的关节囊和腰大肌间隙，直到坐骨。

坐骨截骨

将组织剪换成 Ganz 骨刀（尖端有 50°的弧度），用其在髋臼下方的髋臼下沟开始截骨。用正位和假斜位透视下截骨，大约截 2.5 cm（图 9.5 a）。此时预估第 4 刀后柱的截骨线十分重要，只有确保第一刀截骨足够靠后，才能使这两处截骨会合。

耻骨截骨

第二刀在耻骨上支，髂耻隆起内侧，通常用直骨刀进行截骨，方向大约为 45°，朝向闭孔。注意环周骨膜下游离显露耻骨上支，确保骨膜不会影响骨块之后的活动；另外将 Hohmann 拉钩置于闭孔内，截骨时保护闭孔神经血管束。为了确保截骨彻底，将一把大骨刀撬进截骨处，直视下看到截骨处有活动方可。

髋臼上方截骨

下一步就是第 3 刀，在髂前上棘下方开始截骨。在开始截骨前，需要用 Cobb 骨膜剥离子将一小条肌肉从骨盆外板处游离。用摆锯进行截骨，如果患者处于仰卧位，则截骨方向垂直于地板，截骨刚好止于骨盆缘外侧。第 3 刀截骨的终点可以用骨刀在假斜位标记出来，通过透视确认其位于后柱的中线上，这样这个点就可以作为第 4 刀的起点（图 9.5 b）。

髋臼后方截骨

第 4 刀起自第 3 刀终点，骨盆缘外侧开始，用直骨刀或者略弯一点的骨刀沿着后柱截骨。截骨应行进在后柱的后缘和髋臼的后方之间的中线上（图 9.5 c）。通常用 1/2 in 的骨刀直视下截骨，确认其沿着后柱下行。为了横向截穿后柱，需要截数刀；所以一旦截骨完成，髋臼骨块就会向外侧移动。刚开始沿着内侧皮质截，随后将骨刀轻度向外侧倾斜，连续截骨。这样截骨就逐渐延伸到后柱的外侧。截骨完成后，用 1 枚直径 6.0 mm 的 Schanz 针置入髋臼上方的骨块内。

操纵髋臼骨块

这个手术最具有挑战的是如何控制髋臼骨块。手术目标是获得最优化股骨头覆盖，而不是过度覆盖；髋关节内移，恢复 Shenton 线并且恢复正常的倾斜角。

改变髋臼朝向的第一步是确认耻骨上支已

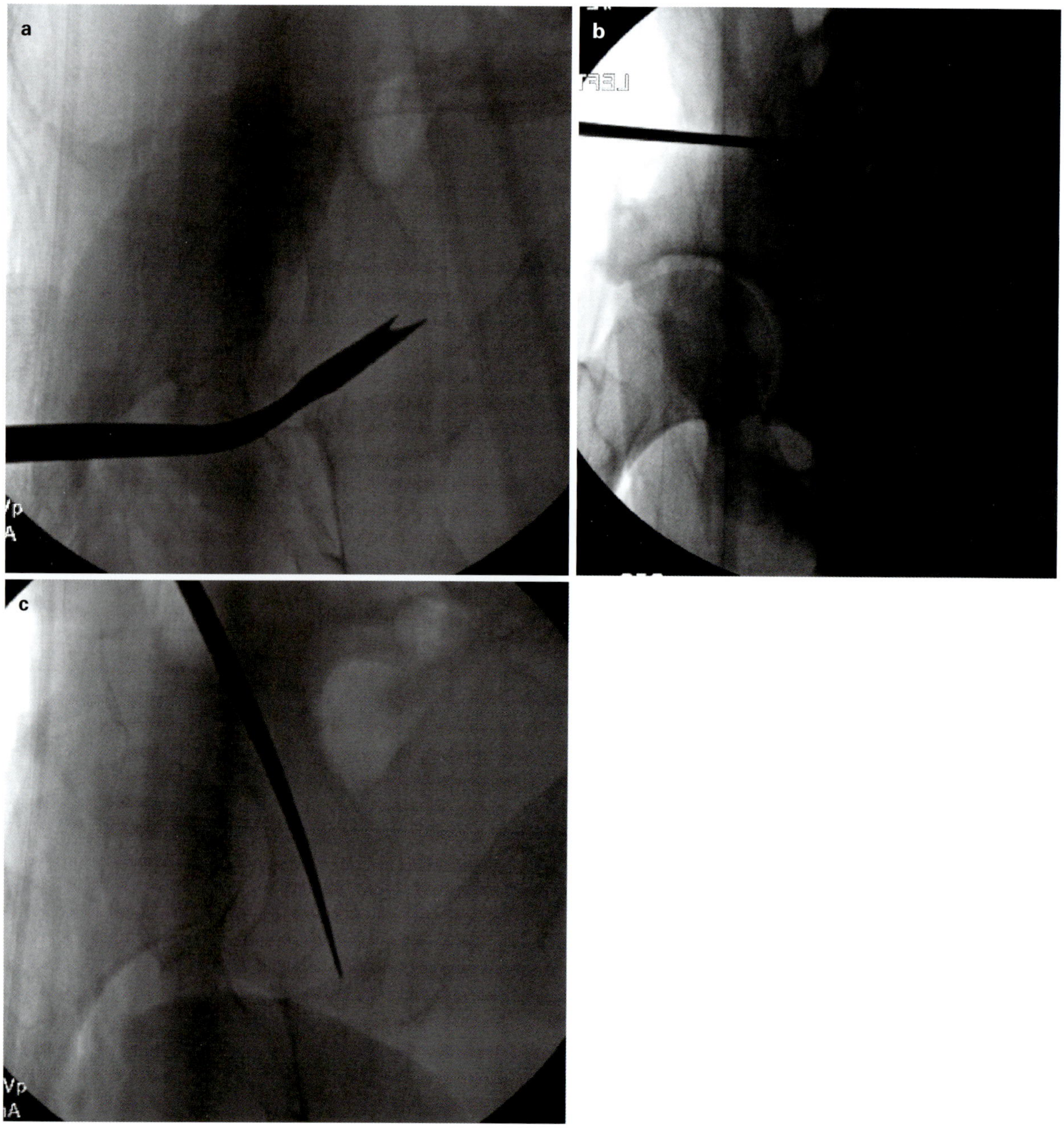

图 9.5 透视显示弯叉状骨刀在髋臼下沟处开始截骨，截到刚过下行的后柱截骨线（a）。（另一名患者）透视显示第 3 刀（髋臼上）和第 4 刀（髋臼后）之间的顶点，在这张假斜位片（b）上用骨刀摆在骨盆缘外侧标识。髋臼上方截骨用摆锯操作，沿着这把标记第 3 刀和第 4 刀会合点的骨刀进行截骨。后柱截骨或者第 4 刀截骨，则沿着后柱中线用弯骨刀或直骨刀截骨（c）。第 4 刀截骨应该截到坐骨部分截骨的截骨线下方以确保完全截断。此处需要从骨盆从内侧开始截，多次截骨，逐渐截至骨盆外侧壁

经可以自如活动，完全游离。将 Schanz 针压向内下方，这样髋臼侧的耻骨上支截骨端相对于另一侧耻骨上支截骨端，向近端和轻度往后移动。这样方便之后的骨块操纵并且不会造成髋臼后倾。随后，将骨块主体向前方旋转，改善前方及外侧覆盖，这是因为后外侧覆盖移动后变为前外侧覆盖。经常需要使用复位钳夹住耻骨上支截骨处，连同 Schanz 针一起抬起骨块并将其旋转合适角度。因为向前旋转髋臼，所以有可能造成髋臼后倾（在骨盆正位上表现为交

叉征，即髋臼前壁臂后壁更靠外侧）。

关节切开和关节囊紧缩

针对术前有严重髋关节半脱位的病例，可能需要关节囊切开紧缩来收紧关节囊，预防术后半脱位。通常作者一般不将其作为常规操作，但对于 PAO 后仍覆盖不足或者要将髋关节过度外展才能将股骨头置于负重区的病例，术后半脱位风险高，可以考虑该手术。

T 形切开关节囊，近端为水平切口，与髋臼上缘平行。横向切口的外侧应足够偏外，这样可以将外侧关节囊覆盖内侧缝合产生足够的张力来防止半脱位。而关节囊的纵向切口应与股骨颈长轴平行。在关节囊表面提供张力，用锐利的 10 号刀片纵向切开。将关节囊外侧瓣从原位置移动 2~3 cm，用 2 号爱惜康缝线（Ethicon，Somervile NJ，USA）重叠缝合。关节囊缝合是手术的最后步骤，要等到截骨完成，髋臼骨块位置调整固定好之后才进行。随后就可以常规关闭髋臼截骨手术切口，患肢摆成外展内旋位，直到髋人字石膏固定完毕。

固定

髋臼骨块旋转完成后，用 3/32 in 的克氏针临时固定，用于透视检查时维持骨块位置稳定。这时在骨盆正位上检查髋臼骨块的位置。为了获得各平面矫形满意并且维持正常的前、后倾（图 9.6 和图 9.7），可能需要多次调整髋臼骨块。因为术者偏好不同，骨质不同，髋臼骨块的固定方法多种；但对于绝大部分情况，我们使用直径 3.5 mm 的不锈钢螺钉固定，就能提供满意的稳定性。螺钉固定应离髋臼负重区足够远，以免影响将来行重建手术的选择。

术后影像

见图 9.6 和图 9.7。

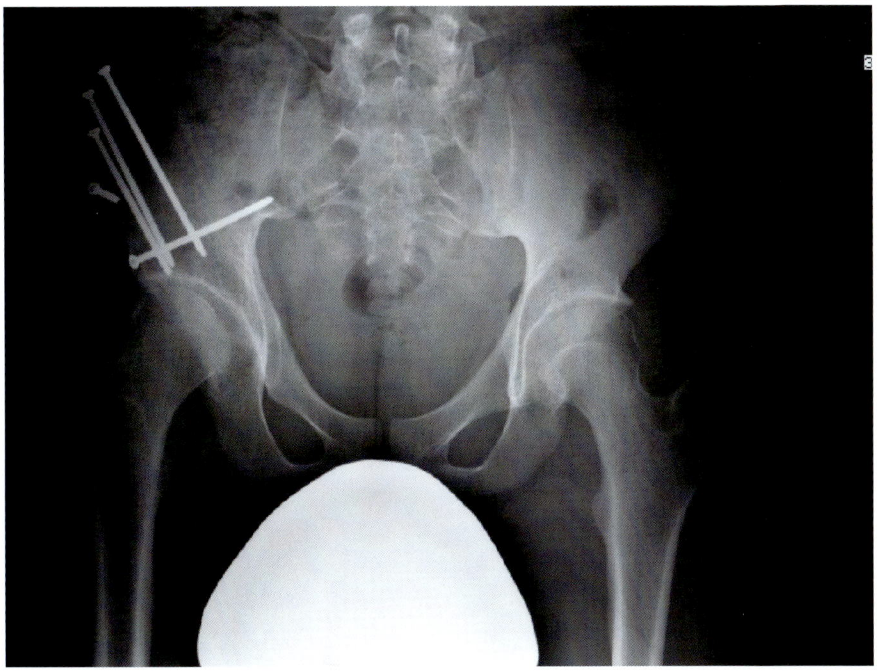

图 9.6　术后 9 年骨盆站立正位片，显示股骨头外侧覆盖好，关节中心内移。这么长时间的股骨头与髋臼匹配好，关节间隙不窄且没有硬化。总体而言，髋臼前后倾明显改善，交叉征不明显。患者可以无痛自如活动，不需要外在辅助

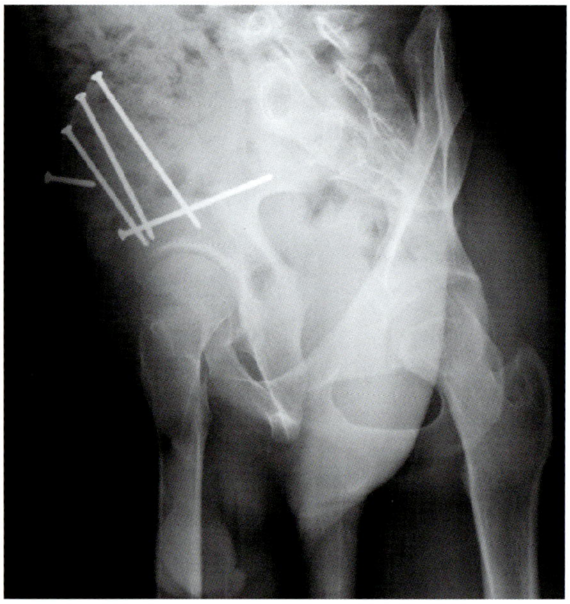

图 9.7 术后 9 年假斜位片，显示股骨头前方覆盖好

要点和陷阱

• 必须要有准确的透视图像，特别是在后柱截骨和调整髋臼骨块时。

• 确认完全松解耻骨上支的骨膜以使骨块能有足够的活动度。

• 术前对原始髋臼前后倾的情况以及髋臼发育不良的情况充分了解，完备的手术计划，对于手术矫正时获得合适的前、后倾以及覆盖十分重要。

• 所有的截骨在操作时都应稍微激进一些，这样一旦截骨完成，髋臼骨块就能轻易活动。

• 使用硬膜外麻醉十分重要，可以提供相对的低血压，减少出血，并且有很好的术后镇痛效果。

适应证和禁忌证（表 9.1）

表 9.1 青少年神经肌肉疾病——脑瘫导致髋关节发育不良行髋臼周围截骨术的适应证和禁忌证

适应证
三角软骨闭合 关节间隙好（> 2 mm） 髋关节可复位，匹配度高，术前外展内旋位片或者全身麻醉下透视均可 患者可自主行走，骨质好
禁忌证
三角软骨未闭合 骨质差，截骨后用 Schanz 针操纵髋臼骨块困难者 Tönnis 2~3 级改变——明显关节狭窄，软骨下骨硬化 明显的股骨头外侧畸形——考虑行 PAO 同时行外翻截骨

推荐阅读

[1] Beck M, Woo A, Leunig M, Ganz R. Gluteus minimusinduced femoral head deformation in dysplasia of the hip. Acta Orthop Scand. 2001;72(1):13–17.

[2] Ganz R, Klaue K, Vinh TS, Mast JW. A new periacetabular osteotomy for the treatment of hip dysplasias. Technique and preliminary results. Clin Orthop. 1988;232:26–36.

[3] Sankar WN. Complete redirectional acetabular osteotomies for neurogenic and syndromic hip dysplasia. J Pediatr Orthop. 2013;33(Suppl 1):S39–S44.

[4] Sucato DJ. Treatment of late dysplasia with Ganz osteotomy. Orthop Clin North Am. 2006;37(2):161–171, vi.

第 10 章　青少年 / 青壮年唐氏综合征的髋关节不稳定

Jill E. Larson, Michael B. Millis

引言

骨骼成熟的唐氏综合征（又称 21- 三体综合征）髋关节发育不良的发病率为 8%~25%，而髋关节半脱位或者脱位的发病率为 1%~7%。唐氏综合征发育不良的髋臼形态与特发性髋关节发育不良的髋臼形态类似，都是完全发育不良或者前方发育不良。但 21- 三体综合征的髋臼发育不良有一个特别的亚型，即髋臼后壁发育不良伴髋臼后倾。21- 三体综合征的髋关节发育不良伴不稳定是由多因素导致的，包括全身低张力、韧带松弛以及常见的认知延迟。髋关节不稳定如果不予治疗，会导致青壮年早期关节炎和髋关节疼痛的发生。随着唐氏综合征患者预期寿命的延长，预防早期关节炎、维持功能活动范围成为优化患者生活质量的治疗重点。之前唐氏综合征患者的髋关节不稳定会用各种方法来治疗，包括股骨近端截骨，髋臼截骨（Shelf 截骨、髂骨截骨、Sutherland 截骨、Chiari 截骨）和关节囊紧缩术，治疗结果不一。而最近 Bernese 髋臼周围截骨术（PAO）在骨骼成熟的唐氏综合征患者髋臼不稳定的治疗中显现出良好的疗效。下面展示的就是唐氏综合征患者单侧髋关节不稳定接受了 PAO 之后获得了功能和影像学良好结果的病例。

简要病史

一名 15 岁的男性唐氏综合征患者，右大腿疼痛 2 个月伴跛行。患者之前活动正常。步态分析显示患者右侧外展倾斜步态，右侧 Trendelenburg 步态阳性。双侧髋关节被动无痛屈曲 115°。在他出现髋关节不适症状之前，右髋外展只有 30°，左髋被动外展则超过 40°。右下肢测量比左下肢短 1 cm。大腿没有肌肉萎缩。患者恐惧试验、撞击试验、自行车征均为阴性。他的右髋在屈曲和伸直时内、外旋分别为 40°、30°，而左髋为 60°、40°。

术前影像

见图 10.1~ 图 10.10。

治疗目标

手术治疗目标是改善关节功能，并且改善长期预后。这包括缓解关节疼痛和延缓关节炎的发生，前者是通过增加关节稳定性、矫正力学异常来达到的。

治疗策略

（1）确认疼痛是由可矫正的解剖异常

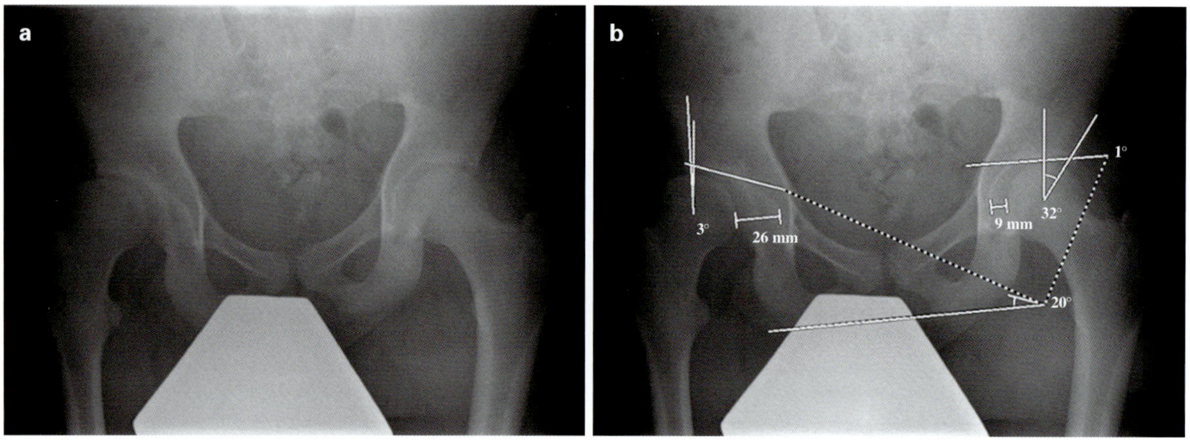

图 10.1 骨盆站立位正位片标记前（a）和标记后（b）。右髋外侧 CE 角为 3°，左髋外侧 CE 角为 32°。内侧间隙右侧为 26 mm，而左侧为 9 mm。右髋负重区硬化范围增加。Tönnis 臼顶角测量，右侧为 20°，左侧为 1°

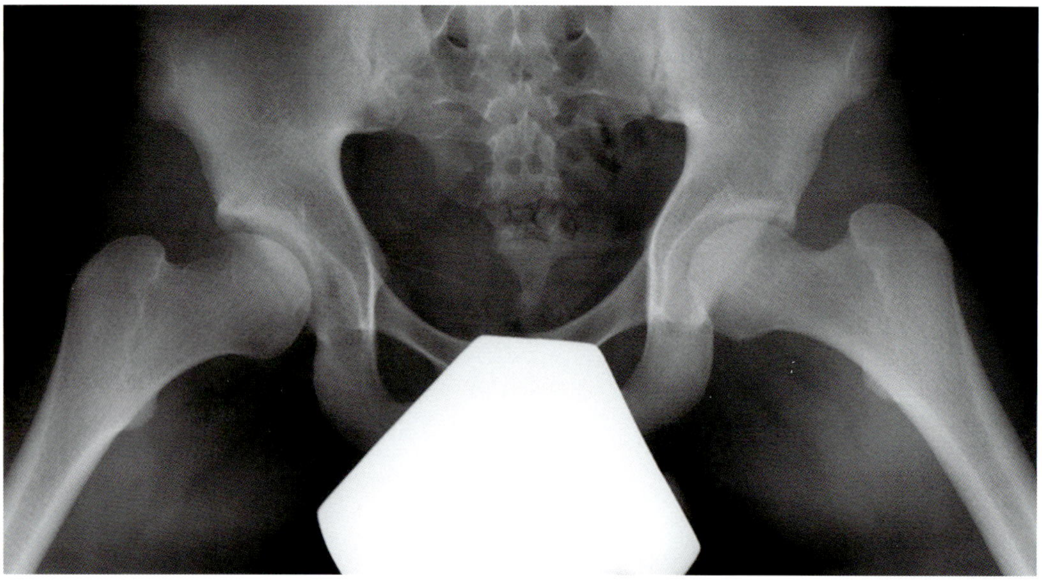

图 10.2 von Rosen 位片显示右侧股骨近端在髋臼内为中心复位，没有铰链

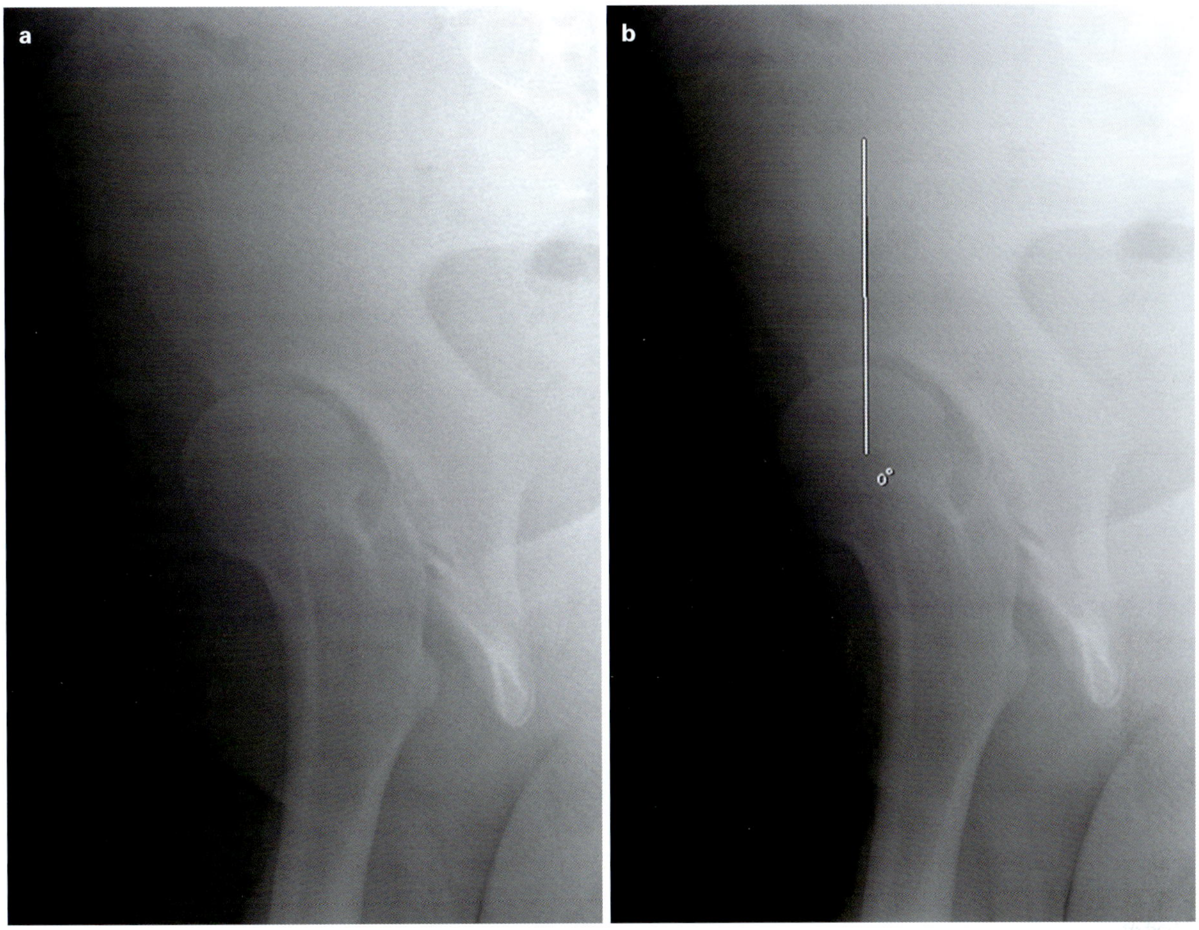

图 10.3　右髋站立位片标记前（a）和标记后（b）：前方 CE 角 0°，股骨颈向前倾斜，提示股骨前倾。前方软骨间隙轻度狭窄而后方间隙增宽，提示前方半脱位

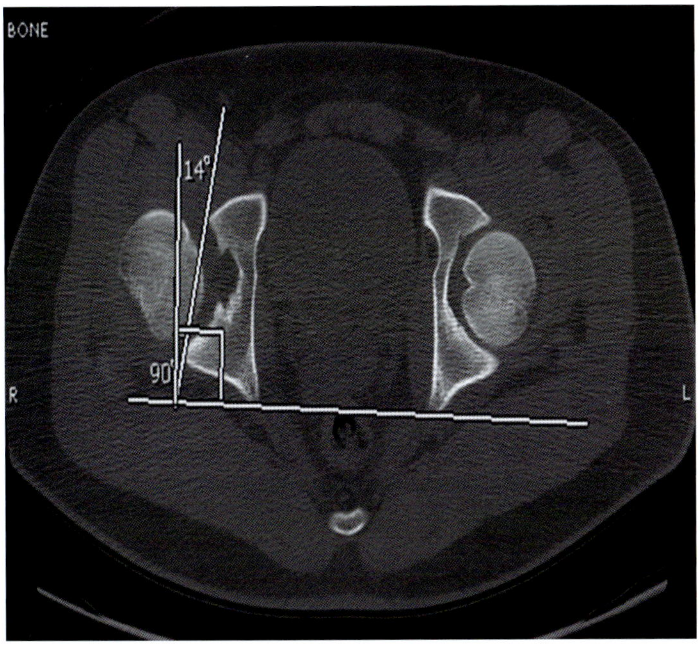

图 10.4　骨盆、髋关节和膝关节 CT：骨盆轴位 CT 对于评估唐氏综合征患儿髋臼后倾十分重要。选取股骨头横截面积最大的轴位片来测量髋臼后倾。先画一条线连接髋臼前后缘，再作髂骨基底的垂线（根据患者的体位），这两条线的夹角即为后倾角。尽管这个患者没有髋臼后倾，但其在唐氏综合征患者中很常见，术前必须用 CT 来评估。股骨髁轴位 CT（未在此处展示）则用来评估股骨前倾角

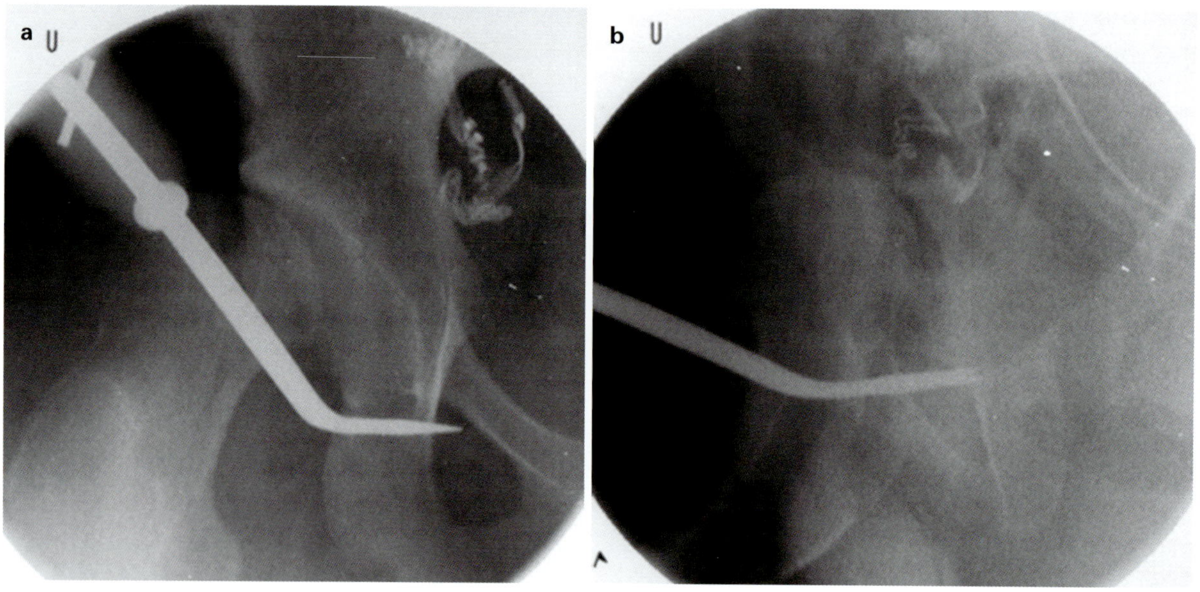

图 10.5 术中坐骨截骨的正位片（a）和假斜位片（b）

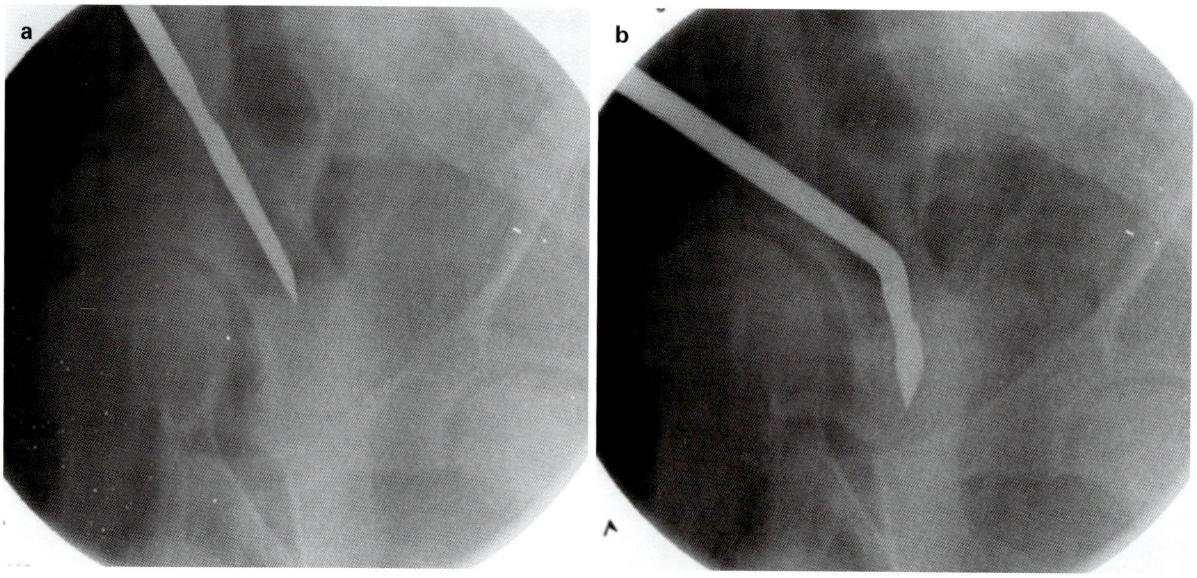

图 10.6 后柱直骨刀截骨的假斜位片（a）和弯骨凿截骨的假斜位片（b）

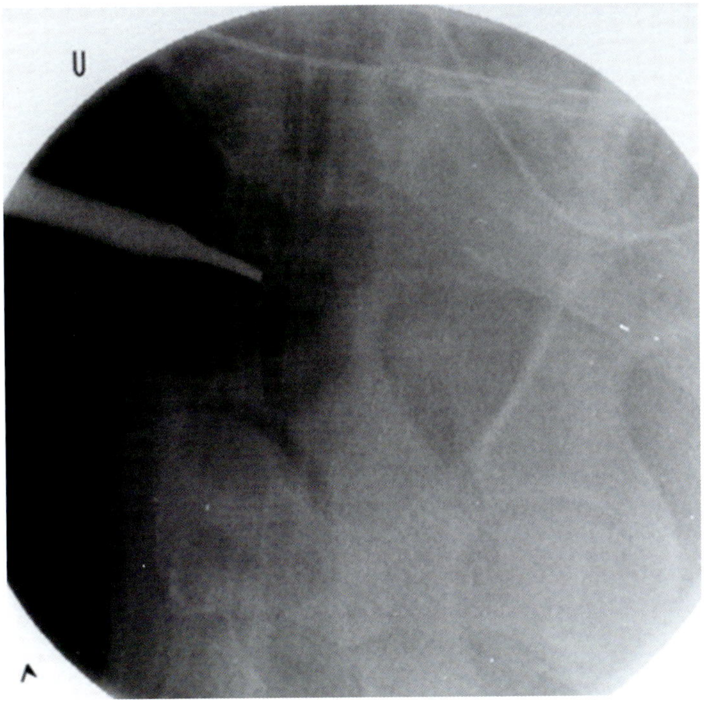

图 10.7　假斜位片显示用窄的尖头 Hohmann 拉钩标记髋臼上方截骨线

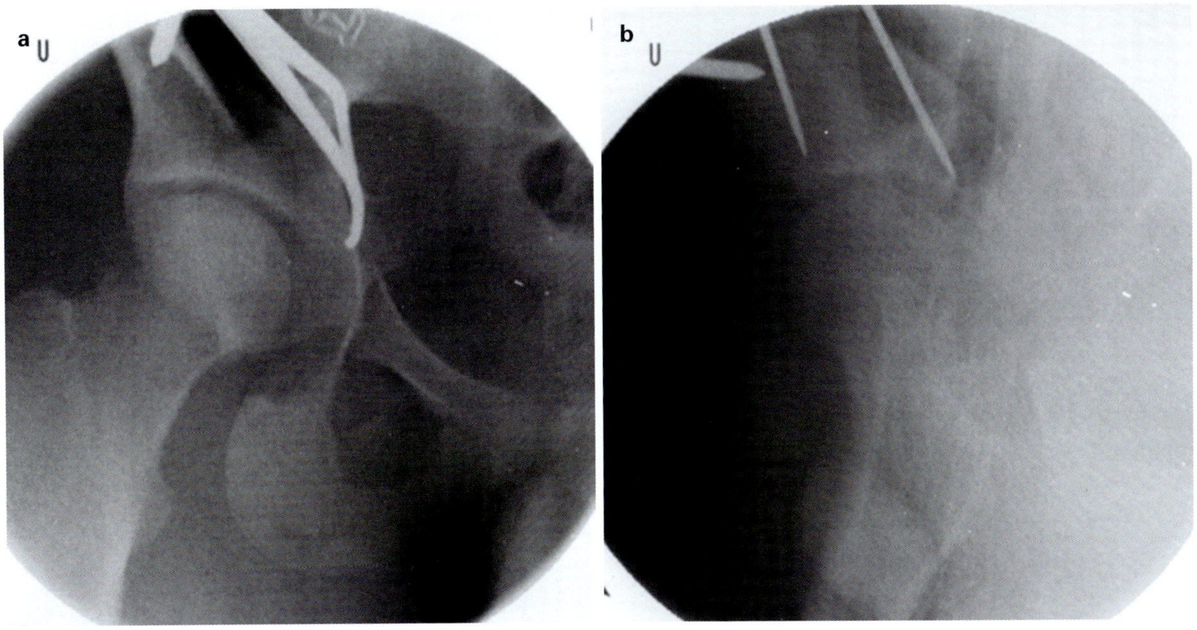

图 10.8　用 5.0 mm 的 Schanz 针和 Weber 钳翻转髋臼游离骨块的正位片（a）和用 3/32 in 克氏针临时固定的假斜位片（b）

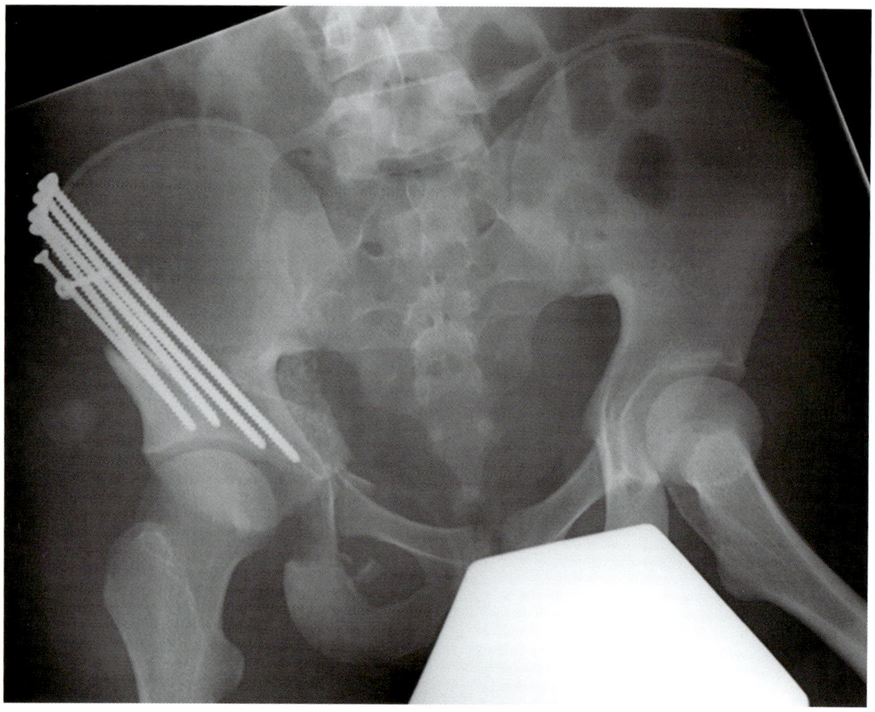

图 10.9 术后即刻骨盆正位片

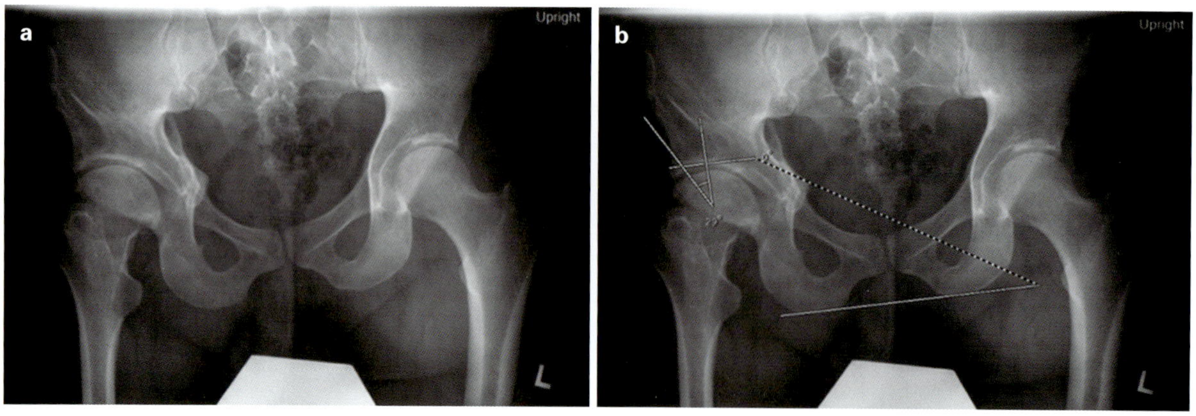

图 10.10 最近的术后 12 年随访 X 线片：患者无不适，活动自如。骨盆正位片标记前（a）和标记后（b）：外侧 CE 角右侧 29°，术前为 3°，Tönnis 臼顶角术前 20°，现在 0°。相比于术前，髋关节中心内移

所致。

在这个病例里，疼痛可能是因为髋关节不稳定、外侧半脱位及股骨头前后方覆盖不足所致。

（2）制订精准的手术方案来治疗力学异常。进行体格检查及术前影像学检查，CT 提示适合行髋臼周围截骨术。对于唐氏综合征患者，髋臼周围截骨时一般不行关节切开术，以免加重本身的关节松弛。关节囊紧缩缝合在唐氏综合征患儿的治疗里并没有一致有效性。

（3）优化执行治疗方案，包括：①患者、家庭及治疗团队的术前准备；②术中手术目标的达成；③适宜的术后随访以及视情况调整术后活动水平。

手术细节

股直肌及外展肌保留的髋臼周围截骨术。

理想的手术麻醉是全身麻醉下气管插管，辅助术中局部麻醉（如单侧腰从神经置管）。术中不使用神经肌肉阻断剂，以方便神经功能的术中监测。这样术中任何运动神经的刺激可以通过肌肉活动来观察。

患者仰卧位，消毒铺单整个患侧下肢，上到肋骨区，内侧到肚脐。这样能允许术中将下肢摆成不同体位来增加显露以及降低损伤神经血管束风险。另外，也可以测量术中髋关节活动度。手术用一个前方直切口（髂股显露的内侧部分）和一个平行于髂嵴但偏远端的斜向切口完成，经过髋关节前方，位于腹股沟褶皱或偏下。掀起腹外斜肌腱膜显露髂嵴。沿着髂嵴行纵向切开，骨膜下向内侧游离显露髂骨内板，电凝髂腰动脉的穿支来止血。

远端显露应注意缝匠肌和阔筋膜张肌之间的间隙，注意保护股外侧皮神经。随后，提前在髂前上棘（ASIS）上钻孔，将一部分骨质从 ASIS 下截下来，缝匠肌和腹股沟韧带此时仍有 ASIS 骨块相连。

屈曲内收髋关节，继续向髂腰肌和髂骨翼之间的近端深方解剖。将缝匠肌、髂肌和腰大肌拉下内下方，远离 AIIS、股直肌直头和髋关节囊。21- 三体综合征患者手术通常不需要打开关节囊。

截骨 #1：耻骨上支截骨

纵向打开腰大肌鞘。屈曲外旋髋关节，在骨膜下向内显露，越过髂耻隆起，直至可见耻骨上支。继续骨膜下游离耻骨上支的上方和下方，直至环周游离，将闭孔外上角的闭孔膜掀起。将 Lane 骨撬或者 Hohmann 拉钩置于耻骨上、下方。随后在直视下截断耻骨上支，注意保护位于被拉向内侧的腰大肌后方的股神经血管束以及位于深层的闭孔神经血管束。或者也可以用 Statinsky 血管钳从闭孔内反着绕过耻骨上支，而不损伤周围的神经血管束。一旦能在耻骨上方看见血管钳的尖端，用其夹住系在线锯上的缝线，这样将线锯顺行绕出闭孔。用线锯垂直耻骨长轴截骨（冠状面上看是从远端 / 外侧向近端 / 内侧截骨）。

截骨 #2：坐骨不全截骨

坐骨截骨的关键是 Ganz 骨刀的安全置入。首先确认髂耻隆起远端的关节囊内侧和髂腰肌之间的间隙。然后用钝头 Lane 骨撬扩大这个间隙，将其尖端置于髋臼下缘下方的坐骨髋臼下沟处。此时可以用透视确认。保护周围软组织，将 Ganz 骨刀插入这个腰大肌—关节囊间隙，置于髋臼下沟上。用手和透视确认骨刀的位置满意。从前向后行坐骨截骨，深度要合适，不超过 2 cm，避免截到坐骨小切迹或者后柱。此处截骨也用正位和斜位（假斜位）透视来确认（图 10.5）。

截骨 #3：后柱截骨

后柱截骨可以作为第 3 刀或者第 4 刀。通常用直骨刀沿着骨盆内侧壁进行截骨，注意维持截骨位置始终保持与髋臼后缘以及坐骨大切迹前缘的距离相等。然后截向坐骨棘，直至截到离后柱最近的点。到这个点时，更换弯骨刀来截剩下的一小块坐骨后内侧。后柱截骨先截内侧，然后截向外侧，而不是直接从外侧截（图 10.6），这样能够保护坐骨神经。

截骨 #4：髋臼上方髂骨截骨

髋臼上方髂骨截骨可以作为第 3 刀或者第 4 刀。截骨必须保证髋臼上方有足够多骨量（＞1.5 cm），但不能太高，否则会导致骨块难以转动。在髂前上棘下方用摆锯垂直截骨，朝向坐骨大切迹（通常，患者处于仰卧位时截骨垂直于髂骨体部）。需要注意的是，对于髋臼严重发育不良、髋关节中心偏高的情况，截骨的起点需要移到 ASIS 近端，但方向仍是朝向坐骨大切迹的顶点。软组织用反向 Hohmann 拉钩向内侧拉开保护。外展肌则在臀下窗内用窄尖 Hohmann 拉钩拉向外侧保护（图 10.7）。

翻转髋臼骨块

髋臼骨块的活动度对于成功转动十分重要。在置入 Schanz 针之前，用撑开器撑开髂骨及后柱截骨处，用球尖顶棒顶在髋臼骨块内侧，这样就可以获得满意的活动度。

摆动和固定髋臼骨块

用 1 枚 5.0 mm 直径的 Schanz 针从前向后置入髋臼骨块上部，距离关节 1~2 cm。用 T 柄连接 Schanz 针。将撑开器置入髂骨截骨处，用 Weber 钳置于耻骨上支处以方便骨块的摆动。用 T 形柄、Schanz 针、Weber 钳和撑开器（视情况用），将髋臼骨快摆到指定的位置——通常首先是先伸展，然后内收髋臼，来改善前方和外侧覆盖。然后的操作是旋转髋臼：内旋使髋臼前倾，能改善后方覆盖但会减少前方覆盖。相反的，外旋会后倾髋臼，改善前方覆盖但减少后方覆盖。对于这个患者决定矫正时内收 25°，伸展 20°，轻度前倾髋臼，这样能得到最好的覆盖和关节稳定，并且避免了髋臼后倾和撞击（图 10.8）。

有症状的髋关节后方不稳定合并髋臼后倾在 21- 三体综合征患者中很常见。这样的关节需要良好的后方覆盖，而这需要矫正时将其前倾（内旋髋臼骨块）。如果髋臼骨块获得了合适的前倾，骨盆正位透视能看到交叉征消失，没有后壁征。

一旦透视和被动关节活动都确认骨块位置满意，在最终固定之前用光滑的克氏针临时固定。最终固定时用 3.5 mm/4.5 mm 的全螺纹螺钉，将髂骨翼与髋臼骨块固定。如果骨质较差或者担心术后不配合，可以用一枚从前向后的“本垒打”螺钉，或者内侧重建钢板来加强固定。

将前方突出的骨嵴截下来，植回前方截骨的缝隙内，可以用最靠前方的螺钉固定。有时为了合适的关节内移和改变朝向，耻骨上支截骨处刺刀样重叠是必要的。在这个病例中，突出的骨质被修剪了，以免刺激腰大肌；这些骨块同样回植，促进局部愈合。

术后影像

见图 10.9 和图 10.10。

要点和陷阱

• 这类患者往往韧带松弛，这会导致关节不稳定。

- 唐氏综合征患者髋臼周围截骨术后并发

症有持续性半脱位。这在 Tönnis 臼顶角偏大（> 10°）时更常见。这必须与患者家庭在术前沟通。如果确实出现了术后半脱位，可以考虑去旋转内翻股骨转子间截骨术。

• 术中手法和影像学评估，特别是在临时固定之后的评估，对于监测股骨髋臼撞击和不稳定十分重要。

- 股骨头过度覆盖将会导致前方撞击、关节内损伤和后方不稳定。这可以通过术中合适的矫正以及术中检查撞击以及不稳定来避免过度覆盖。将髋关节做一个全范围活动，特别是屈曲和内旋，可以很好地评估前方撞击和后方不稳定。如果术后随访发现撞击，并且保守治疗无效，则需要考虑骨性矫正或者关节内 / 外的骨成形手术来缓解症状。

• 因为关节松弛、骨质差和患者配合度差等多方面原因，常用的内固定方法可能并不能满足这类患者的治疗。

- 1 枚“本垒打”螺钉（从前向后固定，稳定髋臼骨块）或者偶尔会用到的内侧重建钢板，可能对于韧带松弛和骨质差的患者，能够降低术后不愈合的风险。术前必须考虑到唐氏综合征患者除了增加内固定，还会使用其他的骨移植物（自体的或者异体的）。即使患者没有韧带松弛，髋臼周围截骨术后也会出现耻骨上支和坐骨的不愈合。

• 术前期望值探讨尤为重要，因为患者预后情况各不相同。

- 与年轻唐氏综合征患者及其家人术前交代病情十分重要。必须讨论手术目标、手术风险以及可能出现的各种结果。

适应证和禁忌证（表 10.1）

表 10.1　唐氏综合征患者的髋臼周围截骨术的适应证和禁忌证

	适应证	禁忌证
临床	因为髋关节不稳定或者发育不良所致髋关节、大腿、腹股沟或者小腿疼痛	合并疾病导致不能手术
	步态异常（跛行、Trendelenburg 步态、倾斜等）或者因为髋关节不稳定或发育不良导致功能受限	严重认知障碍以至不能遵循术后注意事项
		髋关节僵硬
影像学	股骨头半脱位（Shenton 线不连续，内侧间隙增加）和（或）股骨头外侧覆盖不足	髋关节严重不匹配或者不可复位的半脱位
合并股骨截骨	髋臼周围术已获得合适的髋臼朝向后，但仍有持续关节半脱位	

推荐阅读

[1] Katz DA, Kim YJ, Millis MB. Periacetabular osteotomy in patients with Down’s syndrome. J Bone Joint Surg Br. 2005;87(4):544–547.

[2] Murphy SB, Millis MB. Periacetabular osteotomy without abductor dissection using direct anterior exposure. Clin Orthop Relat Res. 1999;364:92–98.

[3] Sankar WN, Schoenecker JG, Mayfield ME, Kim YJ, Millis MB. Acetabular retroversion in Down syndrome. J Pediatr Orthop. 2012;32(3):277–281.

[4] Schrader T, Millis MB. Ganz periacetabular osteotomy. In: Morrissy RT, Weinstein SL, editors. Atlas of pediatric orthopaedic surgery. 4th ed. Philadelphia: Lippincott Williams and Wilkins; 2005. p. 319–327.

第 11 章　San Diego 截骨术（外侧髋臼成形术）

Vidyadhar V. Upasani, Dennis R. Wenger

引言

髋关节神经肌肉疾病（发育不良和脱位）需要综合的治疗方式，包括处理挛缩的屈髋肌、内收肌，有时还需要处理远端腘绳肌，同时进行髋关节复位（严重情况下需行髋关节囊成形）以及股骨近端和髋臼截骨术。San Diego 截骨术（外侧壁—髋臼成形术）可以更好地矫正髋臼后上方缺损，后上方缺损是髋关节神经肌肉疾病中最常见的缺损位置，手术可获得良好的中期疗效，再脱位的概率低。

简要病史

一名 4 岁的女性患儿，脑瘫，大肌肉运动功能分级系统（GMFCS）V 级，痉挛性四肢瘫痪。该患儿因为右髋关节挛缩、长时间坐后不适及会阴护理问题，转诊至作者所在医院的骨科专科。当地医院的头部磁共振成像（MRI）显示严重的双侧大脑囊性脑软化，累及额叶、颞叶、顶叶、基底神经节，伴有脑容量损失。她曾在理疗康复诊所接受跟踪治疗，并接受了物理治疗、职业治疗、外展支具和右髋内收肌和双侧腓肠肌肉毒毒素注射。在最初的体格检查中，发现有全身发育迟缓，有明显的认知障碍和轻微的上肢挛缩。同时发现有轻微的胸腰椎交界后凸，左侧骨盆倾斜和脊柱旋转。双侧髋关节屈曲挛缩 15°，右髋关节外展 10°，左侧髋关节外展 40°，双侧膝关节屈曲挛缩 20°，腘角 130°，双侧踝关节背屈 30°。X 线片显示右髋脱位，右髋内收挛缩，骨盆向左倾斜。我们推荐一种综合的手术方法，包括软组织延长术、髋关节切开复位术和关节囊缝合成形术、股骨近端和髋臼截骨术。

术前影像

见图 11.1。

治疗目标

儿童痉挛性髋关节神经肌肉的自然病史已被很好地阐述。髋关节和大腿肌肉挛缩最终导致髋关节脱位、股骨头畸形和退行性关节疾病。有症状的脱位、关节炎性痉挛性髋关节脱位的姑息手术措施包括股骨近端切除术、关节成形术或关节融合术。根据我们的经验，这些患者的结局往往不满意，症状复发和盆腔倾斜加重。因此，我们建议早期手术以防止这种演变。早期的处理方式为软组织松解，以减少髋关节（髂腰肌和内收肌）的痉挛，夜间辅助外展支具。如果手术失败，或者患儿出现严重的半脱位 / 脱位，我们推荐本章所述的手术。

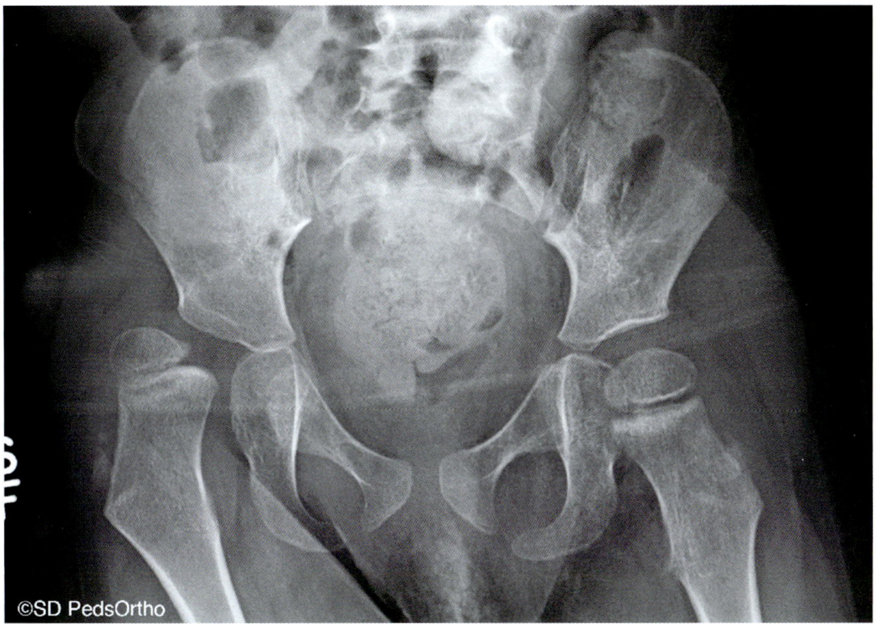

图 11.1　一名 4 岁女性患儿右神经肌肉性髋关节脱位的术前前后位片

治疗目标包括：

（1）早期关节复位——在股骨头发生明显畸形或退行性变之前。

（2）股骨、髋臼截骨术维持复位。

（3）尽量减少并发症，包括缺血性坏死或脱位复发 / 畸形。

治疗策略

San Diego 截骨术与 Albee 在 1915 年所描述的关节囊周围截骨术类似。Scott Mubarak 和 Dennis Wenger 医生最早描述了 San Diego 截骨术，该手术用于治疗神经肌肉疾病患者的髋关节发育不良。截骨的目的是改善患者的髋臼后上方的缺损。神经肌肉患者中髋关节畸形是由于屈髋肌和内收肌痉挛，大腿内收，导致股骨头后侧半脱位和外侧半脱位。这种对后上方盂唇和髋臼的持续压力会导致髋臼畸形、关节不稳定、股骨头变形和最终的关节退变。此外，久坐会增加髋关节后方压力。该手术适应证为年龄为 2~10 岁、Y 形软骨开放和髋臼发育不良（定义为髋臼体积增大，髋臼指数 > 25°）的髋关节神经肌肉疾病患者。

综合治疗神经肌肉髋关节脱位的方法包括：软组织松解延长，包括屈髋肌和内收肌（主要是髂腰肌、股直肌、长 / 短收肌，股薄肌，有时还包括远端的腘绳肌），如果股骨头半脱位外移超过 70%，需要同时行切开复位和关节囊成形术、股骨近端内翻去旋转截骨术（减少颈干角至 110°至并改善前倾角）和髋臼成形术（San Diego 截骨术）。对于无法行走的患儿是否要矫正前倾角还有争议，有可能加重肢体远端的外旋。

San Diego 截骨术经常与 Dega 截骨术或 Pemberton 截骨术混淆（图 11.2）。Dega 截骨术的截骨包括了髋臼上方的髂骨内外侧皮质，在离坐骨切迹约 1 cm 处停止。相比之下，Pemberton 截骨术将截骨位置延伸至 Y 形软骨后支，位于关节和坐骨切迹之间。然而，由于髋臼的外侧皮质以 Y 形软骨为合页旋转，两种术式的共同

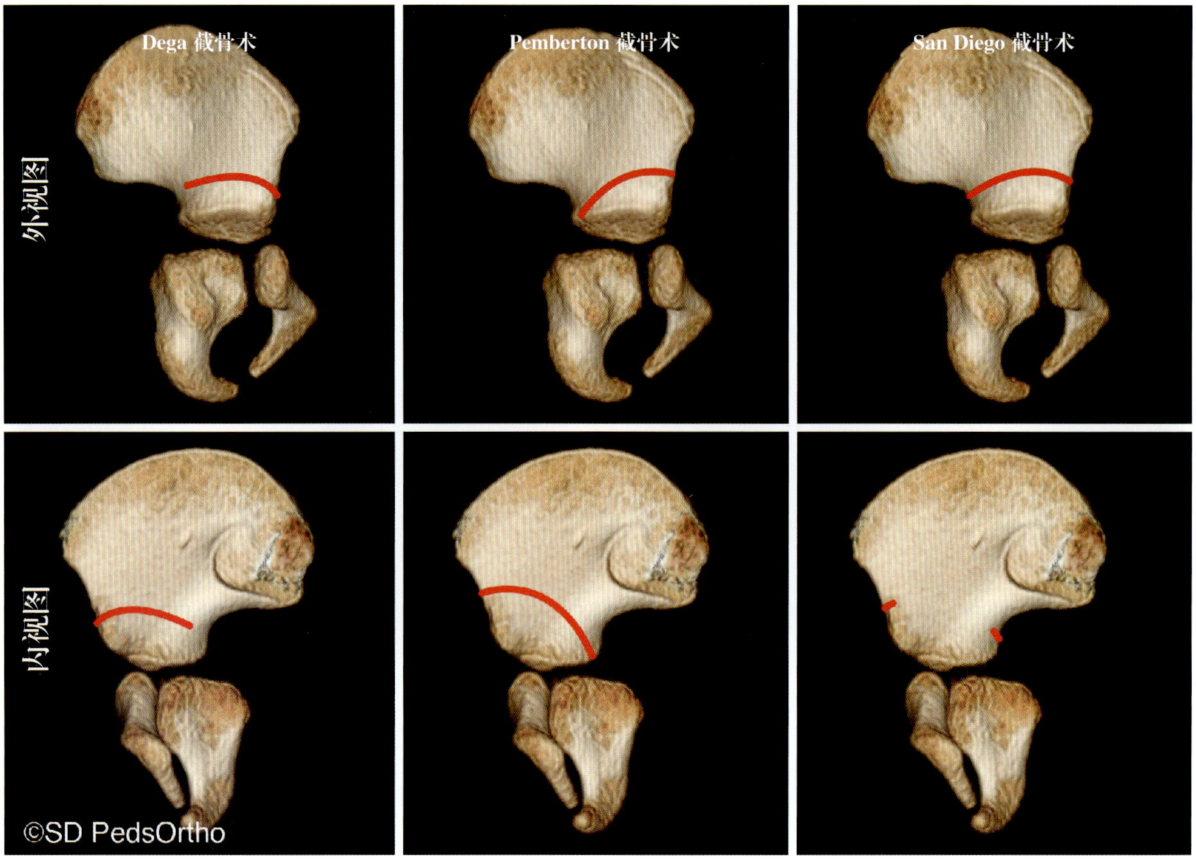

图 11.2 右半骨盆三维 CT 重建中 Dega 截骨术、Pemberton 截骨术和 San Diego 截骨术的比较。红线描述了外侧（上图）和内侧（下图）的半骨盆视图可视化截骨术

点是改善了髋关节的前、上方覆盖。Dega 截骨术、Pemberton 截骨术或 Salter 截骨术都不能改善后方覆盖。

相比之下，San Diego 截骨术，不截断髂骨内壁，仅仅截断髂前下棘和坐骨切迹部分骨质，实现髋臼重塑。在这两个区域之间，只有髂骨的外侧皮层被切断。然后，髂骨截骨端通过 Y 形软骨合页向下翻转时，并置入不同大小的三皮质骨骨块，其大小可决定髋臼矫正的程度（图 11.3）。将最大的骨移植物置于后方，以达到最大的后上矫正。截骨部位的弹性使三角植骨固定到位，无须内固定。

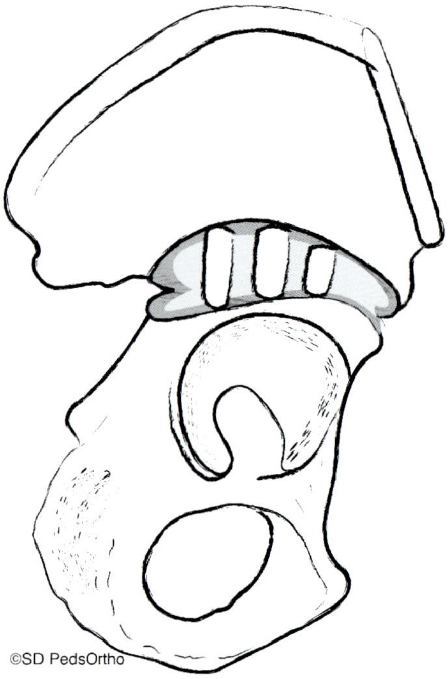

图 11.3 三皮质骨移植物可优化以获得前部或后部覆盖

手术细节

神经肌肉型髋脱位患者的系统治疗

患者在全身麻醉下取仰卧位，根据患者的年龄，我们通常使用骶管阻滞或硬膜外阻滞来控制术后疼痛。在同侧胸廓下放置一个透光垫，以抬高患侧髋和骨盆。因为臀部的透光垫可能会影响消毒和透视。消毒铺单后的暴露范围上至胸腔边缘水平，内至脐中线（图 11.4 a）。

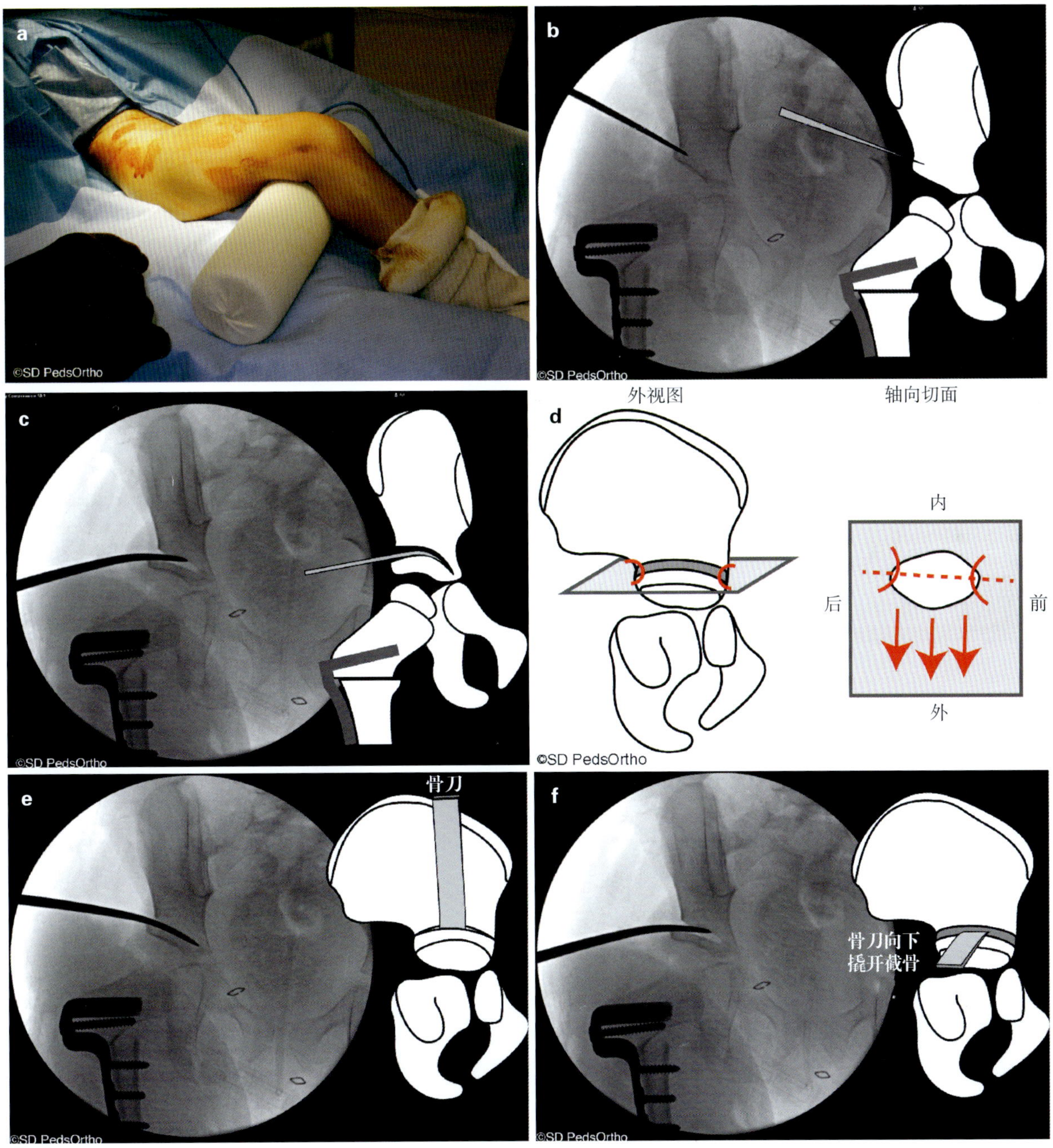

图 11.4　a. 将患者置于仰卧位，准备好整个下肢。b. 用直骨刀首先切开髂骨外侧皮质，略高于髋关节。c. 然后将弧形骨刀推进到 Y 形软骨的内侧缘。d. 在髂前下棘和坐骨切迹处切开内侧和外侧皮质。e. 然后将弧形截骨刀再次置入。f. 弧形截骨刀向下撬开截骨。g. 从髂骨翼或股骨缩短截骨术中获得三皮质骨移植物，局部植骨并优化髋臼覆盖范围。h. 骨移植位置的透视图像和图纸演示

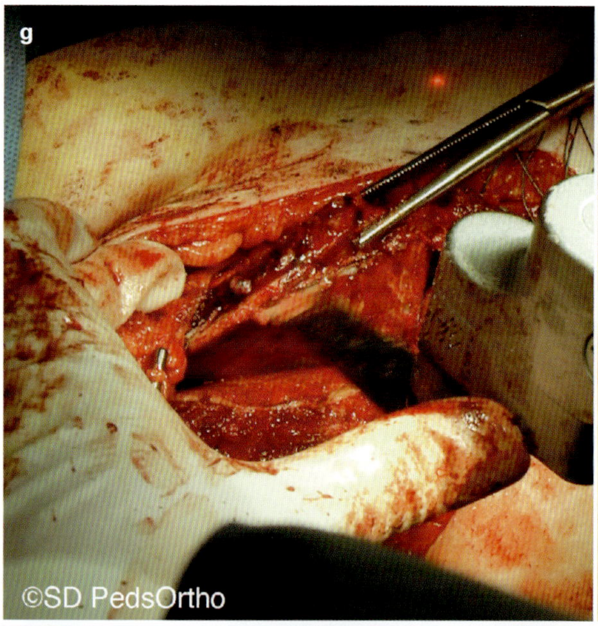

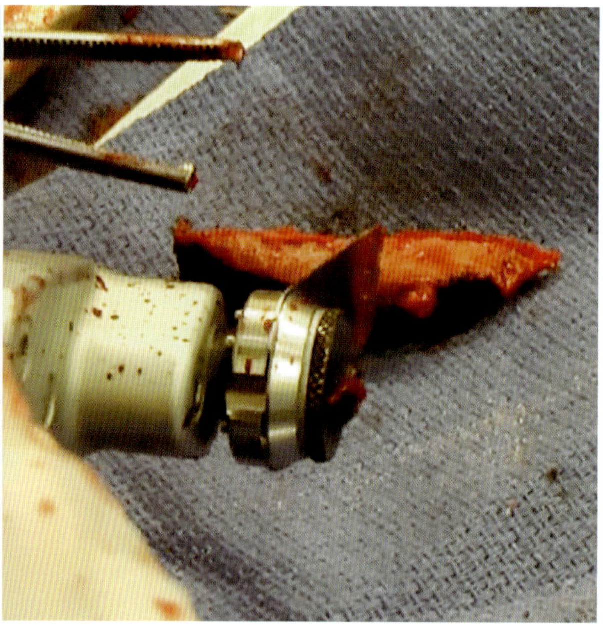

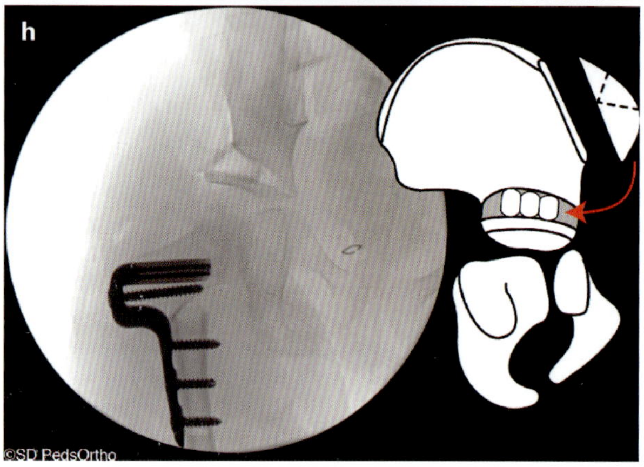

图 11.4（续）

步骤 1

行内侧入路，首先在腹股沟远端约 2 cm 处做横向切口，根据需要延长内收长肌、内收短肌和股薄肌。

步骤 2

第二切口，沿髂嵴，采用经典 Salter 入路，并延伸至髋前方。劈开髂骨骨骺，并向内外侧剥离髂骨骨膜。然后拉开臀中肌和臀小肌显露髋关节囊。显露并分离股直肌的直头和反折头。髂腰肌腱在骨盆边缘处显露并延长，避免损伤股神经。当需要进行关节囊缝合时，通过 T 形切口切开髋关节囊，可以看到股骨头；评估股骨颈与股骨后髁间的旋转程度，可以估算出股骨前倾角。评估确定缩短或脱位的程度，覆盖伤口，行股骨截骨术。

步骤 3

然后使用第 3 个外侧切口获得股骨近端骨膜下显露，进行股骨内翻缩短截骨术。股骨颈—股骨干角减小到 110°，部分矫正股骨前倾角（对前倾角的过度或完全矫正会导致肢体 /

足明显向外旋）。股骨缩短 1~2 cm，以利于关节复位。股骨截骨用 90°角钢板固定。

步骤 4

切除圆韧带、清除臼内容物和髋臼横韧带，复位股骨头。

步骤 5

术中透视确定髂骨外板的截骨位置。直骨刀置于关节囊上方的髂骨，截骨朝向 Y 形软骨内侧（图 11.4 b）。截骨一般位于关节上 1 cm（术中透视证实）。髂骨外侧皮层由前向后（从髂前下棘至坐骨切迹）切成一条直线。然后，用弧形骨刀置入外侧皮质截骨端，并在透视引导下推进至 Y 形软骨的内侧缘（图 11.4 c）。髂骨内板的前、后两端的截骨：髂前下棘处可以用大的咬骨剪进行截骨，坐骨切迹处可以使用骨刀、Lexel 咬骨钳或 Kerrison 咬骨钳截开（图 11.4 d）。一旦完成髂骨前、后角的截骨（通过内、外侧皮层），通过弧形骨刀，以 Y 形软骨为合页将髋臼截骨端向下翻（图 11.4 e、f）。准备三皮质骨块局部支撑，骨块可以取自髂骨或是股骨缩短的截骨块（图 11.4 g）。局部植骨可以进一步完善髋臼的截骨位置，并且因为髂骨内侧皮质完整，作为弹性合页，局部稳定，因此无须钢针固定（图 11.4 h）。

步骤 6

用 Barlow 动作验证髋关节的稳定性。在切除多余的关节囊后，用不可吸收 1 号缝线缝合关节囊。紧缩髋关节囊，以确保股骨头不会向后脱位。

步骤 7

单髋人字石膏固定术 6 周，髋关节处于 30°屈曲、30°外展和旋转中立状态。McNerney 等曾报道用这种综合方法治疗神经肌肉髋脱位的中期随访。

术后影像

见图 11.5。

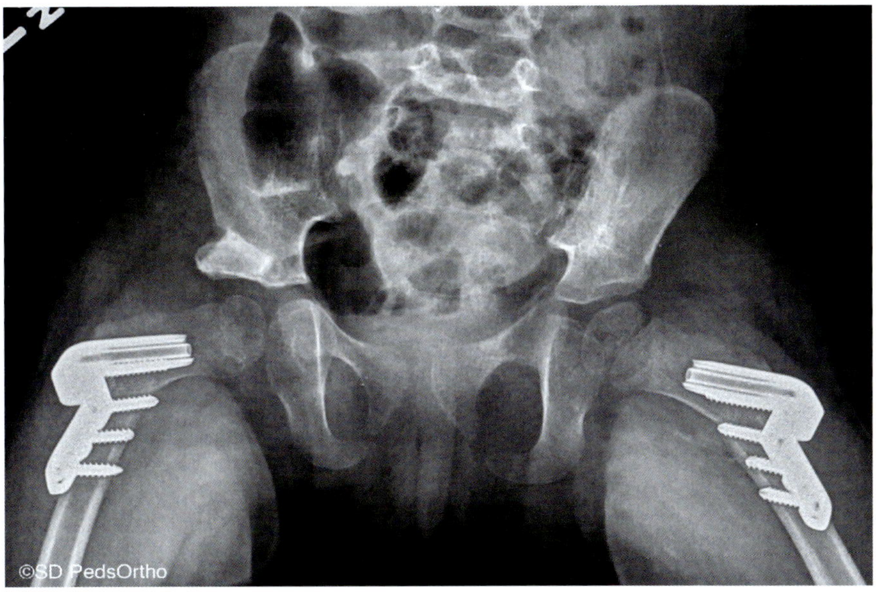

图 11.5　切开复位、关节囊成形、股骨和骨盆截骨术后，髋关节复位术后的 X 线片

改良 San Diego 截骨术治疗发育性髋脱位

由于这些患者的发育不良主要发生在髋臼的前、外侧，因此应将最大的骨移植物放置在前部（图 11.6）。这与 Pemberton 截骨术的覆盖范围相似。然而，由于髂骨内侧皮质是完整的，这种截骨术通常不需要针固定来维持髋臼矫正和植骨位置。

要点和陷阱

• 矫正软组织挛缩（内收肌、腰肌，常常还包括远端腘绳肌）是实现髋关节长期稳定的关键。

• 截骨尽量靠近关节进行，以优化髋臼的自由旋转（弯曲）。但是，髋臼上区应该有足够的骨，以确保截骨术在撑开时不会累及关节内。

• 过度矫正髋臼发育不良会导致病理性的髋臼体积的减少和股骨头的侧向挤压。

• 应适当缩短股骨截骨，以确保对股骨头没有过大压力，从而降低术后缺血性坏死的可能性。

• 如果髂内侧皮质中断，可能需要使用固定针维持移植物并获得适当的髋臼覆盖。

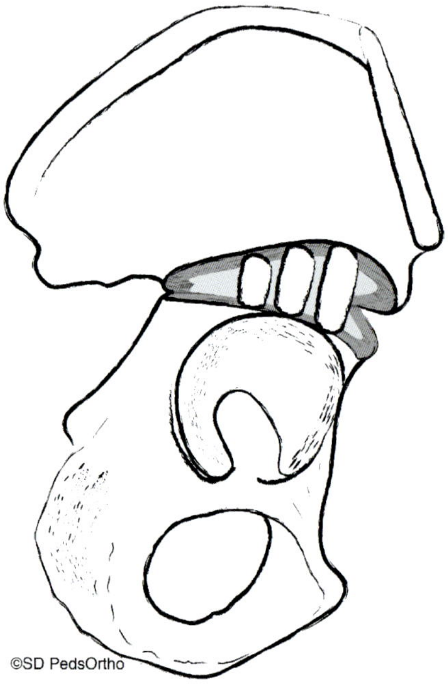

图 11.6 改良的 San Diego 髋臼成形术，可用于治疗典型前外侧髋臼缺损的发育性髋关节发育不良的患儿（它也可替代 Pemberton 截骨术）

适应证和禁忌证（表 11.1）

表 11.1 San Diego 截骨术（外侧髋臼成形术）的适应证和禁忌证

适应证
年龄：2~10 岁 Y 形软骨未闭合 髋臼发育不良（髋臼指数> 25°） 髋臼容积增大
禁忌证
骨骼成熟

致谢

感谢 J. D.Bomar，MPH，我们骨科学系的研究负责人及多媒体专家，在本章内容编纂中的付出和贡献。

参考文献

[1] Mubarak SJ, Valencia FG, Wenger DR. One-stage correction of the spastic dislocated hip. Use of pericapsular acetabuloplasty to improve coverage. J Bone Joint Surg Am. 1992;74(9):1347–1357.

[2] Kim HT, Wenger DR. Location of acetabular deficiency and associated hip dislocation in neuromuscular hip dysplasia: three-dimensional computed tomographic analysis. J Pediatr Orthop. 1997;17(2):143–151.

[3] McNerney NP, Mubarak SJ, Wenger DR. One-stage correction of the dysplastic hip in cerebral palsy with the San Diego acetabuloplasty: results and complications in 104 hips. J Pediatr Orthop. 2000;20(1):93–103.

第 12 章　Pemberton 截骨术（髋臼前外侧成形术）

Ken N. Kuo, Ting-Ming Wang

引言

Pemberton 截骨术是最初由 Pemberton 在 1965 年描述的关节周围骨盆截骨术。此截骨术广泛推荐用于髋臼发育不良的治疗以及儿童髋半脱位或髋脱位复位的联合手术。Pemberton 髋臼成形术的特点是在不完全髂骨截骨后，以 Y 形软骨为合页，对髋臼形态进行重塑。通过向前、下方向翻转，实现髋臼形态改变，以改善股骨头的前部和外侧的覆盖。与 Pemberton 截骨术类似的两种截骨术是 Dega 截骨术和 San Diego 截骨术，也是为了类似的目的而设计的。大多数有经验的小儿骨科医生可以通过 Pemberton 髋臼成形术达到比 Salter 截骨术更好的矫正效果，且不需要对截骨部位进行内固定。但不当的 Pemberton 截骨术也可导致 Y 形软骨的医源性损伤，可能导致 Y 形软骨过早闭合，导致髋臼表浅，这是一种严重并发症。另外，在我们之前的研究中，髋关节发育不良患儿在截骨后远端骨块过度下压，由于股骨头过度复位，会造成较高的股骨头坏死发生率。Pemberton 截骨术在过去 20 多年来一直是我们治疗发育性髋关节发育不良的标准手术操作。本章将一步步详细地演示这一过程。

简要病史

病例 1：患者为一名 7 岁女童，就诊前 6 个月有右侧腹股沟疼痛病史，在进行一定距离行走或剧烈运动时出现疼痛。日常活动没有受限。她的出生史和发育史完全正常。既往无髋关节相关病史。体格检查发现她的双髋活动自如，没有疼痛。

病例 2：患者为一名 2 岁女童，发现异常步态 6 个月，双下肢不等长 2 个月。没有髋关节发育不良病史。既往没有接受过治疗。足月出生，剖宫产。出生时体重 3200 g，没有围产期问题。生长发育史正常。疫苗如期接种。

术前影像

病例 1：见图 12.1。

病例 2：见图 12.2。

治疗目标

病例 1：采用 Pemberton 截骨术改善髋臼对右髋关节的覆盖情况。

病例 2：①中心复位髋关节；②采用

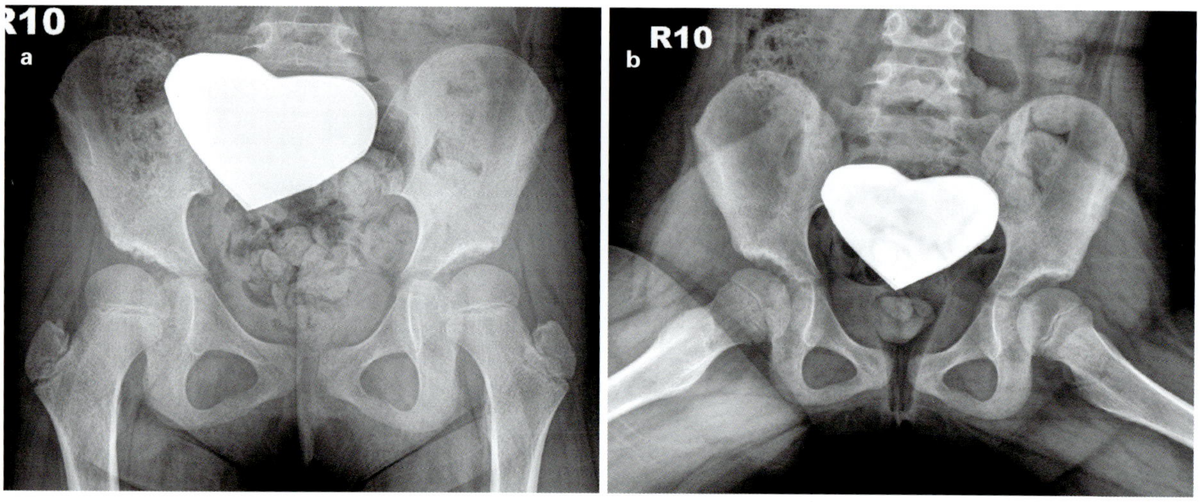

图 12.1 病例 1：7 岁女童，前后站立位片（a）、蛙式位片（b）显示右髋关节发育不良。髋关节复位良好。髋臼指数为右 30°、左 20°。右侧中心边缘角 12°，左侧为 22°

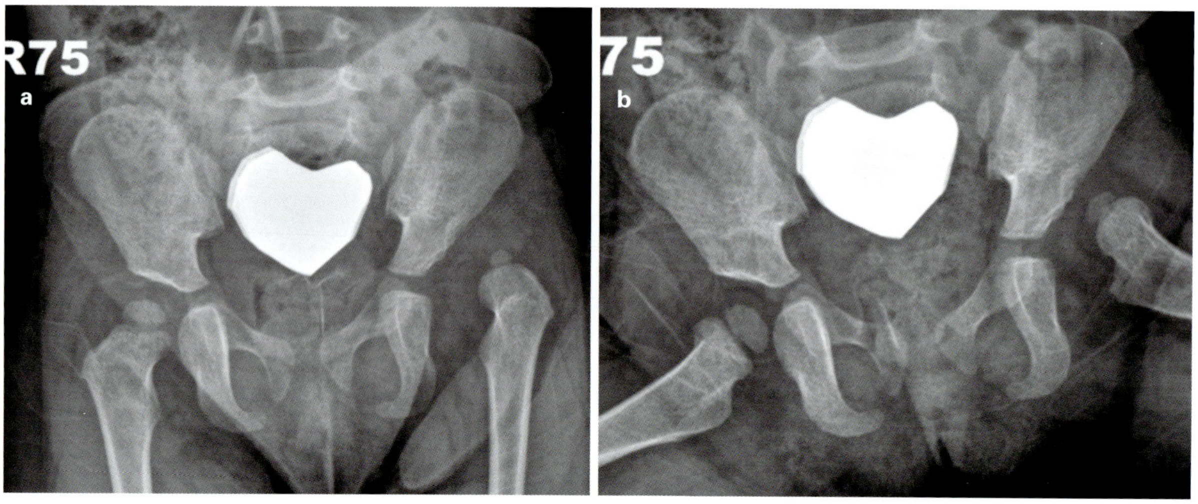

图 12.2 病例 2：2 岁女童，前后站立位片（a）显示左髋脱位，伴有显著的髋臼发育不良。蛙式位片（b）显示不可复位的左髋关节脱位

Pemberton 截骨术改善左髋关节髋臼的覆盖情况。

治疗策略

病例 1：治疗策略是在不打开关节的情况下，采用 Pemberton 截骨术增强髋臼的覆盖。

病例 2：治疗策略从经髂股入路切开股骨头复位开始。在清除髋臼内容物后，进行同心复位是至关重要的。在直视下将股骨头髋臼复位，测试髋在中立位、外展和内旋的稳定性。如果髋关节在中立位不稳定，但外展和内旋时稳定，则需要进行 Pemberton 髋臼成形术。如果即使在外展和内旋时也不能保持髋的稳定性，则应考虑另行股骨近端内翻和（或）旋转截骨术。

手术细节

入路和显露

该手术在仰卧位进行，臀部下方垫衬垫。行髂股前切口。应该避免直接在髂嵴做切口。然后确定缝匠肌和阔筋膜张肌之间的肌间隔，分离股外侧皮神经，它在这个肌间隔的深筋膜下向远侧延伸。小心切开筋膜，将股外侧皮神经近端和远端充分分离后，向内侧牵开。松解髂嵴腹外斜肌纤维，显露髂嵴。确定髂前上棘位置。等分髂嵴软骨：用拇指和食指确定髂嵴的位置，并在正中切开髂嵴隆起。用骨膜剥离子剥离髂嵴内、外侧骨骺，显露髂骨内外板。进一步填塞纱布，骨膜下剥离和止血。用骨膜剥离子将骨膜和髋关节外展肌从髂骨外板进一步剥离，直到清晰地看到髂前下棘。

Pemberton 截骨术

取出髂骨内、外板填塞的纱布。检查髂骨穿支血管出血情况，并止血，然后行 Pemberton 截骨术。首先，用小骨膜剥离子定位坐骨切迹，用牵开器保护包括坐骨神经在内的软组织。先行髂骨内板的截骨。用电刀描出内板截骨线。用小的直骨刀，在髋关节上方 1~1.5 cm 处开始内侧截骨，截骨线向下和向后方弯曲，指向坐骨切迹。切口线延伸至坐骨切迹的一半，止于骨盆髂骨入口的隆起处（图 12.3）。然后行外板截骨，它和内侧切口的起始点相

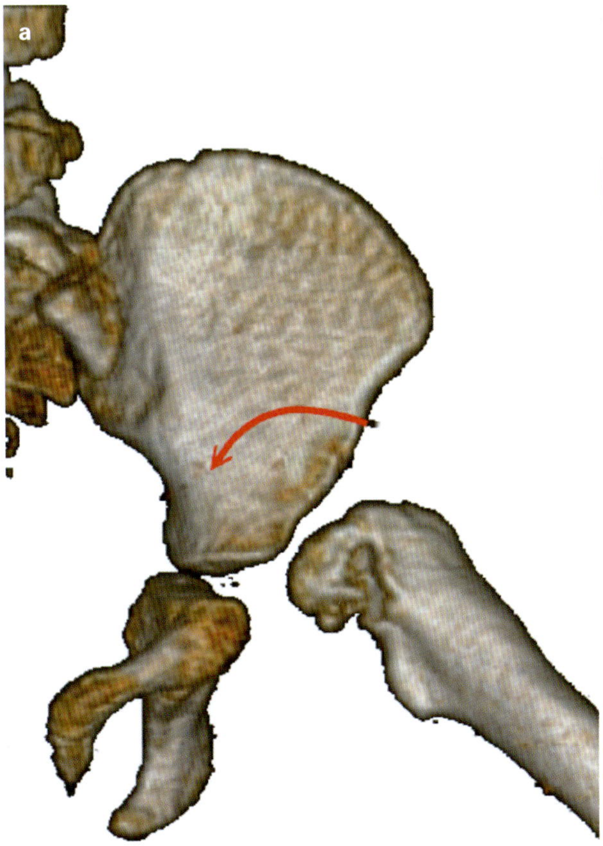

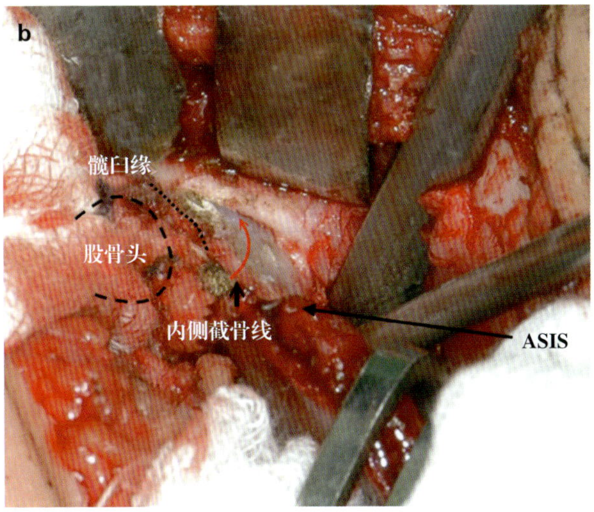

图 12.3　左髋关节髂骨内板截骨线。a. CT 显示截骨方向，截骨延伸至坐骨切迹的一半，止于骨盆髂骨入口的隆起处。b. 显示截骨方向的实际操作照片。ASIS，髂前上棘

同。以内侧切口线为参照，沿关节囊上方做外侧截骨（图 12.4）。沿截骨方向截断外板皮质，然后使用更宽的弯曲骨刀来完成截骨（图 12.5）。截骨面从上髋关节囊近端前部开始，沿内侧和外侧截骨线进一步截骨。随着截骨的推进，将骨体向远端翻转，检查向下移位的程度。若截骨部位开口超过 2~3 cm，则表示远截骨端已通过 Y 形软骨合页发生旋转，无须再向前推进。

然后，从同侧髂骨翼取楔形髂骨，植骨备用（约 35°楔形）。将一个毛巾卷放在膝关节下方，以保持髋关节在一个屈曲外旋的位置。用巾钳夹住远截骨端，使之向前、下方张开，以增加股骨头的覆盖范围。然后将三角形骨块插入截骨开口处（图 12.6）。多数情况下，截骨术植骨部位稳定，不需要内固定，尤其是年轻患者。如果骨移植物不稳定，可能需要用一根或两根克氏针固定。

切开复位

对于髋关节脱位或不稳定的患者，在进行 Pemberton 截骨术前必须切开复位。入路同上，以下是具体操作。

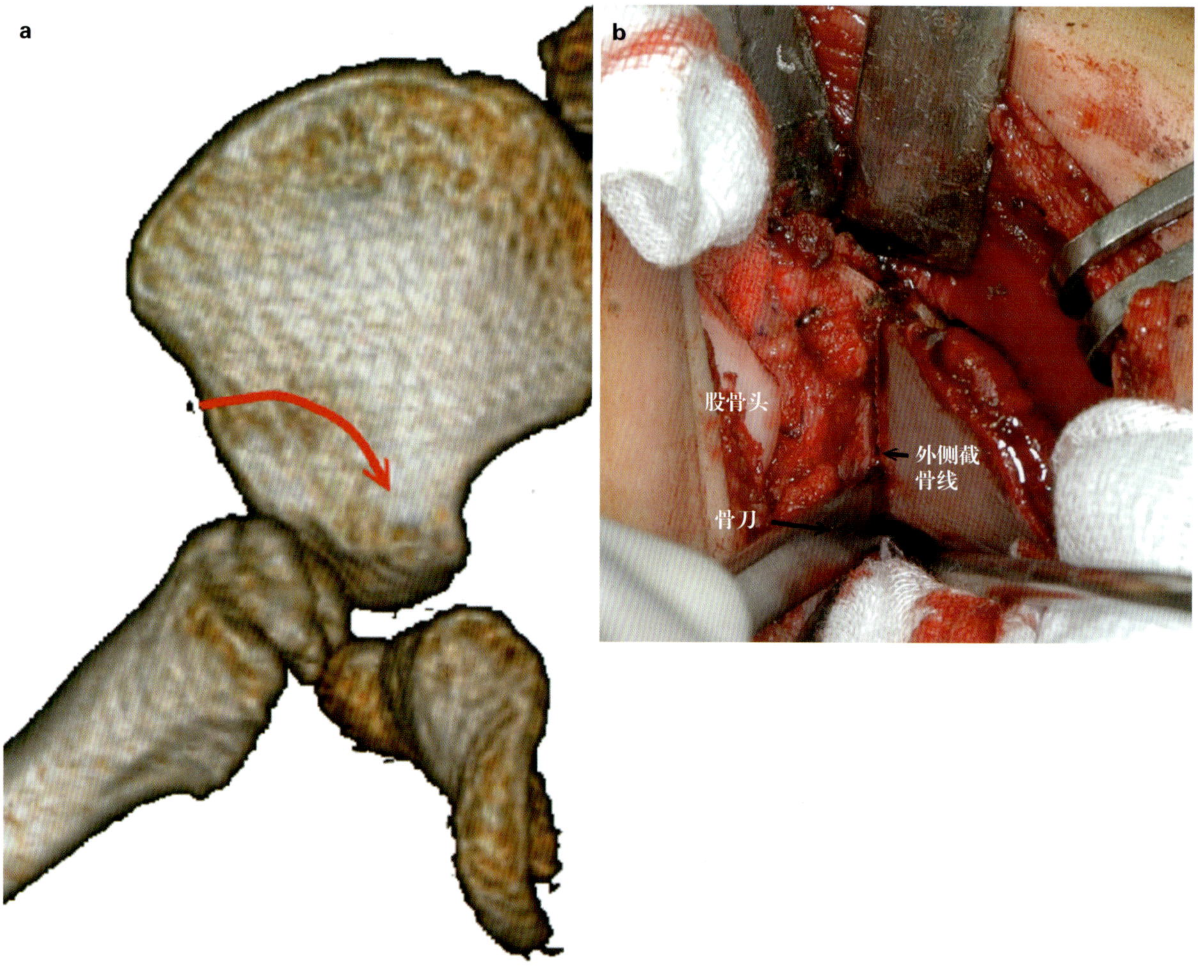

图 12.4 左髋关节髂骨外板截骨线。以内侧截骨线为参照，沿关节囊方向行外侧截骨。a.CT 显示截骨位置。b. 在实际操作照片中显示截骨方向

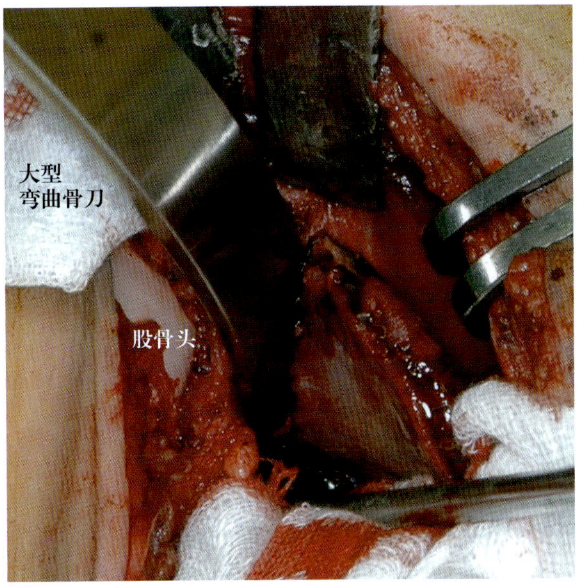

图 12.5　在内外板截骨完成后，使用更宽的弯曲骨刀完成截骨

股直肌腱和髂腰肌腱

分离髂前下棘，显露股直肌的直头，并在止点处切断，远端缝合标记以备修复。在髂骨内侧钝性分离显露髂腰肌，在骨盆前缘处找到腰肌腱。注意股神经血管束，它位于腰大肌的内侧，应该用钝性牵开器将其牵出并加以保护。切断髂腰肌的腱性部分。

髋关节切开复位术

显露关节囊，T 形切开关节囊。T 形切口的水平部分应平行于髋臼边缘，切开的上、下缘应该均为关节囊组织。T 形切口的垂直部分应平行于股骨颈，略高于股骨颈，以避免使用小的下囊瓣进行包囊缝合。在股骨头处锐性切断圆韧带，圆韧带指引向下至髋臼，将髋臼内的纤维脂肪组织全部切除。用手指在髋臼下缘触诊髋臼横韧带，显露并切开髋臼横韧带。在

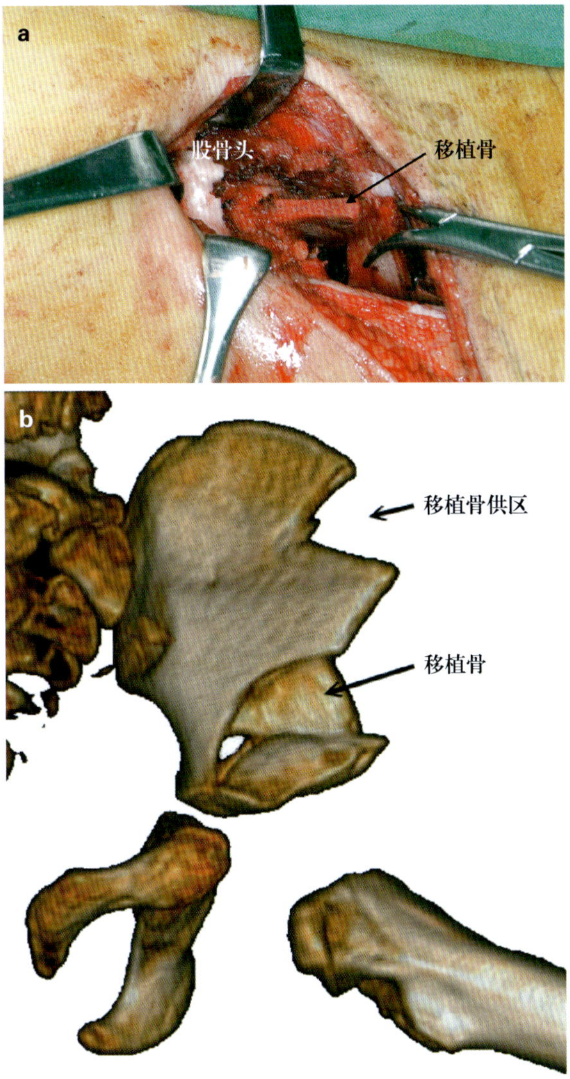

图 12.6　将三角形骨块插入截骨端。实际置入的移植骨（a）和 CT 显示在撑开处的移植骨（b）

直视下复位股骨头，测试髋关节在中立位及外展、内旋的稳定性。

关闭伤口

对于需要切开复位的患者，重叠缝合 T 形切开的关节囊，实现关节囊成形，多余的关节囊一般不需要切除。修复髂前下棘处的股直肌直头肌腱。修复髂骨骨骺并缝合关闭伤口。

术后护理

关闭伤口后行髋人字石膏固定患肢。固定在屈髋约 20°，外展约 30°，下肢旋转中立位或轻微内旋。在单纯 Pemberton 截骨术后，需用髋人字石膏固定 4 周。如果进行了联合切开复位手术，髋关节固定 6 周，随后使用髋关节外展支具或双下肢外展管型支具，使髋关节外展 30°，维持 4 周。如果用克氏针固定的患者，克氏针尾端位于皮外，可在去除石膏的同时拔除克氏针。

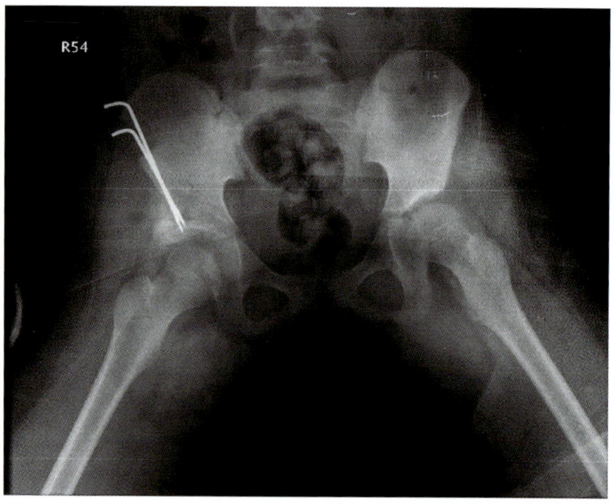

图 12.7 病例 1：石膏固定后的即刻 X 线片。截骨后覆盖良好。置入两根克氏针以保证植骨的稳定性。克氏针针尾弯曲，置于皮肤外，便于拆石膏时同时取出

术后影像

病例 1：见图 12.7 和图 12.8。

病例 2：见图 12.9 和图 12.10。

要点和陷阱

要点

- 截骨的厚度非常重要，应避免截骨进入关节。
- 一般不需要术中 C 臂透视。
- 我们在截骨进行过程中，我们会不断检查远端骨块的翻转程度及灵活性，直到达到矫形及覆盖效果。这不同于直接截骨到达 Y 形软骨末端。

陷阱

- 植骨脱出。
- 矫形过度可能导致股骨头撞击和骨坏死。
- Y 形软骨过早闭合。
- 骨盆撑开截骨后导致的肢体延长，但长期随访发现，大部分可自发塑形矫正。

适应证和禁忌证（表 12.1）

表 12.1 Pemberton 截骨术（髋臼前外侧成形术）的适应证和禁忌证

适应证
发育性髋关节脱位
髋关节发育不良伴开放 Y 形软骨
LCP 病伴有股骨头外侧半脱位
神经肌肉疾病继发的髋臼前外侧缺损
髋关节感染的后遗症，股骨头半脱位
禁忌证
Y 形软骨闭合
未复位的髋关节
股骨头畸形
髋臼容积小
活动性感染 / 骨髓炎

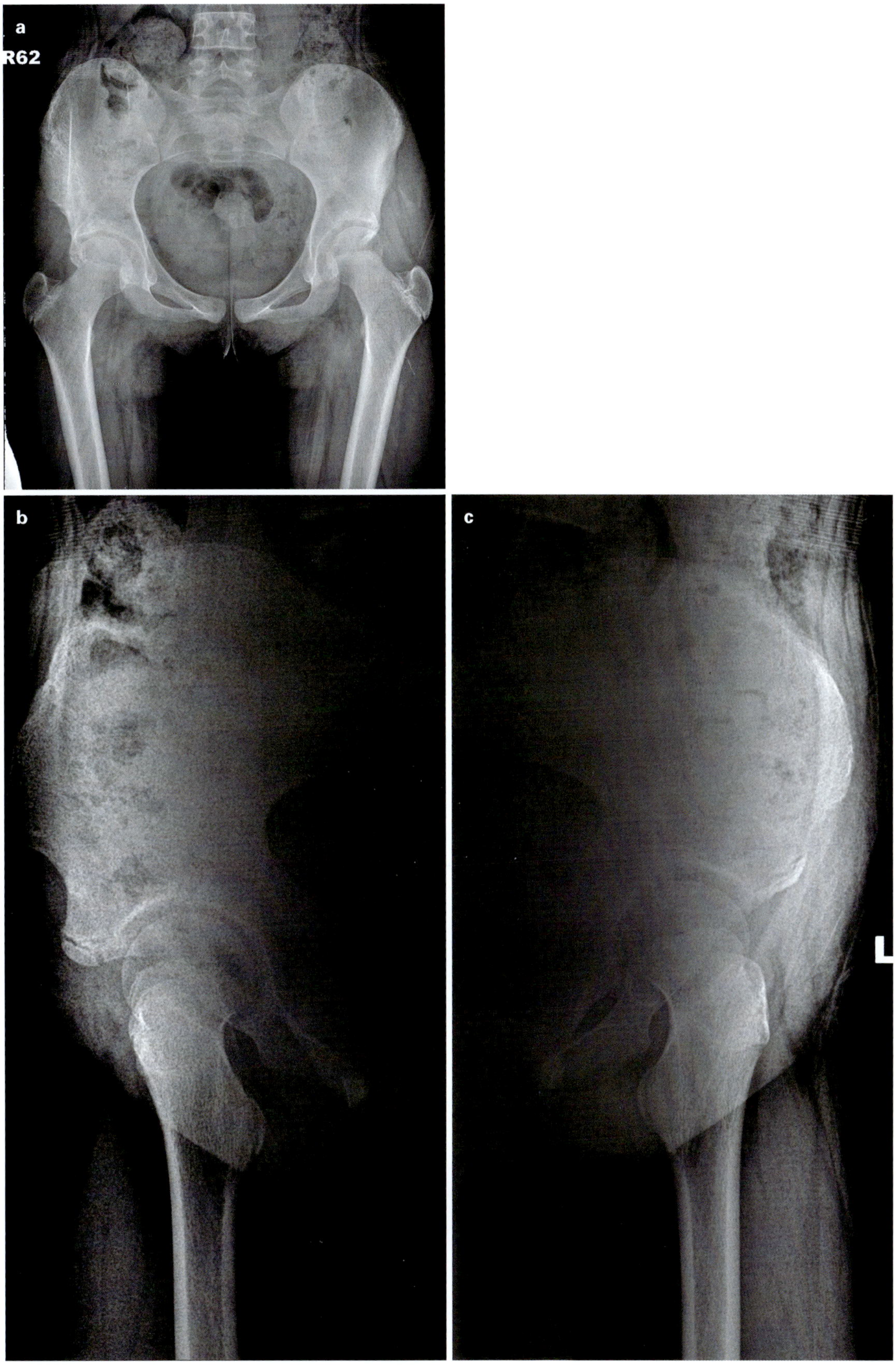

图 12.8　病例 1：4 年半后复查正位 X 线片（a）和假斜位 X 线片（b、c）。右髋关节 X 线片（b）和左髋关节 X 线片（c）对比，显示髋臼覆盖良好

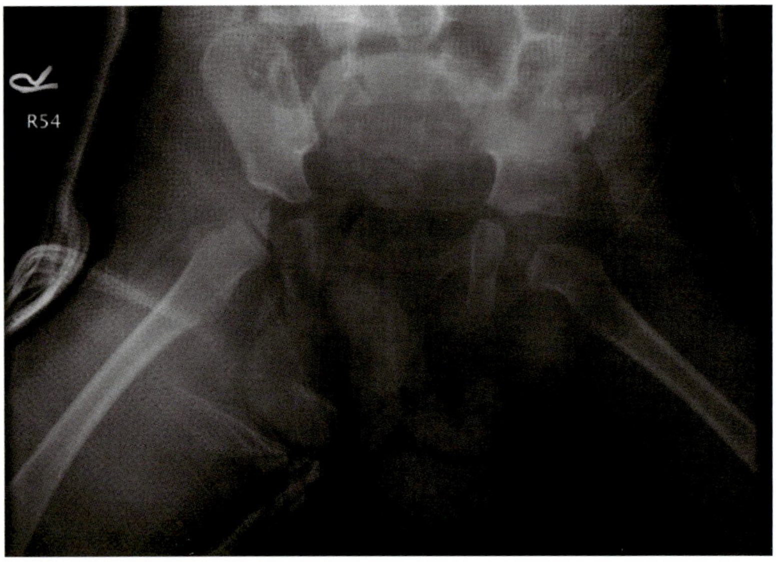

图 12.9 病例 2：术后即刻 X 线片，髋关节复位，覆盖满意

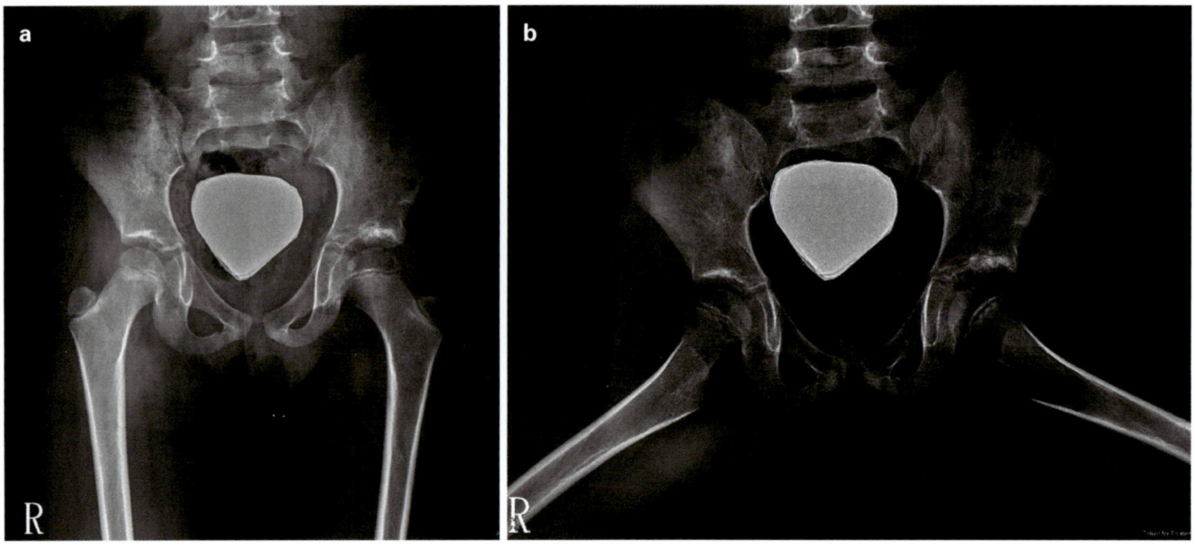

图 12.10 病例 2：术后 5 年站立正位 X 线片（a）和蛙式位 X 线片（b）显示，复位和髋臼覆盖满意

推荐阅读

[1] Coleman SS. The incomplete pericapsular (Pemberton) and innominate (Salter) osteotomies; a complete analysis. Clin Orthop Relat Res. 1974;98:116–123.

[2] Pemberton PA. Pericapsular osteotomy of the ilium for treatment of congenital subluxation and dislocation of the hip. J Bone Joint Surg Am. 1965; 47:65–86.

[3] Huang SC, Wang TM, Wu KW, Fang CF, Kuo KN. Pemberton osteotomy for acetabular dysplasia. JBJS Essent Surg Tech. 2011;1(1):e2. https://doi.org/10.2106/JBJS.ST.K.00003.

[4] Vedantam R, Capelli AM, Schoenecker PL. Pemberton osteotomy for the treatment of developmental dysplasia of the hip in older children. J Pediatr Orthop. 1998;18(2):254–258.

[5] Wu KW, Wang TM, Huang SC, Kuo KN, Chen CW. Analysis of osteonecrosis following Pemberton acetabuloplasty in developmental dysplasia of the hip: long-term results. J Bone Joint Surg Am. 2010;92(11):2083–2094.

第13章 Pembersal截骨术

Ayşegül Bursalı, Timur Yıldırım

引言

未经治疗的高位髋关节脱位可引起严重的身体残疾和心理问题。可导致过早的骨性关节炎、疼痛和活动受限。髋关节发育不良的治疗应该尽早开始，在出生后第6~7周开始，从而使髋关节接近正常发育。髋关节的再塑形能力是有限的，特别是在4岁后开始治疗的患者。对于年龄较大的儿童，治疗选择有限，通常需要复杂的外科手术。Pembersal截骨术是一种较为认可的手术技术，通过单一截骨术提供了髋臼的矫正。此外，不需要进行二次手术去除内固定，因为并不常规应用克氏针固定。Pembersal截骨后，与Salter截骨一样，闭孔在骨盆前后位X线片上显示不对称。这证明了髋臼方向的改变。除了方向改变外，像Pemberton截骨一样，还会加深髋臼的深度。Pembersal截骨术与Salter截骨术的区别在于，在Pembersal截骨术中，骨盆内柱保持完整，截骨线呈弧形，无须克氏针固定。Pembersal截骨术和Pemberton截骨术的区别在于，在Pembersal截骨术中，截骨骨刀会通过Y形软骨。

简要病史

患儿在8岁6个月的时候首次就诊，表现为双侧跛行。父母诉孩子已经被诊断为髋关节发育不良（DDH），但没有接受任何治疗。体格检查显示双髋Trendelenburg步态阳性，外展明显受限。影像学检查提示右髋Tönnis 3级脱位，左髋Tönnis 4级脱位。测量髋臼指数（AI）角，右髋为51°，左髋为50°。右股骨头为球形，左股骨头变形。双侧髋臼增大，表浅，髋臼陡直。

术前影像

术前计划对两个髋关节进行切开复位手术（图13.1）。

治疗目标

治疗的主要目标是通过尽可能多地矫正髋

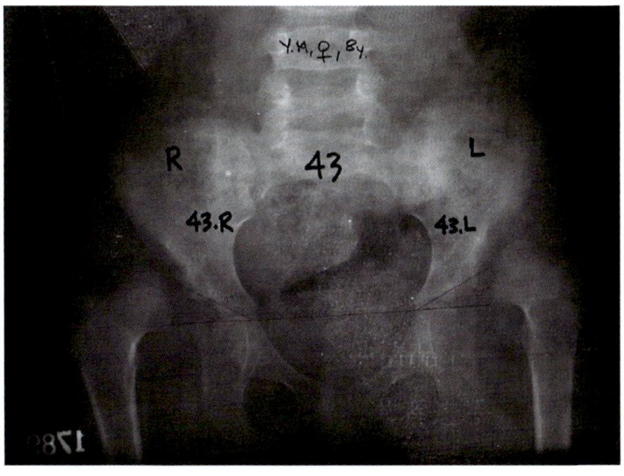

图13.1 双侧髋关节脱位的前后位X线片。右侧髋3级脱位，左侧4级脱位

臼指数，获得一个接近水平的关节面，获得无痛的、活动良好的髋关节，使其能够正常行走且不残留跛行。

治疗策略

Pembersal 截骨术可以像 Pemberton 截骨术一样加深髋臼，也可以像 Salter 截骨术一样改变髋臼方向。通过 Salter 和 Pemberton 截骨术矫正髋臼指数约 15°，然而，对于患有中度到重度发育不良且年龄较大的儿童，这通常是不够的。虽然 Steel 三联截骨术可以获得更好的角度矫正，但由于缺乏适当的髋臼加深，它可能会有股骨髋臼不稳定。Steel 截骨术包括 3 个切口和 3 个单独的截骨术。因此，由于手术切口和截骨术的数量、手术时间的延长和出血量的增加，其感染风险也相应增加。同时，Pembersal 截骨术通过坐骨内的部分或青枝骨折以及通过耻骨联合和 Y 形软骨为合页进行矫正。此外，通过重塑髋臼，使其形状与股骨头更好地匹配。另一个优点是不需要克氏针固定。

手术细节

Pembersal 截骨术

以仰卧位进行手术。可以使用 Bikini 切口。当计划行股骨短缩和去旋转时，也可采用 Watson-Jones 入路。Watson-Jones 入路的瘢痕组织会相对明显。

显露

Bikini 切口从髂前上棘的近端开始，一直延伸到耻骨结节。切开皮肤及皮下组织后，通过阔筋膜张肌与缝匠肌之间的间隙进入，显露股直肌的起点。切断股直肌髂前下棘的止点，并缝线标记。剥离关节囊前方的髂囊纤维，然后在骨盆边缘切断髂腰肌腱。进一步显露关节囊，T 形切开：水平切口平行于髋臼，自后上至内下；垂直切口平行于股骨颈。这样能很好地显露髋关节。然后，检查股骨头的形状，有无软骨损伤、颈部前倾或后倾、髋内翻或外翻畸形。同时，评估髋臼顶、髋臼壁及其深度、横韧带和盂唇结构。在未接受治疗的年龄较大的儿童中，圆韧带通常退化或破裂。去除残余的圆韧带。切开髋臼横韧带。纵向劈开髂骨骨骺，向两侧剥离髂骨骨膜。Hohmann 牵开器放置在坐骨切迹处。此时，髂骨内外板、耻骨上支和部分坐骨应该可以看到。取髂骨骨块，植骨备用。

截骨术

截骨术使用弧形骨刀，从离髂前下棘近端 1~1.5 cm 处开始，平行于髋臼，止于坐骨（图 13.2 和图 13.3）。截骨保持与髋臼边缘平行。截骨应尽可能靠近内壁，以减少进入关节的机会。此外，可以将一根手指放置在髋臼内，以进一步保证骨刀的方向。在截骨过程中，没有必要辨识 Y 形软骨。一旦髋臼可以很容易地用骨刀撬动，截骨就完成了。利用在髂前下棘中通过放置的骨刀和巾钳将髋臼块向下、向外和向前翻转。与 Salter 截骨术不同的是，不需要使用 4 字体位就可以转动髋臼。截骨的合页包括坐骨内的青枝骨折、耻骨联合和 Y 形软骨（图 13.4）。骨盆截骨端向前、下方旋转。术中透视和 X 线片证实截骨矫形位置。局部骨移植

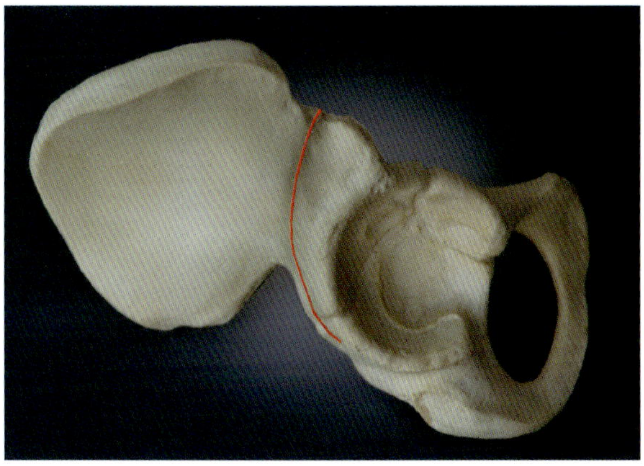

图 13.2　髋臼发育不良模型上模拟髂骨截骨线

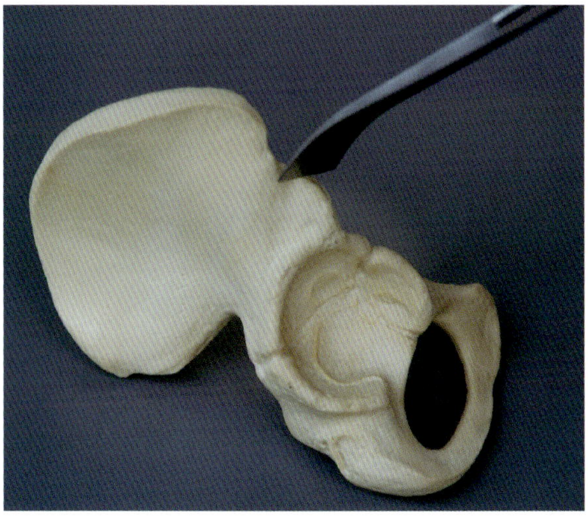

图 13.3　平行于髋臼放置弧形骨刀

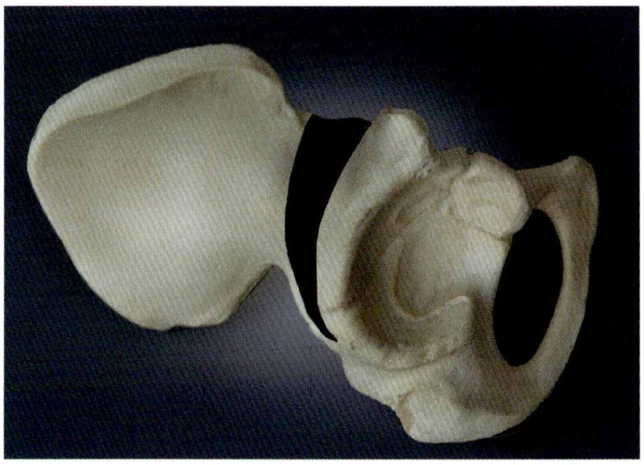

图 13.4　植骨后的截骨位置

可以进一步优化矫形和髋臼的覆盖。如果需要外侧覆盖，植骨片应在外侧到内侧方向放置，而如果需要更多的前部覆盖，植骨块应在前外侧到后内侧方向放置。根据矫形需要，将植骨块修剪成形并楔入截骨端。然后进行髋关节稳定性检查。植骨后，截骨稳定，一般不需要克氏针固定。

如果股骨头能复位并在臼内保持稳定，则在切除冗余的关节囊后，采用 0 号或 1 号 Vicryl 缝线缝合关节囊。恢复股直肌止点附着。一般不应为复位股骨头，而在盂唇做放射状切开或切除。用 1 号或 2 号可吸收缝线缝合髂骨骨骺。软组织关闭并缝合。采用髋人字石膏固定。

如果股骨头很容易复位并且稳定，那么就不需要进行股骨手术。如果由于前倾或后倾增加、髋外翻或髋内翻畸形或高脱位而无法实现稳定复位，则在小转子下方行股骨截骨术，以缩短和矫正旋转对线。当需要缩短时，根据髋臼上缘到股骨头顶部的距离，确定缩短程度。术后采用钢板固定（图 13.5 和图 13.6）。

术后 26 年（图 13.7），未发现退行性改变。股骨头覆盖充分。右髋颈干角 120°，左髋颈干角 110°。双侧 Trendelenburg 步态阴性，中心边缘角 30° /30°，Tönnis 角 12° /10°。

体格检查：双侧 Trendelenburg 步态阴性；髋关节屈曲 90°（右）/100°（左）；双侧外展

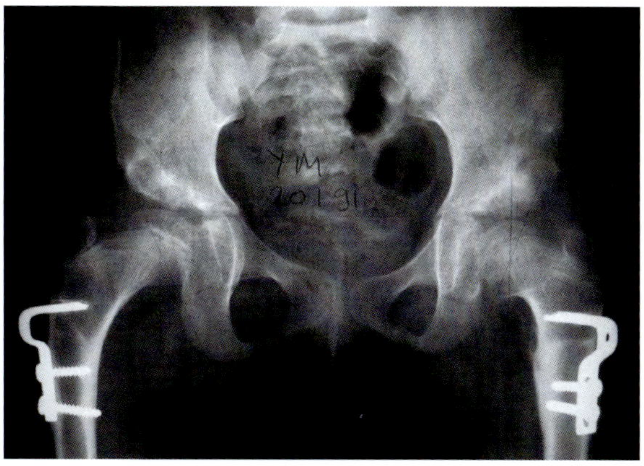

图 13.5　术后早期正位 X 线片。行切开复位联合 Pembersal 截骨术、股骨缩短 3 cm，先行右侧手术，后行左侧手术

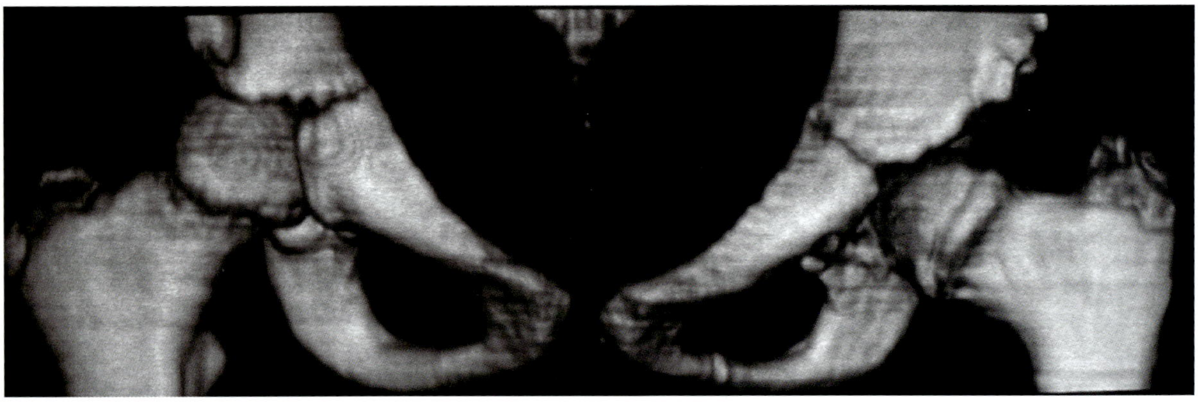

图 13.6 术后 9 年骨盆 CT

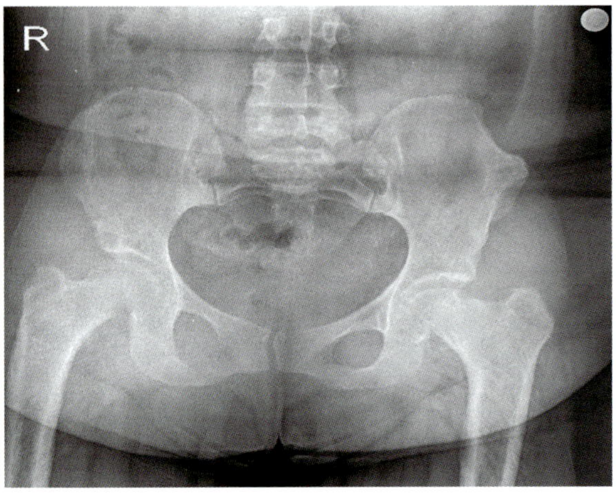

图 13.7 术后 26 年，骨盆前后位 X 线片

45°；内旋 30°（右）/40°（左）；双侧撞击试验阴性，体重 100 kg。她现在是一名 11 岁女孩的母亲。

要点和陷阱

• 截骨术适用于髋关节发育不良或脱位伴有较大髋臼需要髋臼成形的 4~10 岁患者。

• 由于有 Y 形软骨损伤的风险，Pembersal 截骨术不是小龄儿童的首选。然而，在中度髋臼发育不良、髋臼容积较大的情况下，Pembersal 截骨术可同时改变髋臼和髋臼形态。

• 由于骨骼弹性降低，手术对 10~11 岁以上的儿童效果不佳。

• 虽然术中可以使用透视，但不是绝对必需的。为了避免截骨进入关节，必须使截骨靠近内板。另外，可以将手指放置在髋臼内，以明确截骨方向。

由于截骨成形后可能导致髋臼容量发生变化，因此若股骨头较大，它可能不是最佳的选择。

适应证和禁忌证（表 13.1）

表 13.1 Pembersal 截骨术的适应证和禁忌证

适应证
4~10 岁的髋臼发育不良或发育性髋脱位，臼大头小
禁忌证
＜4 岁的发育性髋脱位或发育不良 头臼明显不匹配 髋关节僵硬

推荐阅读

[1] Bursalı A, Tonbul M. How are outcomes affected by combining the Pemberton and Salter osteotomies? Clin Orthop Relat Res. 2008;466(4):837–846.

[2] Marafioti RL, Westin GW. Factors influencing the results of acetabuloplasty in children. J Bone Joint Surg Am. 1980;62(5):765–769.

[3] Perlik PC, Westin GW, Marafioti RL. A combination pelvic osteotomy for acetabular dysplasia in children. J Bone Joint Surg Am. 1985;67(6):842–850.

第 14 章　Y 形软骨闭合后的髋臼成形术

Emily K. Schaeffer, Kishore Mulpuri

引言

髋关节外侧移位是神经肌肉疾病的常见病理，表现为进行性的移位或脱位、髋臼发育不良、疼痛和功能下降，可能需要髋关节手术治疗。Dega 截骨术是常见的矫正髋臼发育不良和最大限度地覆盖股骨头的方法。对于 Y 形软骨已经闭合的年长患儿，通常需要更复杂的髋臼周围截骨术。然而，Dega 截骨术是一种简单而有效的、治疗神经肌肉性髋脱位的手术方法，即使在 Y 形软骨闭合的情况下，有时仍可采用。目前已有大龄患儿应用这种截骨方式的文献报道，可应用于不可行走和可行走的脑瘫患儿。在我们展示的这个病例，Y 形软骨已闭合，患儿由于髋关节脱位引起的疼痛，已无法行走，我们对该患儿采用了 Dega 截骨联合股骨内翻去旋转截骨术。

简要病史

一名 14 岁 7 个月的女性患者，没有语言能力，22q13 染色体缺失，自闭症、发育迟缓、癫痫。大肌肉运动功能分类系统（GMFCS）Ⅱ级。她在 12 岁 8 个月时因溃疡性结肠炎接受了全腹部结肠切除术、部分直肠切除术和回肠造口术，并继续接受结肠造口术。她的父母发现她的行动能力和步态急剧下降后，出现了外移 50% 的右髋关节发育不良（图 14.1）。由于她没有语言能力，她的父母一直用食欲、睡眠和行动能力下降作为疼痛的指标，即使疼痛她在很长一段时间内都能独立走动。我们决定行右股骨内翻去旋转截骨术（VDRO）、双侧内收肌松解术和右骨盆 Dega 截骨术。在术前最后一次就诊时，她的疼痛症状明显加重，虽然之前可以走动，但现在由于疼痛只能依赖轮椅。右髋关节内旋 40°、外旋 40°、外展 45°，左髋关节内旋 30°、外旋 45°、外展 55°。她的左、右腘角分别为 30°和 50°。右髋后上方半脱位，股骨头囊变（图 14.2）。

手术照片和术中透视所示的是另一例接受了相同手术方式的不同患者。为了便于参考，我们还提供了该患者的骨盆前后位 X 线片（图 14.3）。患者是一位 13 岁 7 个月的男性，痉挛性四肢瘫、Y 形软骨闭合，接受股骨近端 VDRO 和左骨盆 Dega 截骨术。我们之所以选择另外这个病例，是因为我们有手术后 2 年的完整随访，但没有术中摄影。

术前影像

见图 14.1~ 图 14.3。

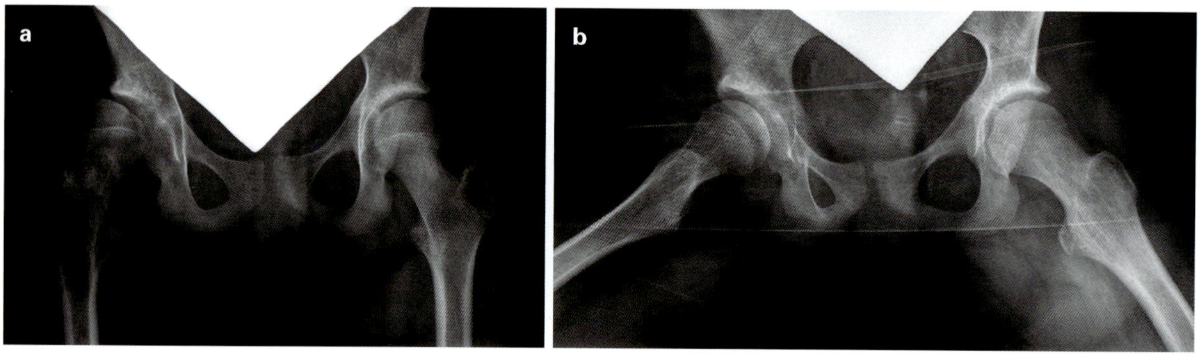

图 14.1 a. 骨盆正位 X 线片显示右髋关节中度半脱位伴右髋臼发育不良。在中立位，右股骨头覆盖不良。b. 骨盆蛙式侧位 X 线片显示右髋可复位

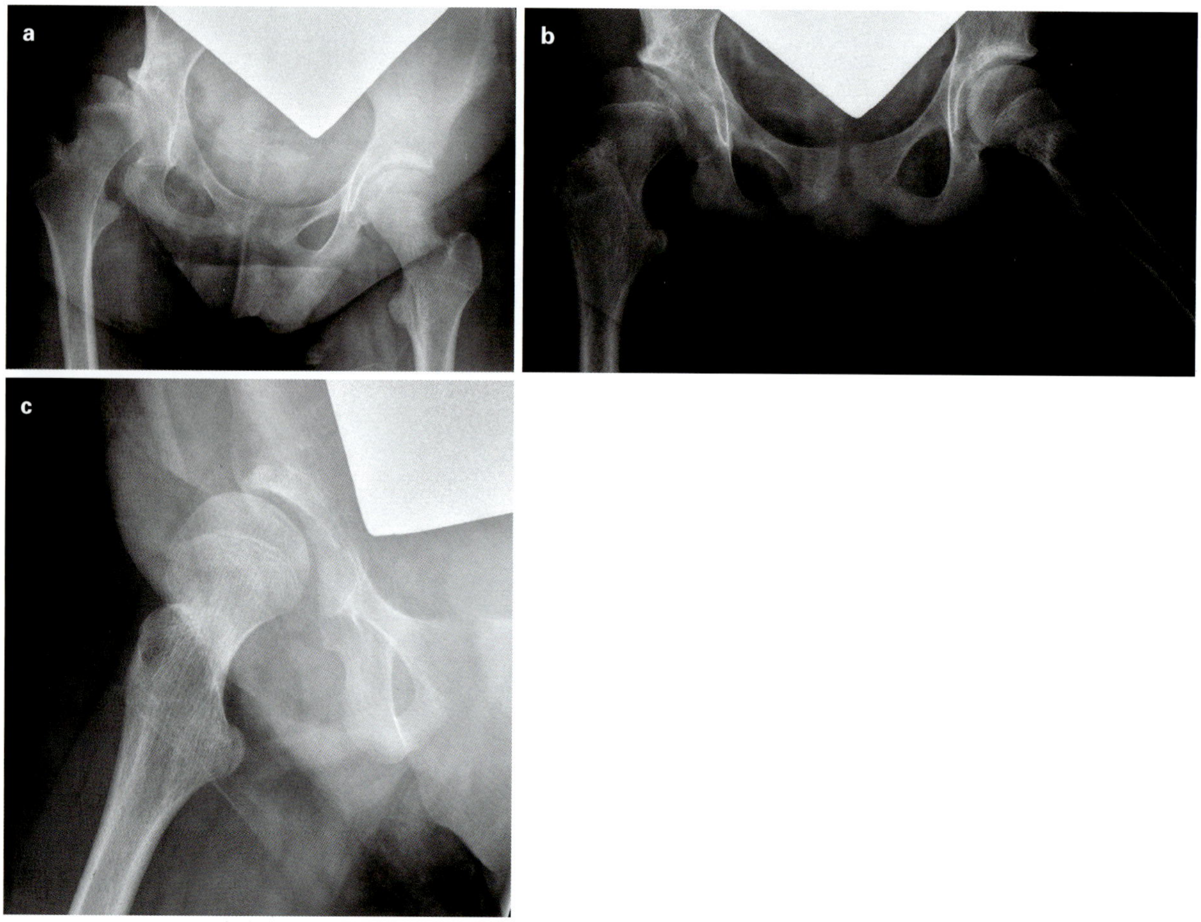

图 14.2 站立正位 X 线片（a）、仰卧正位 X 线片（b）和外展位 X 线片（c）显示右髋关节持续上外侧半脱位。在外展位，股骨头仍有 50% 未包容。右髋关节上间隙明显狭窄

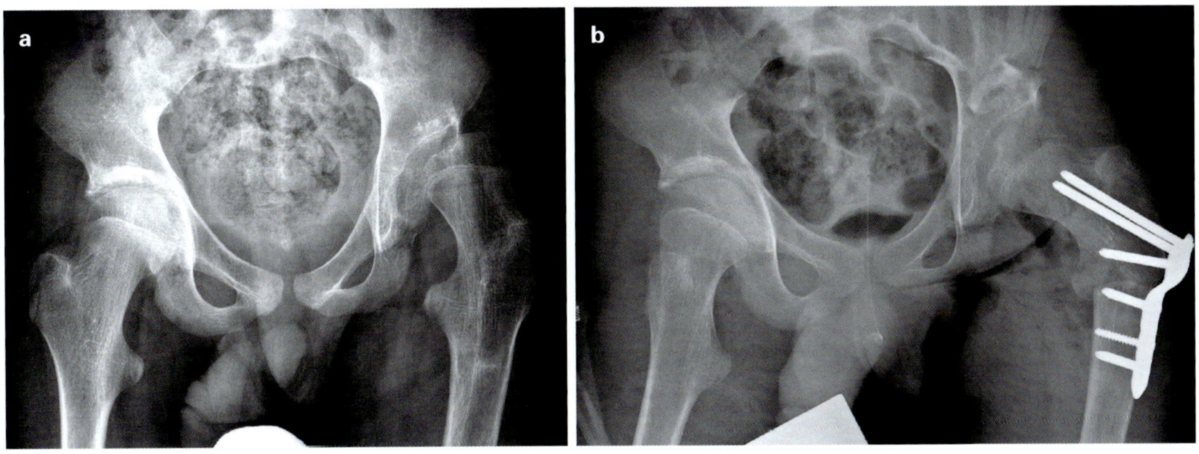

图 14.3　a. 患者术前正位 X 线片，左侧股骨头明显上外侧移位，左髋臼顶向上倾斜，覆盖范围 < 50%。b. 术后正位 X 线片，股骨头复位，髋臼形态改善

治疗目标

改善股骨头的覆盖。

最大限度地减少关节软骨的剪切应力，以降低关节炎的发展速度。

恢复行走能力。

减少与髋关节半脱位相关的疼痛。

治疗策略

治疗策略包括：通过股骨短缩旋转截骨，使股骨头复位髋臼内；通过骨盆截骨术，最大限度地恢复股骨头覆盖、稳定髋关节。Dega 截骨术是一种重建性的截骨方式，截骨端一般是以 Y 形软骨为合页旋转，以增加髋关节后外侧的覆盖。髋臼后外侧的缺损为脑瘫髋脱位最常见部位。当 Y 形软骨闭合后，可选择手术方式包括 Bernese 髋臼周围截骨。然而，有证据表明 Dega 截骨术也可用于 Y 形软骨闭合的脑瘫患者。Roposch 报道了 41 例神经肌肉性髋脱位患者，均行 Dega 截骨术。其中 9 例髋关节 Y 形软骨闭合。Robb 认为可能由于脑瘫患者的髋臼周围骨相对容易变形，使得使用 Dega 截骨等技术成为可能；作者报告了 47 例 Y 形软骨闭合的患者，行 Dega 骨盆截骨术并行股骨内翻去旋转截骨术，结果满意。

手术细节

Dega 截骨术

在骨盆截骨前，首先行股骨近端内翻去旋转截骨。在髂嵴旁 1 指处做纵向弧形切口，远端过髂前上棘水平，切开皮肤，深层肌肉分离采用 Smith–Petersen 入路（图 14.4 b）。通过电凝显露髂嵴（图 14.4 c），确认缝匠肌和阔筋膜张肌间隙，切开筋膜，然后用剪刀进一步分离，钝性分离筋膜间隙。将缝匠肌拉向内侧，筋膜张肌拉向外侧，髂前下棘水平显露股直肌腱直头，予以切断，断端缝线标记。充分显露髋关节囊，并辨认股直肌反折头。从前向后纵向劈开髂嵴骨骺，至关节囊的顶部（图 14.4 d）。用 Cobb 剥离器剥离内、外板骨膜，至坐骨大切迹。在切迹处放置一个牵开器以保护坐骨神经。然后使用开口向上咬骨钳，将后柱开槽（图 14.5 a）。然后开始前方的截骨操

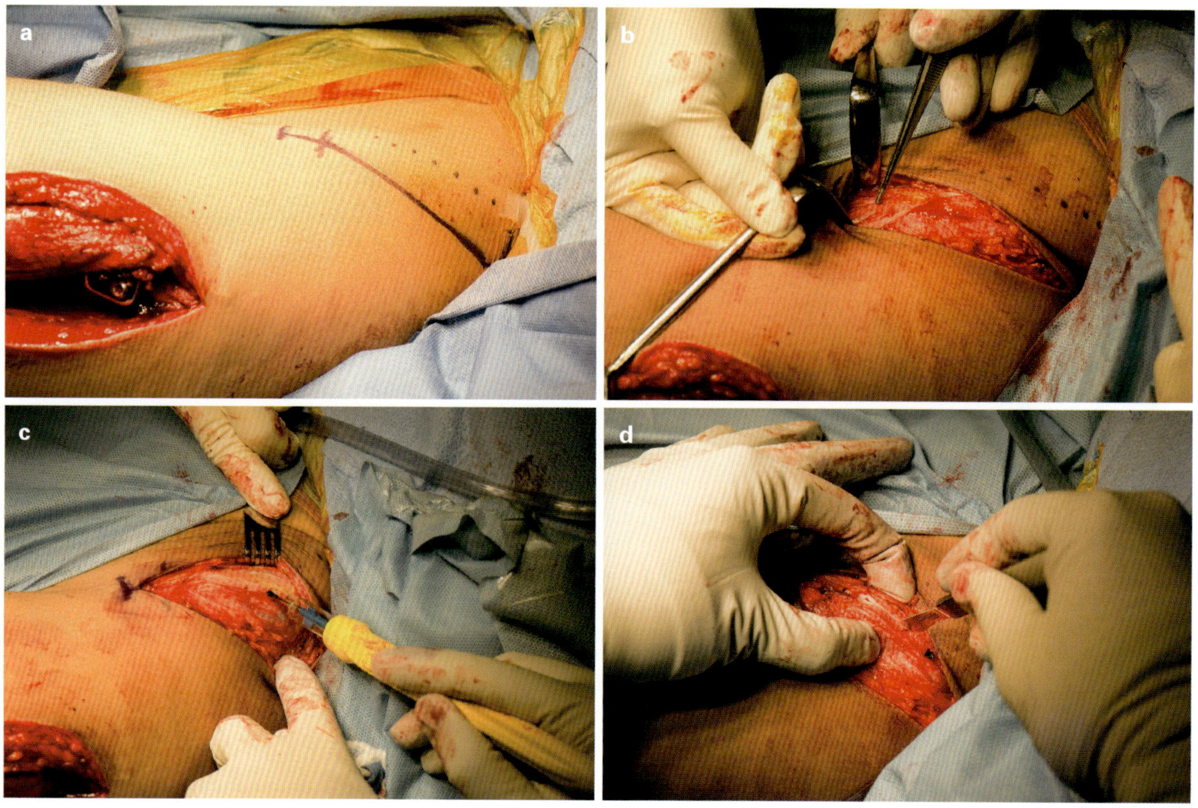

图 14.4 截骨术切口位置（a）和显露股外侧皮神经（b）。显露髂嵴（c），劈开髂嵴骨骺（d）

作，显露髂骨内板，透视下，标出前方截骨的合适位置，然后用弧形骨刀在髂前下棘近端，从前向后截开 2 cm。用电凝标记平行于髋臼顶部的髂骨外板截骨线，距离臼顶 1.5 cm。用直头磨钻加深截骨线（图 14.5 b），然后用弧形骨刀进行外板和内板的同时截骨，远端位于泪滴中线水平（图 14.5 c、d）。然后用 1 in 的宽骨刀将截骨端下压，以达到股骨头充分覆盖，用椎板撑开器将前方截骨端撑开（图 14.6 b），将股骨截骨块放置于截骨端的后外侧间隙（图 14.6 c、d）。如果没有做股骨截骨，则可以使用同种异体骨。植骨块根据需要调整形状。完成植骨后，测试截骨术的稳定性，以确定是否需要内固定。另外，可取髂骨局部加强植骨。再次检测截骨术的稳定性，以确定是否需要内固定。恢复股直肌在髂前下棘上的附着。缝合髂骨骨骺及浅层筋膜。然后，在髋关节轻度内旋和外展屈曲的情况下，应用髋人字石膏或支具固定（图 14.7）。

术中照片和荧光镜检查

见图 14.4~ 图 14.6。

术后影像

见图 14.3 b、图 14.7 和图 14.8。

要点和陷阱

• 在手术过程中，截骨可能导致髂骨内板连续性中段，即使这样也不用太担心，因为髂

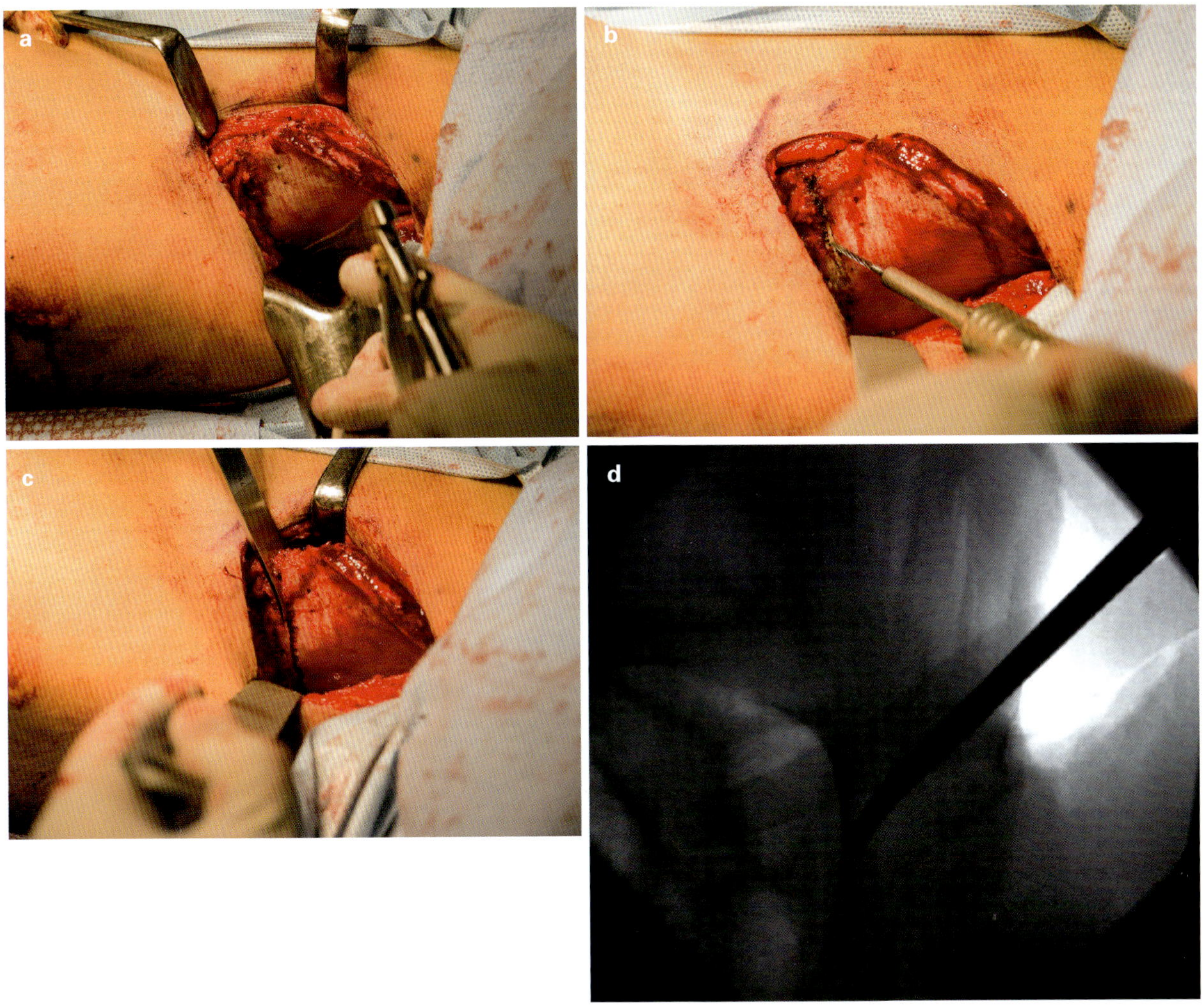

图 14.5　a. 在坐骨切迹处放置牵开器并使用开口向上的咬骨钳。b. 使用直头磨钻，加深平行于髋臼顶部的髂骨外板截骨线。c、d. 弧形骨刀完成从外板到内板的截骨

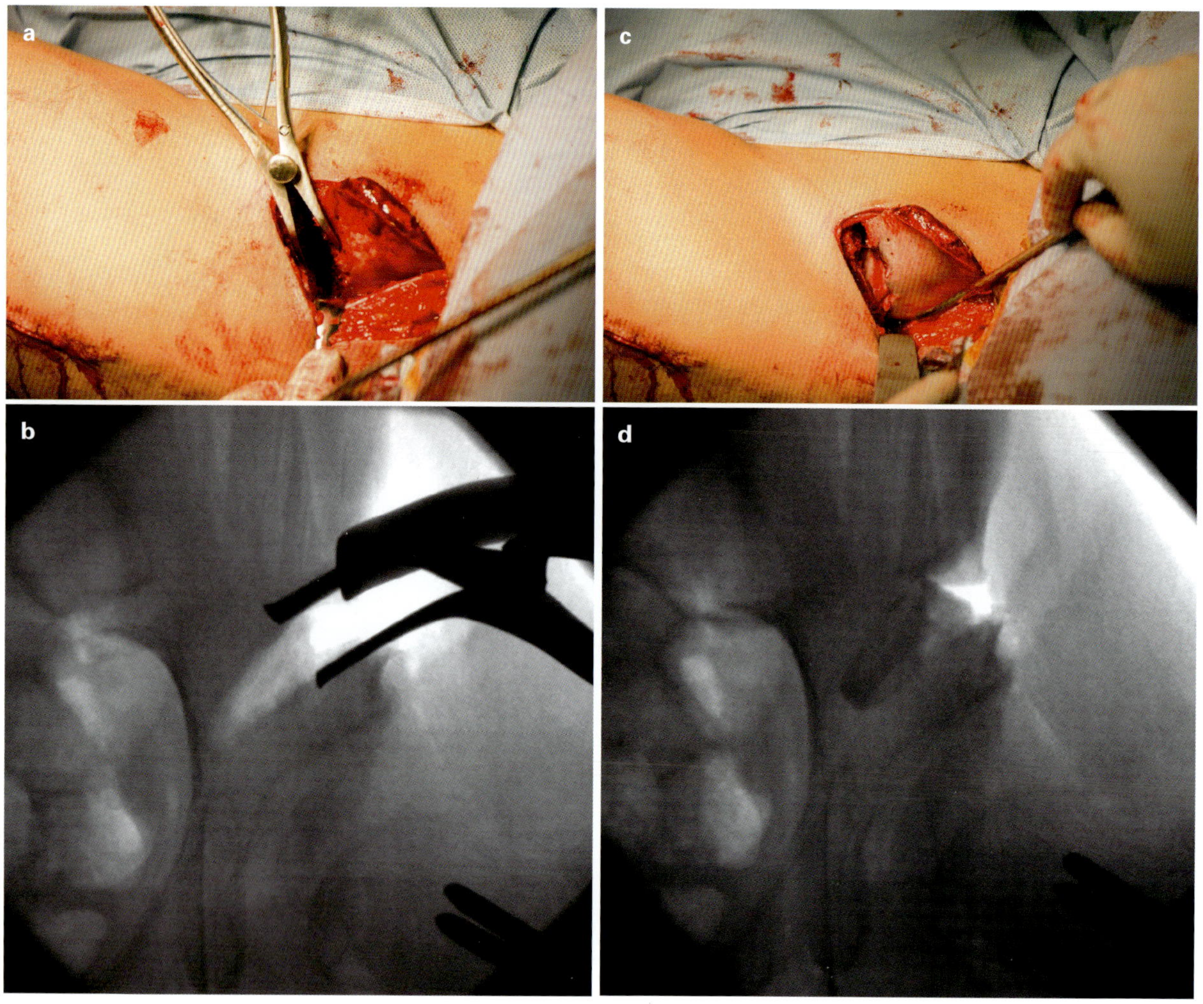

图 14.6　a、b. 椎板牵开器撑开截骨端。c、d. 将植骨块放置在截骨部位

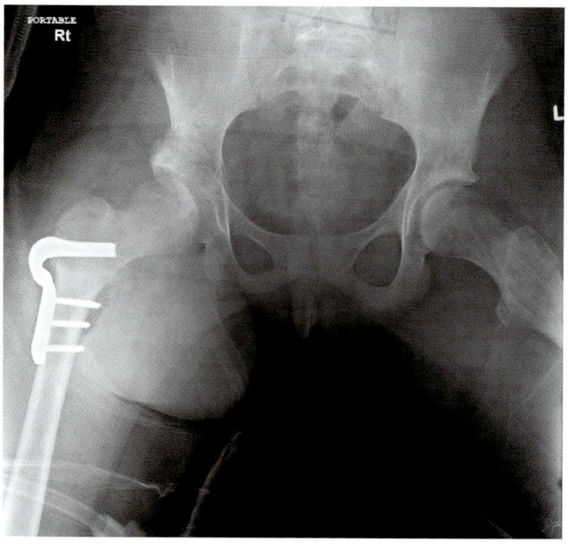

图 14.7　术后即刻 X 线片显示右侧股骨头相对于髋臼位置良好，髋臼深度有所改善

骨重塑是通过弹性形变或微骨折发生的。

- 如果外科医生熟练，髋臼周围截骨术也可以达到同样的效果。
- 尽管 Dega 截骨术是一种重建手术，但这种手术技术在这种应用中仍被视为一种姑息性手术，因为大多数患者已经失去行走能力。然而，正如本例所显示的，该操作也适用于行走的儿童。
- 与髋臼周围截骨术相比，该手术的并发症发生率更低。

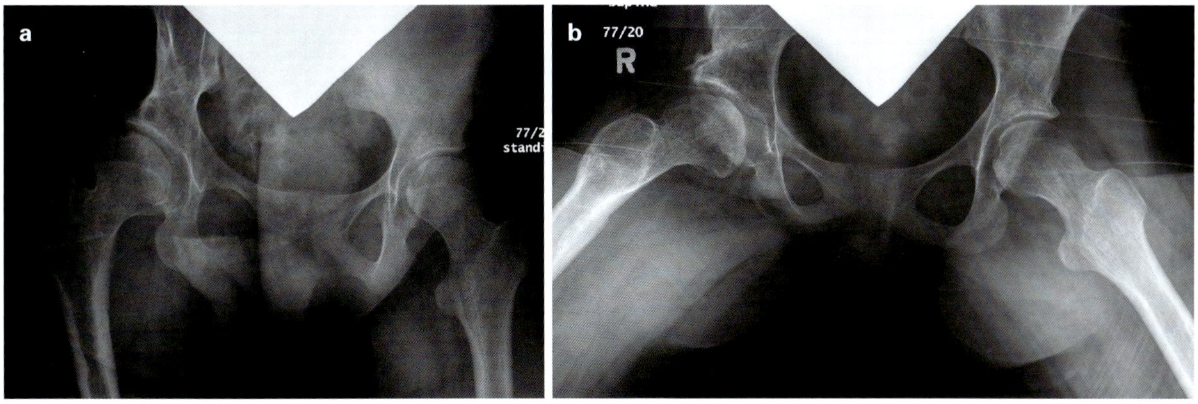

图 14.8　a. 术后 2 年右股骨头的正位 X 线片。b. 侧位覆盖良好，内固定已取出，患者已经恢复了独立行走。右髋屈曲 110°，左髋屈曲 115°，左髋外展 30°

适应证和禁忌证（表 14.1）

表 14.1　Y 形软骨闭合后的髋臼成形术的适应证和禁忌证

适应证
髋关节发育不良 髋臼体积较大
禁忌证
特发性髋关节发育不良（DDH） 股骨头 / 软骨严重缺损（姑息手术更合适）

参考文献

[1] Grudziak JS, Ward WT. Dega osteotomy for the treatment of congenital dysplasia of the hip. J Bone Joint Surg Am. 2001;83-A(6):845–854.

[2] MacDonald SJ, Hersche O, Ganz R. Periacetabular osteotomy in the treatment of neurogenic acetabular dysplasia. J Bone Joint Surg Br. 1999;81(6):975–978.

[3] Roposch A, Wedge JH. An incomplete periacetabular osteotomy for treatment of neuromuscular hip dysplasia. Clin Orthop Surg. 2005;431:166–175.

[4] Robb JE, Brunner R. A Dega-type osteotomy after closure of the triradiate cartilage in non-walking patients with severe cerebral palsy. J Bone Joint Surg Br. 2006;88(7):933–937.

第 15 章　采用髂骨内板作为移植物的 Shelf 髋臼成形（造盖）术

Adolfredo Santana, Mehmet Serhan Er, William G. Mackenzie

引言

Shelf 髋臼成形（造盖）术是在其他改变髋臼方向和重建手术不能得到最佳应用时的一种术式。所有报道的技术都是使用髂骨外板作为移植物。我们的技术使用髂骨的内板作为移植物，与标准的 Shelf 手术相比更有优势。

本章所述的外科技术，能够确保将一个较大且稳定、光滑的弧形皮质骨置于关节上方，作为支撑。另外，术中还可以不剥离臀肌在髂骨的附着。这样，保留了外展肌的起点，能改善术后外展肌的功能。

简要病史

患者为男性，16 岁，患有 Morquio 综合征，行双侧胫骨 / 腓骨截骨术治疗膝外翻。因为髋关节疼痛，导致行走困难。另外，他的多个关节（包括踝、膝、肘）也有疼痛，并有不成比例的矮小身材。Trendelenburg 步态阳性，髋屈曲 110°，伸髋正常，双侧外展 45°。腘角 0°。足、踝检查正常。骨盆 X 线片（图 15.1）显示双侧髋臼发育不良、髋关节半脱位和骨骺变平。为减轻疼痛，改善功能，行 Shelf 成形术。

术前影像

见图 15.1。

治疗目标

• 减轻髋关节疼痛，保持活动范围。

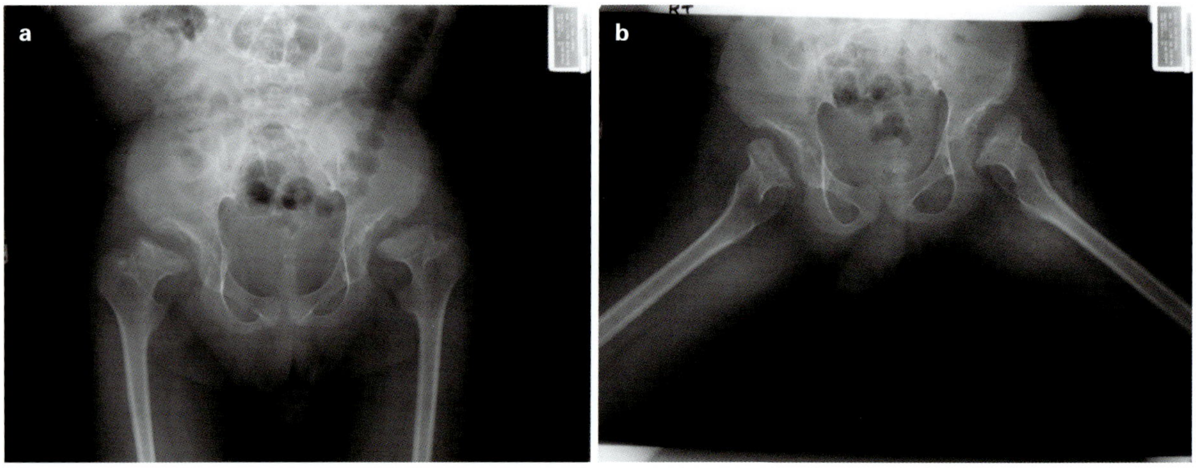

图 15.1　术前骨盆 X 线片：正位片（a）、蛙式侧位片（b）

• 扩大髋臼的覆盖范围。

治疗策略

Shelf 髋臼成形（造盖）术涵盖了一系列的手术操作，可以是将髂骨外板向下翻以增加半脱位股骨头的覆盖，或者以游离骨移植增加髋臼顶的外侧覆盖和前后覆盖，改善髋关节发育不良。

所有以前报道的技术都使用髂骨外板作为移植物。我们的方法是使用髂骨内板作为移植物，这比标准的 Shelf 髋臼成形术有优势。它可以选择不剥离臀肌附着，并提供一个较大的皮质—松质骨移植物（可达 4 cm × 5 cm），其皮质表面向下凹，与髋臼边缘相匹配。

正如 Wainwright（1976）所描述的，将髂骨外板下翻，并缝合于关节囊上方，是一种较为流行的 Shelf 髋臼成形术。但由于造盖可能发生骨折断裂，因此使用该技术的结果并不理想。

我们所描述的手术技术，将移植物骨皮质表面插于关节囊上方，作为对关节囊的支撑，因此造盖形状和位置更佳。

手术细节

取仰卧位，透光手术床，患侧臀部垫高。臀部和腿部消毒，铺单。然后在髂前上棘（ASIS）下 1 cm 处做 Bikini 皮肤切口，分离阔筋膜张肌和缝匠肌间隙。下方延伸到髂前下棘的股直肌的起点。保留股直肌的反折头。外展肌不需要从它们在髂骨上的附着点剥离。可以在外展肌下方创建一个隧道，以显露髋臼的上缘。本例 Morquio 综合征，我们剥离了外展肌以充分显露。紧贴关节囊上方用 1 cm 宽骨刀开槽（大约向上 20°倾斜）。在透视下监测截骨的方向和位置（图 15.2）。槽的深度大约为 1 cm，并用磨钻加宽。切开臀筋膜在髂嵴上的起点，用骨刀，将髂嵴掀开，显露髂骨内板。然后从髂骨内板取皮质—松质骨块（大小：大多数约为 3 cm × 4 cm）（图 15.3）。移植骨块有一个内凹的皮质表面。植骨时将光滑的内凹皮质面朝下，覆盖在关节囊上，弧形边缘向内侧嵌入槽中（图 15.4）。首先在移植骨块上钻 4 个孔，以便将移植骨块缝合到关节囊的上表面（图 15.5）。在缝合时，应尽量避免将移植骨块从缝槽中拉出（图 15.6）。用两根不可吸收缝线穿过关节囊，并穿过移植骨块的孔。移植骨块被放入拱形槽中并捣实。可在移植骨块上方楔入一条皮质骨条进入槽中以稳定固定物（补片）。造盖应能覆盖脱位的股骨头，并注意移植骨块外侧缘在外展时不要与股骨颈或大转子相撞。造盖不应导致任何屈曲内旋位的髋关节前撞击。

此时应评估髋关节的活动，如有需要可以适当修剪移植骨块的边缘。用磨钻将造盖上方的髂骨外板皮质打磨，松质骨化，然后，将块

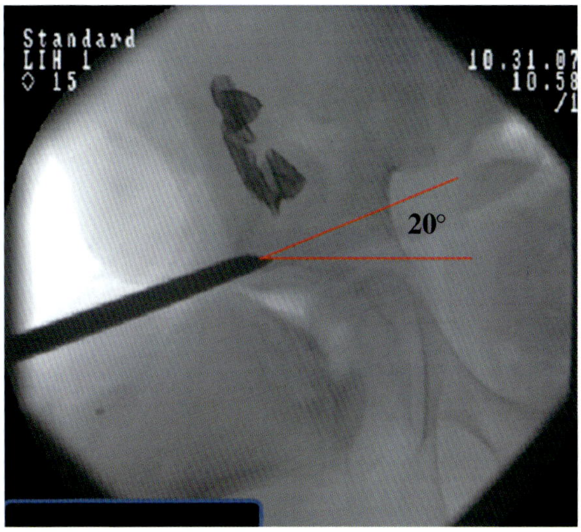

图 15.2　在髋臼边缘上方开槽，角度为 20°

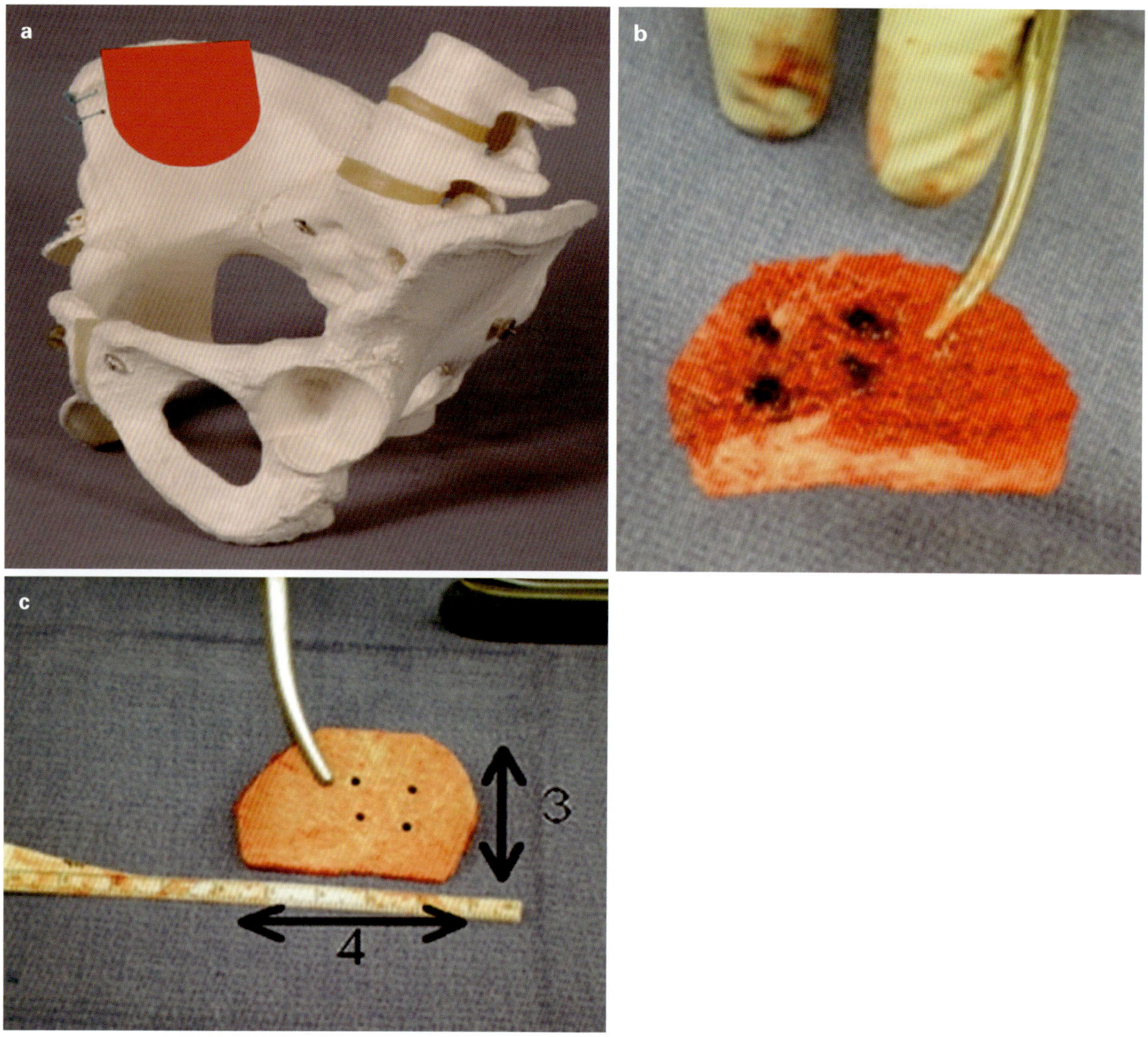

图 15.3 a. 髂骨内板。b. 黑色箭头标示放入槽中的边缘。c. 髂骨内表骨皮质—松质移植骨（大小：大部分病例约为3 cm × 4 cm）

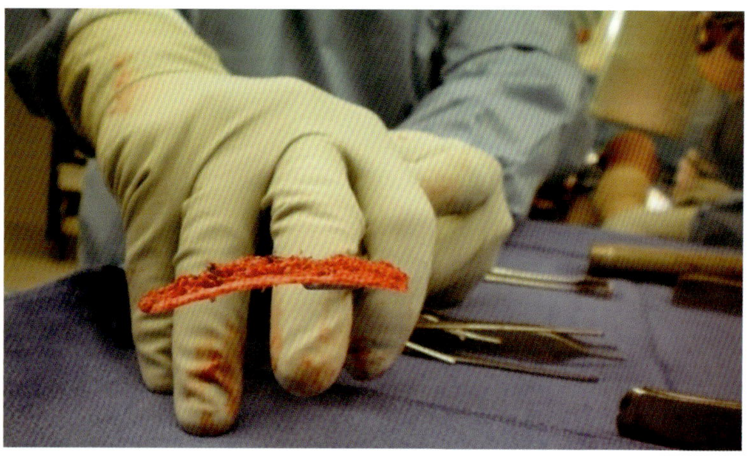

图 15.4 植骨皮质面覆盖关节囊，松质面朝上

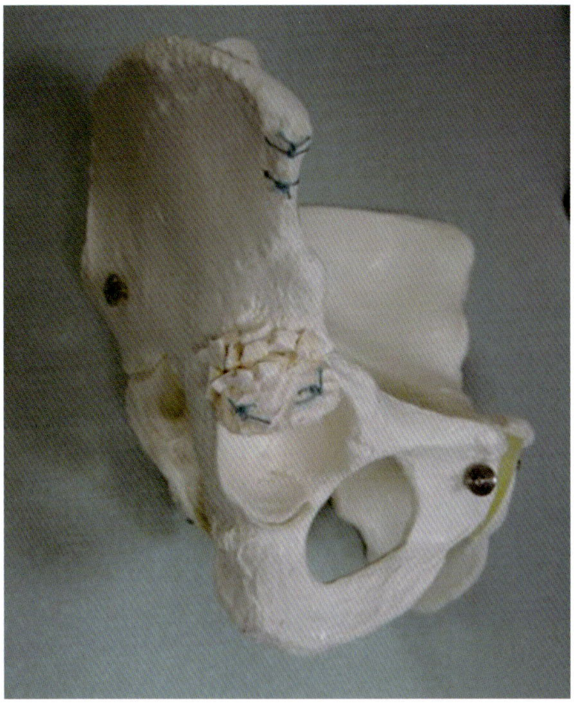

图 15.5　在植骨片上钻 4 个孔，将植骨片缝合于关节囊上表面

状松质骨填充于髂骨壁和造盖上松质表面之间的间隙。

术后影像

见图 15.7。

要点和陷阱

• 髋臼成形术的目标是增加髋臼外侧覆盖，在关节上增加光滑的凹形骨板覆盖，使头臼覆盖关系改善。其适用于儿童的很多情况，特别是 Morquio 综合征的患儿。

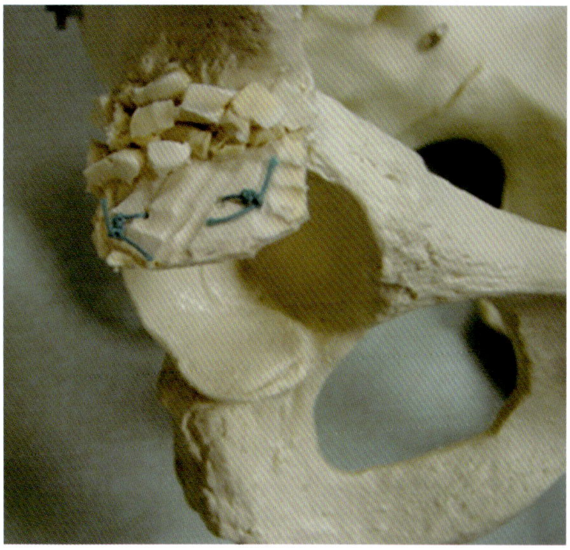

图 15.6　缝合时，应尽量避免将移植骨块从缝槽中拉出

• 术后单髋人字石膏固定 4~6 周，固定体位：20°屈曲和 20°外展。拆除石膏在儿童耐受后，鼓励早期完全负重。

• 将皮质松质骨块插入髋臼边缘上方的槽（约 1 cm 深），并将移植骨块缝合到关节囊上，可提供强度和稳定性。避免剥离外展肌，对术后外展肌功能的改善可能有帮助。

适应证和禁忌证（表 15.1）

表 15.1　髂骨内板 Shelf 髋臼成形术的适应证和禁忌证

适应证
需要行髋臼扩大的髋臼重建，如因髋臼太小而无法行改变方向手术的严重髋臼发育不良 半脱位或脱位的关节姑息性手术
禁忌证
发育性髋脱位 可以成功进行改变关节透明软骨方向的髋臼重建手术

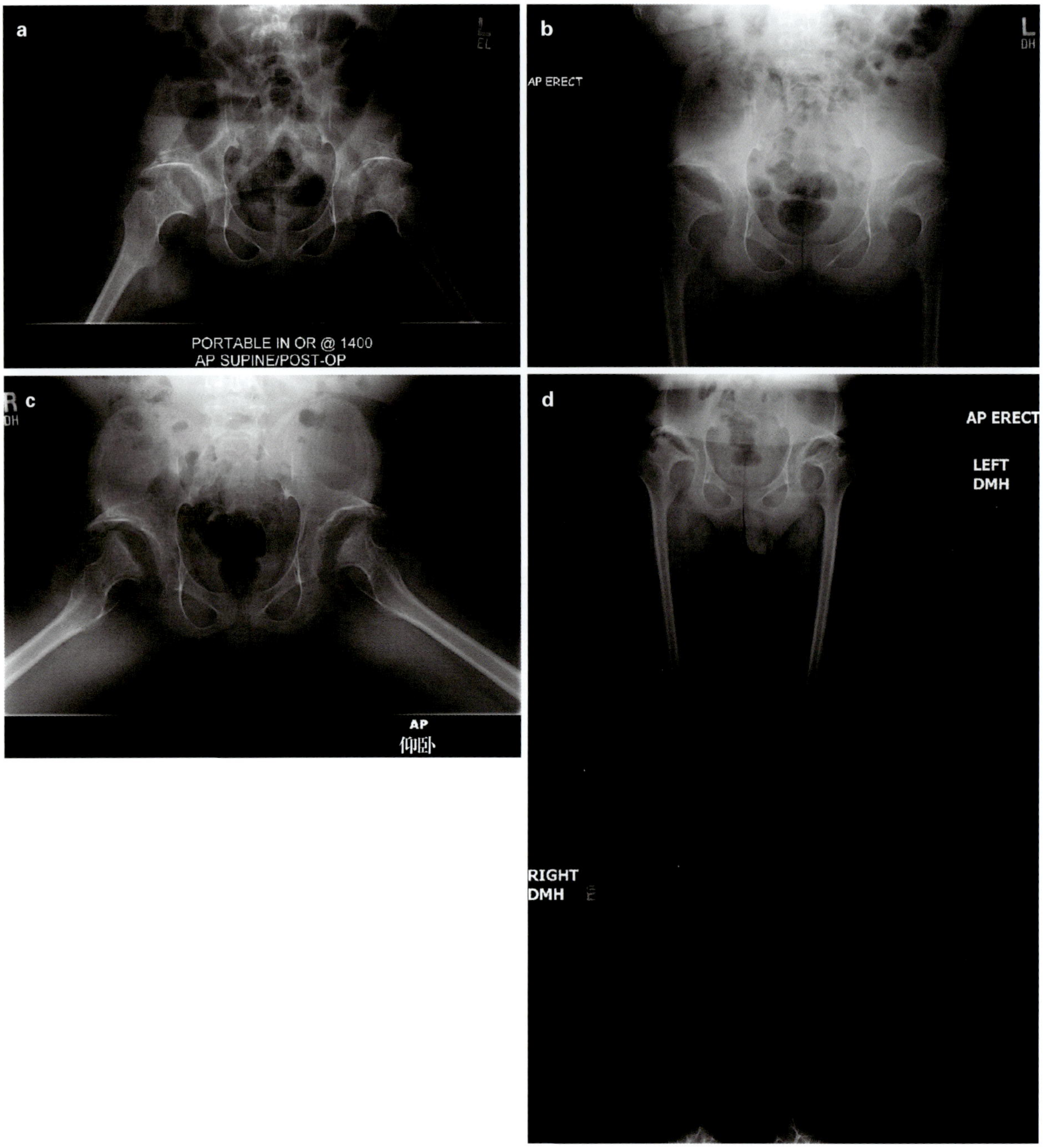

图 15.7 随访 X 线片。a. 术后即刻，平卧正位片。b. 术后 1 年，站立正位片。c. 术后 5 年，平卧正位片。d. 术后 5 年，站立正位片

推荐阅读

[1] Dhawale AA, Thacker MM, Belthur MV, Rogers K, Bober MB, Mackenzie WG. The lower extremity in Morquio syndrome. J Pediatr Orthop. 2012;32(5):534–540.

[2] Li WC, Xu RJ. Lateral shelf acetabuloplasty for severe Legg–Calvé–Perthes disease in patients older than 8 years. A mean eleven-year follow-up. Medicine (Baltimore). 2016;95(45):e5272.

[3] Pauwels F. Biomechanics of the normal and diseased hip: theoretical foundation, technique and results 177 of treatment. New York: Springer; 1976. p. 268–269.

[4] Ponseti I. Pathomechanics of the hip after the shelf operation. J Bone Joint Surg Am. 1946;28:229–240.

[5] Wainwright D. The shelf operation for hip dysplasia in adolescence. J Bone Joint Surg Br. 1976;58(2):159–163.

第 16 章　Chiari 骨盆截骨术

Benjamin J. Shore, Travis Matheney

引言

对于髋关节半脱位的治疗，无论其是由先天性原因、神经肌肉问题引起的还是由后天疾病引起的，都是一个挑战。特别是那些髋关节半脱位伴髋臼发育不良，如果髋关节已不可复位，且 Y 形软骨已闭合时，治疗尤为困难。Chiari 在 1974 年描述了一种内侧移位截骨术用于儿童和成人髋关节发育不良和关节不匹配。中长期影像学结果显示，这种截骨术至少 25 年有效。Chiari 截骨术对于那些患有轻微骨性关节炎和髋关节半脱位的青少年和年轻成年人以及在 Y 形软骨闭合的痉挛性髋关节半脱位的儿童，是一种非常好的治疗方法。他们由于关节的不匹配，而不适合做改变髋臼方向的重建性截骨术。

简要病史

17 岁男性，脑瘫，大肌肉运动功能分级系统（GMFCS）Ⅳ级，患者表现为进行性右髋疼痛和功能下降。日常生活活动，如换尿布和坐在轮椅上，都让他感到疼痛。保守的措施包括肉毒毒素注射、软组织松解延长、物理治疗都曾尝试过，症状仍没有缓解。术前体格检查显示右侧髋屈曲挛缩 25°，右髋内旋 80°、外旋 10°，屈髋外展和伸髋外展均为 0°，轻度 Galeazzi 征阳性。

术前影像

X 线片显示髋关节半脱位、髋臼发育不良和髋关节不匹配（图 16.1）。

体格检查

体格检查方面，首先应做步态分析，并检查髋关节活动范围，特别注意髋关节内外旋转受限，这可以提供股骨头和髋臼损伤的位置信息。影像学研究目的是记录股骨头和髋臼匹配度、髋臼前部和外侧的覆盖程度，以及股骨头复位到髋臼底的可能性。重建 CT 可以帮助医生了解髋臼与股骨头之间的三维关系，以及

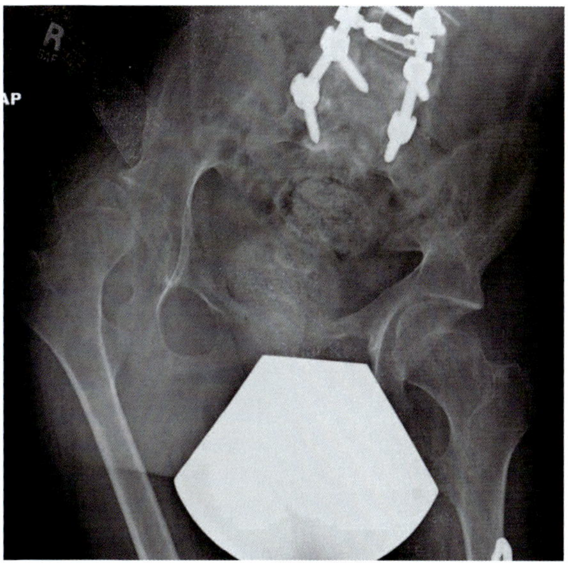

图 16.1　17 岁男性脑瘫患者（GMFCS Ⅳ）的术前 X 线片

确定髋臼缺损的位置（前外侧 vs 后外侧）。在术前评估时，MRI 可以查明髋关节盂唇和关节软骨的情况。术中关节造影也是一项有用的检查，它提示髋关节的动态稳定性以及股骨头和髋臼的匹配度。von Rosen 外展内旋位片可以评估股骨头与髋臼匹配度，以及是否能够复位。

治疗目标

Chiari 骨盆截骨术是一种姑息性骨盆截骨术。

主要目标：

• 缓解股骨头和髋臼非球形不匹配引起的髋关节疼痛。

• 使用髂骨在股骨头上方造一个“盖”以稳定髋关节。

• 允许髋关节囊内表面上皮化生，形成新的纤维软骨。

治疗策略

治疗策略包括：单纯的囊外髂骨截骨，并同时将髋臼和髋关节内移，以改善后侧和外侧股骨头的覆盖。如果需要额外的股骨头覆盖，可以在股骨头不足的地方采用 Shelf 造盖加强。替代 Chiari 截骨术的其他手术包括髋关节融合术、单纯 Shelf 造盖截骨术和全髋关节置换术。

手术细节

体位

患者仰卧在透光手术台上。通常将患髋垫高，以实现“类似侧位”的体位。较小儿童的同侧手臂可放于胸前，较大患者的同侧手臂可向前屈曲到 90°，放在前臂托板上。术前给予区域麻醉镇痛（腰丛神经阻滞）和 Foley 尿管插管。铺单后显露范围上至肋膈缘上方，内侧至会阴同侧边缘，外侧至臀部边缘。术中若透视从床对侧进行。

显露

本次截骨术的选择髂腹股沟入路（图 16.2 a）。切口从髂嵴下 1~2 cm 处开始，向髂前上棘远端和内侧延伸 1.5~2 cm。腹外斜肌在髂骨的外侧附着部分，用电凝或 15 号刀片掀开。

切口远端，分离缝匠肌和阔筋膜张肌之间的间隙。阔筋膜张肌拉向外侧，肌间隔和缝匠肌向拉向内侧（图 16.2 b）。在这个水平，股外侧皮神经位于缝匠肌的间室中，但不能看到；然而，在显露和缝合伤口时应小心避免伤到该神经，其位于两块肌肉之间的筋膜下，以免出现疼痛性神经瘤。继续钝性分离阔筋膜张肌，到髂骨近端和髂前下棘的水平。继续在髂前下棘前方进行骨膜下剥离。确定止于髂前下棘的股直肌直头，并确定反折头的分叉。

髂骨骨骺从正中间劈开，臀肌从髂骨外板剥离，髂肌从髂骨内侧剥离出来；一块湿润的纱布填塞于髂骨和骨膜肌肉之间，以帮助牵开和止血。在坐骨大切迹的骨膜下放置骨撬，使髋臼边缘清晰可见（图 16.2 c，箭头），直至坐骨棘。向远端剥离骨膜遇到阻力时，说明已到达股直肌的反折头在髋关节囊上的附着。

再回到股直肌直头和反折头的分叉部位。在分叉处结扎反折头，沿其后外侧走行方向进一步显露外侧髋关节囊。用骨膜剥离子进一

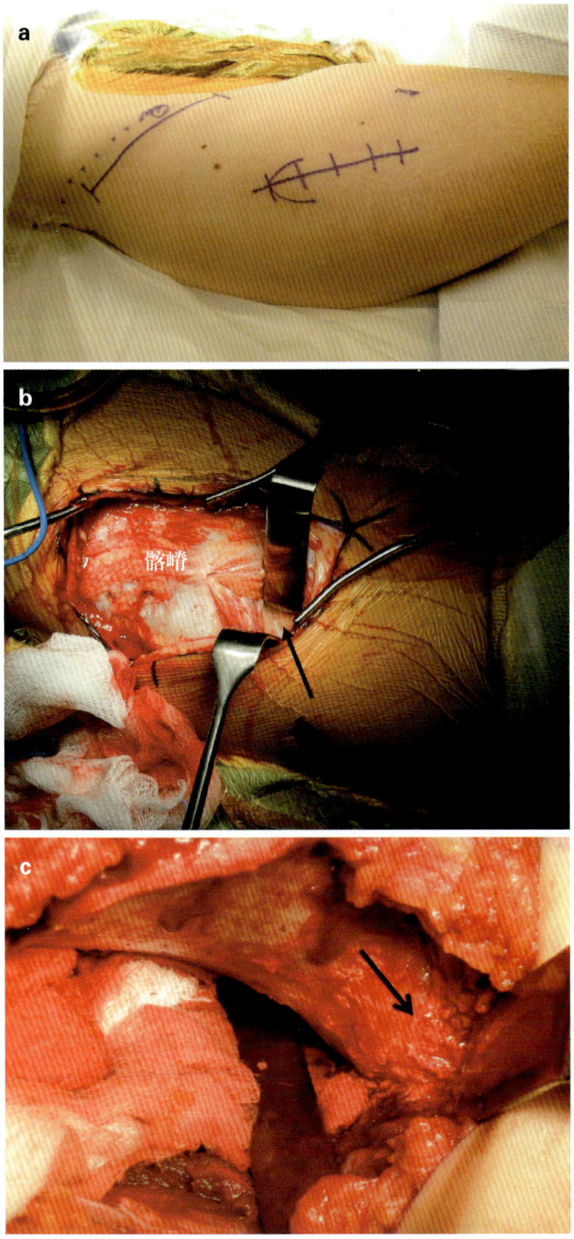

图 16.2　a. 髂腹股沟入路和股骨近端外侧入路切口。b. 髂腹股沟入路。图示髂嵴和股直肌直头（箭头），深至阔筋膜张肌室（阔筋膜张肌拉向后方）。c. 显露髂骨外板。将骨撬置于坐骨大切迹的骨膜下，可以很好地看到髋臼边缘（箭头），一直到坐骨棘

步剥离内外板骨膜，显露坐骨大切迹。沿股直肌反折头上缘切开骨膜。这有利于松解臀小肌在关节囊上的附着，充分显露截骨的部位。此时，使用透视检查以确保没有被假臼所误导，确保截骨在真臼边缘（图 16.3 a）。股直肌的反折头是真臼后缘的关键解剖标志。

步骤 1：截骨

本质上，截骨术造成髋臼的横向“骨折”，髋臼前、后柱均被切断，通过内移，形成骨盖支撑，或者改善前外侧覆盖（DDH），或者改善后侧覆盖（神经肌肉发育不良）。截骨平面在髋臼上区呈弧形。髂骨截骨从髂前下棘开始，通过髋臼上缘，终止于坐骨切迹。传统的截骨方法是使用线锯完成横断截骨（图 16.3 b）。我们使用 John Hall 所提倡的改良弧形截骨方式。下方的截骨向远端弧，指向坐骨切迹下 1 cm，以增加后方覆盖，通过使用一系列弧形或拱形的截骨刀或 Ganz 骨刀，达到穹隆形截骨（图 16.3 c~g）。截骨的方向为头侧和内侧，15° ~20°，以促进髋关节囊上方髂骨截骨面的滑动和移位。通常对髂骨的内板预先刻印，以防止在完成截骨后内板劈裂。

步骤 2：髋臼移位

通常需要 100% 的移位来促进髋关节的适当覆盖。将髋关节外展，当向内侧推股骨头时，轴向力作用于腿，以促进截骨远端的移位。向外侧移位或相对前 / 后移位的程度取决于髋关节所需的覆盖程度。

当需要后方覆盖时，将髂骨向后移位至坐骨切迹上方。但是，必须非常小心，以确保坐骨神经不被压迫。通常需要取髂骨内板的皮质—松质骨，在截骨前方与关节囊的间隙进行植骨。这种植骨位于前外侧，以扩大股骨头前外侧的覆盖范围。这种前外侧的植骨块可能需要不可吸收缝线固定（穿过前外侧关节囊和位

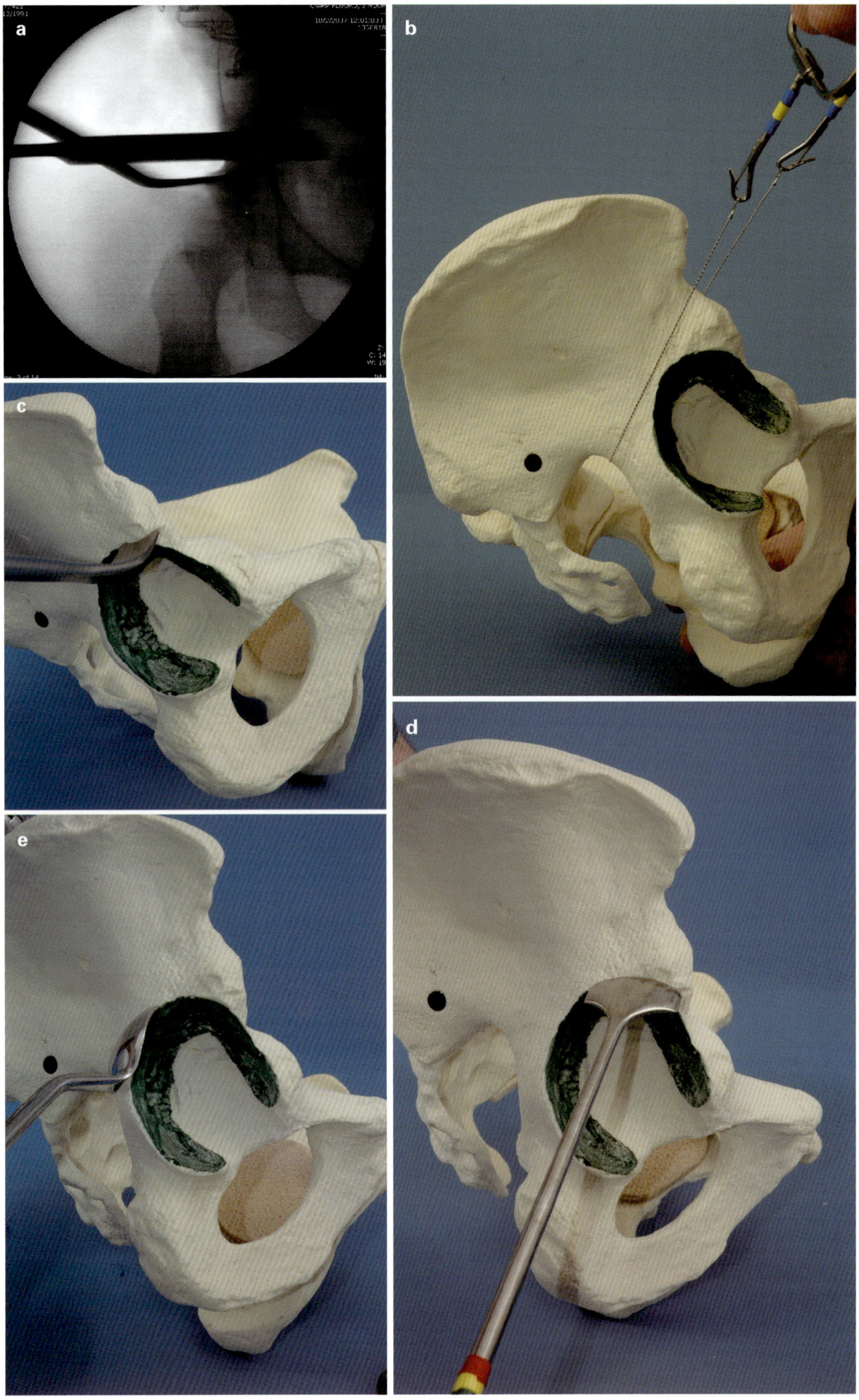

图 16.3 a. 截骨时右侧正位透视图。骨刀从髋臼边缘进入，以大约 15°的角度向上。b. 截骨示意图，显示使用线锯，从后到前的截骨路径。c~e. 骨模型上演示髋臼上 Chiari 截骨，使用弧形和拱形截骨刀。f. 完成髋臼上截骨（箭头）。g. 截骨后的骨模型。注意：后方截骨线刚好在坐骨棘上方

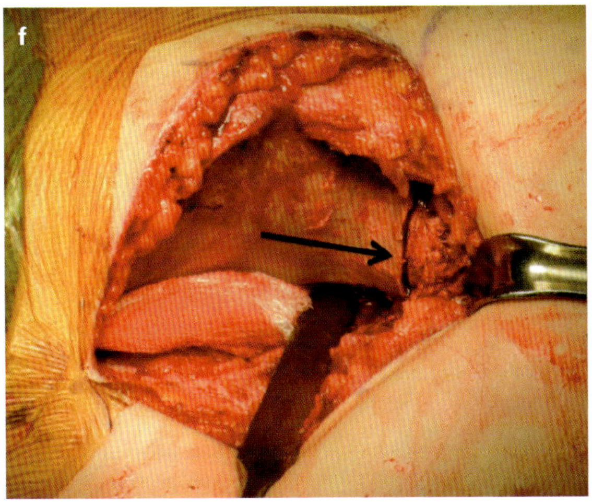

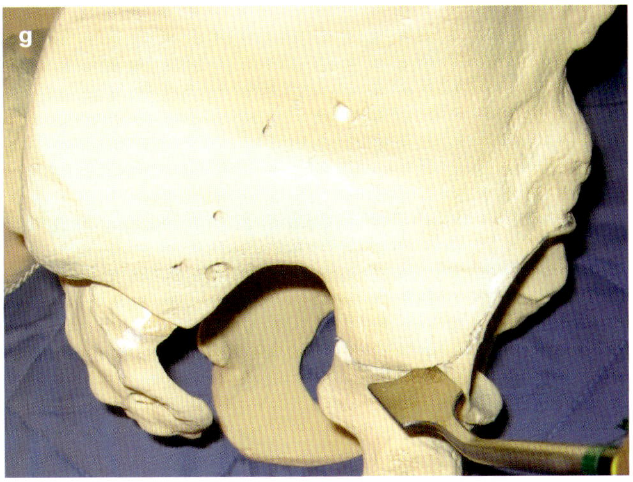

图 16.3（续）

移的髂骨），或用螺钉 / 螺纹针来固定。

步骤 3：固定、关闭伤口

截骨用 3.5 mm 或 4.5 mm 皮质螺钉固定。一般这些螺钉沿髂嵴置入坐骨后柱。然而，在远端位移 100% 的情况下，坚固螺钉固定较为困难。我们现在更倾向于从髂前上棘下方的髂骨外板开始置入螺钉，穿向内侧，以便于更稳固地固定到坐骨和远端（图 16.4）。这些螺钉是在透视引导下拧入的，需多个角度透视，以确保没有穿透髋关节。对于还不能控制大小便的小龄儿童，我们推荐使用 Dermabond 皮肤胶，以防水密封。石膏固定不是必须的，然而，如果对骨骼质量不确定，或对于神经肌肉患者，可采用单髋人字石膏固定，或用其他外固定方式，如用双下肢外展石膏固定。

术后我们即允许患者坐起，可至屈髋 90°。

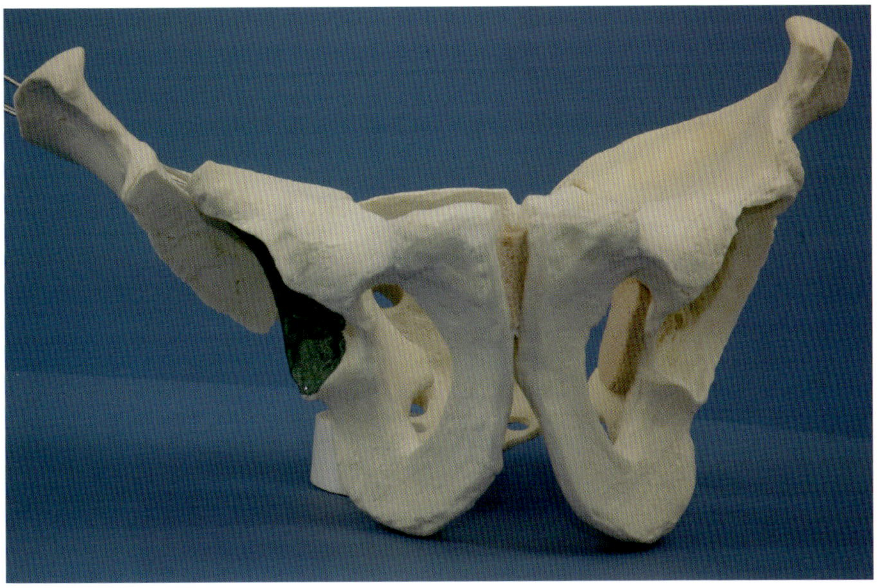

图 16.4　最终截骨的位置和固定。注意截骨的移位和内固定的方向。我们倾向于从髂嵴的外侧进针，以获得稳定的固定，特别是在移位超过 50% 的情况下

手术侧保持髋关节外展约 30°，可足尖着地部分负重 6 周（通过使用楔形泡沫枕 / 或用长腿外展石膏）。如果没有使用固定，允许从 0°~70°的轻柔活动。

术后影像

见图 16.5。

要点和陷阱

• 注意股骨头向近端的移位，可能会阻碍正常的截骨位置，导致髂骨平移不足，覆盖不良。

• 股直肌的反折头是真正髋臼的“灯塔”；沿其后外侧的走行方向找到真臼的边缘。

• 沿髋臼后柱方向，应充分显露坐骨切迹的前缘和顶点，这样便于做后柱的截骨，截骨可以应用 Mast 或 Ganz 骨刀。

• 后柱的截骨从坐骨棘水平截出，其在坐骨切迹的下方，而不是在坐骨切迹的顶点。这种改良增加了后壁覆盖，使截骨术更呈穹隆形。

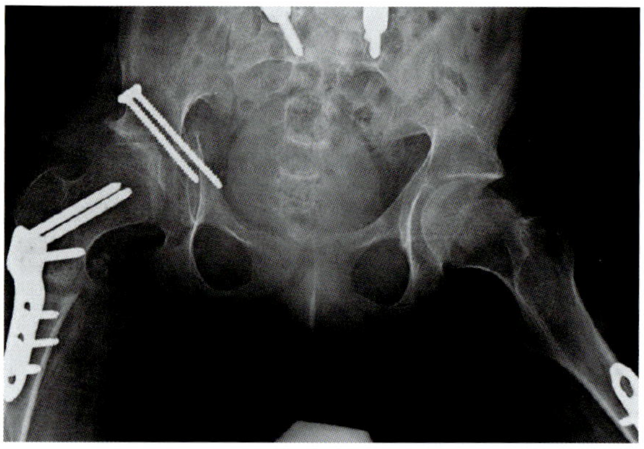

图 16.5 17 岁男性脑瘫患者（GMFCS Ⅳ）术后 X 线片。该患者同时行 Chiari 截骨和股骨缩短、去旋转截骨。注意，从髂骨外板打入螺钉固定

• 对于神经肌肉疾病和骨骼质量差的患者，术中截骨时需要防止髂骨内板的劈裂。开始截骨后，可以在截骨间隙中插入克氏针，在透视的引导下在内板穿孔，形成一系列“邮票式”穿孔，以最大限度地减少髂骨内板的劈裂。

• 使用 AO（Arbeitsgemeinschaft fur Osteosynthesefragen）骨盆 / 髋臼骨折器械是有益的。大骨盆复位钳和球端推钉可用于移位时髂骨的平移。

• 髋关节的多个角度的透视是必要的，以确保内固定没有进入关节。

适应证和禁忌证（表 16.1）

表 16.1 Chiari 截骨的适应证和禁忌证

适应证
半脱位和不可复位的髋关节 髋关节发育不良且头臼不匹配 髋关节发育不良患者，但无法行改变髋臼方向的重建截骨方式
禁忌证
中晚期退行性关节疾病 严重的发育不良或股骨头向近端的明显移位，使得截骨在技术上不可行

推荐阅读

[1] Bailey TE, Hall JE. Chiari medial displacement osteotomy. J Pediatr Orthop. 1985;5(6):635–641.

[2] Chiari K. Medial displacement osteotomy of the pelvis. Clin Orthop. 1974;98:55–71.

[3] Debnath UK, Guha AR, Karlakki S, Vargese J, Evans GA. Combined femoral and Chiari osteotomies for reconstruction of the painful subluxation or dislocation of the hip in cerebral palsy: a long-term outcome study. J Bone Joint Surg Br. 2006;88(10):1373–1378.

[4] Delp SL, Bleck EB, Zajac FE, Bollini G. Biomechanical analysis of the Chiari pelvic osteotomy. Clin Orthop Relat Res. 1990;254:189–198.

[5] Matheney TH, Snyder B. Chiari medial displacement

osteotomy of the pelvis. In: Flynn JM, Sankar WN, Wiesel SW, editors. Operative techniques in pediatric orthopaedic surgery. 2nd ed. Philadelphia: Wolters Kluwer; 2016. p. 923–929.
[6] Ohashi H, Hirohashi K, Yamano Y. Factors influencing the outcome of Chiari pelvic osteotomy: a long-term follow-up. J Bone Joint Surg Br. 2000;82(4):517–525.
[7] Windager R, Pongracz N, Shonecker W, Kotz R. Chiari osteotomy for congenital dislocation and subluxation of the hip: results after 20 to 34 years follow-up. J Bone Joint Surg Br. 1991;73(6):890–895.

第 17 章　骨盆截骨术治疗膀胱外翻

David J. Kirby, Paul D. Sponseller

引言

典型的膀胱外翻是一种发育缺陷导致的耻骨分离、膀胱突出于腹壁的疾病。这种疾病还可表现为泄殖腔外翻，包括脐膨出、耻骨分离和膀胱突出。这种疾病是由泄殖腔膜周围的中胚层组织在发育过程中生长障碍引起的，导致了上述的中线发育缺陷。这可能还包括了耻骨支的生长不良和骨盆前后部分的向外突出，从而导致耻骨分离（图 17.1）。患者也可能生来就有神经管缺陷和周围肢体缺陷，如马蹄内翻足。膀胱外翻的长期影响可能包括尿失禁、肾功能不全、生殖器和身体外观不满意、生育能力受损、髋关节疼痛和步态异常。治疗包括手术关闭膀胱、修复膀胱内膜、关闭前腹壁和膀胱颈重建。骨盆前壁和腹壁的关闭，通常需要行双侧骨盆截骨术，这可以促进耻骨联合靠近。前方的髋骨截骨联合后方髂骨截骨是常用的矫形截骨手术。它已被证明可以提高腹部闭合的成功率，并有利于未来的泌尿生殖系统修复。

简要病史

典型的膀胱外翻

11 个月大的女性患儿，出生时患有典型的膀胱外翻，通过髂骨截骨术修复膀胱外翻（图 17.2）。她出生时即被发现有膀胱外翻，但她的膀胱床太小，因而无法进行修复。直到膀胱床变得足够大，才可以关闭，这时需要骨科医生进行骨盆截骨术。此外，她还被发现患有先天性马蹄内翻足，而接受了相应的治疗。体格检查发现患者膀胱突出，前壁缺损 2 cm × 4 cm

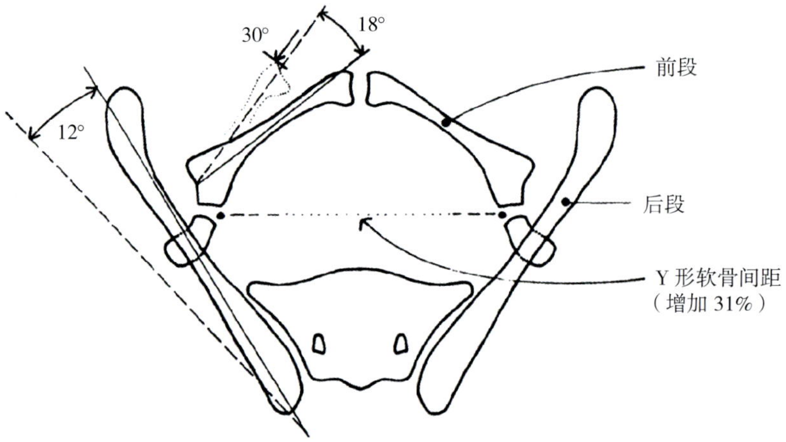

图 17.1　骨盆横切面示意图显示髂骨和耻坐骨支外翻的方向，及耻坐骨支的缩短畸形

（图 17.2 a）。脐位置低，肛门向前移位。生殖器检查显示阴蒂双裂。X 线片显示耻骨联合间隙 3.7 cm。磁共振成像（MRI）显示耻骨支长度 2.4 cm，骨盆后段夹角 41°，骨盆前段夹角 35°（图 17.3）（表 17.1 提供了骨盆测量的平均参考值和异常值）。

泄殖腔外翻（图 17.2 b）

18 个月大的男性患儿，出生遗传基因 46 XY，患有泄殖腔外翻、第六腰椎（L6）、肛门闭锁、脐膨出和外生殖器不明确，予以髂骨截骨术修复外翻。在出生后，患者接受了一系列的手术，包括环横结肠造口和外翻修复，以及随后的伤口裂开和再闭合。经检查，患者前腹壁缺损 9.5 cm，伴有小肠突出和脐带低位。泌尿生殖系统检查发现尿道上裂，伴前小体缩短。X 线片显示耻骨分离 10 cm（图 17.4）。

术前影像

见图 17.2~ 图 17.4。

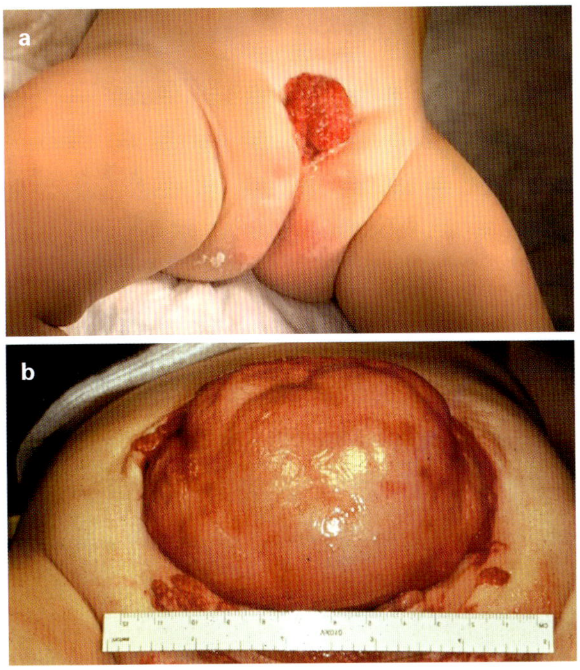

图 17.2　典型膀胱外翻（a）和泄殖腔外翻（b）的术前腹部照片。膀胱外翻：前腹壁缺损 2 cm，膀胱突出。泄殖腔外翻：9.5 cm 前腹壁缺损伴脐膨出

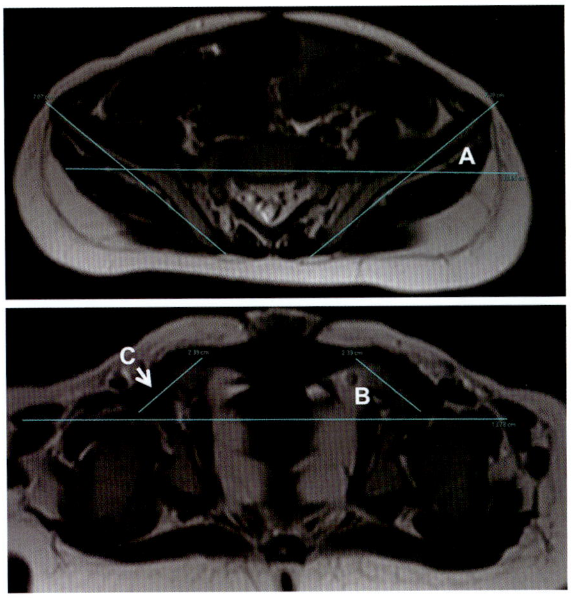

图 17.3　典型膀胱外翻患者术前盆腔 MRI。（上图）A：后段角 41°。（下图）B：前段角 35°；C：耻骨支长约 2.4 cm

表 17.1　正常骨盆，典型外翻及尿道外翻的骨盆测量值

	耻骨间距（cm）	后侧骨块角度（°）	前侧骨块角度（°）	前侧骨块长度（cm）
典型外翻	6	45	33	2
尿道外翻	8	32	39	2
对照组	1	57	15	3

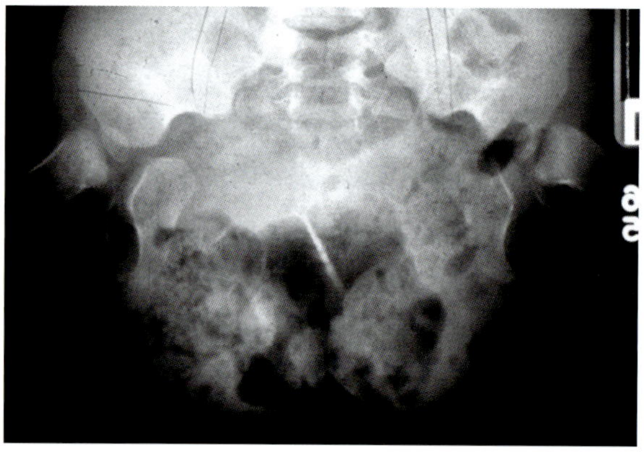

图 17.4 一位泄殖腔外翻患者术前骨盆前后位 X 线片显示耻骨联合分离 10 cm

治疗目标

治疗的目标是帮助将膀胱外翻成功闭合。这样以后才能正常小便和维持正常步态。此外，闭合的目的是改善会阴增宽的外观，并有助于未来泌尿生殖器官的修复。

治疗策略

从骨科的观点来看，治疗的重点是协助泌尿系修复成功。通过减少耻骨分离程度，从而减轻前腹壁上的张力，达到治疗目的。应该记住的是，新生儿因为韧带松弛，可以在没有很大张力的情况下减少分离并修复膀胱外翻，所以他们很少需要行截骨手术。但对于年龄＞1个月的患儿，截骨术则有必要，因为前方横向截骨可以减轻耻骨分离。另外，通过同一切口可以行后方铰链截骨，矫正髂骨翼的过度外旋，从而减少前腹壁的张力，建议2岁后进行截骨的患者使用。患者一般采用外固定架固定和术后皮肤牵引，以防止膀胱造瘘管脱出和盆腔不稳。对于8岁或8岁以上的患者，也建议采用内固定固定耻骨联合分离。

手术细节

前髂骨截骨术

在气管内全身麻醉下，患者取仰卧位（图17.5）。为了患者的舒适，通常采用硬膜外麻醉。双侧均进行截骨手术的每一个步骤（图17.6）。在髂前上棘远端1~2 cm处做斜向切口，与Salter截骨术的切口相同（图17.6 a）。注意分离和保护股外侧皮神经，并向内侧牵开（图17.6 b）。沿阔筋膜张肌—缝匠肌间隙进行浅层和深层剥离。对于年龄较大的儿童或骨性异常的儿童，股神经可能会显露并注意保护。然后在髂前上棘后方，切开髂骨骨骺约1 cm，使髂骨翼显露出一个小窗口（图17.6 c）。骨膜下剥离髂骨内板至Y形软骨和坐骨大切迹，然后继续沿着骶髂关节剥离。应将髂骨内板的滋养血管予以电凝，以减少失血。然后进行髂骨外板的骨膜下剥离，直至坐骨切迹。充分显露后，在髂前下棘近端5~10 mm处置入一根引导针，对准坐骨切迹的最近端边缘（图17.7）。这将为前路截骨提供指导，并使截骨远端骨块足够大，可以放置固定螺钉。然后，沿着导针使用摆锯或线锯横向截骨（图17.6 d）。如果骨盆后方皮质骨仍然连续，可以用骨刀切开。远端/尾侧骨盆相对于近端/头侧髂骨翼可分离并移动。

附加后方髂骨铰链截骨术

对于2岁以上的儿童，建议再行后方髂骨铰链截骨术。这是一种垂直的闭合楔形截骨，平行骶髂关节并偏外至少1 cm，用咬骨钳或磨钻开槽。一般从坐骨切迹开始，那里的骨皮质

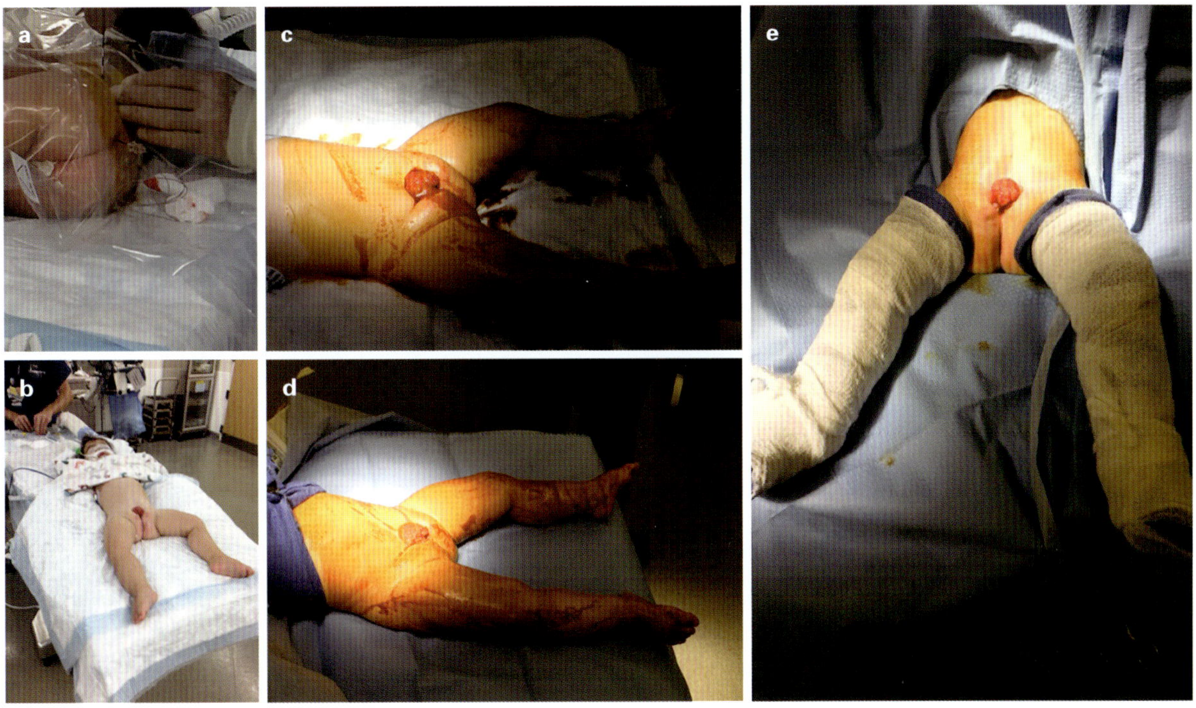

图 17.5　术前准备。a. 硬膜外麻醉。b. 患者仰卧。c. 消毒范围从中胸部到远端脚趾，用氯己定或聚维酮碘对皮肤进行消毒。d、e. 然后通过放置两条重叠的 U 形单来创建无菌操作区

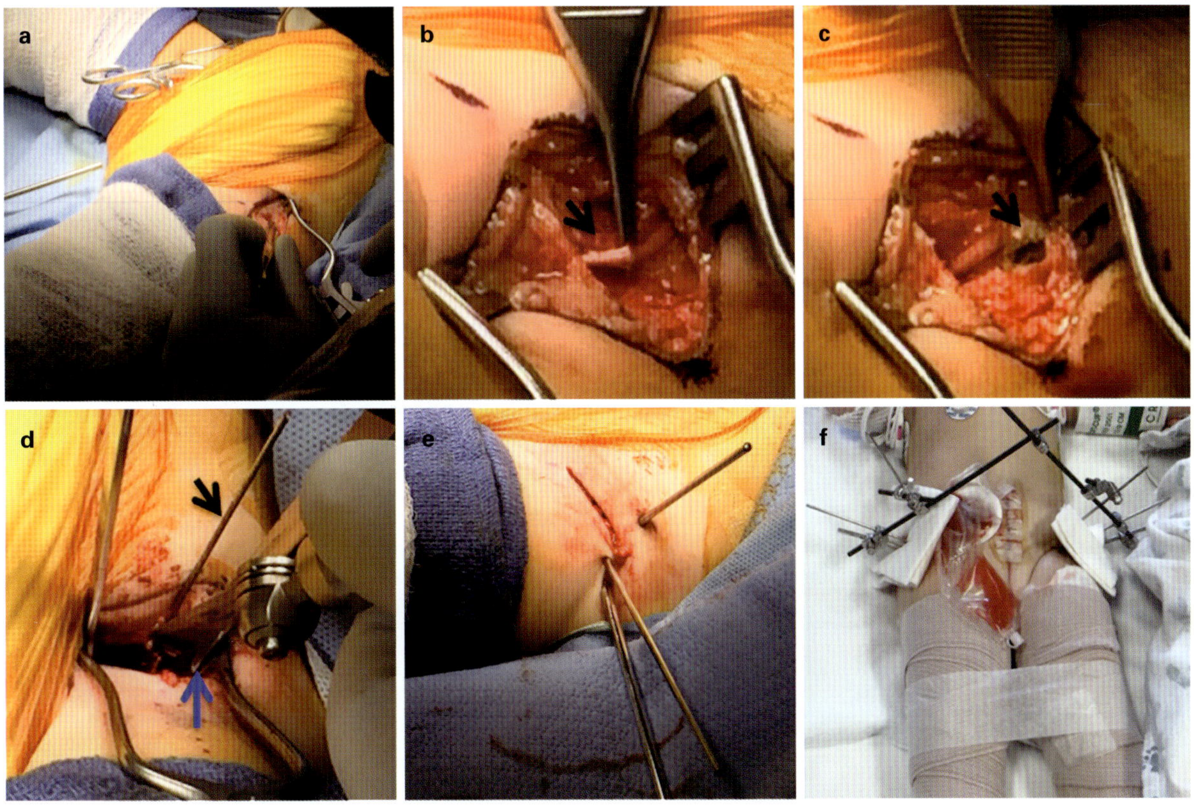

图 17.6　手术关键步骤的照片。a. 在髂前上棘远端做斜向切口。b. 仔细解剖股外侧皮神经（箭头）。c. 切开髂嵴隆起，进行骨膜下剥离（箭头）。d. 髂前截骨，放置引导针（黑色箭头），使用摆锯进行截骨（蓝色箭头）。e. 经皮将针置于骨盆近端和远端。f. 放置外固定架以维持正确的骨盆位置

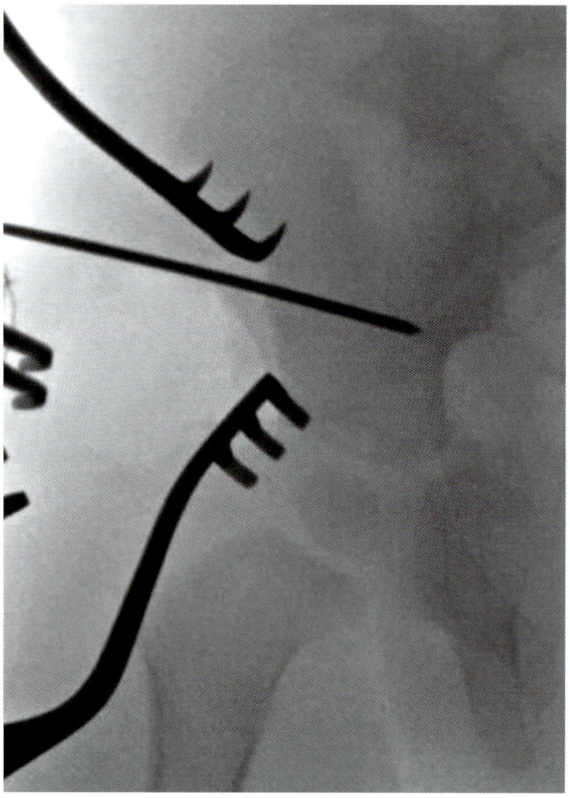

图 17.7 术中骨盆 X 线片显示正确放置引导针进行髂骨前截骨

较致密，用咬骨钳或磨钻在骨头上开出骨槽。然后，用咬骨钳继续向近端延续。之后，用骨刀将骨槽外侧皮质切开。外侧皮质截骨应该沿着槽的远端 2/3 进行，保持近端 1/3 的后皮层完好无损。这一部分作为合页，髂骨翼现在可以在合页下内翻。

截骨后外固定架固定

近端以 1~2 枚螺纹针置于髂骨翼，远端以 2 枚螺纹针置于骨盆远端（婴儿 2.5 mm；儿童 4 mm；青少年 5 mm）。远端置钉的位置位于横向截骨线以远、髋臼上缘，并应采用双皮质骨固定。术中对骨盆透视以确保满意的置钉位置，并行泌尿系统修复。然后可以通过在耻骨支进行褥式缝合来关闭骨盆环并复位耻骨联合分离。应用最后安装外固定架，以维持骨盆位置（图 17.6 f）。

耻骨联合分离复位钢板固定

对于年龄＞ 8 岁或泄殖腔外翻者，应采用两孔钢板固定耻骨联合，螺钉的方向向外，通过两侧的耻骨上支（图 17.8）。

术后护理

患者需平卧，皮肤牵引 4 周。待足够多的骨痂形成后，外固定架可在 6 周时取下。

术后影像

见图 17.8。

要点和陷阱

• 股神经麻痹被认为是髂骨前路截骨术的并发症。并发症的原因是由于耻骨联合复位后，腹股沟韧带张力增加，从而导致的神经压

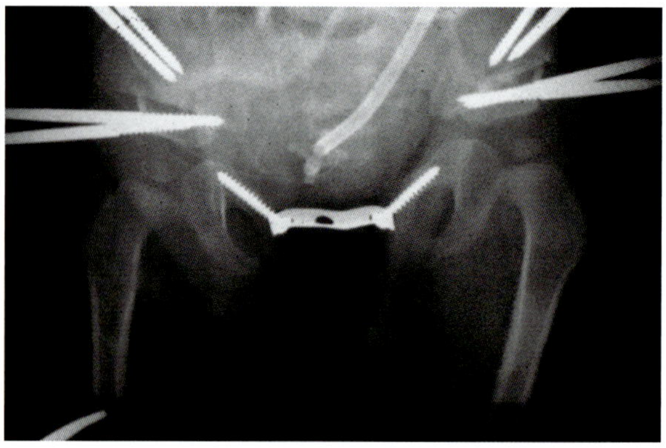

图 17.8 一名泄殖腔外翻患者术后骨盆前后位 X 线片。外固定的近端和远端固定钉位置满意，分离程度降低，髂骨翼内旋。该患者接受了耻骨联合固定，采用双孔钢板穿过耻骨联合，螺钉通过耻骨支指向外侧

迫。髂骨后路截骨术可以减少这种张力，从而降低股神经麻痹的发生率。另外，对于较大的患儿，手术时应分离并保护股神经。

• 骨相关并发症，包括骨不连。在允许自由活动之前，应该拍片检查是否骨愈合。

• 在髂骨后路截骨过程中，可能伴发骶髂关节的损伤。部分原因是很难看清截骨部位。术中应充分止血，保持视野清晰，止血方法包括电凝出血血管、骨蜡等方式。此外，髂骨后方截骨术应远离骶髂关节至少 1 cm。

适应证（表 17.2）

表 17.2 髂骨前路截骨术和后路截骨术的适应证

髂骨前路截骨术适用于膀胱外翻的患者 以非截骨方式，无法复位耻骨联合分离 年龄＞1 个月龄 经过了膀胱关闭手术，但在一定年龄后，仍未能实现小便的自我控制 行骨盆截骨术，以利于以后的会阴重建手术 伴髋臼发育不良
髂骨后路截骨手术适用于 2 岁及以上同时行前路截骨的患儿

推荐阅读

[1] Okubadejo G, Sponseller P, Gearhart J. Complications in orthopedic management of exstrophy. J Pediatr Orthop. 2003;23(4):522–528.

[2] Sponseller P, Bisson L, Gearhart J, Jeffs R, Magid D, Fishman E. The anatomy of the pelvis in the exstrophy complex. J Bone Joint Surg Am. 1995;77(2):177–189.

[3] Sponseller P, Jani M, Jeffs R, Gearhart J. Anterior innominate osteotomy in repair of bladder exstrophy. J Bone Joint Surg Am. 2001;83(2):184–193. https://insights. ovid.com/pubmed?pmid=11216679.

[4] Wild A, Sponseller P, Stec A, Gearhart J. The role of osteotomy in surgical repair of bladder exstrophy. Semin Pediatr Surg. 2011;20(2):71–78.

第 18 章　骨盆截骨术治疗脊柱畸形

Panagiotis Peter Glavas, Stefan Parent

引言

下肢力线评估是下肢畸形的术前设计和矫形的重要环节。同样，脊柱矢状面平衡参数也是评估和治疗脊柱畸形的关键，其包括常规脊柱矢状面参数（胸椎后凸、腰椎前凸）、矢状位骶骨盆参数（骨盆指数，PI；骨盆倾斜角，PT；骶骨倾斜角，SS）、矢状面平衡参数（C7 垂线、脊柱骶骨角、脊柱倾斜角）。对于脊柱矢状面力线异常的患者，可以采用脊柱截骨手术，如椎弓根减影截骨术（PSO）和融合手术来矫正其力线。然而，这在技术上要求很高，容易出现严重的神经并发症，并降低脊柱的活动性。因此，也可以选择骨盆截骨术，用于恢复矢状面平衡，从而保持腰椎的灵活性，提升了患者的生活质量和功能。

简要病史

一名 17 岁的女性患者，患有 Langer-Giedion 综合征，又称 Trichorhinophalangeal 综合征 2 型。有诸多异常表现，包括侏儒症、并指畸形、多发性骨软骨瘤和脊柱畸形。该患者表现为矢状面平衡进行性恶化：胸椎后凸和腰椎前凸增加（图 18.1）。另外，上、下肢有多处骨软骨瘤突起，患者腰背部疼痛明显，耐力下降，腰椎和颈椎活动范受限。骨盆截骨术可以改善整体矢状面平衡，避免了脊柱融合。

术前影像（图 18.1）

脊柱全长正位和侧位 X 线片见图 18.1，其中矢状面和冠状面测量如图所示。骨盆指数（PI）为由股骨头中心到 S1 终板中点的线和垂直于 S1 终板的线所构成的夹角。10~18 岁正常值为 46.9° ± 11.4°。C7 垂线显示了整体矢状面情况。可看到 C7 垂线落在了在股骨头的前方。

治疗目标

（1）改善矢状面平衡。

（2）保留腰椎运动。

（3）避免脊柱融合到骨盆。

治疗策略

该策略是通过双侧改良 Salter 手术，行前方楔形撑开截骨，切口采用双侧改良的 Smith-Peterson Bikini 式切口。双侧截骨术的最终效果是将骨盆前方撑开。这将改善矢状面力线，并已被证明与骶骨减容截骨效果相似，但后者需要更高的技术要求，并发症发生率也较高。

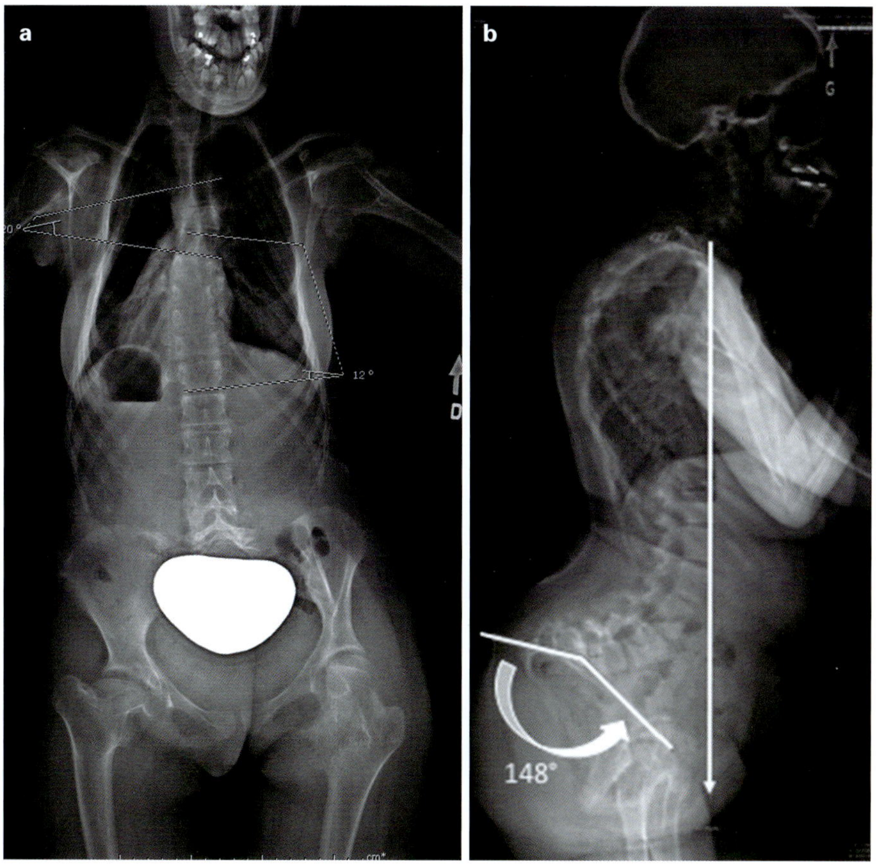

图 18.1　术前脊柱正位 X 线片（a）和侧位 X 线片（b）。冠状面显示胸椎和腰椎的轻度侧弯。矢状面的骨盆骶骨力线：骨盆指数 PI 为 148°。C7 垂线提示整体矢状面力线（详见正文）

手术细节

手术取仰卧位，将患儿置于 Jackson 手术床上。可以在骶骨后面放置一个沙袋。双侧消毒。从髂前上棘下方 2.5 cm 处开始，在左、右两侧做 Bikini 式切口（详见第 3 章）。显露并切开缝匠肌—阔筋膜张肌间隙。股直肌的直头起源于髂前下棘，在其起源的远端约 1 cm 处切断。可以在肌腱处放置一根固定缝线。完全显露髂前下棘。注意识别和保护股外侧皮神经。纵向劈开髂骨骨骺，剥离内外侧骨膜到坐骨切迹。在截骨过程中，在切迹处放置牵开器以帮助暴露和保护神经血管束。

然后，用摆锯进行截骨。切口开始于髂前下棘的上方，并朝向坐骨切迹。截骨在距离坐骨切迹 1 cm 处停止，使得合页在后方。在撑开截骨术之前，以同样的方式行对侧手术。一旦双侧截骨完成，使用椎板撑开器同时打开双侧。缓慢撑开，以保持后方合页的完整。

然后从双侧髂骨上取楔形骨块，在各自的截骨部位植骨。我们一般用钢针来固定截骨。常规缝合伤口。根据需要放置引流管。双髋人字石膏固定，固定体位：髋关节屈曲 80°~90°、外展 30°和外旋 20°~30°的位置。石膏固定 6 周或直至截骨端愈合。

术后影像（图 18.2）

虽然 PI 仍然高于正常值，但与术前 X 线片相比已经下降。PI 的降低有效地改善了整体

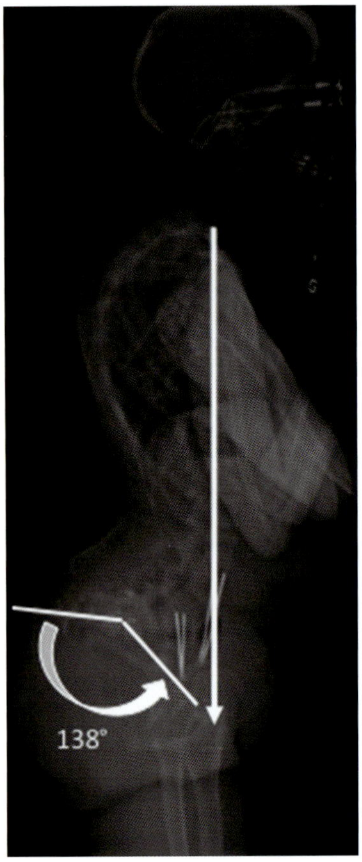

图 18.2 术后侧位图显示骨盆指数和 C7 垂线改善（详见正文）

矢状面平衡，如 C7 垂线所示。

要点和陷阱

• 必须小心保护后方合页，以便截骨部位向前打开。否则，截骨术的后半部会分离，从而影响矫正效果。在年龄较小的儿童中，如果后方合页断裂，但由于骨膜较厚，也有助于限制后方的分离。

• 如果截骨线通过了坐骨切迹，那么我们会减少撑开的程度，以保持稳定性，但一定程度上影响了矫正效果。

• 术前做好影像学检查。应拍摄脊柱站立正位及侧位 X 线片，并确保能够看到股骨头，以测量矢状面平衡参数。

• 如果有可能，通过骨盆和腰椎的三维（3D）打印，可以帮助制订术前计划。

适应证和禁忌证（表 18.1）

表 18.1 骨盆截骨术治疗脊柱畸形的适应证和禁忌证

适应证
矢状位脊柱畸形 作为可以替代骶骨减容截骨术的手术方式 避免了脊柱和骨盆的融合
禁忌证
脊柱冠状面和（或）轴向的严重畸形 骨盆畸形妨碍截骨手术 髋臼覆盖不足

参考文献

[1] MacThiong JM, Labelle H, Roussouly P. Pediatric sagittal alignment. Eur Spine J. 2015;20(Suppl 5):S586–S590.

[2] Bodin A, Roussouly P. Sacral and pelvic osteotomies for correction of spinal deformities. Eur Spine J. 2015;24(Suppl 1):S72–S82.

推荐阅读

[1] Gutman G, Labelle H, Barchi S, Roussouly P, Berthonnaud É, Mac-Thiong JM. Normal sagittal parameters of global spinal balance in children and adolescents: a prospective study of 646 asymptomatic subjects. Eur Spine J. 2016;25(11):3650–3657.

第二部分
儿童股骨近端截骨术

第 19 章　内翻去旋转截骨术

Ryan M. O'Shea, Unni G. Narayanan

引言

股骨近端内翻去旋转截骨术（VDRO）是一个改变股骨头方向、指向髋臼中心的术式。内翻截骨可以减小颈干角，同时股骨干去旋转，改善股骨的前倾。这个术式常在神经肌肉型髋脱位的患者中使用。其他适应证包括髋外翻的治疗以及 Perthes 病股骨头包容术，股骨近端截骨可同时联合骨盆截骨实现股骨头包容。本术式还可以矫正矢状面（伸直—屈曲）畸形。

简要病史

一例 9 岁男童，脑性瘫痪，双侧痉挛性，大肌肉运动功能分级系统（GMFCS）Ⅳ级，表现为持续增加的内收肌挛缩，右髋护理不便，包括换尿布、上厕所和穿衣服。最近，他出现了包括使用助行器活动时的不适。体格检查示屈髋 20°挛缩，屈膝时髋可外展 15°，伸髋时髋外展只有 5°。触摸大转子评估股骨前倾角大约 45°。骨盆前后位 X 线片显示右髋半脱位，颈干角增大，Reimer 外移指数是 35%，髋臼轻度发育不良。左髋包容良好，颈干角增大，Shenton 线连续，髋臼正常。蛙式侧位片显示右髋复位良好。

术前影像

见图 19.1。

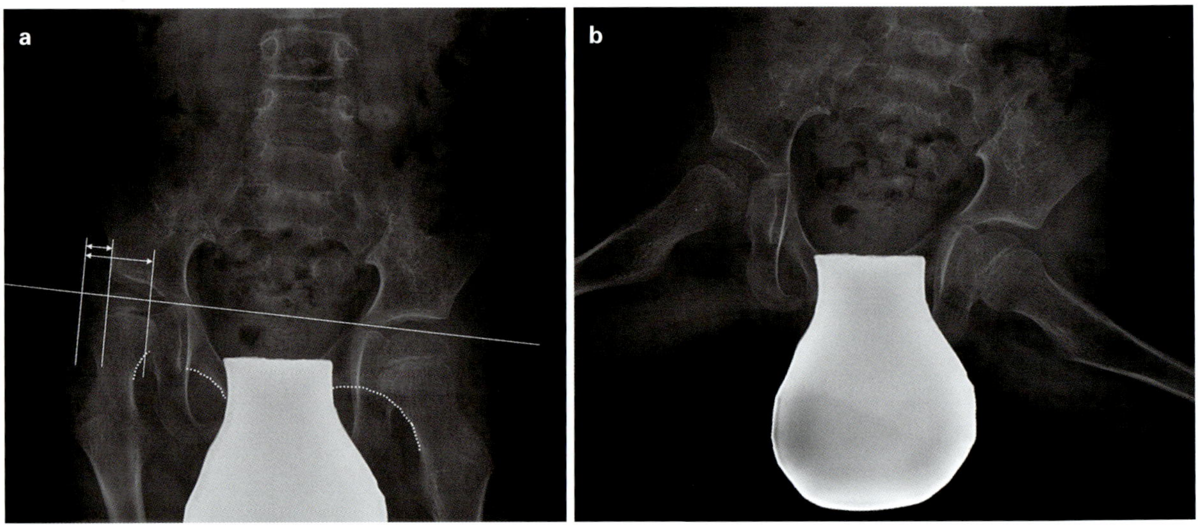

图 19.1　前后位 X 线片（a）和蛙式侧位 X 线片（b）显示右髋关节半脱位，Reimer 外移指数 35%，合并髋臼发育不良

治疗目标

本术式的目标是复位或者将股骨头包容在髋臼里。最终目标是：①改善髋关节活动范围，尤其是外展，方便护理（穿衣服、上厕所、会阴护理等）；②消除目前的疼痛，以及减少将来疼痛的风险；③减少复发和重复干预的风险。

治疗策略

脑性瘫痪的髋脱位的手术重建包括 4 个有顺序的操作部分，虽然并不是每一步都是必需的。

（1）髋关节内收（和屈曲）挛缩，典型的常合并髋关节脱位，需要松解内收肌，包括内收长肌、内收短肌和股薄肌。屈髋挛缩，对于不能行走的患者，可以在小转子附着处切断髂腰肌腱。对于能行走的患者，可以在骨盆入口处切断髂腰肌内的腰大肌腱。

（2）股骨近端内翻去旋转截骨术强调髋外翻，常常合并股骨前倾增加。截骨端通常用 90°角钢板或者相似内植物来固定。

（a）在术中决定内翻矫正的角度。完成内收肌松解后，在透视下检查髋关节，判断外展的幅度（从中立位开始记录角度），外展髋关节使得股骨头颈指向髋臼中心的三角软骨。外展的幅度等同于股骨需要内翻矫正的角度，这样在保证髋关节中立位的同时，股骨头仍能保持复位。截骨术后的颈干角通常为 100°~120°。

（b）去旋转的角度也需要在术中判断。对于不能行走的患者，目标是将前倾减少至 10°左右。对于能行走的患者，矫正的角度根据术前通过步态分析或者运动机能试验分析得出的足和膝的行进角或者体格检查得出的前倾角而定。

（3）只有在 VDRO 不能达到足够的复位时，需要进行髋关节切开复位术。除了少数脱位的髋关节以外，很少需要行切开复位术。

（4）在 VDRO 之后，一些病例需要行骨盆髋臼周围截骨术来治疗可能存在的髋臼发育不良。是否需要增加骨盆截骨，需要在 VDRO 之后，来评估髋关节的覆盖和稳定性，通常是在透视下或者是用关节造影。在 VDRO 之后，如果患者＜ 5 岁，轻度的髋臼发育不良可以期待塑形而改善，但是 5 岁以上就不能期待塑形。如果存在明显的髋臼发育不良，无论年龄如何，股骨近端截骨的同时，都应该结合骨盆截骨术。

手术细节

体位和术中评估

• 在全透光手术床上仰卧，能够满足髋关节重建手术的一切条件。如果要同时行下肢的其他手术，也不需要改变体位（在同侧腰腹下方垫枕，可以方便骨盆截骨）。

• 透视可以放在对侧，垂直透光床。确认能获得良好的前后位和侧位图像。在由两组医生同时进行双侧手术的时候，透视仪可以置于床的头侧或者尾侧，这样透视时通过调整角度，可以在不影响操作的同时看见双侧。

• 在完成髋内收肌和屈肌的松解后，在透视下评估股骨头是否已经复位或者能否复位。从中立位开始，外展髋关节，直到股骨头位于髋臼中心，恢复 Shenton 线连续。从中立位开始外展的角度，就是需要内翻的角度。这样能保证髋关节中立位时，得到中心复位（图 19.2）。

显露

• 股骨近端外侧切口，从大转子顶点开始，沿股骨向远端做 10~12 cm 的纵向切口。

• 沿着皮肤切口切开阔筋膜，显露下方的股外侧肌。

• 臀中肌附着在大转子上，在切口前方可见到臀中肌的下缘。这可以作为股外侧肌在转子间嵴水平附着的标志（图 19.3）。

• 用电刀在转子间嵴水平从前向后切开股外侧肌和其下方的骨膜。向远端继续保持一定的角度沿股外侧肌后缘切开，正好是在臀大肌附着的前方（图 19.4）。

• 在臀大肌远端，股外侧肌从肌间隔开始剥离。在肌间隔可以见到血管穿支并预防性电凝处理。

• 开始骨膜下推起股外侧肌显露足够长的

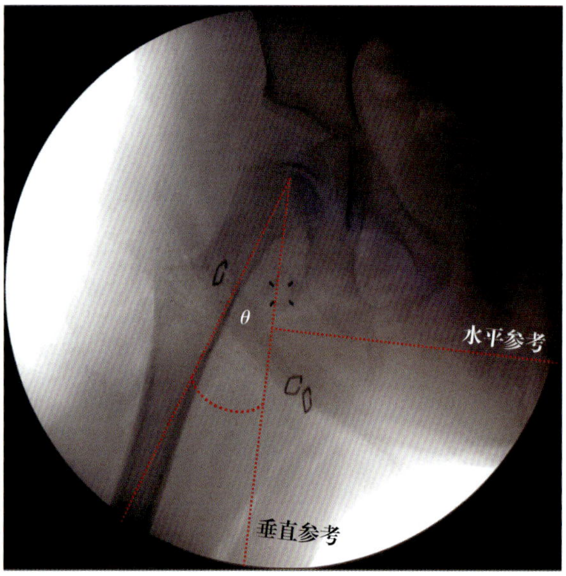

图 19.2 θ 表示髋从中立位开始外展，直至股骨头颈指向三角软骨和恢复 Shenton 线的角度。这个角度决定 VDRO 的内翻角度

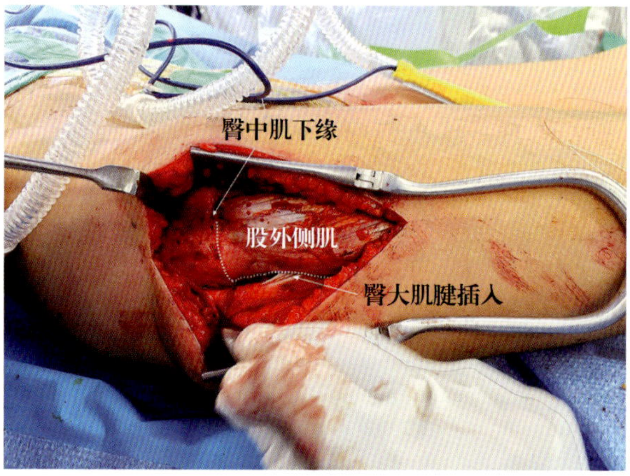

图 19.3 在阔筋膜深面显露股外侧肌

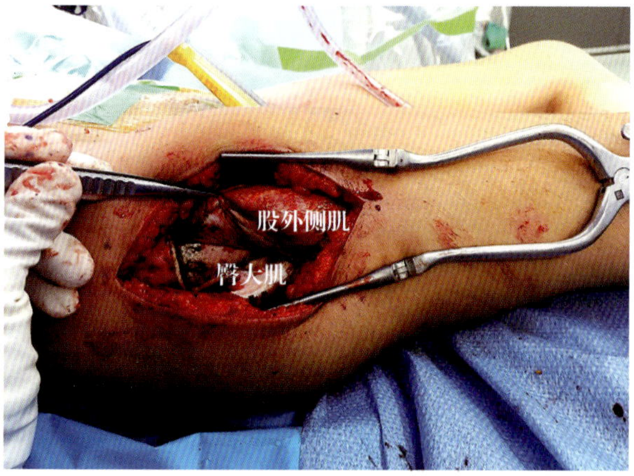

图 19.4 股外侧肌下方，骨膜下显露股骨近端

股骨近端的外侧，以能够适应角钢板。

• 主要是在预想截骨的部位环形推起骨膜，通常在小转子近端。在其前方置入 Hohmann 拉钩（图 19.5）。

插入导针和放置钢板

• 角钢板的刃最理想的位置是位于股骨颈的下半部分，也正好位于股骨距的近端。

• 对于 90°的角钢板，导针直接向近端以需要内翻的角度打入。例如，如果需要内翻 30°，导针就与股骨长轴垂直线成 30°夹角打

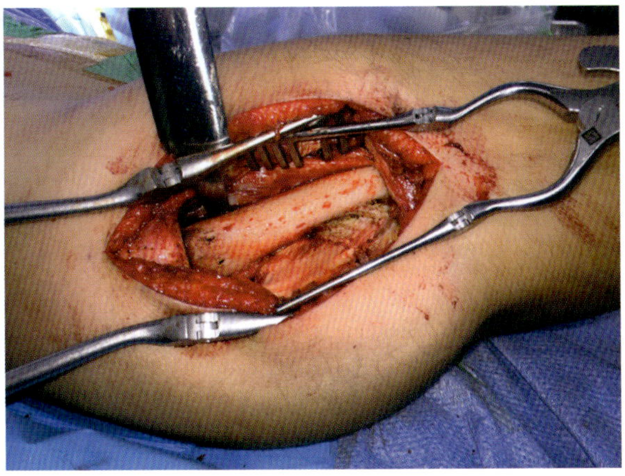

图 19.5　骨膜下显露股骨近端外侧面，在小转子近端置入 Hohmann 拉钩

入，或者是与股骨长轴成 90°–30°=60°打入。沿股骨放置一个截骨三角模块将提供对这个角度的指示（图 19.6）。

• 对非空心钉角钢板，导针插在股骨颈的上半部分，允许导针下方有足够的角钢板的空间。对于空心钉角钢板系统，导针必须打在一个完美的位置，因为导针决定了钢板的最终位置。

• 进针点在侧位上从前向后位于股骨中线上，这样保证钢板位于股骨近端的侧面。

• 在横截面上看导针必须和股骨前倾在同样的角度。通过内旋下肢直到通过触摸或者直视股骨颈已经完全水平，保持这个位置，导针平行于床面或者地面打入（图 19.7）。

• 在前后位和蛙式位透视确认导针位于合适的位置（图 19.8）。在进行蛙式位透视时避免将导针折弯。

• 然后，凿子用来给角钢板开个路径。凿子和钢板导向器平行于导针，在导针下方插入。在空心钉系统，凿子沿导针插入。

• 凿子必须与股骨近端侧方顺列，这样可以避免因为截骨产生的计划外的伸直截骨或者屈曲截骨（图 19.9），凿子上的钢板延长模块可以帮助确认方向。

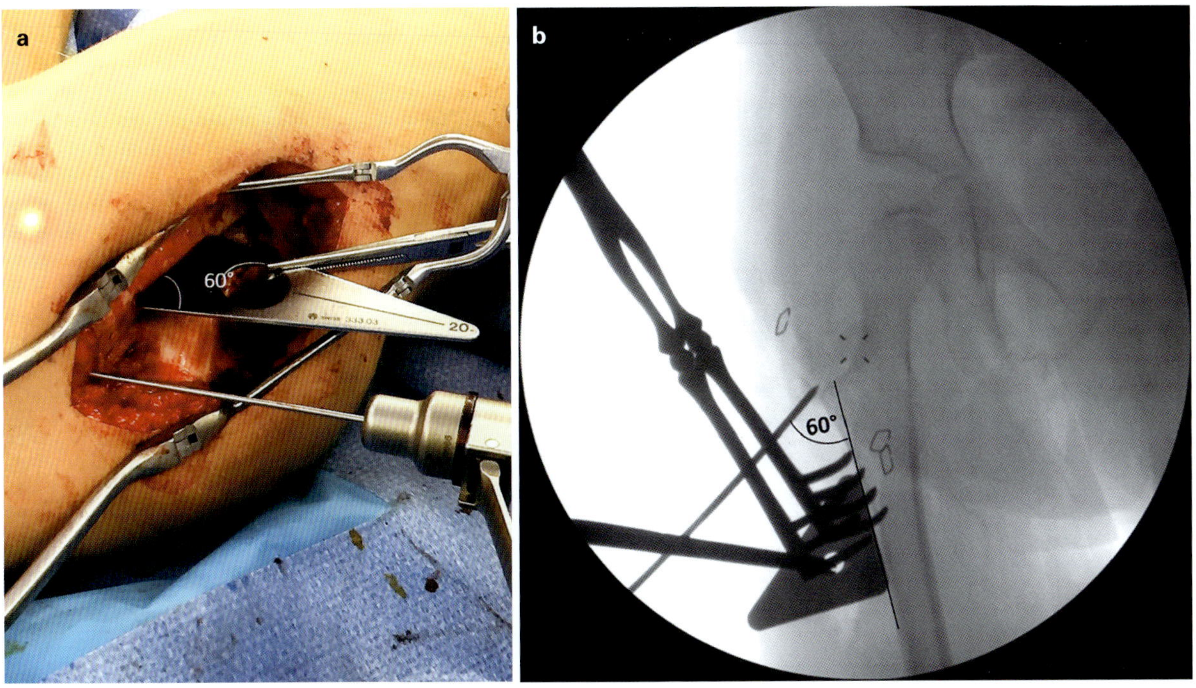

图 19.6　a. 沿股骨外侧面放置一个 60°的截骨三角模块，可以指明导针插入的方向。b. 相应的透视下影像

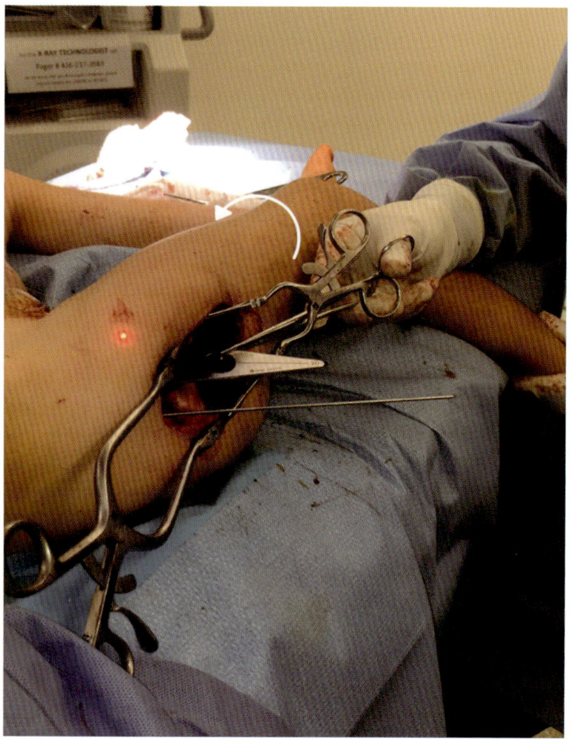

图 19.7 下肢内旋，将股骨颈置于水平，有助于打入导针

• 用锤子敲击骨凿前进，在前后位和蛙式侧位片上证实，直到根据选择的角钢板合适的深度。

• 在透视下确认骨凿到达的最终前后位和蛙式侧位（图 19.10）。它决定了角钢板的最终位置，对于任何角度的角钢板来说，这都是对于冠状面矫正角度最关键的一步。

股骨近端截骨

• 在小转子上缘或者紧贴小转子近端，在股骨上做横行截骨的标记，一般都是在凿子下的 1.0~1.5 cm。

• 在此部位环形推开骨膜（此前只推开了前方骨膜）。

• 在预定截骨部位的两端，从前向后，垂直于股骨干长轴，打入两枚平行的 2.4 mm 克氏针。这两枚针可作为把股外侧肌推向前方的牵开器，也在随后的截骨中用来计量去旋转的角度（图 19.11）。

• 截骨第一刀是横向截骨，在两枚去旋转的标记克氏针之间，垂直于股骨干长轴。

• 完成第一刀后，内收下肢，显露截骨近

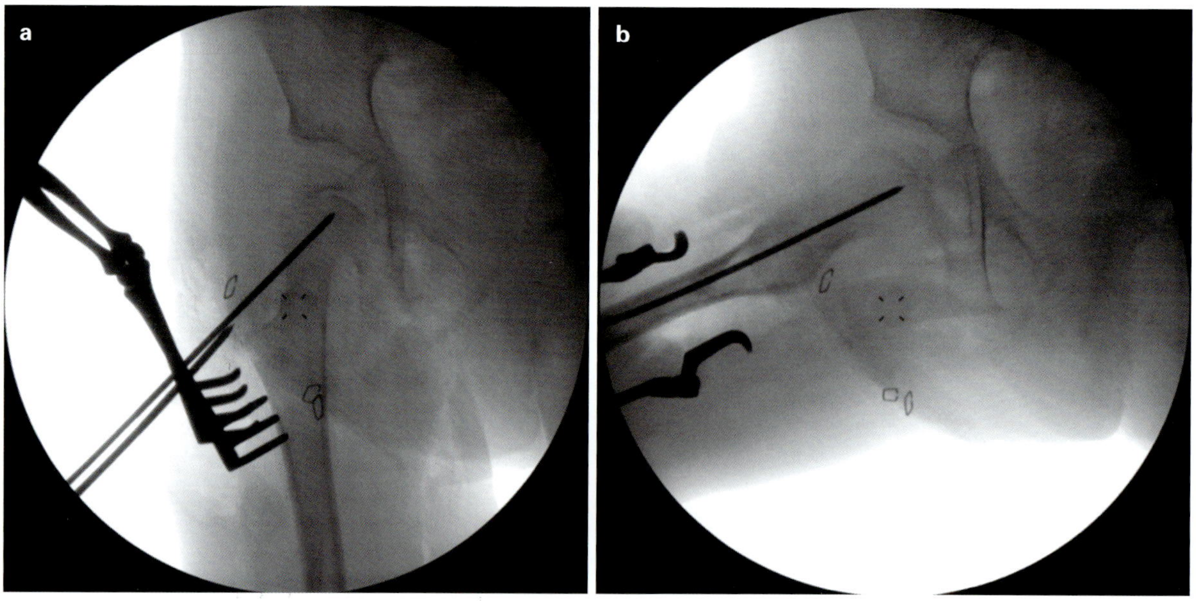

图 19.8 前后位片（a）和蛙式侧位片（b）透视显示理想的的导针位置

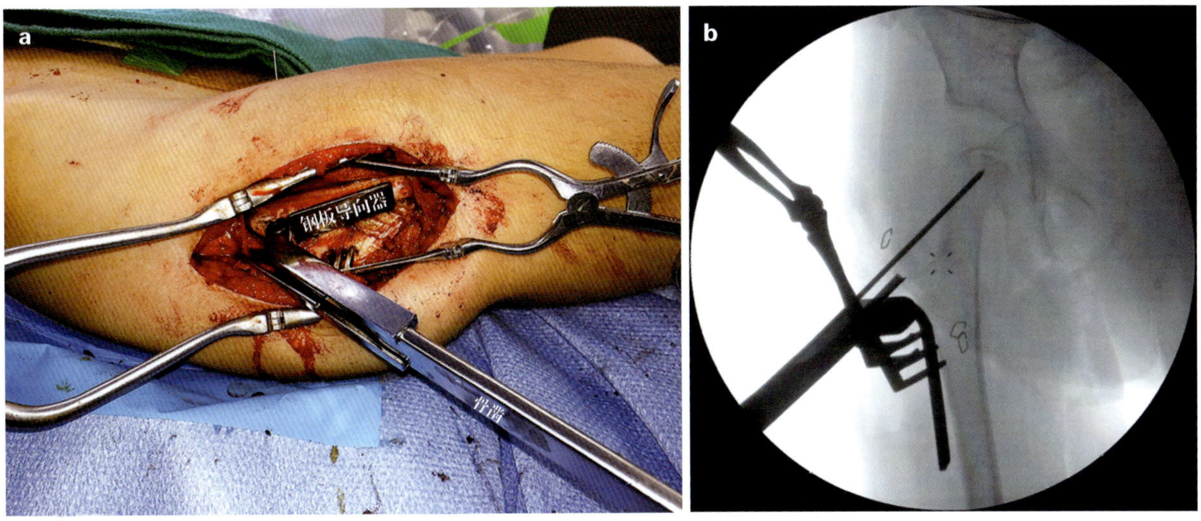

图 19.9　a. 骨凿在导针下方插入，平行于导针。钢板导向器必须与股骨干顺列，这样可以避免因为截骨产生的计划外的伸直截骨或者屈曲截骨。b. 透视下的骨凿和导向器的影像证实骨凿的正确轨道

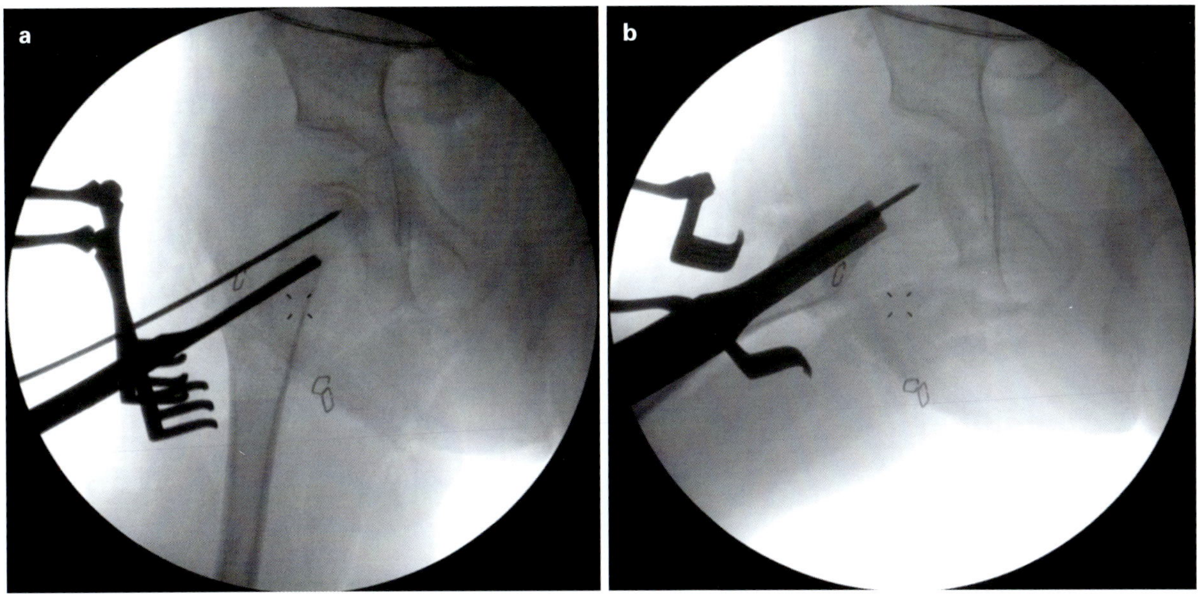

图 19.10　前后位透视（a）和侧位透视（b）下显示骨凿的位置合适

端的骨块（图 19.12）。向内、向后推开骨膜。

• 第二刀从截骨近端骨块的内侧一半开始，以平行于上方骨凿的角度进行截骨（图 19.13）。结果是个中和的楔形截骨（内侧半闭合，外侧半张开）。这允许相对的截骨面加压。第二刀的开始点越偏外侧（完全闭合楔形），越有截骨线延伸至股骨颈或者股骨头的可能风险。相反，只是一个横断的撑开截骨，在固定时截骨面就接触太少。

• 去掉楔形骨块。如有必要的话，可以在髋臼周围骨盆截骨时用于植骨。

• 内翻同时合并有缩短，缩短的程度取决于楔形骨块的大小。如果需要更多缩短，就从截骨远端的近侧去除相应的骨块。

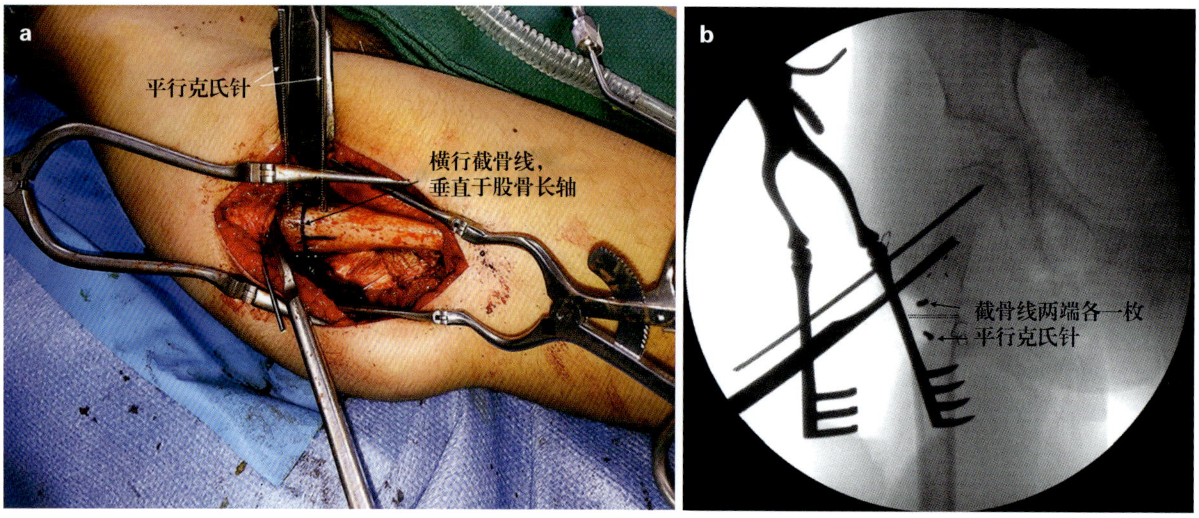

图 19.11 a. 平行的克氏针帮助计量截骨后的去旋转角度，也可作为把股外侧肌牵向前方的牵开器。标记在骨上的横向实线代表着截骨计划的第一刀。b. 前后位透视影像证实位于计划截骨部位远、近端的两枚去旋转克氏针互相平行且垂直于骨面

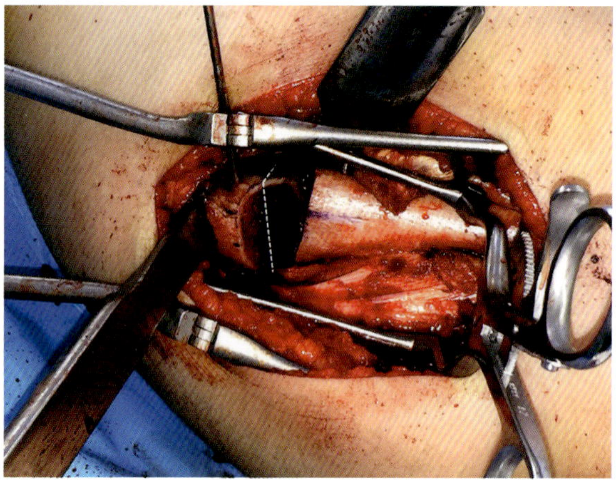

图 19.12 内收下肢，显露截骨近端骨块的截骨面。上方的平行于骨凿的点状虚线代表截骨第二刀，去除内侧 50% 的楔形骨块

固定：插入角钢板

• 用滑锤取出骨凿，把持器连接角钢板，插入骨凿开出的骨道。导针可以帮助确认角钢板没有插入不同的骨道，尤其是在骨质疏松的患者。

• 角钢板的位置在透视下确认。用滑锤捶击把持器，直到钢板完全贴服在股骨外侧面。

• 在远端临时用 Verbrugge 复位钳固定钢板（图 19.14）。

• 松开钳子允许远端外旋。如果导针或者角钢板的把手是平行于地面的，那股骨颈此时就是水平的。股骨远端旋转至髌骨朝向前内侧 10°的位置。这时远、近端两枚克氏针的夹角就是去旋转的角度（图 19.15）。

• 在去旋转时，用骨膜剥离子抬起远截骨端的近端，以免后沉。这有助于在扣紧 Verbrugge 复位钳之前，截骨面获得良好的接触。

• 用皮质骨螺钉固定钢板。可以用 3 枚螺钉中的 2 枚进行偏心固定，来加压截骨端。

• 去除角钢板的把手，用滑锤将角钢板捶击到最深处。90°的角钢板有一个内侧偏心距。这可以内移股骨远端，来矫正内翻截骨带来的机械轴偏移（图 19.16）。

• 透视证实前后位和蛙式侧位上内固定的位置。

关闭伤口

• 用 1 号可吸收缝线将股外侧肌缝回到转子间嵴的附着点（图 19.17）。这可以完全覆盖

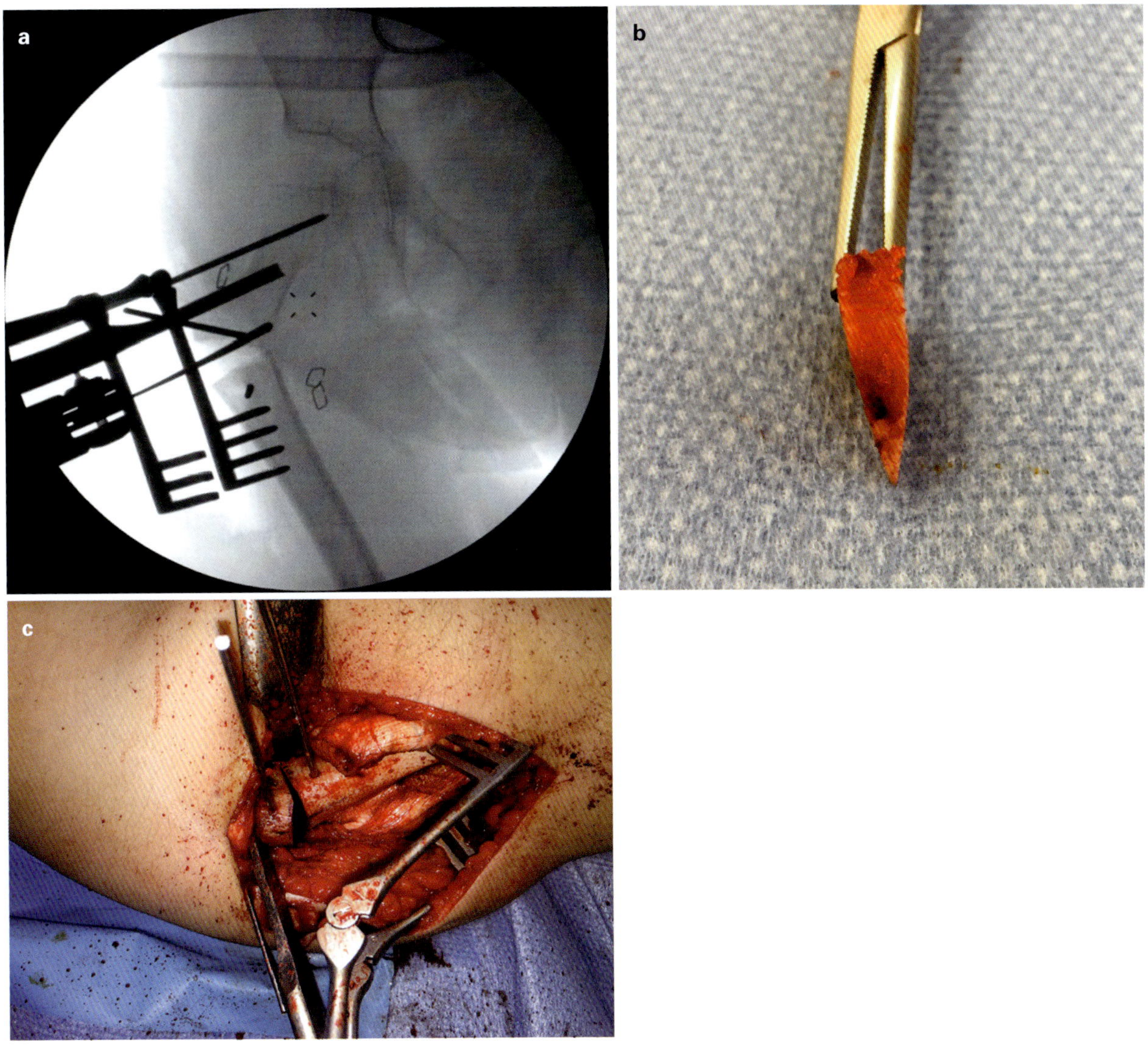

图 19.13　a. 透视显示锯片平行于骨凿。b. 从股骨近端内侧去除一个楔形骨块。c. 截骨面相对

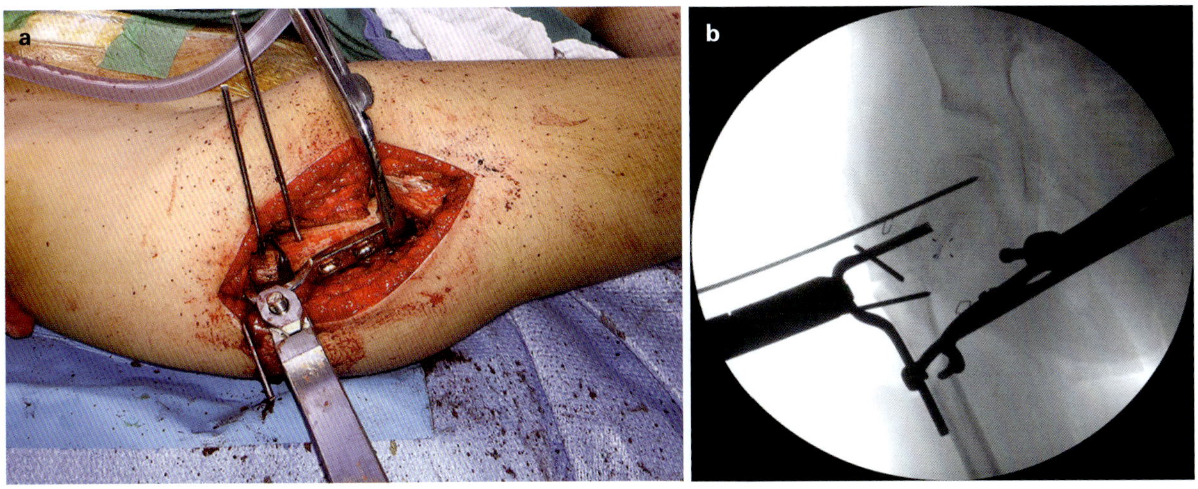

图 19.14　术中体位像（a）和相应的术中透视（b）显示骨凿已经取出，角钢板已经插入。用一把 Verbrugge 复位钳把钢板和股骨远端固定

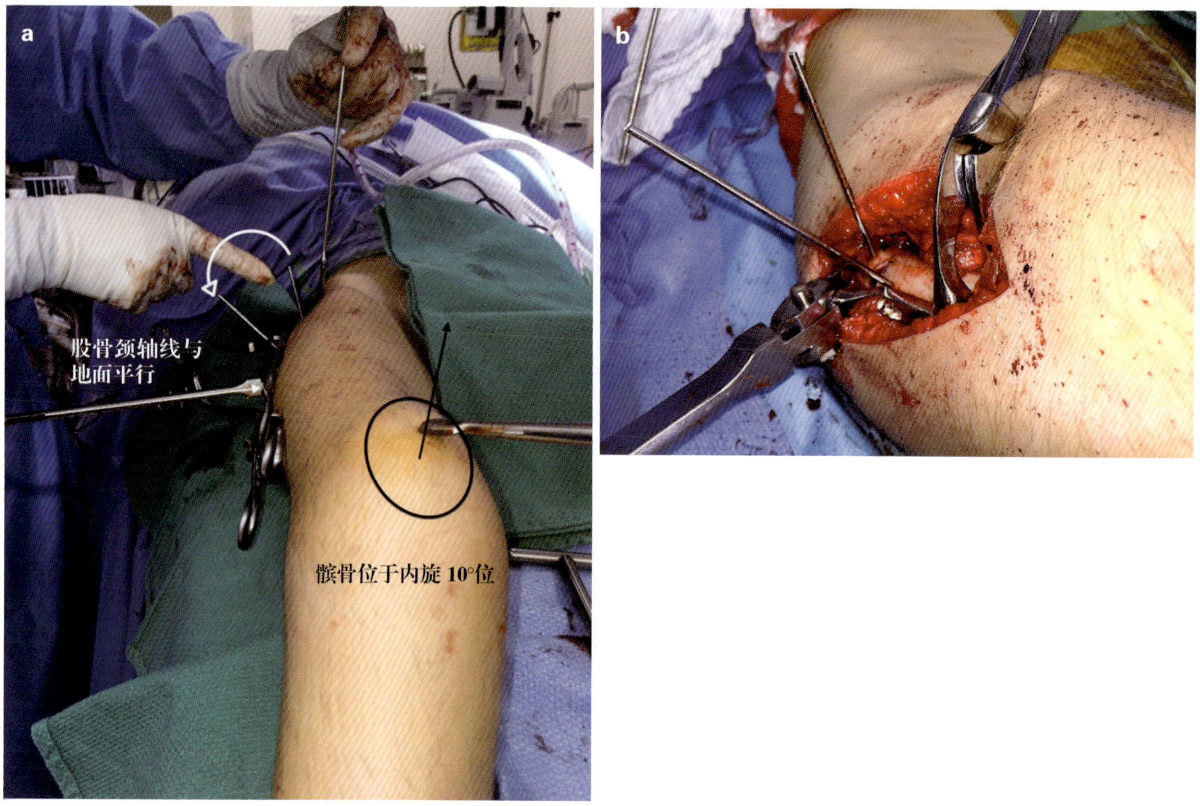

图 19.15 a. 股骨近端（股骨颈的轴线）维持水平，股骨远端内旋直至髌骨指向内侧 10°。b. 两枚克氏针的夹角即为股骨去旋转的角度

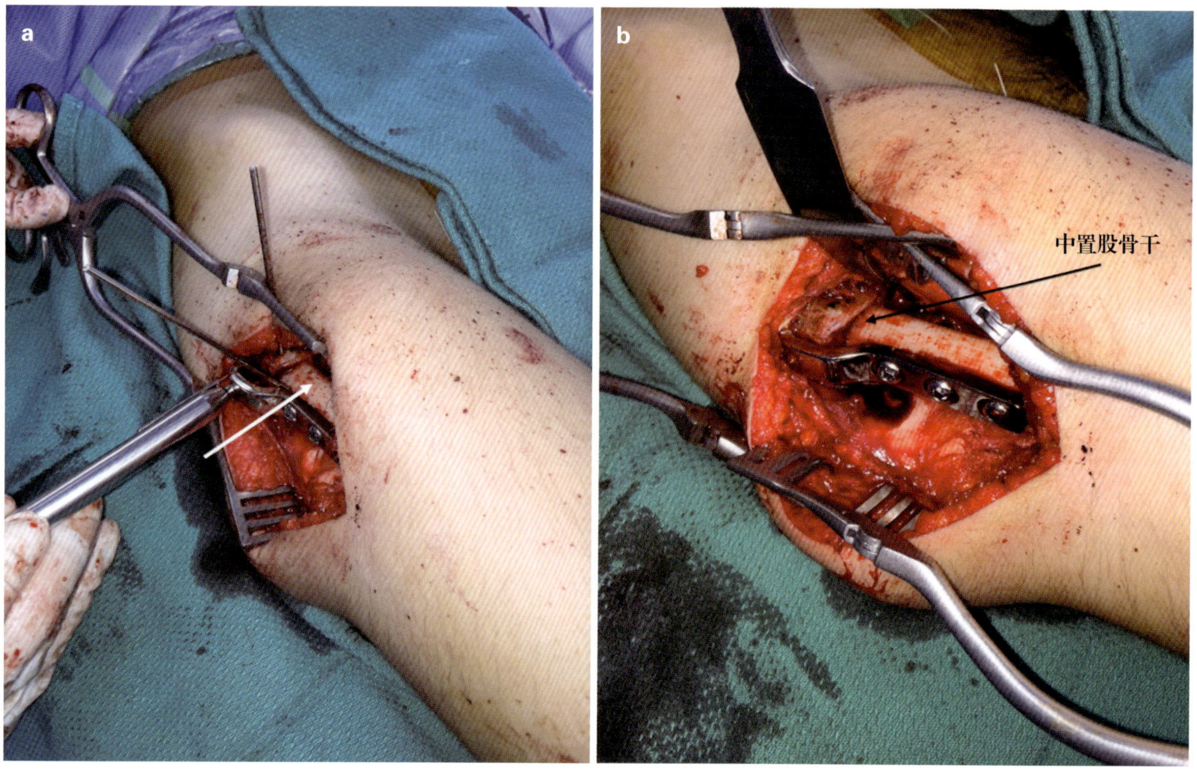

图 19.16 a、b. 一旦钢板固定在股骨上，用滑锤将角钢板打击到最深处。角钢板的内侧偏心距会内移股骨干，来矫正内翻带来的机械轴的偏移

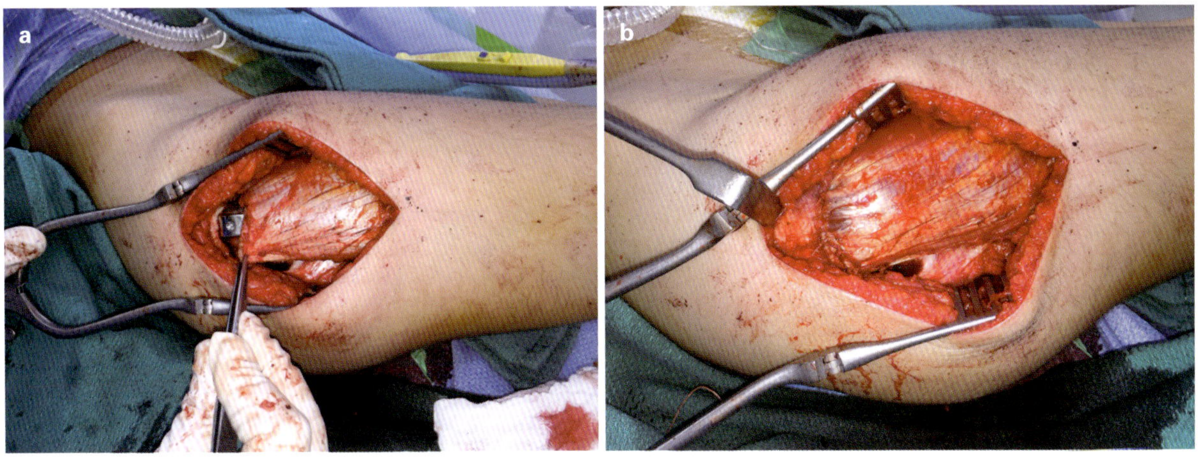

图 19.17　a、b. 股外侧肌缝回原来的附着，并覆盖钢板

钢板。

• 阔筋膜用 1 号可吸收缝线缝合。

• 逐层完成皮下和皮内缝合。

术后影像

见图 19.18。

要点和陷阱

• 在做 VDRO 时，恰当的导针位置能使后面的操作更方便。内旋下肢使股骨颈水平，有助于插入导针。在侧位上确认进针点时，参考股骨干骺端近端，而不是参考大转子，因为大转子有些轻微偏后。导针有些轻微的位置不当，在非空心钉系统中可以在安放骨凿时适当调整。

• 在临时复位截骨端和安放角钢板后，不能过高估计使用 Verbrugge 复位钳得到的固定稳定程度。在用螺钉固定钢板之前，助手必须保持住去旋转的位置，否则矫正会丢失。

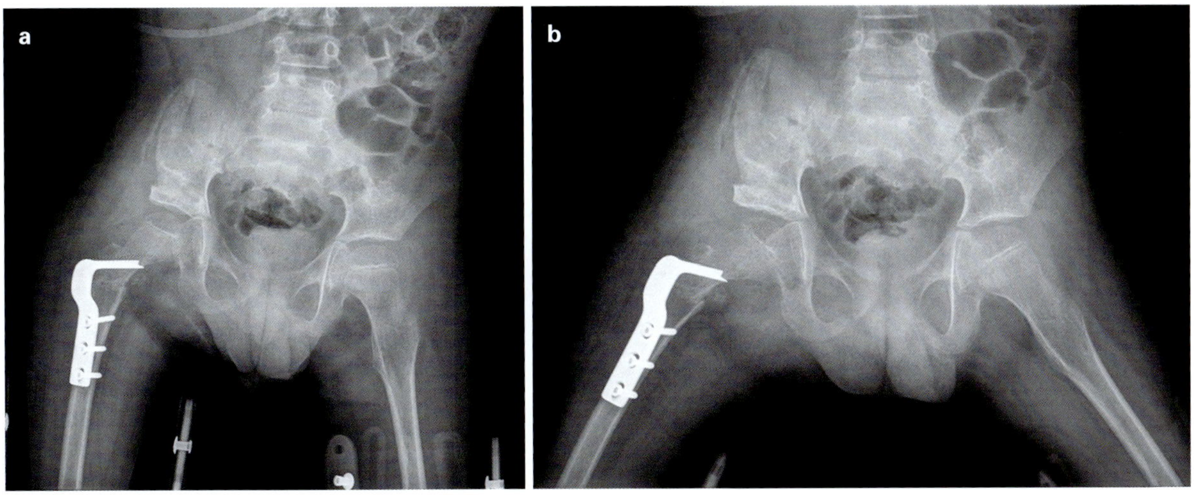

图 19.18　股骨内翻去旋转截骨和骨盆（Dega）截骨术，术后骨盆前后位 X 线片（a）和蛙式侧位 X 线片（b）

适应证和禁忌证（表 19.1）

表 19.1 内翻去旋转截骨术的适应证和禁忌证

适应证
球形股骨头的髋关节半脱位或者脱位 在存在髋关节发育不良时，需要髋臼侧重建
相对禁忌证
变形的股骨头
绝对禁忌证
长期的髋脱位，股骨头高位、变形 严重的髋臼发育不良，髋臼侧不适合行重建性截骨术

参考文献

[1] Huh K, Rethlefsen SA, Wren TA, Kay RM. Surgical management of hip subluxation and dislocation in children with cerebral palsy: isolated vdro or combined surgery? J Pediatr Orthop. 2011;31(8):858–863.

[2] Shore BJ, Zurakowski D, Chantal D, Powell D, Matheney TH, Snyder BD. Proximal femoral varus derotation osteotomy in children with cerebral palsy: the effect of age, gross motor function classification system level and surgeon volume on surgical success. J Bone Joint Surg Am. 2015;97(24):2024–2032.

推荐阅读

[1] Chang FM, Ma J, Pan Z, Ingram JD, Novais EN. Acetabular remodeling after varus derotational osteotomy in children with cerebral palsy. J Pediatr Orthop. 2016;36(2):198–204.

[2] Reimers J. The stability of hip in children: a radiological study of results of muscle surgery in cerebral palsy. Acta Orthop Scand Suppl. 1980;184:1–100.

第 20 章　McHale 术式在陈旧性髋关节脱位中的应用

Mark Eidelman

引言

大部分严重的、有神经肌肉疾患而不能行走的患者会出现髋关节功能障碍。部分出现陈旧性髋关节脱位的患者会有疼痛、髋关节活动受限，以及卫生护理的问题。当不可能重建髋关节时，髋关节融合、股骨头切除和转子下外翻截骨是有效的挽救性手术。在 1990 年，McHale 及其同事发表了转子下截骨和股骨头切除，成为一种流行的挽救性术式。因为 McHale 术式能达到缓解疼痛、增加活动范围和改善坐姿的能力，其得以广泛应用。此术式与其他挽救性手术相比更安全，并发症更少。

简要病史

一名患有脑瘫的 15 岁男童，全身受累（图 20.1 a），大肌肉运动功能分级系统（GMFCS）Ⅴ级，因为严重的髋关节活动受限而转诊。据他的看护者描述，每次更换尿垫，都出现髋关节疼痛。他坐起受限，疼痛明显。体格检查发现，患者有严重的剪刀步态，右髋屈曲 45°，左髋屈曲 60°，右髋外展 10°，左髋外展 15°。双髋旋转严重受限，疼痛导致肢体扭曲。X 线片显示双髋关节脱位（图 20.1 b）。在左上臀部因为脱位的股骨头的压迫出现皮肤压疮（图 20.1 c）。

术前影像

见图 20.1。

治疗目标

改善外展，增加髋关节屈曲，消除疼痛和压疮。

治疗策略

治疗策略包括转子下外翻截骨，以改变股骨近端的方向，并消除屈曲和外展时因髋脱位带来的阻挡。制造外翻，以及将圆韧带和髂腰肌腱系在一起，防止在陈旧性髋关节脱位切除股骨近端之后常常发生的股骨移位。使用锁定板增加了固定的稳定性，避免术后使用髋人字石膏固定。

手术细节

在骶骨下放一个垫子，能够方便患侧的操作。前外侧 Watson–Jones 入路可以良好地显露髋关节和股骨近端（图 20.2 a）。铺单范围应该允许髋和膝充分的活动。辨别出阔筋膜张肌，将其向前牵开，显露臀中肌的前缘向后拉开。在牵开股直肌后，切断股直肌反折头，沿

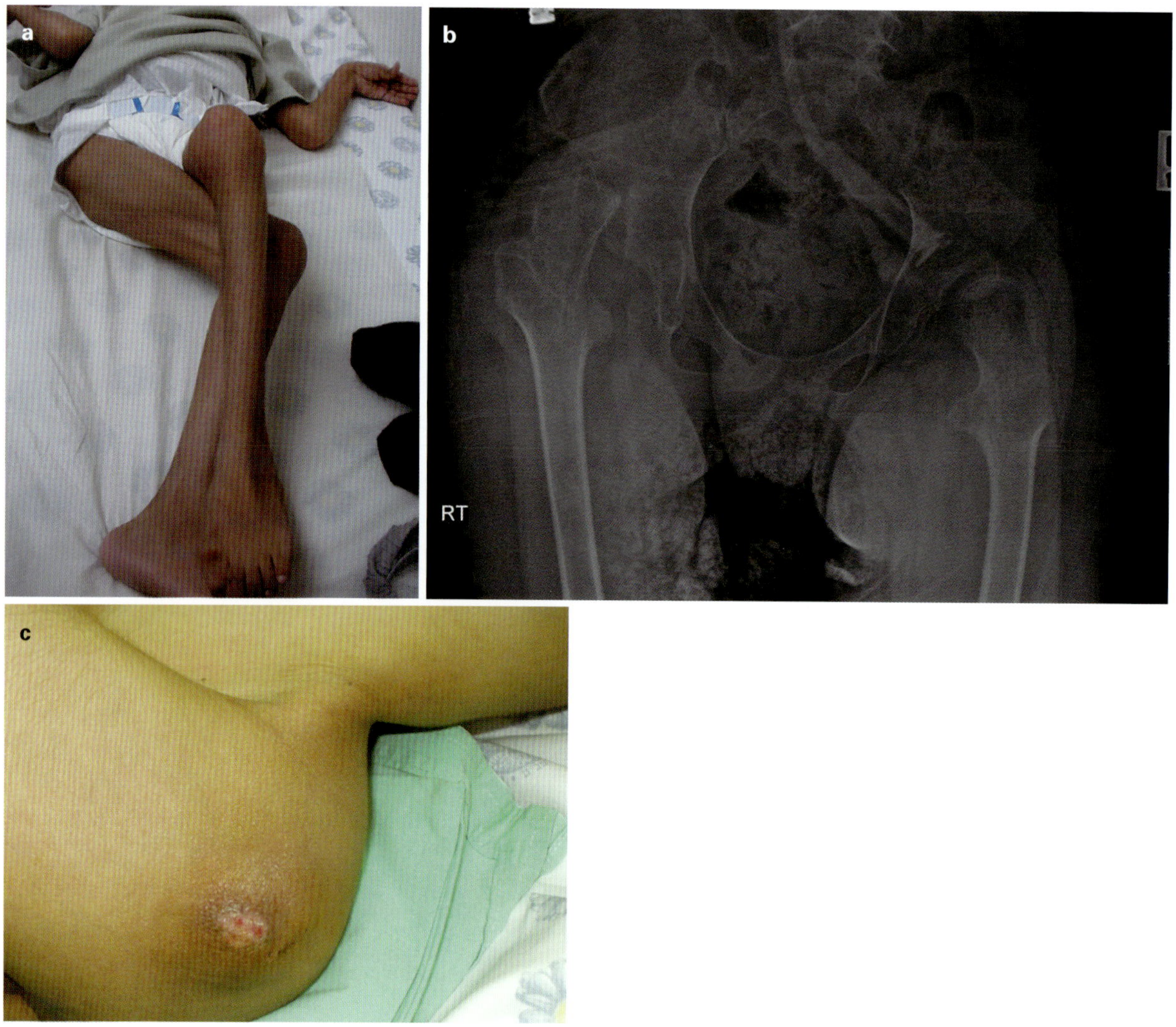

图 20.1 a. 严重的剪刀步态和内收挛缩。b. 陈旧性双侧髋关节脱位。c. 左侧髋关节脱位形成的压疮

股骨颈切开关节囊。显露股骨干近端，用电刀以减少出血。切除股骨头，保留圆韧带，留作与髂腰肌腱缝合用（图 20.2 b、c）。在小转子远端行转子下开放楔形外翻截骨（图 20.2 d），要考虑到，在截骨近端有足够的长度能打入锁定加压钢板（LCP）（Depuy Synthes，Warsaw IN，USA）的 3 枚螺钉。在按最初由 McHale 提出的将圆韧带与髂腰肌腱缝合之后，预折弯一块 4.5 mm 的 LCP，与截骨后股骨形态相匹配。在截骨远近端至少要打入 3 枚锁定螺钉（图 20.2 e）。关闭伤口，在阔筋膜上方留置引流管。

严重脑瘫的患者常常有骨量少、废用性骨质疏松和骨质脆。在最初 McHale 的原始文献中，很多患者用髋人字石膏制动，进一步增加了废用性骨量减少，增加了术后骨折的风险。锁定钢板技术不用术后制动。硬膜外麻醉是其中重要的一个环节，在术后数天可以进行疼痛管理。术后前 3 周可以使用外展枕。在术后即时就允许行轻柔的被动活动和坐在轮椅上。

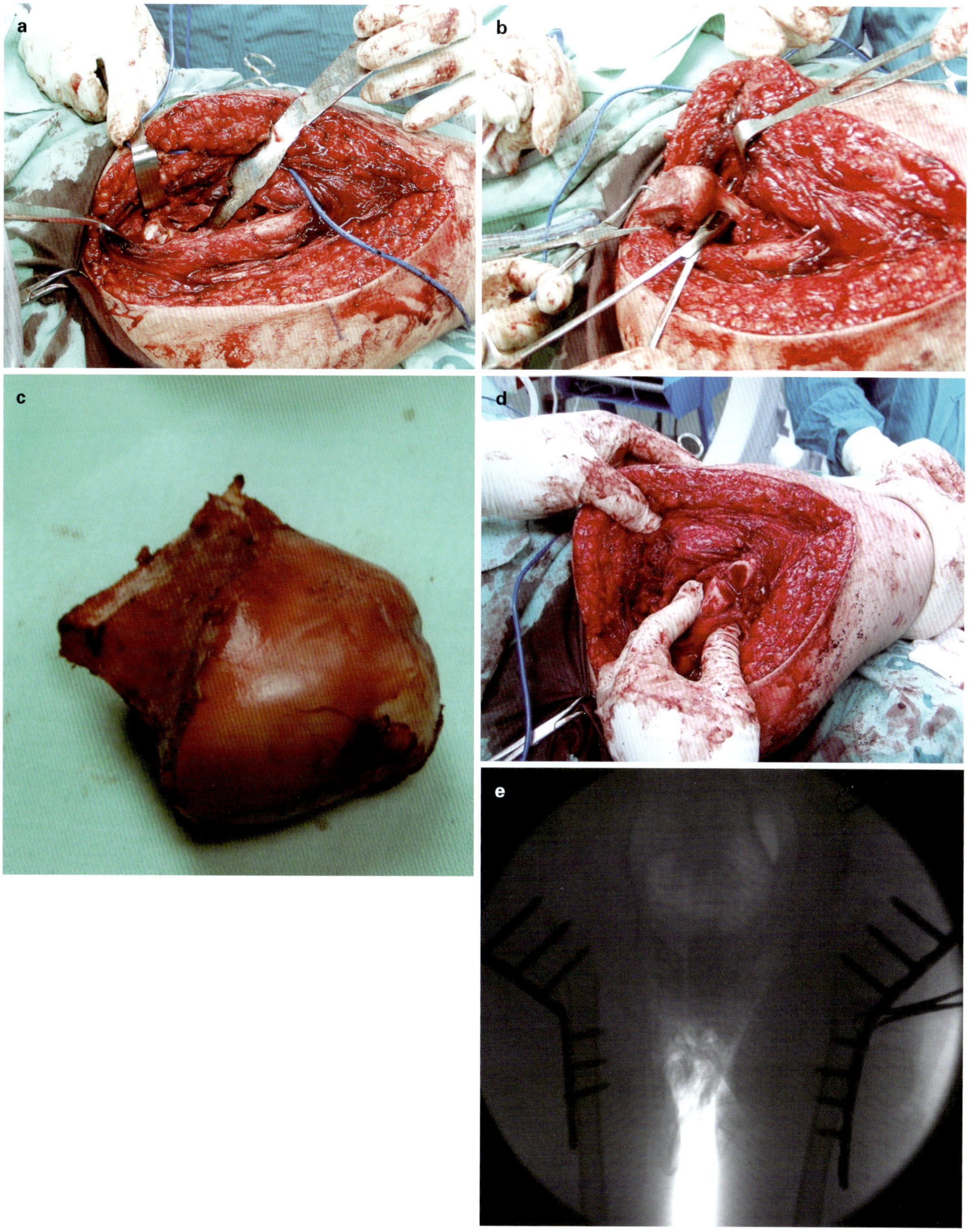

图 20.2　a. 经 Watson-Jones 入路显露髋关节。b. 股骨头截骨，松解圆韧带，预留与髂腰肌腱缝合用。c. 切下的变形股骨头。d. 转子下外展截骨。e. 双侧 McHale 术的术中 X 线片

要点和陷阱

• 转子下外展截骨的程度是手术成功的关键。截骨部位应该越邻近小转子越好，但是必须满足近端能打入 3 枚锁定螺钉的前提。

• 准确预折弯锁定钢板很重要：最终，钢板的曲度决定了矫正的程度。

• 为了在尽量靠近截骨水平来固定钢板，通常最近端那枚螺钉就位于大转子尖的下方。

• 虽然我们把圆韧带缝合在髂腰肌腱上（按原始文献建议的），但防止股骨近端上移重要的因素似乎是外展截骨。

适应证和禁忌证（表 20.1）

表 20.1 在陈旧性髋关节脱位患者中的 McHale 手术的适应证和禁忌证

适应证
无法重建的陈旧性髋关节脱位 僵硬和疼痛的髋关节
禁忌证
不疼的髋关节 麻醉风险高的患者

参考文献

[1] McHale KA, Bagg M, Nason SS. Treatment of the chronically dislocated hip in adolescents with cerebral palsy with femoral head resection and subtrochanteric valgus osteotomy. J Pediatr Orthop. 1990;10(4):504–509.

[2] Eidelman M, Katzman A, Zaidman M, Keren Y. McHale operation in patients with neglected hip dislocations: the importance of locking plates. Adv Orthop Surg. 2014;2014:6. https://doi.org/10.1155/2014/813719.

第 21 章　慢性神经肌肉型髋关节脱位的外翻截骨术（不切除股骨头）

Thierry E. Benaroch, Fahad S. Alhuzaimi

引言

青少年痉挛型无法行走的、慢性疼痛的髋关节脱位处理起来非常棘手。这种疾病会导致患者剧烈疼痛、坐位的舒适度下降，会阴区卫生护理困难和压疮。理想来说，包括股骨内翻缩短去旋转截骨、骨盆截骨和髋关节切开复位在内的髋关节重建可能会得到正常的解剖关系，但是长期脱位的股骨头经常出现软骨面磨损和严重畸形，这样就排除了任何成功重建的可能性。

大部分人认为疼痛是这些髋关节的主要手术适应证，但并不是所有脱位的髋关节都会出现疼痛。慢性痉挛型髋脱位患者的疼痛发生率为 18%~55%。部分出现陈旧性髋关节脱位的患者会有疼痛、髋关节活动受限和卫生护理的问题。应该先尝试保守治疗，包括肌肉松弛药物、更改坐轮椅的姿势、注射肉毒毒素和鞘内使用苯多酚。如果这些办法不能缓解疼痛，可以使用挽救性的手术方法。

治疗这种病情有很多手术方法的报道，成功率不一。这些方法包括股骨近端切除成形术、转子下外翻截骨术（包括切除或者不切除股骨头）和假体置换术。本章的目的是介绍被 Hogan 推广的不切除股骨头的改良 Hass 转子下外展截骨术。

简要病史

一名 17 岁的脑瘫患者，大肌肉运动功能分级系统（GMFCS）V 级。他在所有的日常活动时都需要帮助。在过去两年里，他主诉右髋剧烈疼痛。他的看护者表示在帮助他在轮椅或者在床上摆放体位时出现困难。他的既往史和手术史包括多次因为肺炎和置入苯多酚泵入院。体格检查未发现压疮。右髋固定内收 30° 畸形。任何外展活动都有痛性受限。他有 30° 的屈曲畸形，屈曲超过 70°就出现疼痛。旋转痛性受限。

术前影像

见图 21.1。

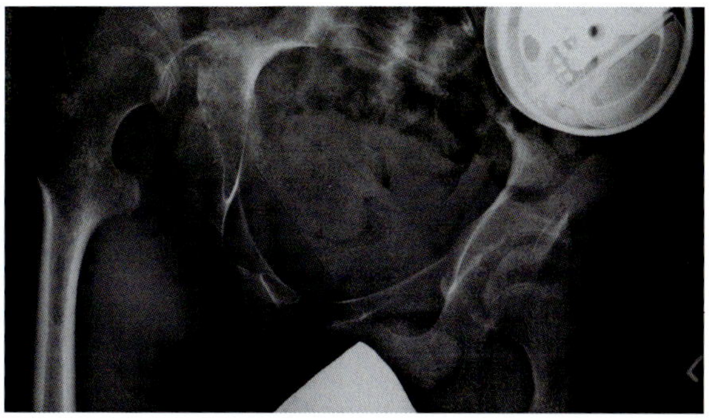

图 21.1　术前骨盆前后位 X 线片显示右髋高位脱位、右髋臼发育不良和骨盆倾斜

治疗目标

对于这些困难的病例，我们的目标是得到无痛的、活动的髋关节，以提高生活质量，使患者在轮椅上姿势更便利。

手术细节

患者平卧在可透射线的手术上。在患侧臀部下垫枕，使患髋可以自由活动。从脱位的股骨头大转子尖近端开始，轻度向后经大转子，弧形切口长 15~20 cm，沿股骨外侧向远端延伸。切开髂胫束，股骨转子下区域彻底的骨膜下剥离。显露髂腰肌腱，自小转子处切断。纵向切开关节囊，平行髋臼 T 形切开关节囊，完全显露股骨头。在股骨近端做外翻截骨，去除一个基底在外侧、45° ~60°的楔形骨块（图 21.2）。近端的横向截骨应紧贴小转子下方。在第一刀下方 2~2.5 cm 做斜向的第二刀。楔形的外侧基底越长，矫正越大。然后预弯一块 7 孔的 3.5 mm 的动态加压钢板（DCP），置于股骨干的外侧（图 21.3）。一块 3.5 mm 的 DCP 放在截骨端的前方，接近 90°垂直于第一块钢板放置。这增加了截骨端的额外稳定性（图 21.4）。术后开始早期功能活动。使用一个髋外展枕来保持髋外展，开始早期物理治疗来促进活动和练习拉伸。

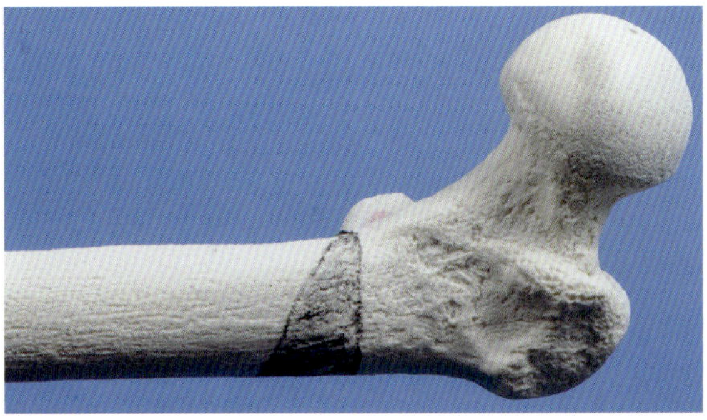

图 21.2 在模型骨上的外侧闭合楔形截骨，记住外侧基底越大，外翻角度越大

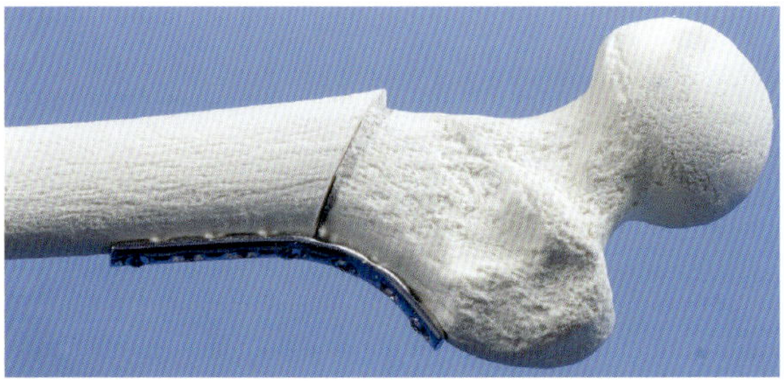

图 21.3 完成截骨，在外侧用一块预弯好的 3.5 mm 动态加压钢板（DCP）固定

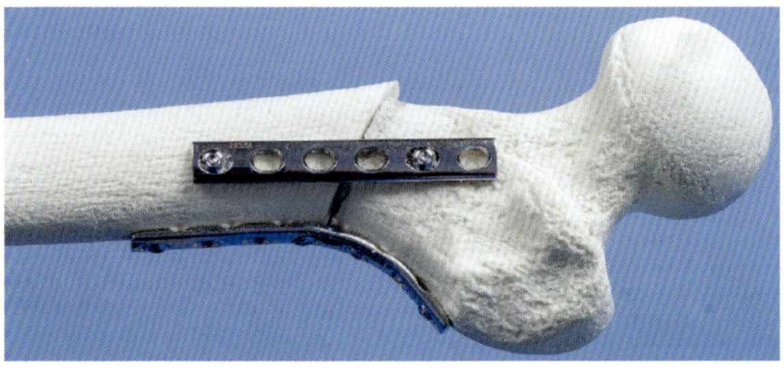

图 21.4 在前方用一块 3.5 mm 的 DCP 加强固定

术后影像

见图 21.5。

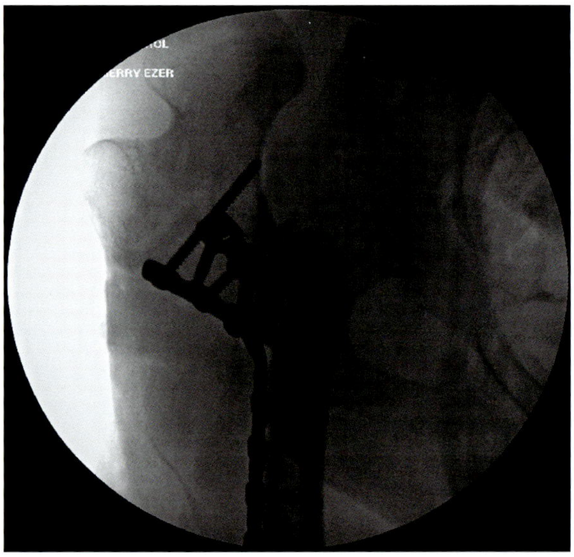

图 21.5 术后前后位片显示转子下外翻截骨，股骨头的方向远离了髋臼

要点和陷阱

要点

• 股骨近端整个环形的骨膜下剥离是必要的，这样能显露小转子，方便截骨。

• 在小转子处切断髂腰肌腱，在截骨后，股骨的活动度更大。

• 近端的横向截骨应紧贴小转子下方。

• 楔形骨块不要去除太小。通常外侧基底至少 2.5 cm。

• 为了避免内固定物失败，两块钢板应该垂直放置。同时，3.5 mm 系列或者重建板在塑形时更方便。

陷阱

• 省略切开关节囊直视股骨头步骤。

• 只用一块钢板，而不是两块。

• 去除楔形骨块太小。

适应证和禁忌证（表 21.1）

表 21.1　慢性神经肌肉型髋脱位的外翻截骨术（不切除股骨头）的适应证和禁忌证

适应证
疼痛 长期脱位 不能行走（优先项） 全髋臼的严重发育不良和股骨头畸形，排除了成功解剖重建的可能性
禁忌证
在不能行走的痉挛型儿童 / 青少年中的没有症状的髋关节脱位

推荐阅读

[1] Baxter MP, D'Astous JL. Femoral resection-interposition arthroplasty: salvage hip surgery for the severely disabled child with cerebral palsy. J Pediatr Orthop. 1986;6(6):681–685.

[2] Castle ME, Schneider C. Proximal femoral resectioninterposition arthroplasty. J Bone Joint Surg Am. 1978;60(8):1051–1054.

[3] Hass JA. Subtrochanteric osteotomy for pelvic support. J Bone Joint Surg Am. 1943;25:281–291.

[4] Hogan KA, Blake M, Gross RH. Subtrochanteric valgus osteotomy for chronically dislocated, painful spastic hips: surgical technique. J Bone Joint Surg Am. 2007;89(2):226–231.

[5] Leet AI, Chhor K, Launay F, Kier-York J, Sponseller PD. Femoral head resection for painful hip subluxation in cerebral palsy: is valgus osteotomy in conjunction with femoral head resection preferable to proximal femoral head resection and traction? J Pediatr Orthop. 2005;25(1):70–73.

[6] McCarthy RE, Simon S, Douglas B, Zawacki R, Reese N. Proximal femoral resection to all adults who have severe cerebral palsy to sit. J Bone Joint Surg Am. 1988;70(7):1011–1016.

[7] McHale KA, Bagg M, Nason SS. Treatment of the chronically dislocated hip in adolescents with cerebral palsy with femoral head resection and subtrochanteric valgus osteotomy. J Pediatr Orthop. 1990;10(4):504–509.

第 22 章　使用外固定架经皮股骨近端截骨术治疗脑瘫患者的慢性髋关节脱位

Yaroslav Basyuk, Sanjeev Sabharwal

引言

在不能行走的脑瘫患者中，髋关节半脱位和脱位是常见的，尤其是如大肌肉运动功能分级系统（GMFCS）V级这样严重的类型。患者看护者常常关心的有疼痛、不适和畸形导致的姿势困难和卫生护理困难。如果青少年脑瘫患者有慢性脱位和失去正常曲率的股骨头，则不适宜将变形的股骨头重新放入发育不良的髋臼之中。

简要病史

一名 14 岁男性脑瘫患儿，痉挛性四肢瘫，GMFCS V级，慢性右侧髋脱位。虽然他一直在接受物理治疗以及规律翻身护理，但近期仍不幸出现了右侧大转子区域的浅表皮肤压疮，目前压疮在逐渐恢复中。另外，患者主诉在移动身体时，有右髋部周围明显的疼痛和不适感。查体发现 Galeazzi 征阳性，右膝低于左膝。右髋有屈髋 30°及外展 5°的挛缩畸形（图 22.1 a、b）。影像学（图 22.1 c）和 CT（图 22.1 d）提示右侧髋关节脱位，髋臼发育不良，以及失去球形规则形态的股骨头。

术前影像

见图 22.1。

治疗目标

（1）缓解疼痛和改善坐位的舒适度，方便搬运和会阴护理。

（2）通过外展，来矫正畸形，以及改善髋关节脱位。

（3）尽可能减少并发症。

治疗策略

治疗策略包括在脑瘫患者中，使用外固定架行经皮股骨近端外翻截骨术治疗一个慢性髋关节脱位和相关的内收畸形。治疗目的是改善生活质量、看护者的舒适度和髋关节外展，在提供畸形矫正的同时，还减少这些患者行开放手术的并发症。

手术细节

外固定架的放置

全身麻醉下，患者平卧于透光手术床上，在床的中线、患者的骶骨下垫一个折叠的单子。患侧肢体置于床缘，消毒铺单并能自由活动。行内侧切口，显露并切断紧张的内收长肌腱。然后，髋关节摆在一个“中立位”，然后按计划的外展截骨的度数行髋关节内收，在此

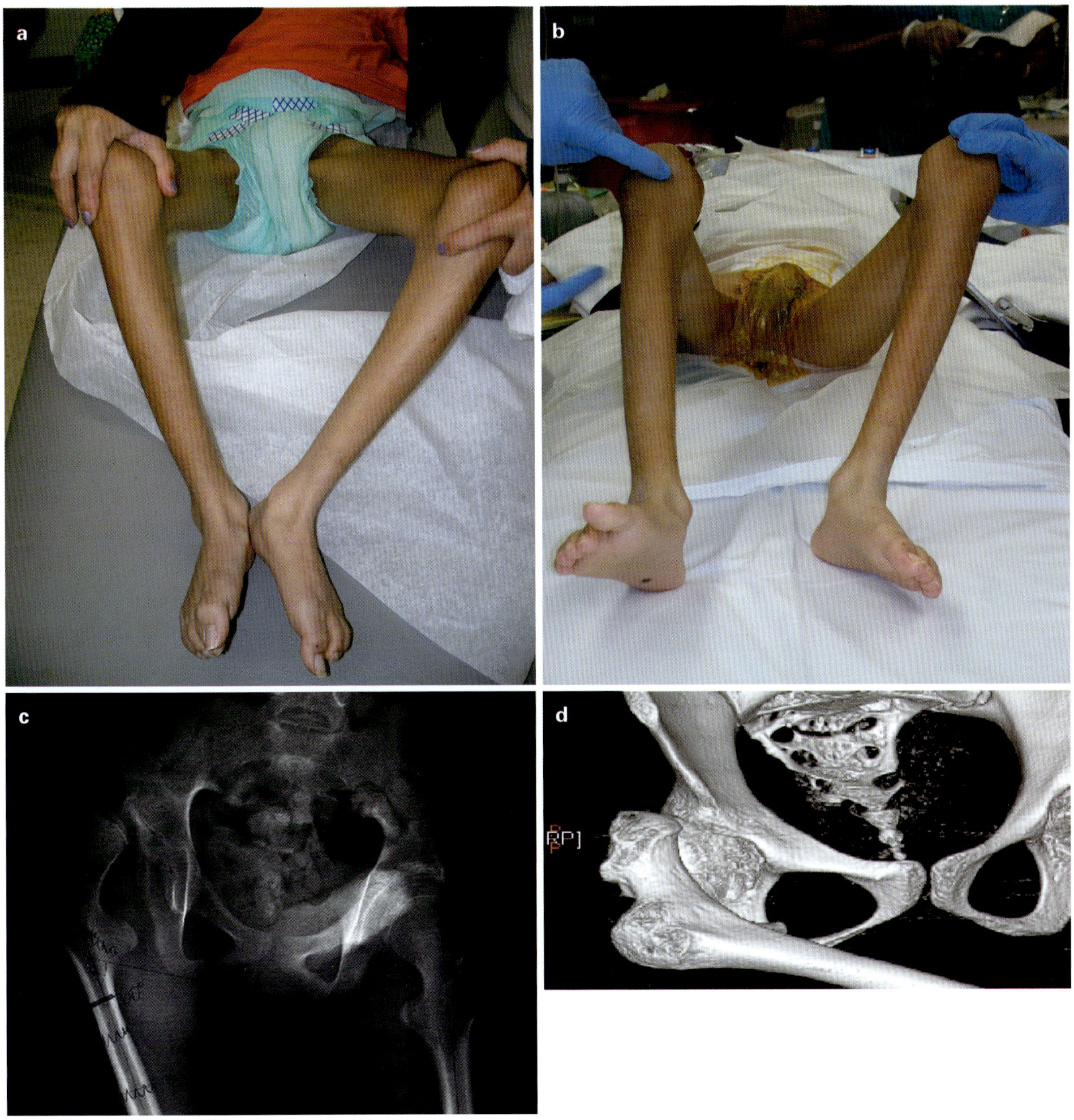

图 22.1 一位脑瘫患者的术前检查（GMFCS Ⅴ级）。a. 患者清醒状态下的最大外展。b. 全身麻醉后最大外展。c. 术前骨盆 X 线片显示一个慢性脱位的髋关节。d. 术前 CT 三维重建图像显示明显的股骨头磨损和股骨头失去正常曲率，髋臼发育不良

位置下透视股骨近端前后位（图 22.2 a）。这是完成截骨矫形后髋关节应该得出的影像。另外，在此位置上置入近端的半针避免了在截骨矫形后需要的过多皮肤和软组织的松解。然后，下肢回到“髋中立位”，触到大转子的最尖端，用手插入一根 1.8 mm 的 Ilizarov 针，然后与钻相连接，将这根针前进至股骨头中心。在儿童，进针点可能软骨成分多，位于大转子骨化中心的近端，透视可以确认。以此为参考针，与此针平行，在此针远端，使用 3.8 mm 或 4.8 mm 的钻头，在大转子基底向小转子钻孔，然后沿此孔，与近端的参考针平行，拧入

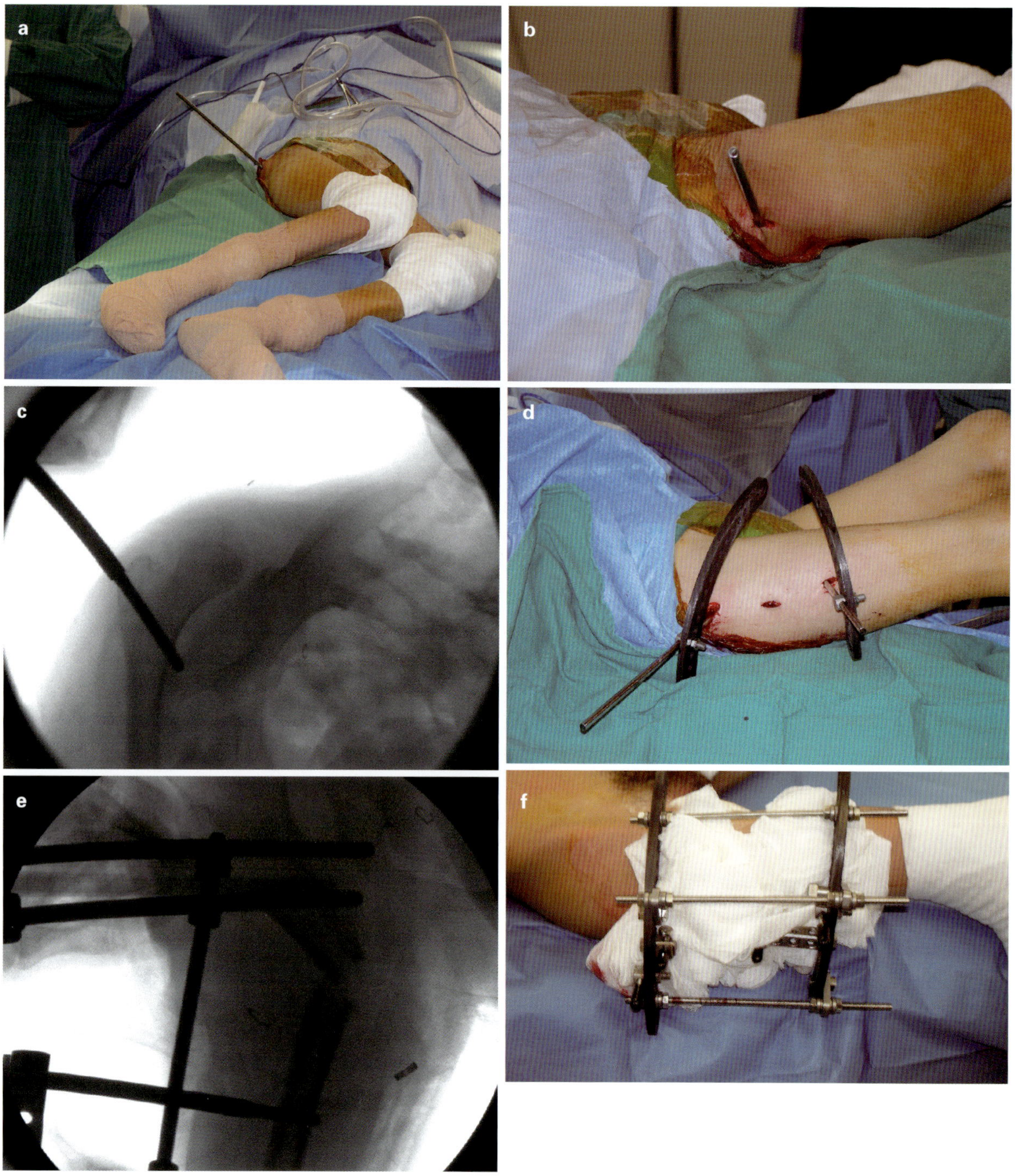

图 22.2 术中技术和术后影像。a. 体位像显示安置股骨近端针时位于“髋中立位”。b.“膝中立位”的侧位观。c. 从大转子向小转子打入近端的第一枚半针。d. 垂直于各自的股骨部分，安置两个股骨弓。e. 最终的透视像显示在两个弓之间使用锥形垫片加压来矫正成角。f. 最终外架的大体像。注意两个股骨弓接近平行，3 根螺杆也接近等距分布。每个杆尾端的锥形垫片允许“微调”矫正成角和截骨端的位移。g. 前后位 X 线片显示完全愈合。h. 术中像显示用于经皮截骨的切口。骨刀下是一根 5 mm 的半针。i. 术中像显示两个股骨弓通过螺杆和锥形垫片（箭头）连接，在截骨部位用敷料覆盖伤口

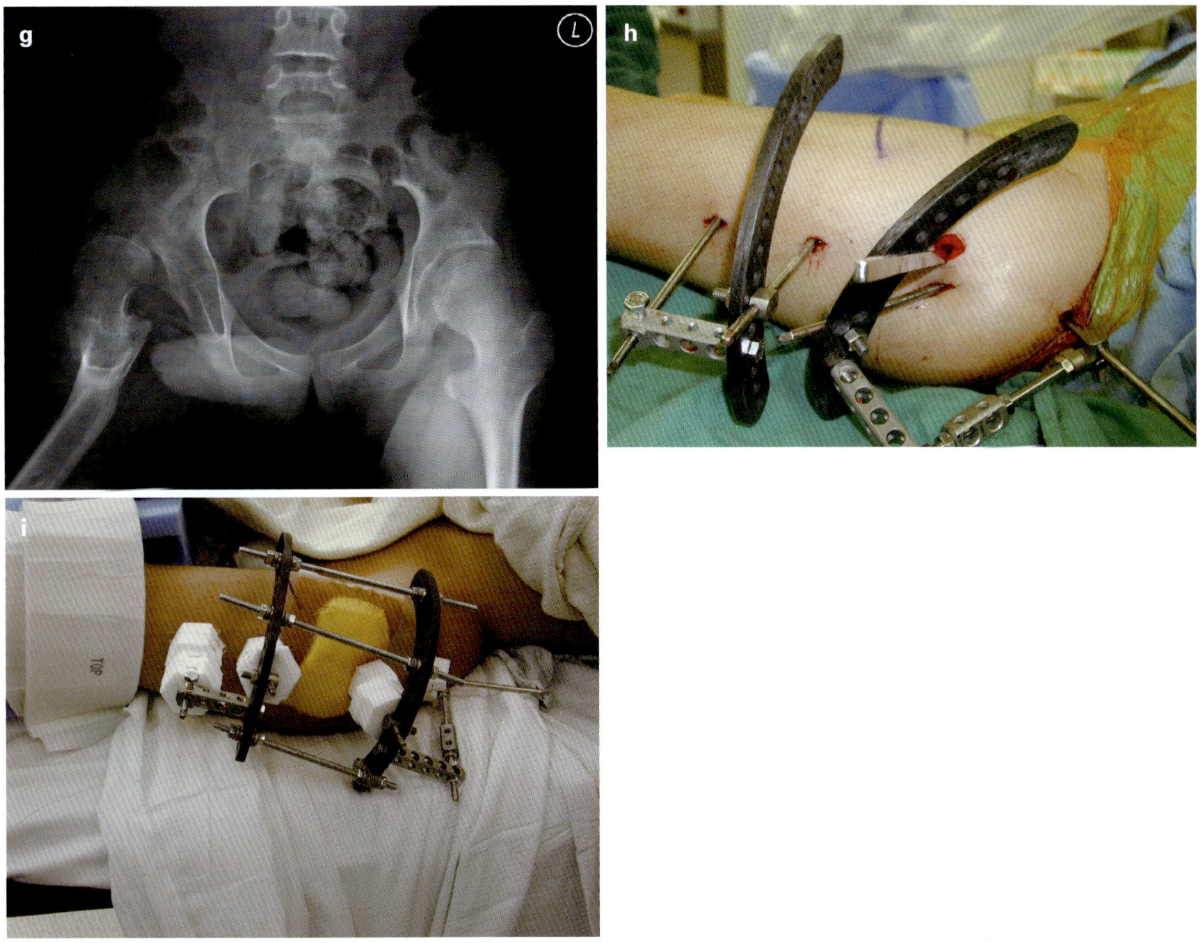

图 22.2（续）

1 枚直径 5 mm 或者 6 mm 的羟基磷灰石涂层的半针（图 22.2 b、c）。半针的直径基于骨的宽度，不应超过插入部位股骨干直径的 1/3。一旦用手插入这枚半针后，可以拔除参考针，下肢置于自然外展位。将 90°或 120°的 Ilizarov™ 股骨弓用固定螺栓固定在半针上，90°垂直于地面。在此弓和其下的皮肤应该至少有 2 指的宽度。另外，要注意近端弓和腹部、后方臀部要有足够的距离来防止在坐和躺下时出现撞击。在拧紧固定螺栓后，弓的位置就得以固定。如前一样，下肢内收，在近端弓上安装第二根半针，在第二根半针固定之后，近端弓的矢状面就固定了。

然后，将髌骨指向天花板，即“膝中立位”（肢体在冠状面、横截面和矢状面都是中立位），在股骨干上以一个正确的角度置入一根半针。第二个股骨弓连接在此半针上，与近端的弓相比，更靠近皮肤 1~2 cm，这样允许在截骨矫正时向外侧平移（图 22.2 d）。在远端的弓上置入第二根半针，在保持弓与各自的股骨部分垂直时，经常使用一个 Ranch cube™ 连接。

截骨和最终安装外固定架

在用半针安置近端和远端的弓之后，在预设计的截骨部位行 2 cm 的纵向切口，此截骨部位就在小转子远端，位于两个弓之间。用一把骨膜剥离子在截骨点的外侧皮质做经皮骨膜下剥离。在透视下，用一个 3.8 mm 的钻头在外侧皮质上打 1~2 个孔，然后经此孔向前和后、在近端股骨干的内侧和远端多处打孔。一旦完成打孔，用 1/4 in 或 1/2 in 的骨刀从此切口进入，经皮将这次孔连接起来，完成截骨。然后，远端适当外展外移，助手外展下肢，术者将近端和远端的弓顺列平行。有一种尝试是，将近端的末端插进远端的髓腔内来提供部分内在的稳定性。

一旦顺列，用 3 根间隔平均的螺杆和 3 个锥形垫片将两个弓联结起来。可以在透视下通过螺杆的加压和牵开进行“微调”，来调整截骨端的冠状面和矢状面的角度（图 22.2 e、f）。如果在半针周围出现皮肤绷得太紧，可以适当做松解。用可吸收缝线缝合并封闭伤口。注意虽然是封闭伤口，但需要将截骨端和针的部位分开，防止感染。

放置外展枕。使用此经皮技术，我们不常规使用任何化疗或者放疗来预防异位骨化。一个放好衬垫的外展枕有助于保持外展矫正位。

通常在术后 3~4 个月，一旦 X 线片确认愈合充分，在全身麻醉下拆除外固定架，为了防止在截骨端和针道出现骨折，患者在有良好衬垫的外展支具下继续保护 10~14 天（图 22.2 g）。

术后影像

见图 22.2 g。

要点和陷阱

• 在打入近端和远端的针时，分别使肢体位于“髋中立位”和“膝中立位”。这样能避免在畸形矫正后，在半针周围做过多的皮肤松解。

• 在近端弓和皮肤之间预留足够的空间，防止腹部和后臀与架子的撞击。

• 开始应该先做内收长肌松解，这样能改善髋外展，使外展截骨最大化。

• 半针的直径不要大于针插入点股骨周径的 1/3。使用较大直径的针可能会导致医源性骨折，尤其是在拔针以后。另外，如果可能，应该使用羟基磷灰石涂层的针，来加强针和骨之间的固定，减少针的松动。

• 理想的截骨点时位于近端干骺端，这样能增加截骨近端和远端骨块的表面积，这样能促进骨愈合。

• 在拆除外固定架的术后即刻，就使用一个外展支具来防止骨折。

适应证和禁忌证（表 22.1）

表 22.1 经皮股骨近端截骨外固定架治疗脑瘫的慢性髋关节脱位的适应证和禁忌证

适应证
在脑瘫的儿童 / 青少年（通常是 GMFCS Ⅴ级）中的慢性脱位、疼痛的髋关节和股骨头非球形
其他适应证
发育性髋内翻，严重的股骨头骨骺滑脱
禁忌证
脑瘫的患儿股骨头是球形的（在原髋臼内还有复位的可能） 因为社会环境、体型、压疮等不能忍受或者安置一个外固定架 患者不能承受全身麻醉

参考文献

[1] Sabharwal S, Mittal R, Cox G. Percutaneous triplanar femoral osteotomy correction for developmental coxa vara: a new technique. J Pediatr Orthop. 2005;25(1):28–33.

[2] Sabharwal S, Mittal R, Zhao C. Percutaneous osteotomy for deformity correction in adolescents with severe slipped capital femoral epiphysis. J Pediatr Orthop B. 2006;15(6):396–403.

推荐阅读

[1] Hogan KA, Blake M, Gross RH. Subtrochanteric valgus osteotomy for chronically dislocated, painful spastic hips. J Bone Joint Surg Am. 2006;88(12):2624–2631.

[2] Martinez M, Kim S, Sabharwal S. Percutaneous subtrochanteric osteotomy for painful dislocated hips in patients with cerebral palsy. J Pediatr Orthop. 2017;37(2):111–120.

第 23 章　屈曲－外展转子间截骨术治疗股骨头骨骺滑脱晚期畸形

H. Kerr Graham, Benjamin J. Shore, Simon P. Kelley

引言

股骨近端截骨术用于矫正股骨头骨骺滑脱（SCFE）相关畸形已经超过 50 年了。Southwick 在 1963 年描述了一种“经过小转子”截骨术，在后来发表的论文中报告了结果。目前的概念与 Imhauser 在 1973 年报道的转子间的屈曲截骨相似。主要指征是治疗股骨近端骺板已经闭合的 SCFE 后期、中度到重度、有症状的股骨近端畸形。治疗 SCFE 畸形的屈曲－外展转子间截骨术（FVIT）包括屈曲和外展的联合术式。Rab 的生物力学建模、轴向影像和临床研究都支持屈曲是矫正畸形的关键部分，同时附加角度不大的外展。治疗 SCFE 的 FVIT 的固定方法的演变包括应用普通钢板、加压钢板、角钢板和锁定钢板。同时需要的技术还包括髋关节外科脱位（SHD）和在进行 FVIT 时为了处理股骨髋臼撞击（FAI）的其他手术，或者分期来做这些手术。FVIT 治疗股骨头骨骺滑脱晚期畸形是一个技术难度较高的手术。FVIT 能缓解疼痛，改善步态和功能，保留一个原装的髋关节直至更适宜关节置换的年龄。

简要病史

使用 FVIT 治疗 SCFE 后遗症的病例常是中度到重度滑脱经过原位固定之后、骺板已经闭合的青少年。滑脱、固定到 FVIT 之间的时间必须足够长，这样可以允许这期间发生塑形，在一个稳定的基线上评估症状的等级。但是又不能过度拖延，因为干骺端的突起会对盂唇和髋臼的透明软骨造成进行性的损伤，这种损伤在 FVIT 之后也不会痊愈。

关键症状是活动时出现疼痛，在屈曲较多时的坐位出现疼痛，以及跛行。

术前影像

我们常规行 3 个角度的影像学检查：双髋关节前后（AP）位检查、患髋侧位检查和患髋的俯卧伸髋（PE）位检查。PE 位是患者俯卧在 X 线检查床上，患髋最大伸直位，通常为 30°～50°（图 23.1 和图 23.2）。这可以模拟显示屈曲截骨后的股骨头颈的形态。关键是 PE 位片可以允许外科医生看见术后髋关节的预期形态，重塑头颈角，包括显示前外侧的突起撞击部分离开了髋臼。

在 PE 位片中，同样能看见大转子的高度和内翻的角度，这都会减少偏心距。正是通过这张 X 线片而不是 AP 位的 X 线片，能计算出需要外翻多少度，从而恢复头干角和髋关节偏心距，这样能改善外展无力。

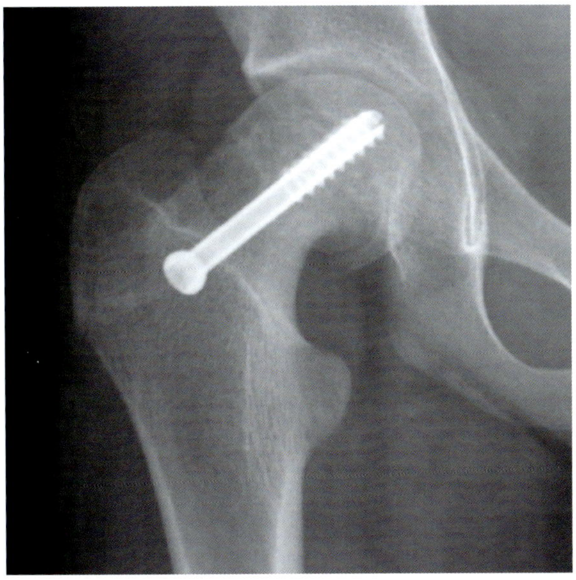

图 23.1　一名 12 岁女性患者，右髋前后位 X 线片，三度滑脱，原位固定，侧位滑脱角 70°

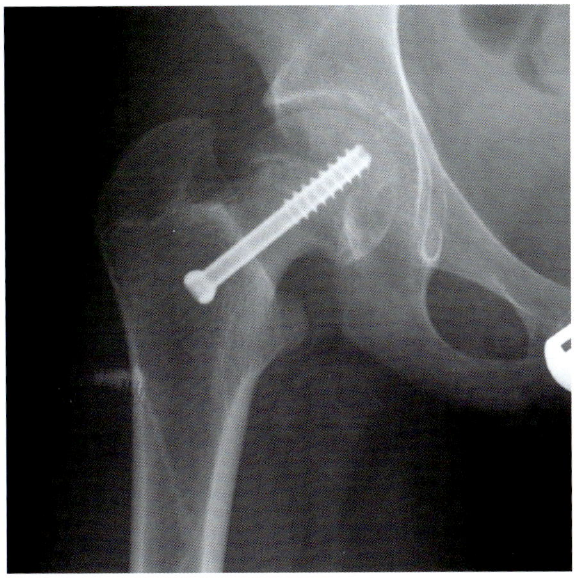

图 23.2　和图 23.1 为同一位患者，右髋关节俯卧位伸髋的 X 线片，进行了左右翻转以方便比较。注意固定螺钉，在伸髋的位置现在看到是“正面的”。此外，股骨颈上部的外侧边界现在是凹形的，而在图 23.1 中它是直的。也就是说，图 23.1 显示了撞击性改变。另外，注意在此位置模仿了一个单纯的屈曲截骨，大转子显得过高，这提示在截骨术中应该结合一定度数的外翻

治疗目标

患者的即时目标是缓解症状、改善疼痛和跛行。青少年通常不会夸大疼痛，但是步态不好，影响美观是潜在关心的问题。手术目的也包括保护原装的髋关节，防止 FAI 引起的进一步的骨软骨损伤和软骨缺损。

治疗策略

术前评估包括与并发症有明显相关的因素：肥胖、糖尿病、代谢综合征、吸烟和骨健康状况。青少年的骨愈合可能会较慢，吸烟是禁忌证。减轻体重很有好处，但往往有困难。有时在 FVIT 之前可以考虑行减肥手术。代谢内科医生的评估很有帮助。

主要的畸形是在矢状面上的过伸。髋关节屈曲受到阻挡是因为近端干骺端和髋臼前外缘距离太近（图 23.3）。在临床体格检查中，尤其是在俯卧位检查时可以发现由于屈曲受限，相应出现髋关节过伸。

在冠状面主要的畸形是内翻，头干角减小，患肢短缩。这也会减小外展范围。为了防止外侧撞击，患侧骨盆向上倾斜。双下肢不等长（LLD）外观看会比实际的显得大（图 23.3）。

在横截面上，髋关节存在明显外旋，患者常抱怨“腿指向外侧”。大部分外旋都不是固定畸形，但这是一个代偿机制，由外旋来消除主要畸形，也就是过伸和内翻引起的前外侧的撞击（图 23.3）。

术前计划：使用角钢板的方法（图 23.4）

步骤 1

依照 Southwick 的方法在 AP 位片和侧位片上测量头干角。这能从对侧髋关节上测量的值对比得来，当然前提是单侧患病。双侧都累

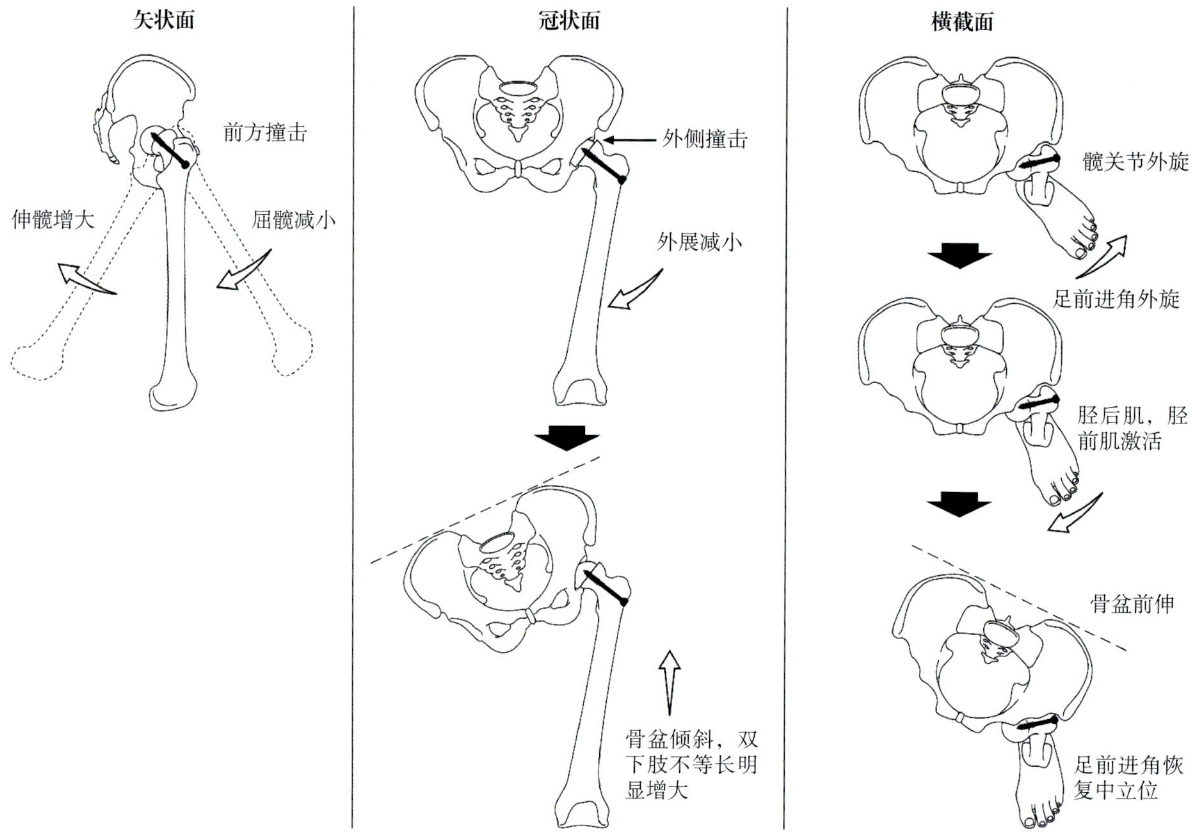

图 23.3 矢状面、冠状面和横截面上慢性重度滑脱引起的髋关节运动和步态变化。在矢状面上，随着屈曲减少，伸直增加，使得俯卧的过伸位 X 线片呈现如上的表现。在冠状面，当滑脱严重时，髋关节外展范围丧失，导致患侧骨盆向上倾斜，下肢长度差异增加明显并导致痛性跛行。在横截面上，由于前外侧撞击，髋关节无法内旋，导致足行进角（FPA）偏外。大多数青少年试图通过两种机制来弥补这一点：①激活胫后肌和胫前肌以改善 FPA；②同侧骨盆前伸以进一步中和偏外的 FPA

及的病例，在 AP 位片上使用 145°，在侧位片上使用 10°。通过相减，患髋的过伸和内翻畸形的角度可以计算出来，这样就得到在截骨时需要外翻和屈曲多少度。

步骤 2

在 AP 位和侧位的 X 线片上标记出预定的截骨线。就是小转子上方一条简单的横向截骨。

步骤 3

在 AP 位片上，在对着内侧与预定截骨线成 x 角画一条线，此角度等于预定的外翻矫正角度，最少 5°（当使用 95°角钢板时）。导针和随后使用的定位凿子，都在此线上方，与此线平行打入（图 23.5）。

步骤 4

在侧位片上，在对着后方与预定截骨线成 y 角画一条线，此角度等于预定的屈曲矫正角度。这也标明了定位凿子需要旋转多少。定位凿子的刃在此线上方，与此线平行，接近股骨颈的中点打入（图 23.6）。

步骤 5

用一个角钢板的试模在 AP 位和侧位上的

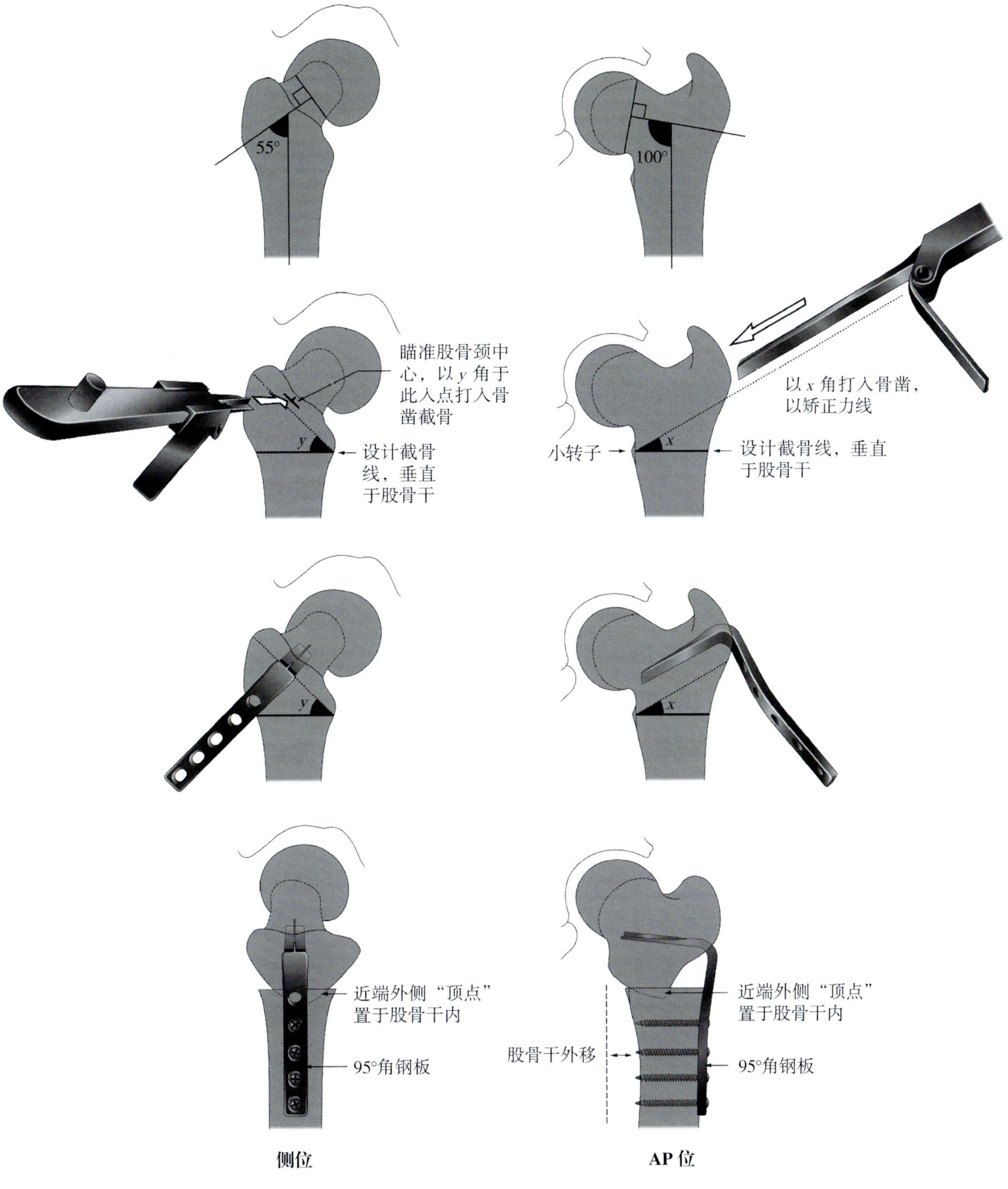

图 23.4 屈曲外展翻股骨转子间截骨术的规划最好分解为侧位（左列）和 AP 位（右列）。图中描绘了使用 95°髁钢板进行矫正的示意图。图像显示初始图片，导针和骨凿的入口点规划，插入角钢板以及结合了屈曲和外展的最终矫正。注意矢状面上通常矫正较大

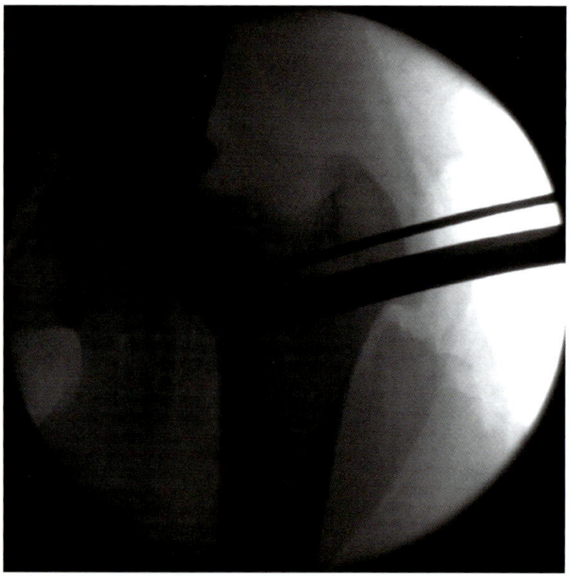

图 23.5 透视图像显示一名体重为 126 kg 的 16 岁男童的 Ⅲ 度稳定型 SCFE 行左髋关节屈曲外展截骨术。注意大的前外侧干骺端骨突，导致疼痛和严重的跛行。在治疗的早期阶段残余的断裂的螺钉仍然存在于股骨头内。在前后位中，已插入导针以实现 30°的外翻矫正，并且凿子正向股骨距推进

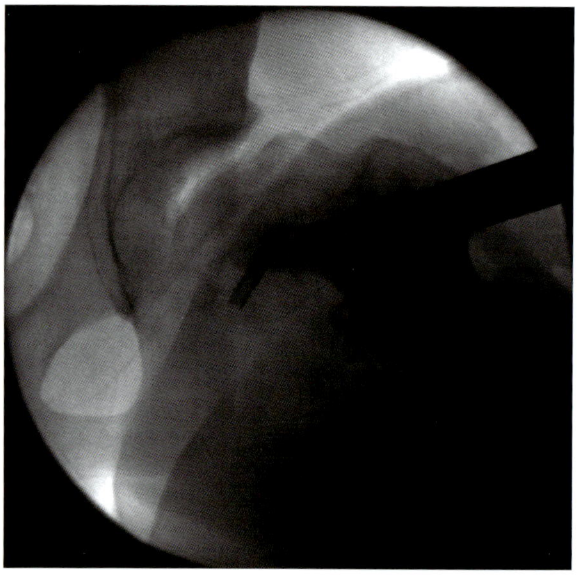

图 23.6 在侧位视图上，可以看到大的前外侧骨突，在髋臼的外侧缘受到撞击，以及凿子向股骨距推进时的斜位图

数字化片子上比较一下，确定角钢板的大小和刃的长度。

步骤 6

可以使用 TraumaCad 或者在绘出的纸样上进行模拟截骨，并固定截骨端，来证实术后内固定物和骨块的位置。

最常用的内固定物是固定角度的角钢板或者股骨近端锁定钢板。我们的目标是加压的稳定固定，要能够满足术后第一天就尝试负重。可以设想，一位肥胖的青少年遵从不负重是不现实的，也有潜在的危险。有很多内固定失效的报道，在这类人群中行这类重建性手术之后，是常见的风险之一。

术后需要定期和谨慎的复查，至少需要随访到术后两年。在术后 12~24 个月需要取出内固定物应该是本次手术计划的一部分，因为大部分患者在将来某个时候需要行关节置换术，在第一次髋关节置换时如果有内固定物存留，会增加手术的并发症发生率。

手术细节

患者仰卧在全透射线的手术床上。在消毒铺单之前，透视下检查髋关节，再次确认手术计划。髋关节有足够的活动范围很重要，这样能保证透视出高质量的侧位。

选择一个标准的外侧入路暴露股骨近端。

分离股外侧肌，自肌间隙向前拉开，向后做股骨干骨膜下剥离。暴露的长度要足够，这是做截骨术所需要的。同时行屈曲和外翻截骨导致急性延长，会明显增加软组织张力。

接下来的手术描述是关于 95°角钢板的。根据术前计划，并根据不同的内固定物做适当调整，也可以使用 100°、110°或者 120°的股骨近端锁定钢板。作者常规使用这两种内固

定物。

插入导针是关键步骤。成功的每一步和整个手术的成功都源自一个定位好的导针。导针必须足够坚强，这样避免在摆髋关节的位置照侧位时，导针弯曲或者断裂。导针插入的位置位于大转子远端 15 mm 处，与计划的垂直截骨线呈向内下方向的预定角度（x 角，图 23.4 和图 23.5）。这充当打入凿子的导针。在使用 95°的角钢板时，导针的角度和预计截骨部位的角度等于希望外翻的角度减去 5°（图 23.5 和图 23.6）。

第二个关键步骤是用凿子开出正确的槽。在屈曲截骨中，凿子紧贴导针打入，患者仰卧位，凿子的尾段自床面向天花板的方向旋转。屈曲髋关节要求凿子在股骨近端绝对稳定。在实际操作中，在意味着只能有一个骨槽，而且刃的尖端应该正好在股骨距最结实的骨质内（图 23.7）。对于典型的大龄青少年患者来说，一个理想的内植物是 AO Synthes 95°的角钢板（Synthes，Westchester PA，USA）。与 90°角钢板比较，我们更喜欢 95°的，是因为我们常做一些外翻，这样远端就会外移，而不是内移远端，但是如果使用 90°角钢板，远端必然发生内移。有且只有一个机会来开出一个单一的、结实的骨槽，而且尖端正好在股骨距结实的骨质内。必须避免股骨距被穿透和股骨颈骨折。

有必要在截股骨之前把凿子松动一下或者退出 10~15 mm。因为在截断以后，很难拔除夹紧的凿子。

在小转子上方，大约在凿子插入点远端 20 mm 的位置，用摆锯在股骨近端做简单的横向截骨。在截骨之前，用锯片在股骨截骨部位的前外侧做个标记，用来控制旋转，有时候需要在术中进行调整。对于很多青少年，屈曲事实上增加了内旋，不用更多地矫正。在另一些患者中，在旋转范围满意的前提下，为了和对侧旋转一致，可以行少许内旋。20 mm 的距离方可提供在完成急性外翻和屈曲截骨后，钢板的刃在股骨近端能够稳定的足够张力。完成截骨后，凿子被最终内植物替代。为了增加接触、增加稳定性和保持长度，我们尝试将近端骨块的外侧缘插在远端的干骺端表面上（图 23.7）。复位需要费一些力气，因为这是个急性延长的截骨术——延长的量是屈曲和外翻的复合量。适当修整远端骨块的截骨面可以增加接触和稳定性，代价是损失些长度。

至少有两枚螺钉是通过动力加压打入的。离截骨线最近的孔一般不做固定。

完成固定后，在透视下再次检查髋关节，评估矫正效果。此时，要清楚内旋已经恢复，不用再矫正旋转。

屈髋要能在没有撞击的情况下 > 90°。

现在需要评估前方或者外侧的干骺端的骨突是否会形成持续的股骨髋臼撞击。持续的股

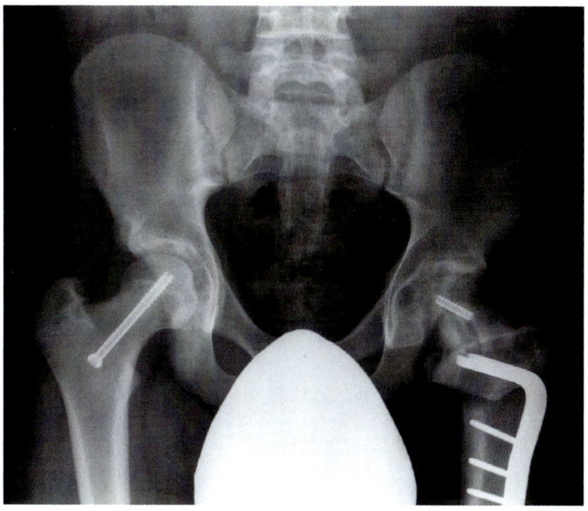

图 23.7　同一患者术后即刻的前后 X 线片显示股骨近端的良好矫正，结合了外展和屈曲截骨。请注意，外侧近端干骺端边缘已插入截骨远端，尽管没有去除楔形骨块，但也增加了接触并可以相当快速地愈合

骨髋臼撞击是如同 Bali 等描述的一个附加的骨成形术的指征。

术后影像

除了术中存有的图片以外，也需要高质量的骨盆的前后位和侧位 X 线片。在临床和影像学上对固定的稳定性有足够的的自信非常重要，这样不仅被允许，而且还鼓励早期负重（图 23.8 和图 23.9）。

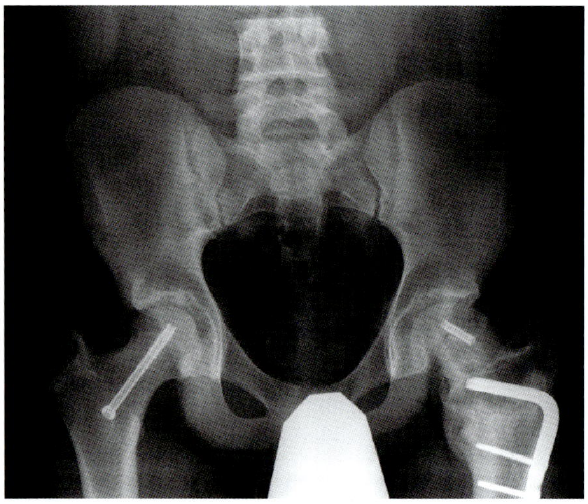

图 23.8 和图 23.5~ 图 23.7 为同一位患者，术后 3 个月的 X 线片。在前后位和侧位上显示愈合良好。在术后第一天开始就允许部分负重

要点和陷阱

• 计划两次，截骨一次。

• 使用坚强的内固定物，保证角钢板的尖端位于股骨矩内。

• 优先使用锁定钢板，以防止用角钢板固定不理想（图 23.10）。

• 矫正的部位是股骨颈而不是股骨头，避免平移，而给将来的关节置换增加困难。

• 股骨近端的畸形是三维的。

• 步态异常是三维的。

• 畸形矫正计划是两个维度的（矢状面 / 屈曲和冠状面 / 外翻）。

• 既然存在三维畸形，旋转畸形自然会发生于大部分儿童和青少年。在一些患者，需要增加额外的内旋。

• 屈曲截骨对横截面影响最大，增加了内旋。

• FVIT 在大多数髋中对于解除股骨头和髋臼前缘和外缘的撞击是有效的，但是并不完全充分。因此，部分医生在行 FVIT 的同时，行髋关节外科脱位（SHD）来评估撞击，这可以在行 FVIT 的同时处理盂唇损伤或者持续撞击。

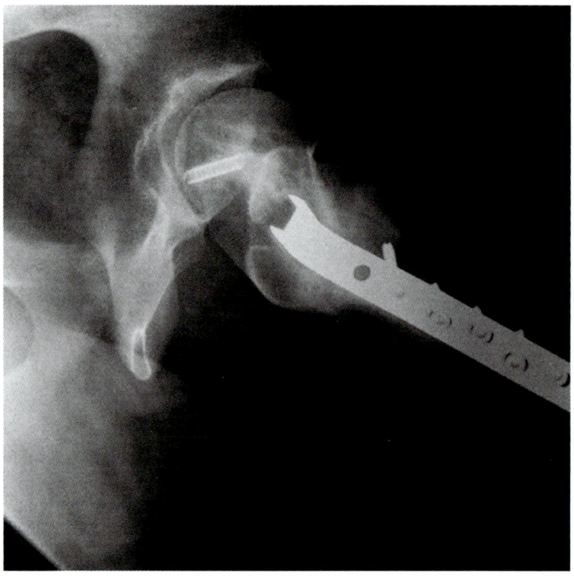

图 23.9 和图 23.5~ 图 23.8 为同一位患者。干骺端的骨突完全被移开，远离髋臼缘，解除了撞击。通过认真放置角钢板，截骨端位移不大，这些髋关节仍可以在将来行全髋关节置换术，对于关节置换医生来说增加的难度有限

• 在行 FVIT 的同时，同样也可以通过髋关节前方入路来处理撞击。

• 如果错过了这个机会，部分患者在取角钢板的同时可行关节镜手术。什么对髋关节有益，就是对步态有益，反之亦然。

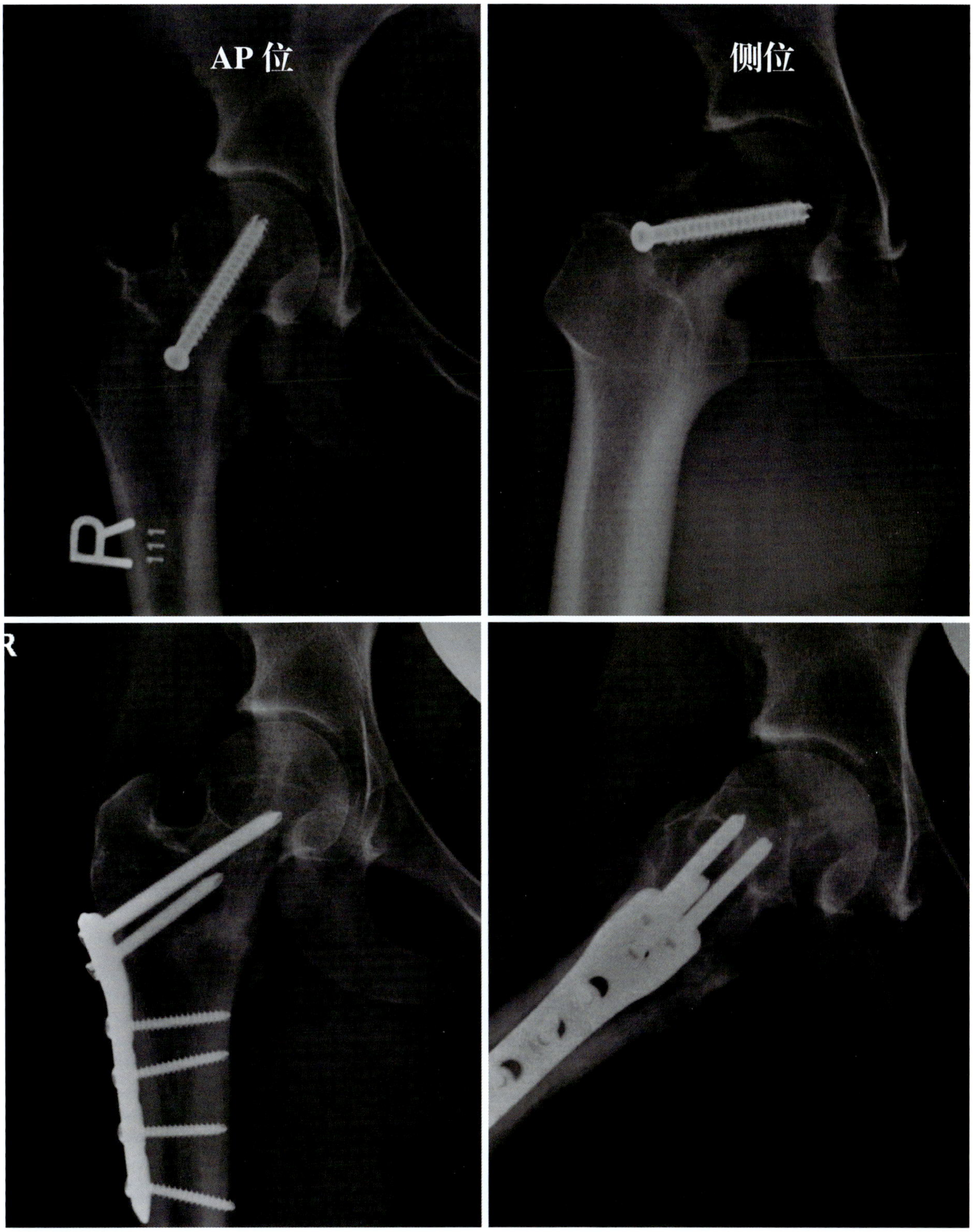

图 23.10　为治疗右股骨头骨骺滑脱原位穿钉固定术后继发的中度伸髋畸形，行股骨转子间屈曲外展截骨术，术前和术后的正位片及侧位片。一块 120° 锁定钢板可提供稳定的固定及接近解剖复位，包括股骨干轴线的外移，以便恢复机械轴，降低远期需进行全髋关节置换的风险。对于此类患者，锁定钢板是很好的内固定选择

适应证和禁忌证（表 23.1）

表 23.1 对迟发性股骨头骨骺滑脱畸形的屈曲 – 转子间转子间截骨术的适应证和禁忌证

适应证
有症状的，中度到重度的 SCFE，侧位滑脱角度 30°~80° 骺板已经闭合，在退变性关节炎发生之前 一般情况良好
禁忌证
缺血性坏死 出现退行性关节炎，5 年内需要行关节置换 吸烟 不正常的肥胖 控制不好的糖尿病和代谢综合征

参考文献

[1] Rab G. The geometry of slipped capital femoral epiphysis: implications for movement, impingement, and corrective surgery. J Pediatr Orthop. 1999;19(4):419–424.

[2] Bali NS, Harrison JO, Bache CE. A modified Imhäuser osteotomy. An assessment of the addition of an open femoral neck osteoplasty. Bone Joint J. 2014;96-B(8):1119–1123.

推荐阅读

[1] Mac Lean SB, Evans S, O'Hara JN. A comparison of reversed locking compression-distal femoral plates and blade plates in osteotomies for young adult hip pathology. Hip Int. 2013;23(6):565–569.

[2] Sangeux M, Passmore E, Gomez G, Balakumar J, Graham HK. Slipped capital femoral epiphysis, fixation by single screw in situ: a kinematic and radiographic study. Clin Biomech (Bristol, Avon). 2014;29(5):523–530.

[3] Schai PA, Exner GU, Hänsch O. Prevention of secondary coxarthrosis in slipped capital femoral epiphysis: a long-term follow-up study after corrective intertrochanteric osteotomy. J Pediatr Orthop. 1996;5(3):135–143.

第 24 章　联合截骨和骨成形术治疗骺板已经愈合的股骨头骨骺滑脱残余畸形

Neil Saran

引言

骺板已经愈合的股骨头骨骺滑脱（SCFE）残余畸形已知和髋臼盂唇和软骨的病理有关，会导致早期的髋关节骨性关节炎发生。此外，除了股骨近端解剖结构外，干骺端骨突能导致髋关节运动范围的改变，从而妨碍参与各种活动，包括一些日常生活。虽然轻度滑脱可以通过股骨头颈交界处成形术得到有效治疗，但中度至重度畸形需要治疗干骺端骨突（凸轮畸形）和进行股骨近端股骨转子间 / 转子下截骨术，来进一步消除股骨髋臼撞击并提供更多功能性活动范围。

简要病史

一名 14 岁 9 个月大的男性患者，有 9 个月的左腹股沟疼痛病史。他参加体育运动很困难，在体育课后会跛行长达一天。一年半前，他因为稳定型的 SCFE 进行了原位固定。体格检查显示步态正常，Trendelenburg 步态阴性。他可屈髋 90°，但在屈髋 90°时髋关节出现 20°外旋，髋关节最大可外旋 80°，左髋关节外展 10°。对侧髋关节屈曲 120°、内旋 30°、外旋 50°、外展 35°。他在髋关节屈曲、内收和内旋时出现腹股沟疼痛。X 线片显示股骨近端凸轮畸形以及中度滑脱的典型表现，包括髋外翻、关节转子间距减少和股骨头后倾。为了减轻撞击并改善活动范围，决定进行凸轮切除和股骨截骨术。

术前影像

见图 24.1。

治疗目标

去除凸轮畸形 ± 盂唇修复，改善髋关节活动度（屈曲＞ 100°和内旋＞ 20°）。

治疗策略

治疗策略包括使用对股骨头血管友好的方法来治疗撞击和畸形。髋关节外科脱位技术能够安全地显露髋关节，可以处理股骨凸轮畸形以及在脱位时可能发现的任何盂唇病变。其他治疗方法包括不进行髋关节脱位的前方关节切开术和关节镜技术以消除骨突，即使如果使用这些任何方法之一，也应首先解决股骨畸形，以优先采用关节内骨成形术。如果在骨成形术后，达到了屈髋 100°和内旋 20°，则不进行股骨截骨术。如果需要，截骨术的目标是通过改善颈干角、关节转子间距、股骨后倾和髋关节旋转来改善活动范围。

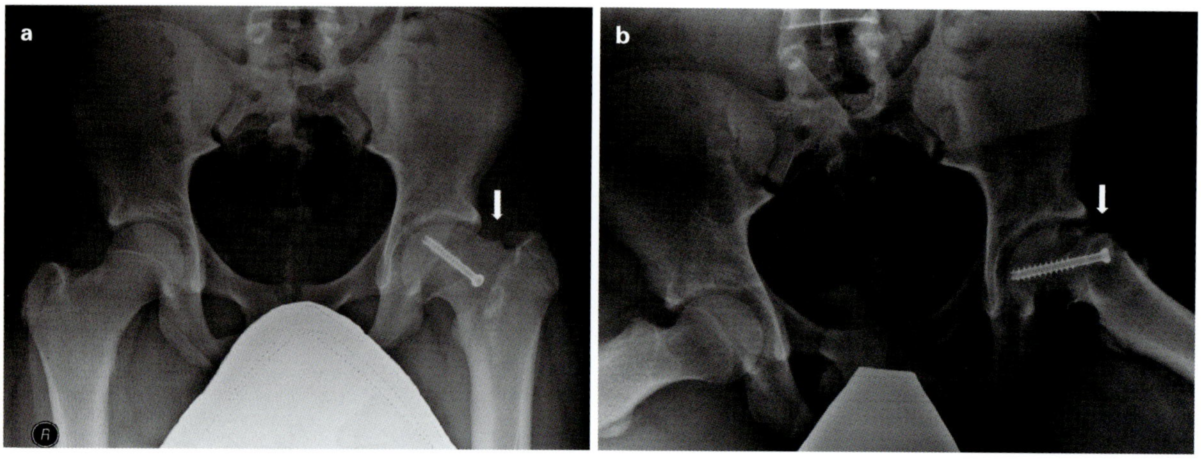

图 24.1 a. 前后位 X 线片显示此前原位固定的左髋 SCFE 已经愈合。左髋关节颈干角减小（110°），关节转子间距减小，干骺端外侧骨突（白色箭头）。b. 骨盆蛙式侧位 X 线片显示股骨头后倾 40°，股骨头颈交界处有一个大的前方的干骺端骨突（白色箭头），限制了髋关节屈曲

手术细节

髋关节外科脱位

设置

开始时放置硬膜外导管，将导管贴向对侧肩部。使用 Foley 导尿管。使用沙袋、腋窝卷和衬垫好的臂托将患者安置在侧卧位。髋关节和腿部消毒铺单至肋缘。

入路

屈髋 30°，以大转子为中心，做一 20 cm 长的直切口（图 24.2）。如果需要行股骨截骨，切口需向远端再延长 5 cm。沿切口长轴，在矢状线正中劈开髂胫束和臀大肌纤维。

在大转子水平切开大转子滑囊，向后拉

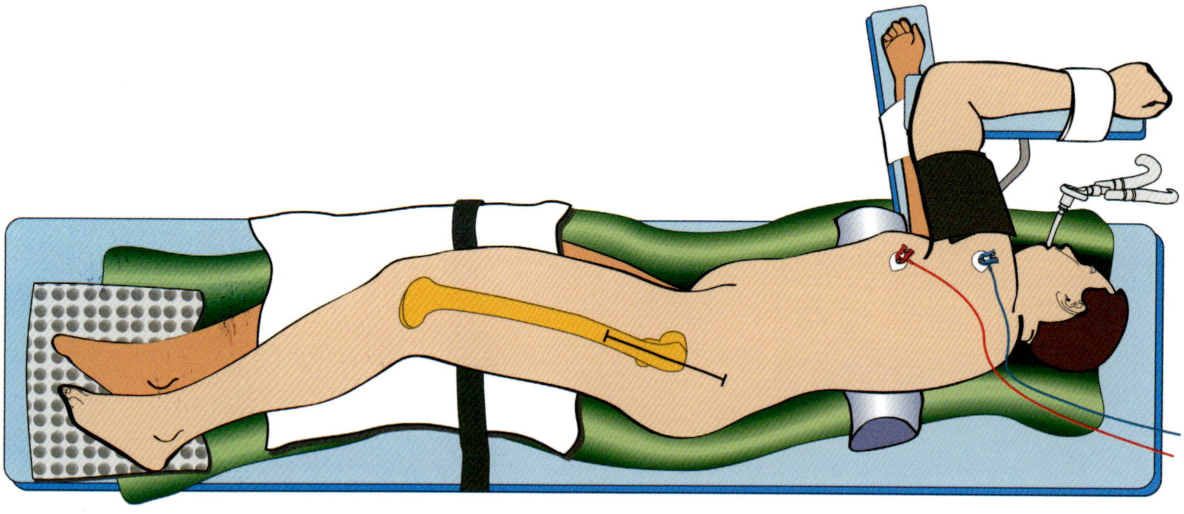

图 24.2 患者侧卧位，用全长沙袋稳定患者。也可以使用其他形式的定位设施。切口以大转子尖端为中心，通常长度为 20 cm

开。辨认闭孔内侧肌腱和梨状肌腱。确认臀中肌并向前上部拉开。这样做会显露臀小肌。

臀小肌的下缘通常位于梨状肌腱的深处，因此，轻柔地向远端拉开梨状肌腱，从而可以识别梨状肌的下缘。使用 Cobb 剥离器将肌肉从髋关节囊向近端推开。然后用 L 形拉钩替换剥离器。自梨状肌腱的上缘追溯到其在大转子上的附着，以确定大转子截骨的水平。从股骨上臀大肌附着的前方开始，向前用 Hohmann 拉钩拉开股外侧肌，使其起点依然保留在大转子上（图 24.3 a）。

大转子截骨

然后标记大转子截骨。它应该足够大，以便于重置；然而，它不应该在远端的股骨形成一个切迹，梨状肌应该保留在大转子残桩上。截骨的深度通常距大转子的外侧约 1.5 cm。大转子上的梨状肌止点有助于指导该截骨的深度。梨状肌止点确切的插入点可能无法直视；然而，沿着肌腱向确认止点，可防止截骨过深而危及股骨头的血供。截骨术的方向是从后向前，当膝关节屈曲 90°时，可使用胫骨作为截骨方向的指引。截骨用摆锯进行，也可以用骨刀最后来完成。通常，部分梨状肌腱附着在截下来的大转子上，但只要肌腱仍然附着在大转子残桩上，这是可以接受的。

暴露髋关节囊

然后，将大转子与附着在其上的股外侧肌和臀中肌以及臀小肌一起向前翻转。如果大转子截骨块上有部分梨状肌附着，则松解该部分梨状肌。可在大转子截骨残桩上涂抹骨蜡，以防止其在整个手术过程中出血。然后，把大转子残桩上剩余的股外侧肌从股骨上松解下来，从髋关节囊上剥离大转子残桩上的臀中肌和臀小肌的残余附着。然后将臀中肌—大转子骨块—股外侧肌肌骨瓣向前拉开，并使用 Cobb 剥离器将臀肌和髂囊肌从关节囊上推开。需要屈曲、外展和外旋髋关节，以允许向内侧剥离足够的范围，从而充分显露髋关节囊。一旦显露至超过髋臼边缘 2 cm，将短尖的 Hohmann 拉钩锤入髋臼上骨以充当自动拉钩（图 24.3 b）。

切开关节囊和髋关节脱位

然后行关节囊 Z 形切开术，从沿股骨颈前上部分纵向切开，Z 形的内侧部分是沿股骨转子间嵴向小转子方向切开关节囊，留下 5~10 mm 的关节囊缘。完成纵向切开的部分，并确保盂唇不会被意外切开。Z 形的后上部分是沿着盂唇切开至梨状肌腱水平，并留下一个 5 mm 的关节囊缘。施加牵引，在股骨颈上放置单钩将股骨头拉起。将大曲度的剪刀从前方插入髋臼中，用于触及圆韧带并切断。有时需要屈曲和外旋髋关节，以便能够切断圆韧带。在滑脱严重的病例，这可能非常困难。

然后使髋关节向前方脱位（屈曲、外旋），并将腿放在袋子中。需切除圆韧带，因为它可能阻碍股骨头复位到髋臼。

骨成形术

骨成形术即切除前外侧凸轮而留下球形股骨头（图 24.3 c、d）。股骨头模板可用于确保凸轮完全切除，即便这不是绝对必要的。切除必须少于股骨颈宽度的 30%，以降低股骨颈骨折的风险。然后检查盂唇和髋臼，以评估盂唇和软骨损伤（图 24.3 e）。如果盂唇完全脱离，可以进行修复。冲洗髋臼以清除碎屑，并复位

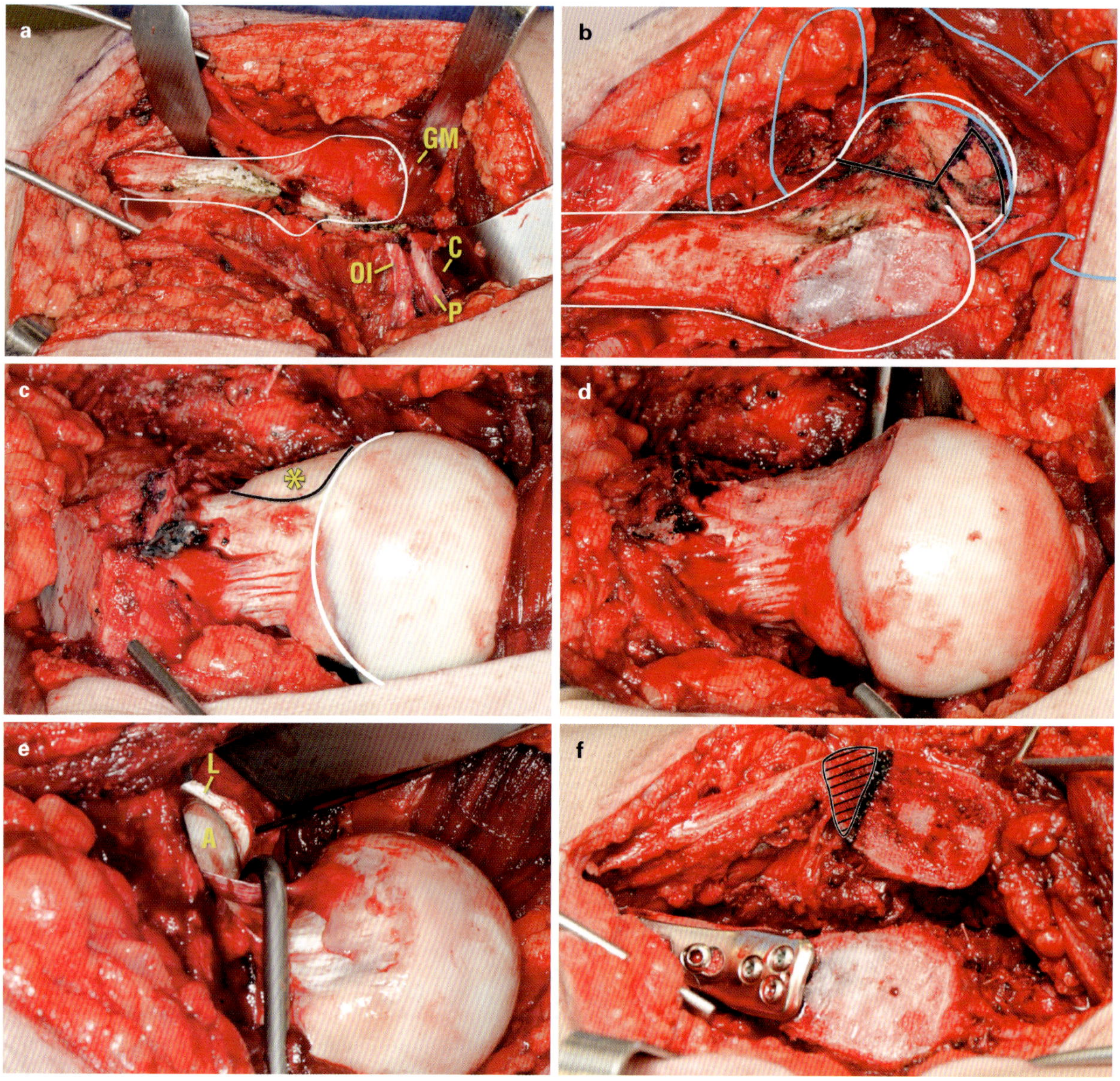

图 24.3 a. 一旦追溯到梨状肌腱（P）在大转子上的止点，臀小肌已从髋关节囊（C）掀起，股外侧肌在骨膜下剥离，准备行大转子截骨（OI，闭孔内孔；GM，臀大肌）。b. 外展肌—股外侧肌和大转子肌骨瓣已从髋关节囊表面分离，并计划行 Z 形关节囊切开。首先进行纵向切开，以避免对盂唇的损伤。接下来是向内侧切开，留下一些关节囊的缘，以便重新缝合。最后向后方切开，刚好在盂唇远端，留下一些关节囊的缘以便随后重新缝合（白线代表股骨轮廓；蓝线代表骨盆轮廓，包括髋臼）。c. 在股骨头颈交界区的凸轮畸形处行骨成形术（*）。有标记（黑线）。d. 建立头颈交界处的球形轮廓。e. 可以评估髋臼软骨（A），可以评估盂唇（L）的撕裂或分离。如有必要，可以将盂唇重新插入髋臼边缘。f. 在这种情况下，钢板要通过部分大转子残桩，所以在重新复位固定大转子之前必须切除大转子残桩的远端 1 cm

髋关节。然后，通过一系列活动髋关节来评估凸轮的撞击。如有必要，可以进行附加的骨成形术。

在髋关节处于内收中立位时检查髋关节屈曲和髋关节屈曲 90°时的内旋。如果屈曲 < 100°且内旋 < 20°，则进行股骨截骨术。然后使用 0-0 Vicryl 缝线用多点间断缝合修复髋关节囊。验证髋关节的运动范围，并做出是否进行股骨截骨术的决定。如果有足够的活动范围，将大转子的残桩刮出糙面，以去掉抹上的

骨蜡，复位翻转的大转子，并用两枚 4.5 mm 皮质螺钉固定。

股骨截骨

如果需要，将皮肤切口向远端延长约 5 cm，劈开髂胫束，将股外侧肌向前拉开。目标是增加少许屈曲，以实现髋关节屈曲能达到 100°~110°，并股骨去旋转，以实现 20°~40° 的内旋。如果术前外展受限，可以外翻股骨以使关节转子间距达到正常。必须注意确保梨状窝和股骨干的关系保持相似。因此，强烈建议使用模板。此外，模板将允许决定内固定是通过大转子还是在大转子远端放置。如果内固定将通过大转子放置，则应使用螺纹针临时固定大转子。如果不通过大转子，就在完成股骨截骨术后，用 2 枚 4.5 mm 的皮质骨螺钉固定大转子截骨块。屈曲应限制在 30°~40°。过多的屈曲会导致截骨部位的过度平移和截骨端骨接触面太小，影响愈合。此外，大角度的屈曲和（或）外翻可能会使未来的全髋关节置换术复杂化。去旋转的度数取决于患者在进行凸轮切除术后，在髋关节内收中立位时屈髋 90°的内旋度数。虽然我们理想是达到前倾中立位（即屈髋内旋和外旋基本对称），但在操作中，截骨术完成后，要满足至少有 20°的内旋。为了便于精确旋转，将两根大的（3.2 mm）克氏针插入股骨（一根插入股骨近端，另一根插入膝关节水平的股骨远端）。角钢板或锁定板导针的进针点必须位于股骨的矢状线正中。内固定物偏前将导致术后位移很大。内固定物偏后会导致梨状肌窝 – 股骨干位线不良。如果内固定物放置在大转子截骨的远端边缘，则可能需要在固定之前切除大转子的远端部分（图 24.3 f）。

术后影像

见图 24.4。

要点和陷阱

• 治疗 SCFE 的一个主要陷阱是尝试通过屈曲截骨术完全矫正 Southwick 角或后倾角。屈曲必须限制在＜ 40°，以尽量减少平移，并在截骨部位保持至少 50% 的骨接触。

• 理想情况下，应进行所需的最小角度的屈曲截骨，因为屈曲截骨会使股骨近端变形，从而导致将来行全髋关节置换术更具挑战。通常，矫正旋转可以减少所需的屈曲角度。另

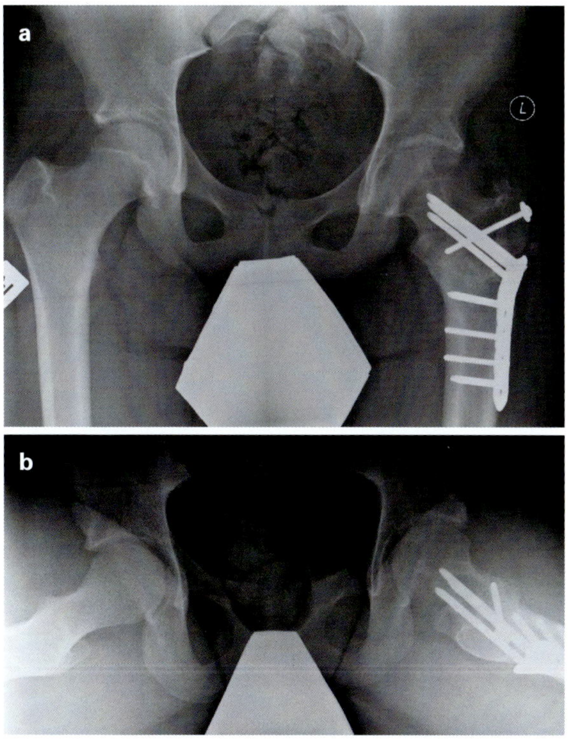

图 24.4 a. 在使用髋关节外科脱位技术进行骨成形术和 20°屈曲、35°内旋和 25°外翻股骨近端截骨术 12 个月后，骨盆前后位 X 线片显示颈干角和关节转子间距恢复正常。b. 骨盆蛙式侧位 X 线片显示股骨头前倾恢复，股骨头颈交界处凸轮消除。患者恢复运动，没有进一步的疼痛发作。在术后 2 年随访时，他仍无症状，髋关节屈曲 110°，外展 30°，内旋 25°，外旋 50°

外，要知道去旋转将如何影响屈曲和外翻。在去旋转前计划的屈曲截骨可导致屈曲和外翻的组合。同样，在去旋转之前计划的外翻截骨实际上可以导致外翻和伸直的组合。因此，如果计划去旋转的角度大，则在行屈曲截骨时应限制任何外翻。

• 必须进行外翻矫正，以使下肢的机械轴不受影响。因此，应计划仔细的外移，以免干扰梨状窝与股骨干之间的关系。

适应证和禁忌证（表 24.1）

表 24.1 联合截骨和骨成形术治疗骺板已经愈合的股骨头骨骺滑脱残余畸形的适应证和禁忌证

适应证
中度和重度愈合的滑脱，伴有撞击的临床体征
相对禁忌证
滑脱角度 > 70°，髋关节屈曲 > 100°，髋关节屈曲内旋 > 20°（进行凸轮切除 ± 盂唇修复就能满足，无须行截骨术）
禁忌证
髋关节 Tönnis 2 级或者更大程度的改变

参考文献

[1] Ganz R, Gill TJ, Gautier E, Ganz K, Krügel N, Berlemann U. Surgical dislocation of the adult hip a technique with full access to the femoral head and acetabulum without the risk of avascular necrosis. J Bone Joint Surg Br. 2001;83(8):1119–1124.

第 25 章　改良 Dunn 截骨术治疗不稳定型股骨头骨骺滑脱

Eduardo N. Novais, Young-Jo Kim

引言

不稳定股骨头骨骺滑脱（SCFE）治疗的目标包括防止骨骺进一步滑脱，避免股骨头坏死的发生和恢复髋关节功能。虽然不稳定 SCFE 之后出现股骨头坏死的原因仍未解决，但已经描述了软组织瓣营养血管的损伤、继发于血肿的关节囊内压升高以及血管扭曲可能和股骨头坏死相关。据报道，包括复位时间在内的手术治疗也会影响不稳定型 SCFE 治疗的结果。使用髋关节外科脱位入路和解剖保护供应股骨头血供的软组织瓣进行改良 Dunn 头下截骨是治疗不稳定 SCFE 的一种替代方法。解剖保护延长的软组织瓣可以评估和保护供应股骨头的血管。

简要病史

一名 12 岁的女性患者，在学校玩耍时因跌倒到急诊室就诊。上个月，她一直有一些臀部不适，但没有跛行。摔倒后，她立即出现剧烈疼痛，无法站立行走。体格检查显示左下肢处于伸髋和外旋位，任何试图活动左髋关节的举动都伴有剧烈疼痛。X 线片显示是一例完全移位的 SCFE。

术前影像

见图 25.1。

治疗目标

（1）重新排列股骨骨骺。

（2）解剖保护供应股骨头血供的软组织瓣，术中评估股骨头血供。

（3）切除后方骨痂，骨骺解剖固定。

治疗策略包括使用髋关节外科脱位方法重新排列完全移位的骨骺和解剖保护供应股骨头血供的软组织瓣。改良 Dunn 截骨术此前已经有详细描述，其他治疗选择包括原位固定联合 /

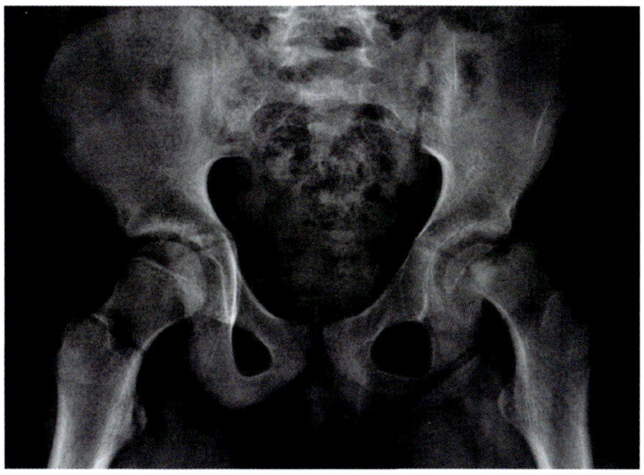

图 25.1　术前骨盆前后位 X 线片显示左髋股骨头骺完全移位。因为疼痛剧烈，没有拍摄侧位片

或不联合髋关节囊切开术和通过前外侧入路进行切开复位。

手术细节

髋关节外科脱位

患者侧卧于全透射线的手术床上，所有骨突处均用凝胶垫保护。腋窝卷应放在对侧腋窝下方。

在大转子的顶部行纵向外侧切口，长度为15~20 cm。分离皮下组织，找到阔筋膜并沿与皮肤切口方向一致的纵向劈开，分离显露臀大肌和阔筋膜张肌的间隙，将臀大肌的纤维向后拉开。

找到梨状肌腱，从梨状肌腱和臀小肌之间暴露近端关节囊，向远端打开股外侧肌筋膜，从股骨骨膜外自后向前游离股外侧肌腹。

在股外侧肌下方放置一把 Hohmann 拉钩，沿股外侧肌后缘和大转子的臀中肌附着的后缘用电刀做个标记线（图 25.2）。用摆锯行大转子截骨，截下的大转子的宽度至少接近1.5 cm。保持梨状肌腱在大转子残柱上的完整。将大转子向前翻转，显露整个髋关节囊。

使用由内而外的技术切开关节囊。切开关节囊从大转子残柱的前外侧角开始，沿股骨颈长轴向近端移动，直到盂唇。通常会有出血，代表从关节囊中排出的血肿。切开关节囊的前方和远端来延长切口，指向髋臼的前内侧。最后，Z 形的后方部分沿着髋臼缘向梨状肌腱切开关节囊。关节囊切开的最终形态，右髋关节为 Z 形，左髋关节为倒 Z 形（图 25.3）。

观察股骨颈干骺端形态和股骨头骨骺典型的不稳定性。在不稳定的 SCFE 中，前方的骨膜撕裂，股骨颈向前移位。我们需要观察软组织瓣在股骨头的附着处是否完整。股骨头骨骺用 2 根（直径 2.4 mm）螺纹 Kirschner 针临时原位固定，以防止进一步移位。

通过屈髋外旋，股骨头从髋臼内向前部分脱位。切除圆韧带以允许完全脱位，并探查髋臼以评估是否存在软骨或盂唇损伤。

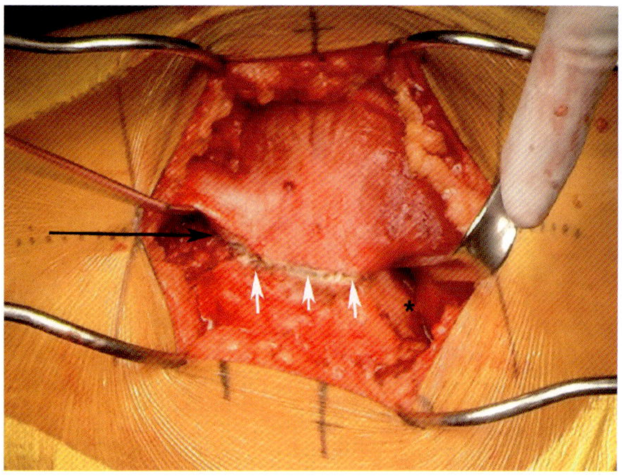

图 25.2　在股外侧肌下方放置一把 Hohmann 拉钩，方便大转子截骨（黑色箭头）。沿股外侧肌后缘和大转子的臀中肌附着的后缘用电刀做标记线（白色箭头）。在臀小肌下方放置一把 Langenbeck 拉钩显露梨状肌腱（*）

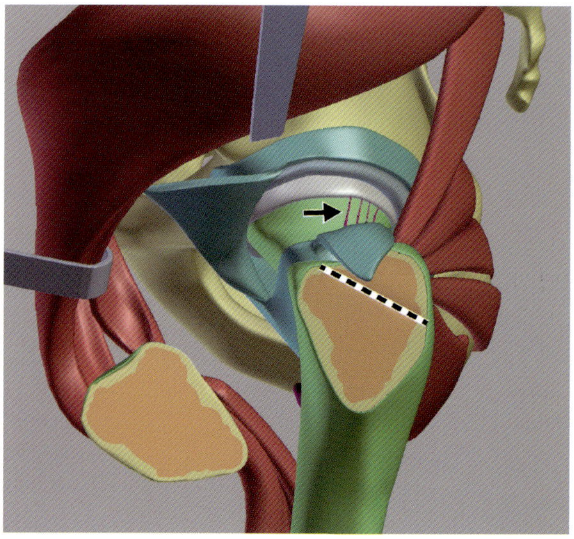

图 25.3　Z 形切开关节囊后，显露股骨头颈。图中描画了在股骨颈骨膜（绿色部分）内的通往股骨头骺的血管走行（黑色箭头），注意这在术中是见不到的

延长的软组织瓣

用一根光滑的细 Kirschner 针（直径 1.6 mm）在股骨头上打洞。通过观察直接出血和插入连接到颅内压（ICP）监测仪的 ICP 探针来监测股骨头血供（图 25.4）。

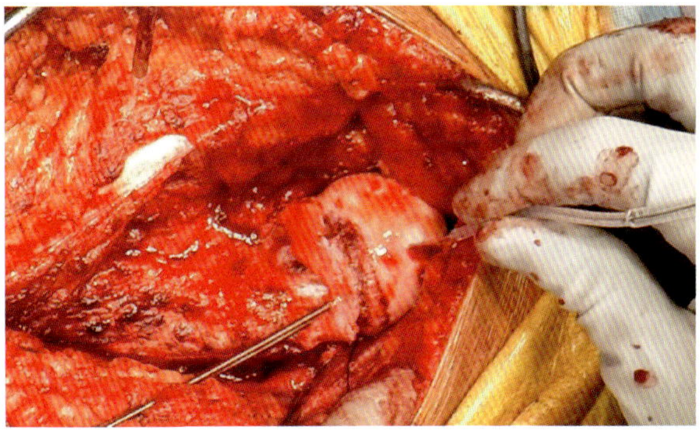

图 25.4　股骨头一旦脱位出来，通过股骨头上打孔来观察活动性出血和插入颅内压监测探针来监测股骨头血供

复位髋关节，我们开始在大转子截骨残桩和股骨颈周围做一个骨膜套（图 25.5）。首先从大转子向近端逐渐切开股骨颈的前方骨膜，向远端切开骨膜的方向是向股骨干的外侧。先用刀切开骨膜，再用一把精致的骨膜剥离子剥离骨膜。在骨膜较厚的低龄患者中，有可能一整块地切除大转子截骨残桩（图 25.5 b、c）。但是在青少年，我们更喜欢使用咬骨钳和“零碎化”技术来切除大转子的近端残桩。后内侧

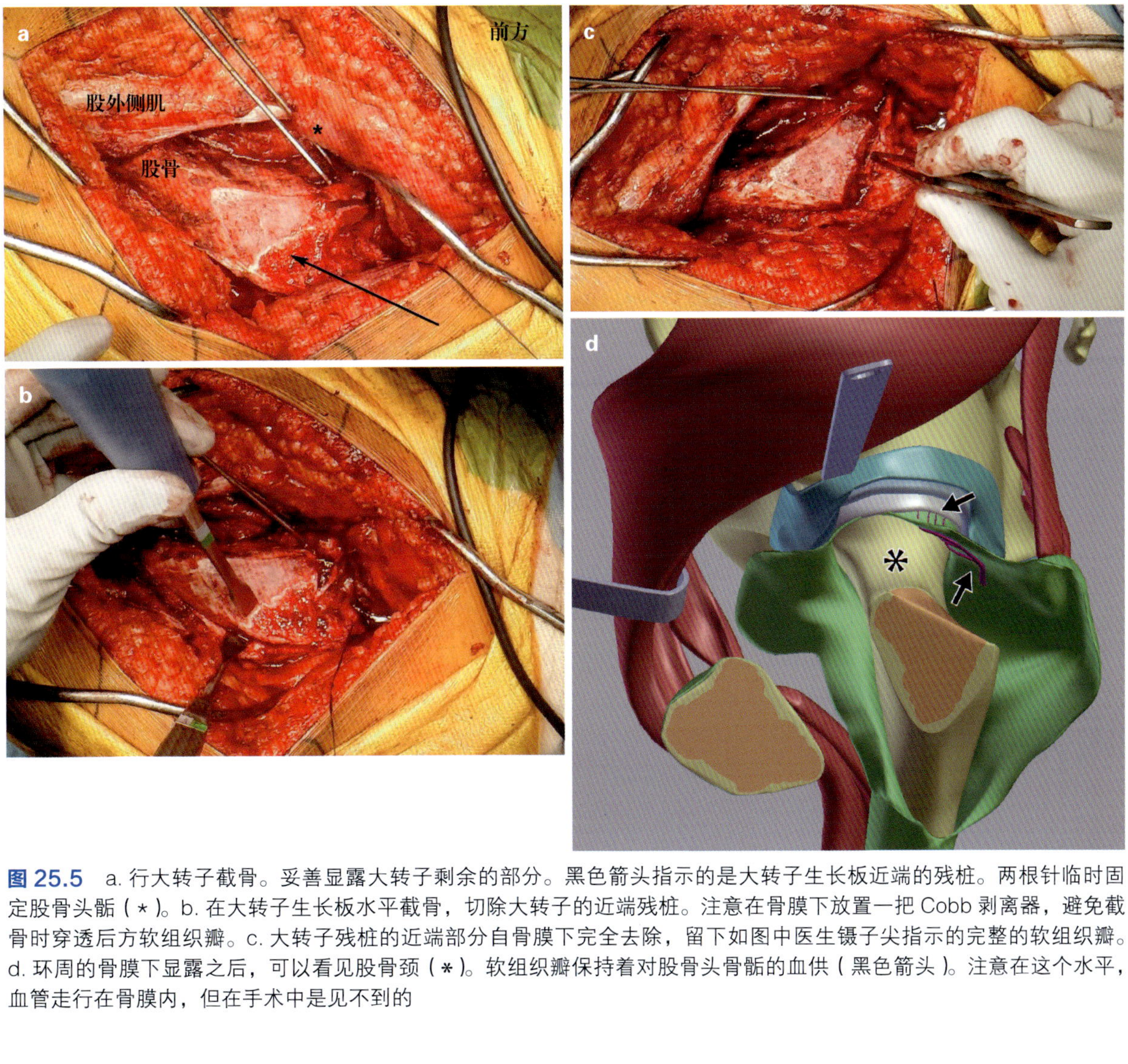

图 25.5　a. 行大转子截骨。妥善显露大转子剩余的部分。黑色箭头指示的是大转子生长板近端的残桩。两根针临时固定股骨头骺（*）。b. 在大转子生长板水平截骨，切除大转子的近端残桩。注意在骨膜下放置一把 Cobb 剥离器，避免截骨时穿透后方软组织瓣。c. 大转子残桩的近端部分自骨膜下完全去除，留下如图中医生镊子尖指示的完整的软组织瓣。d. 环周的骨膜下显露之后，可以看见股骨颈（*）。软组织瓣保持着对股骨头骨骺的血供（黑色箭头）。注意在这个水平，血管走行在骨膜内，但在手术中是见不到的

骨膜被松解到小转子的水平——大约距大转子远端 4 cm。股骨头再次脱位，在前内侧仔细剥离骨膜后，暴露整个股骨颈（图 25.5 d）。

头下重排

拔除两根 Kirschner 针，股骨头可以从颈部移位。将海绵填塞在髋臼中，以避免股骨头无意中复位到髋臼中。在股骨颈下方放置一把拉钩以保护软组织瓣（图 25.6），并用咬骨钳和高速磨钻或骨刀切除后方的新生骨（骨痂）。辨识股骨颈的原始骨皮质可以辅助确定骨痂切除的范围。去除前内侧的新生骨直到原始股骨颈的水平。虽然短缩股骨颈理论上可以减少软组织瓣的张力，但股骨颈不应缩短超过 2~3 mm，以避免减少外展肌的力臂和术后潜在的不稳定。

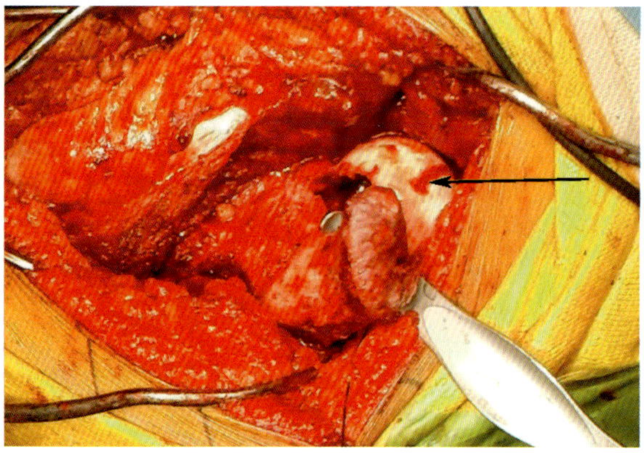

图 25.6 一旦游离出前方和后方的骨膜，就完全暴露了股骨颈。在股骨颈下方放置，用一把拉钩保护股骨颈的后方，这样切除后方的新生骨（骨痂）更为安全。股骨头有活动性出血（黑色箭头）

用刮勺刮除股骨头骺板以去除生长板，并将股骨头轻柔复位到股骨颈。

在复位过程中，轻柔地把持股骨头骺并复位在股骨颈的顶部，并持续观察软组织瓣，避免张力过大、扭曲和潜在的损伤（图 25.7）。然后，通过股骨头中央凹逆行打入一枚直径为 3.0 mm 的全螺纹针将股骨头骺固定在股骨颈，瞄准大转子截骨部的远端。然后以常规方式从股骨的外侧瞄准股骨头的中心或下部，打入一枚或两枚附加的螺纹针。我们避免将针打在股骨头的上部和后部区域。在 C 臂机引导下检查固定情况，以允许针在股骨头内排列得充分分散。

复位髋关节，再次使用 ICP 监测仪检查股骨头血流。如果没有血流并且软组织膜完好无损，我们会进一步将软组织松解到更远端，如果需要，我们会将颈部进一步缩短 1~2 mm。骨膜套应松散地套住股骨颈。髋关节囊也应松散的关闭。大转子截骨块用两枚直径 3.5 mm

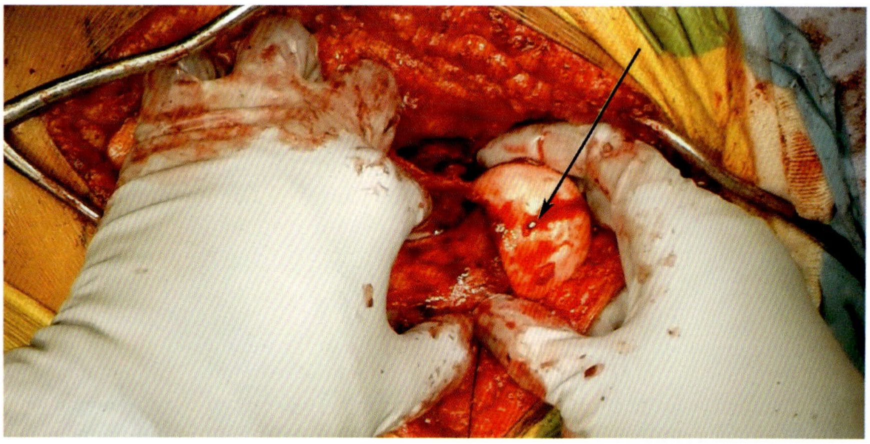

图 25.7 一旦去除了骨痂，股骨头骺板刮除了软骨，股骨头轻柔小心地复位到股骨颈。复位要考虑内外翻和前后倾。股骨头有活动性出血（黑色箭头）

的螺钉固定。

术后护理

术后，在前 2 周患者使用外展泡沫枕进行保护，并保持在限制性的非负重模式 6~8 周。通常，术后 6~8 周会有愈合的影像学证据，可开始部分负重。允许患者在手术后 10~12 周完全负重。

术后影像

见图 25.8。

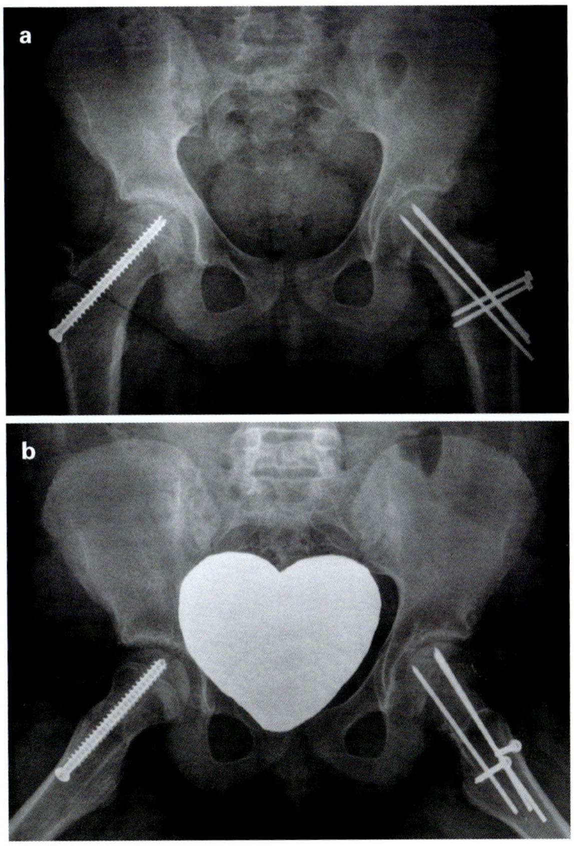

图 25.8　改良 Dunn 截骨术治疗左侧不稳定型股骨头骨骺滑脱（SCFE）术后 2 年的前后位 X 线片（a）和侧位 X 线片（b）显示股骨近端恢复了正常解剖形态，股骨头颈形态正常

要点和陷阱

• 做改良 Dunn 手术的一个主要陷阱发生在松解大转子截骨残桩并向后游离骨膜瓣时。应仔细进行松解，特别是在梨状窝周围。虽然当骨膜厚时，大转子残桩可以一整块切除，但使用零碎化技术可能更安全。

• 另一个要点是，在股骨头骺复位过程中及复位后，应避免对骨膜的过度牵拉。如果骨膜张力高，则应考虑将大转子后侧切除至股骨颈后方水平。

• 不建议缩短股骨颈，但如果无意中已经缩短，则固定大转子时应稍稍下移。缩短股骨颈可能会减少髋外展肌的力臂，并导致手术后髋关节不稳定。然而，如果股骨头骺复位后软组织瓣张力过大，再增加 1~2 mm 的缩短是合理的。在这些情况下，固定大转子时应稍稍下移。

• 为确保足够的骨的接触，使用刮勺从股骨头骺中去除剩余的骺软骨很重要。

适应证和禁忌证（表 25.1）

表 25.1　改良 Dunn 截骨术治疗不稳定型股骨头骨骺滑脱（SCFE）的适应证和禁忌证

适应证
使用髋关节外科脱位方法行改良 Dunn 截骨术是治疗移位的不稳定型 SCFE 的一种选择，这种 SCFE 历来与高的股骨头坏死发生率有关。然而，目前尚不清楚该技术是否能够降低不稳定型 SCFE 的股骨头坏死的比例
禁忌证
该手术存在陡峭的学习曲线，建议刚入行的外科医生谨慎使用。对于稳定型 SCFE 的轻度病例，不应使用该技术

参考文献

[1] Ganz R, Gill TJ, Gautier E, Ganz K, Krügel N, Berlemann U. Surgical dislocation of the adult hip a technique with full access to the femoral head and acetabulum without the risk of avascular necrosis. J Bone Joint Surg Br. 2001;83(8):1119–1124.

[2] Ganz R, Huff TW, Leunig M. Extended retinacular soft-tissue flap for intra-articular hip surgery: surgical technique, indications, and results of application. Instr Course Lect. 2009;58:241–255.

[3] Leunig M, Slongo T, Kleinschmidt M, Ganz R. Subcapital correction osteotomy in slipped capital femoral epiphysis by means of surgical hip dislocation. Oper Orthop Traumatol. 2007;19(4):389–410. (Article in English, German).

[4] Ziebarth K, Zilkens C, Spencer S, Leunig M, Ganz R, Kim YJ. Capital realignment for moderate and severe SCFE using a modified Dunn procedure. Clin Orthop Relat Res. 2009;467(3):704–716.

第 26 章 Morscher 截骨术

Étienne L. Belzile

引言

在阅读本书时，读者应开始掌握可能有助于准备和执行髋关节周围截骨术的关键点。现在让我们将注意力集中在影响股骨外侧偏心距、股骨颈长度和整体下肢生长的股骨近端生长障碍上。首先，将提供股骨生长障碍的明确定义，然后描述在外科脱位的情况下进行 Morscher 截骨术的典型适应证。将建议使用该手术技术。手术治疗的最终目标必须是个体化的解决股骨近端生长畸形的水平和程度。

简要病史

一名 16 岁男童，在 10 岁时因 Legg–Calve–Perthes 病接受内收肌腱切断和股骨转子间内翻截骨术，表现为左髋关节疼痛和跛行。患者在初次手术 1 年后取出内固定物，进展良好。在接下来的几年里，他定期参加日常活动和跑步运动。他忆起长时间站立后开始疼痛，随后发展成在跑步和长时间站立不动后出现了相关的下腰背部疼痛。他可以毫无疼痛地走路，但他的母亲注意到他倾向于用左腿外旋行走。患者在坐位感觉舒适，但在外展或外旋位时，诉左臀部有剧烈疼痛。

在体格检查中，患者表现出左侧负重相延长的跛行，伴有 Trendelenburg 步态，骨盆倾斜。临床测量左下肢缩短 2 cm。髋关节肌肉力量除了轻微的外展肌无力以外，其余在正常范围内。左髋关节的运动范围显示无痛和从 0° ~110°的顺畅屈髋。在屈髋 90°时，内旋仅为 10°，而外旋接近 45°。在完全伸髋时，内旋为 30°，而外旋在 40°时伴随疼痛。单纯左髋关节外展< 30°，在外展末端有骨接触感。髋关节前撞击试验呈阳性，屈曲外展外旋（FABER）位诱发臀部疼痛，且膝关节与检查桌距离局限于 30 cm。

术前影像

影像学检查（图 26.1）证实青少年股骨头坏死的生长后遗症伴有典型的髋膨大和短髋畸形。髋关节呈扁平球形适应，髋臼指数 24°，外侧 CE 角 6.5°，前方 CE 角 –10°，头颈角 103°。大转子直列并相对于股骨近端髓腔悬垂。功能像上关节间隙保持不变，没有铰链的迹象。站立位测量全长片显示双下肢不等长，左侧短 1.2 cm，力线正常（图 26.2）。

治疗目标

治疗目标包括：

- 重置和远置大转子。
- 股骨干外移。

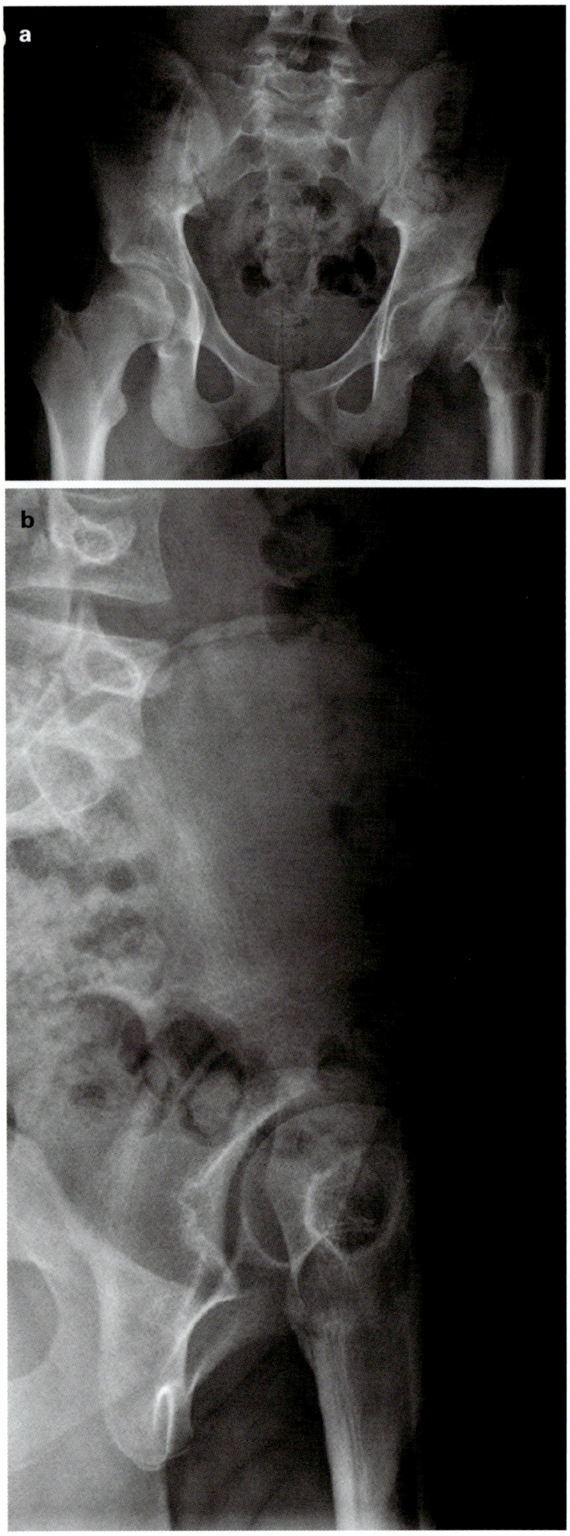

图 26.1 术前 X 线片。a. 骨盆前后站立位 X 线片。b. 左髋关节的站立位假斜位片

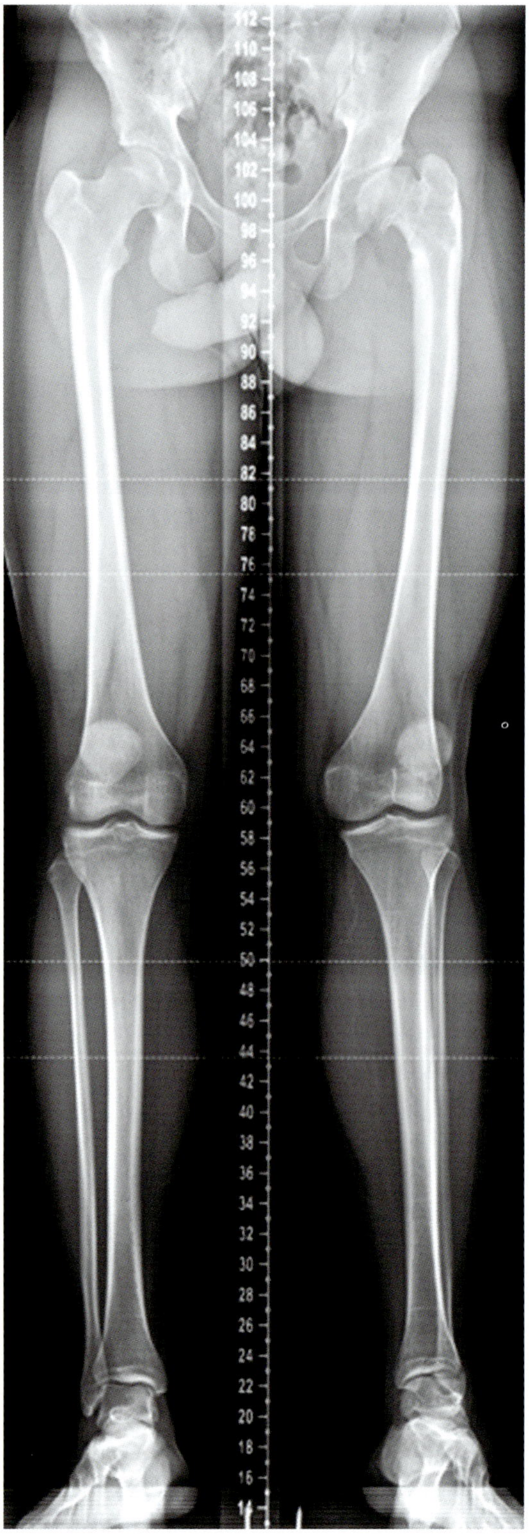

图 26.2 站立位全长 X 线片测量双下肢不等长，左侧短 1.2 cm，力线正常

- 下肢长度最大化。
- 优化关节适应度。

治疗策略

Morscher 截骨术提供的策略，也称为真正的股骨颈延长截骨术，旨在改善外展力臂，同时增加腿部长度。当髋关节匹配、具有功能性髋关节活动范围和足够的髋外展肌力量同时存在时，施行这种股骨截骨术是可能的。其目标有 3 个：①远置大转子以减少骨盆—大转子撞击并优化外展肌的力臂；②股骨轴线外移，真正延长股骨颈，使关节转子间距正常；③延长手术侧的下肢。对于复杂的髋关节形态学异常患者，手术决策具有挑战性。在考虑进行此类手术干预之前，患者应接受适当的活动调整和（或）物理治疗，旨在改善核心稳定性和运动控制，并加强髋关节肌肉。术后肌肉最大恢复可能需要长达 2 年的时间。

手术细节

髋关节外科脱位

患者侧卧位，患腿可自由活动，消毒范围从第 12 肋到足趾，并相应地铺单。根据股骨纵轴，以大转子（GT）为中心，做一 20 cm 长的皮肤切口。沿着臀大肌的前缘纵向分开阔筋膜近端，并以股骨为中心向远端分离，以达到钢板固定所需的长度。向后拉开臀大肌，该方法通过显露臀中肌浅表筋膜鞘，然后暴露臀中肌后缘，并允许正确识别梨状肌和短外旋肌群。股骨近端股肌下方入路需要暴露 10~15 cm。仔细和精确的显露将确保保护沿着梨状肌和肌腱行走的臀下动脉。GT 滑移截骨术的截骨方式是大转子截骨块厚度＜ 1.5 cm，截骨平面是当膝关节屈曲 90°且髋关节内旋 20°时平行于小腿（胫骨）。所得的扁平和三肌腹截骨块向前拉开（连有臀中肌、臀小肌和股外侧肌），以暴露前方关节囊（图 26.3）。可以行 Z 形关节囊切开术，以允许进一步的关节内手术或股骨头脱位。完全脱位需要用长曲度的剪刀切断圆韧带，同时在屈曲外旋股骨的时候使用单钩。此时，髋臼缘、盂唇和髋臼软骨可以完全显露进行操作。

股骨颈相对延长

从 GT 残桩的上角和后角开始剥离软组织瓣，以保护股骨头的血液供应。与典型的软组织瓣技术不同，这是在没有对大转子残桩进行"零碎化"切除的情况下进行的。骨膜下剥离的方向是从外侧到内侧以及从前方到后方进行。然后，从代表 GT 过度生长部分的多余骨中取股骨颈延长所需的骨移植物。截骨术必须与计划的股骨转子间（IT）截骨术平行对齐，从股骨外侧皮层开始，瞄准头颈部上交界处但

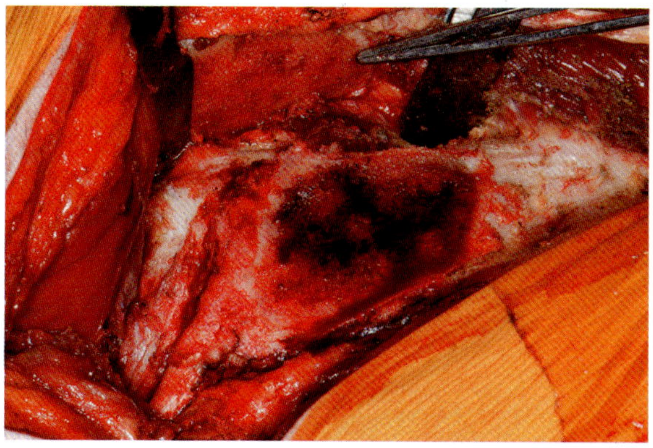

图 26.3 术中体位像。扁平和三肌腹截骨块向前拉开（连有臀中肌、臀小肌和股外侧肌），以暴露右侧的股骨近端外侧 15 cm

不用到达。在此过程前，强烈建议使用模板。由于软组织瓣已被剥离，因此可以安全地进行上颈部截骨术，以便可以取得至少 1 cm 厚的骨块。这骨块将需要在外侧加强股骨颈。在进行下一步之前，必须注意确保 GT 骨块可以自由地从髂胫束和臀大肌复合体或前方关节囊分离，同时在固定前可以向远端移动（图 26.4）。

Morscher 股骨截骨

实现充分固定的第一步是获得头侧固定理想的位置（角钢板或锁定板）。最初的技术建议使用 130°角钢板固定，长刃为 60~75 mm，允许股骨颈部向内侧和近端滑动，同时提供良好的刃与颈部的接触。现代固定装置可以使用角度固定的锁定螺钉和股骨近端锁定板。这种锁定板提供 110° ~140°的角度选择，具体取决于制造商。一些固定钢板可能有重量限制，但也可能更好地匹配青少年中较小的股骨近端。经典技术强调针在股骨颈的方向是中心到中心，但在股骨头生长停止的情况下，头部的形态可能是非球形的，使得目标位置更难获得。当针进入颈部后，应进行侧位 X 线检查，以避免针进入关节内或位置不当。一旦针获得最佳位置，就可以测量针的长度。对于该测量的长度，必须加上股骨颈延长距离和 GT 骨块的厚度。

当定位骨凿时，刀刃的平坦部分的角度必须保持垂直于股骨远端的长轴，以避免在板固定到股骨干时，出现截骨远端的伸直或屈曲移位。在锤击骨凿之前，必须注意在股骨颈的刀刃入口点和将来行 IT 截骨术的部位之间留下足够的骨桥。某些作者提出了 1.5 cm，但其他作者也建议最少可至 1 cm（图 26.5）。刀

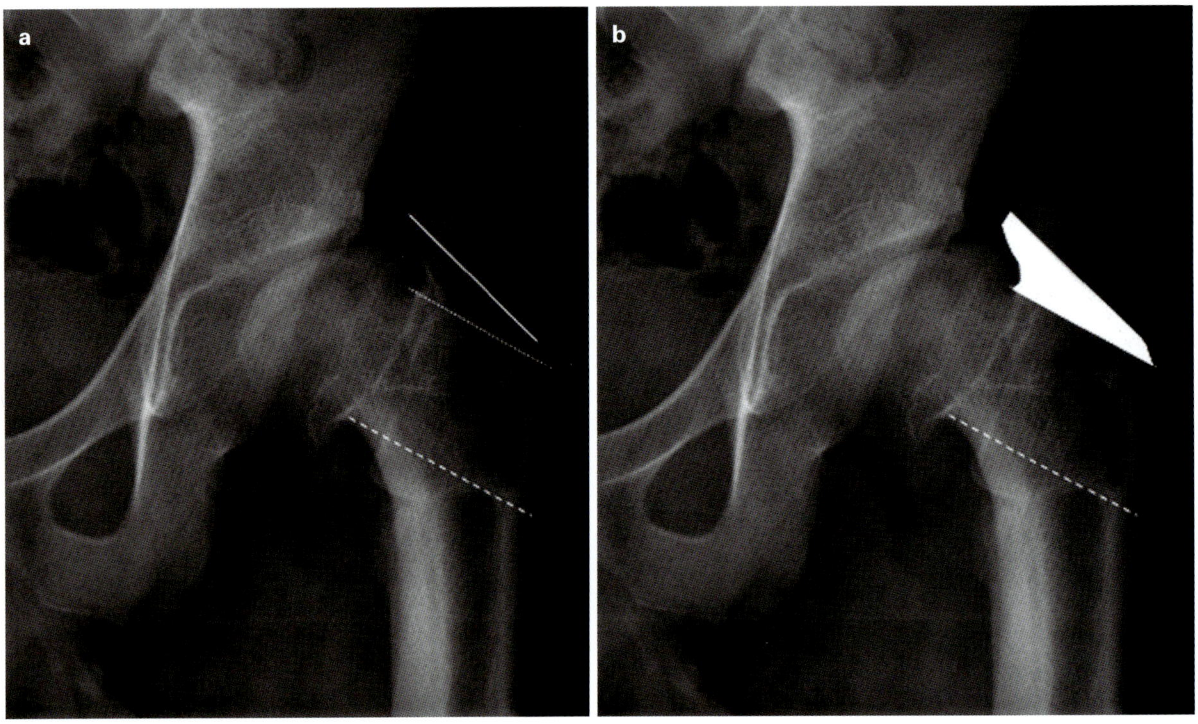

图 26.4 a. 聚焦于左髋关节的骨盆站立前后位 X 线片。实线代表大转子截骨；点状线是计划的股骨颈延长；虚线是计划的 IT 截骨线。b. 高光区域代表在完成显露软组织瓣后，要截除的大转子残桩的上部 / 股骨颈骨块

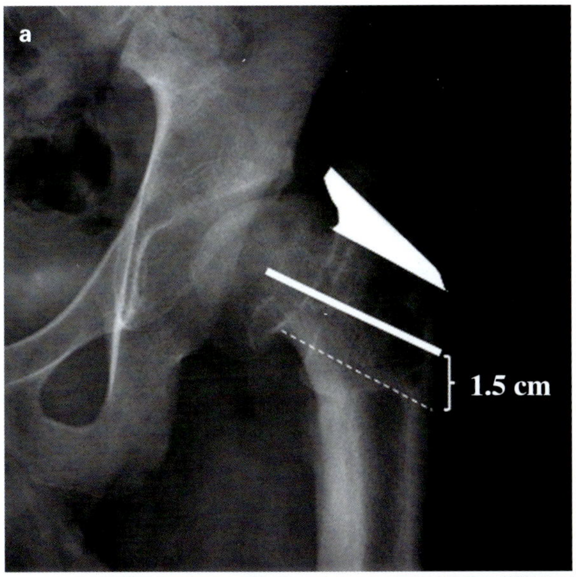

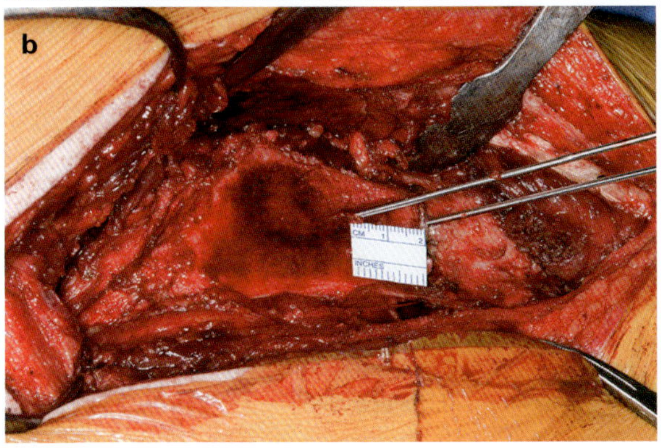

图 26.5 a. 聚焦于左髋关节的骨盆站立前后位 X 线片。白色实线代表刀刃的位置。b. 右髋关节术中照片，平行的克氏针可能术中有助于确定最终的截骨位置

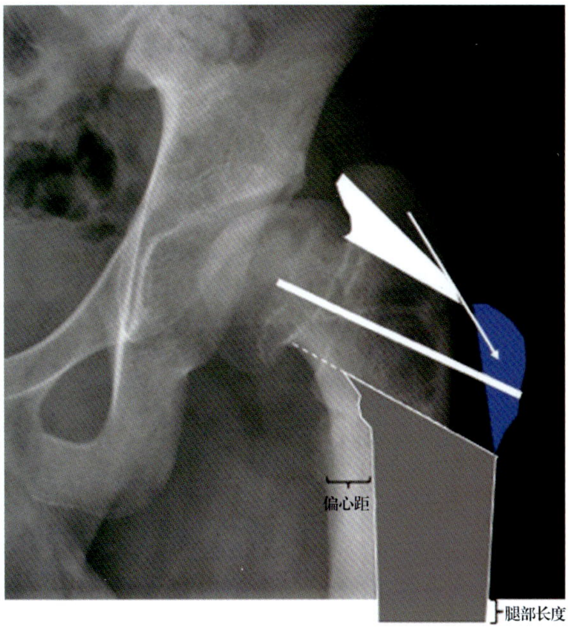

图 26.6 在进行 IT 截骨术之前，做好计划有助于预测截骨部位和方向，以及相对于内固定和 IT 截骨术的最终股骨远端骨块（灰色）和 GT（蓝色）的位置。可以预测外侧偏心距和腿部长度的增加

刃下出现股骨颈下骨折很少导致灾难性的并发症，但可能使向上内侧滑移而完成延长更具挑战性。

最后，IT 截骨术设计为与头侧的固定平行，从股骨外侧皮层向上倾斜到股骨颈下部和小转子的交界处。这种上倾斜设计用于增加腿部长度，因为股骨颈内移和股骨干外移。延长的程度取决于 IT 截骨术上倾的程度和在小转子水平的股骨干直径。在进行 IT 截骨术之前，可以插入克氏针用于指引截骨部位和方向（图 26.6）。建议沿股骨前部做纵向标记，以矫正旋转畸形。

前方和后方骨膜下保护，用摆锯完成截骨，股骨距的骨膜可能需要进一步游离以允许股骨颈活动。有报道建议，从前向后进行 IT 截骨术。股骨块和股骨干可以通过复位钳或放置在前方、前后位打入的 Schanz 针的股骨牵引器来把持。为了获得最大的延长效果，不会从股骨颈骨块去除任何楔形骨块。插入角钢板时，松解部分到 GT 骨块外侧缘的股外侧肌附着，以便合适的角钢板进入 GT，然后穿过植骨块，再插入股骨颈。一旦完全复位并对齐到刀刃上，最后侧板最好用 4 枚双皮质螺钉固定在股骨干的外侧皮质上。必须注意避免在固定侧板时引起股骨远端的旋转不良。一些手术医生可能会试图使用股骨近端锁定钢板作为“操纵杆”来获得外侧皮质和股骨干的顺列，但在较大体格的患者中有时会遇见困难，因为钢板可能会在施加外力时弯曲。在最终固定之

前，可对截骨端进行额外的近端至远端的加压。将自体骨片深深地插入 GT 骨块或 IT 截骨部位，然后缝合股外侧肌。GT 通过 2 枚的 4.0 mm 或 4.5 mm 的皮质螺钉进一步固定，螺钉互相平行，可在角钢板的任何一侧，或锁定螺钉的头侧，朝向小转子方向。有些作者考虑使用 Auban 型张力带进行额外的 GT 固定，钢丝穿过角钢板或近端锁定螺钉下方并缠绕在臀中肌腱下方，来对抗在骨愈合过程中的近端移位（图 26.7 a）。

手术医生可能会偶尔考虑松解内收肌腱或多点松解阔筋膜，以在缝合皮肤前释放软组织张力。在股骨近端最终固定后需要评估髋关节覆盖和匹配度，因为可能需要髋臼周围截骨术或髋臼造盖手术来改善股骨头覆盖。这种补充手术可以在此次手术一期完成，或者分期进行（图 26.7 b）。GT 的最终位置不应与股骨干对齐，避免影响股骨柄最终的正确定位。关闭伤口时，先闭合股外侧肌的后方腱膜。仔细地连续或者间断缝合阔筋膜和皮下组织，然后是皮肤。

术后影像

见图 26.8。

要点和陷阱（图 26.9）

• 术后活动允许触地的负重，同时避免髋关节屈曲＞ 80°和主动外展。无须留置引流管。

• 推荐髋关节至少 48 h 从 0° ~70°连续被动运动，以避免关节内粘连。

• 成人患者也应考虑预防血栓。

• 当 GT 在术后 6~8 周时出现愈合迹象时，可增加术侧下肢的负重。

• 可以使用这种生物力学强大的技术解决各种病理改变。一些外科医生会考虑随后的髋臼周围截骨术，或者在侧板固定股骨干之前，通过在截骨远端添加一个基底在外侧的楔形截骨，在所述技术中添加轻微的外翻。

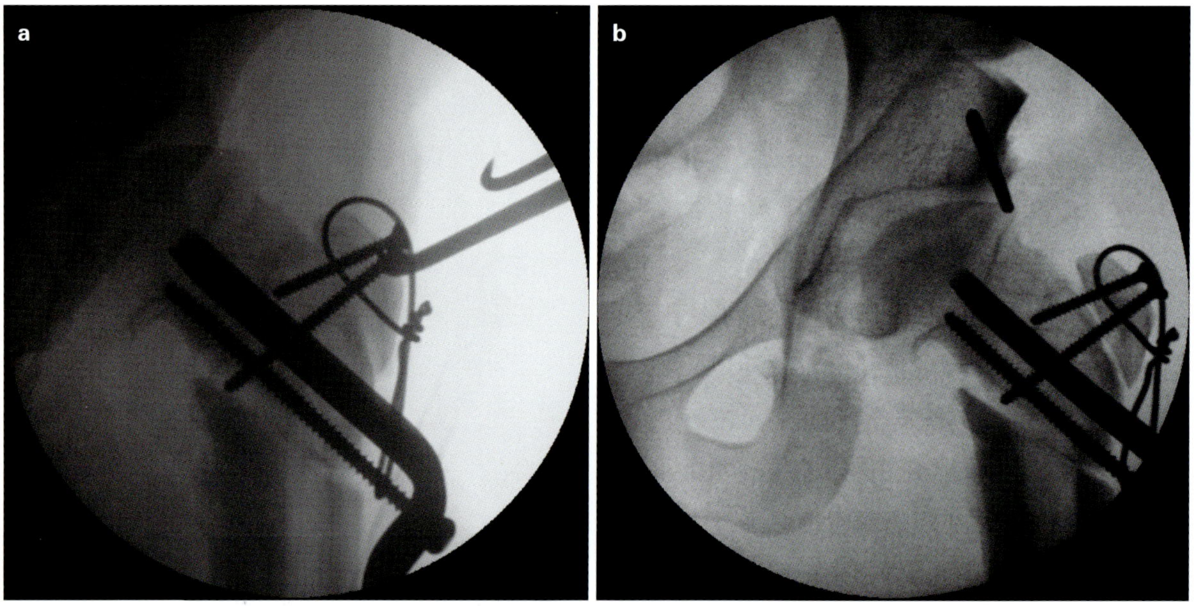

图 26.7 a. 股骨近端的最终固定。b. 髋臼周围截骨之后改善的髋关节覆盖

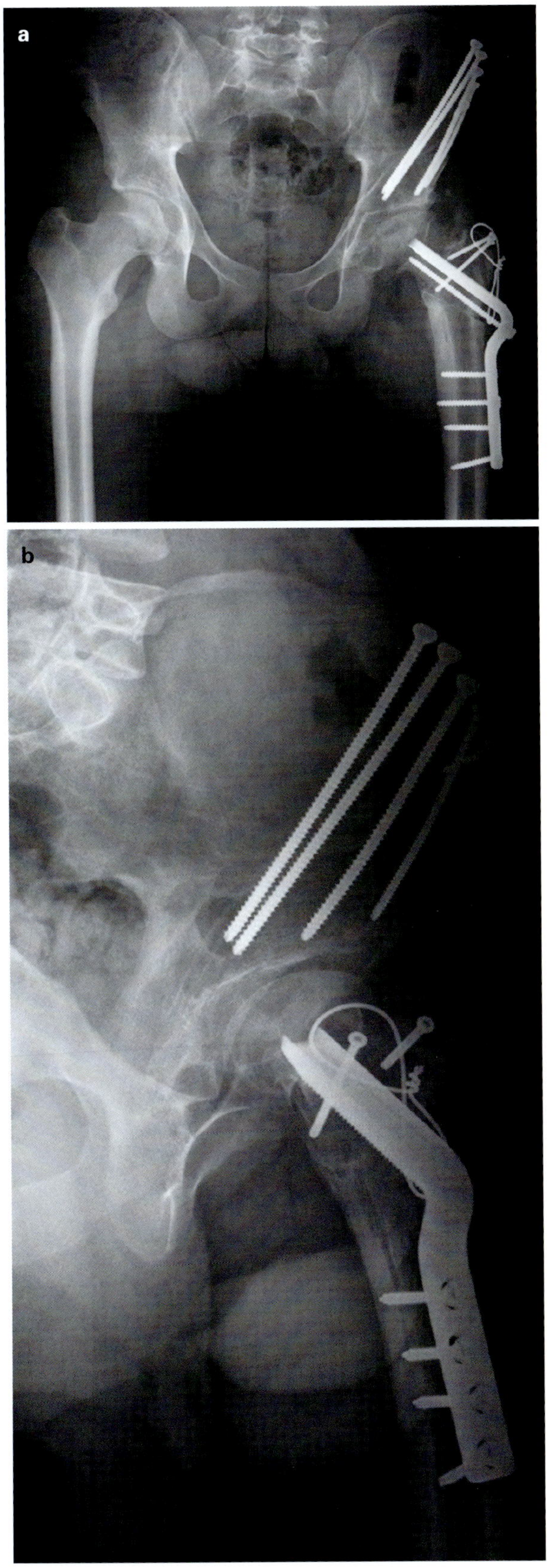

图 26.8　术后 1 年 X 线片。a. 骨盆站立前后位片。b. 左髋关节的站立假斜位片

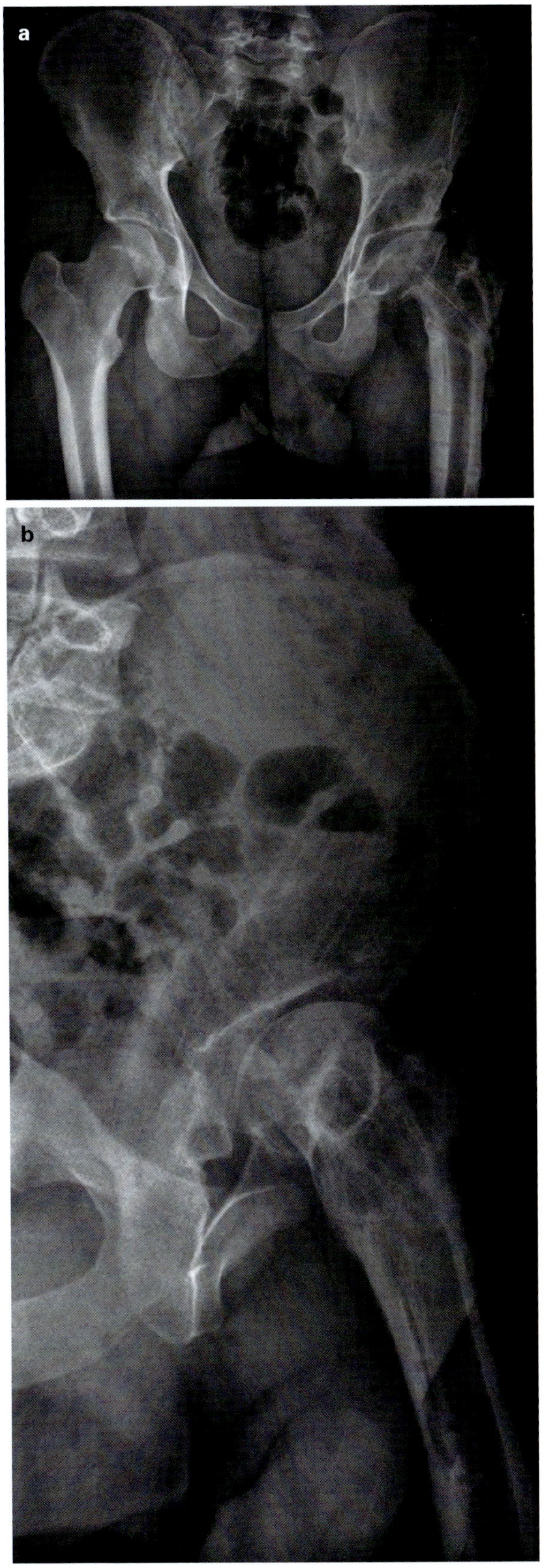

图 26.9　术后 2 年随访 X 线片。a. 骨盆站立前后位片。b. 左髋关节的站立假斜位片

• GT 远置有一过性外展肌无力、GT 纤维愈合、骨折或近端移位的风险。

• IT 截骨部位的骨接触面积极小，会增加不愈合或内固定失败的风险。

• 也可使用滑动髋螺钉，优点是扩髓时的骨泥可用于自体骨移植，但存在 GT 骨块的骨量减少和对颈部骨块的旋转控制减少的风险。

适应证和禁忌证（表 26.1）

表 26.1 Morscher 截骨术的适应证和禁忌证

适应证
因为生长障碍引起的股骨颈短 大转子过度生长 双下肢不等长 > 1.5 cm
禁忌证
髋关节退变 髋关节不匹配 进行中的股骨头坏死

参考文献

[1] Hefti F, Morscher E. The femoral neck lengthening osteotomy. Orthop Traumatol. 1993;2(3):144–151.

[2] Ganz R, Gill TJ, Gautier E, Ganz K, Krügel N, Berlemann U. Surgical dislocation of the adult hip a technique with full access to the femoral head and acetabulum without the risk of avascular necrosis. J Bone Joint Surg Br. 2001;83(8):1119–1124.

[3] Ganz R, Huff TW, Leunig M. Extended retinacular soft-tissue flap for intra-articular hip surgery: surgical technique, indications, and results of application. Instr Course Lect. 2009;58:241–255.

第 27 章　牧羊拐畸形

Nicole I. Montgomery, Lee S. Haruno, John P. Dormans

引言

牧羊拐畸形是一个用于描述明显的髋内翻成角（股骨颈干角＜ 120°）和股骨近端向外弓形弯曲的术语。这种畸形常见于纤维异样增殖症的并发症（在 McCune-Albright 综合征中最严重）、成骨不全症和 Paget 病。股骨颈和粗隆区的结构完整性的不足导致颈干角逐渐丢失和弯曲。这可能会导致疼痛、活动受限、肢体缩短、双下肢不等长、步态改变以及股骨近端病理性骨折的风险明显增加。牧羊拐畸形由于其发病率低、畸形严重、病情进展和潜在复发而难以治疗。曾经认为病灶刮除术和植骨术可阻止纤维异样增殖症畸形的加重，但由于植入物随时间被吸收并且骨骼恢复为发育不良状态，因此已证明其作用有限。类似地，事实证明转子间截骨、髋钢板和螺钉固定术因颈螺钉容易切割、骨干螺钉松动和拔出、钢板周围骨折以及出现钢板以远的畸形而失败。最近的文献表明，股骨近端截骨结合髓内针固定和股骨颈固定术可矫正颈干角并防止继发于纤维异样增殖症的畸形进展和复发，结果令人鼓舞。

简要病史

一名 17 岁的女性，患有纤维异样增殖症、McCune-Albright 综合征，出现右大腿疼痛、右腿较左腿短。既往有甲状腺切除术的病史。该患者诉因行走而感到疼痛，需要偶尔使用拐杖以减少负重并改善其稳定性。体格检查发现患者有活动受限、腿长差异（左＞右）3 cm，并且右侧短肢跛行。另外该患者发现有多个锯齿状的牛奶咖啡斑。影像学检查显示，右股骨近端有明确的膨胀性病变，呈磨玻璃样表现，髋内翻（颈干角约 112°）和牧羊拐畸形。

术前影像

患者右股骨近端的前后（AP）位（图 27.1 a）和侧位（图 27.1 b）X 线片。颈干角约 112°。纤维异样增殖症的特征性放射学表现包括病灶膨胀、轮廓分明、边缘清晰、干骺端或骨干磨玻璃或溶骨性改变。

治疗目标

（1）矫正髋内翻（牧羊拐畸形），颈干角为 120° ~135°。

（2）恢复适当的股骨力线，包括矫正旋转畸形。

（3）截骨后股骨颈充分进行髓内“负载分担”固定，以降低骨折风险并预防畸形复发。

（4）改善步态、不适、运动范围和先前的腿长差异。

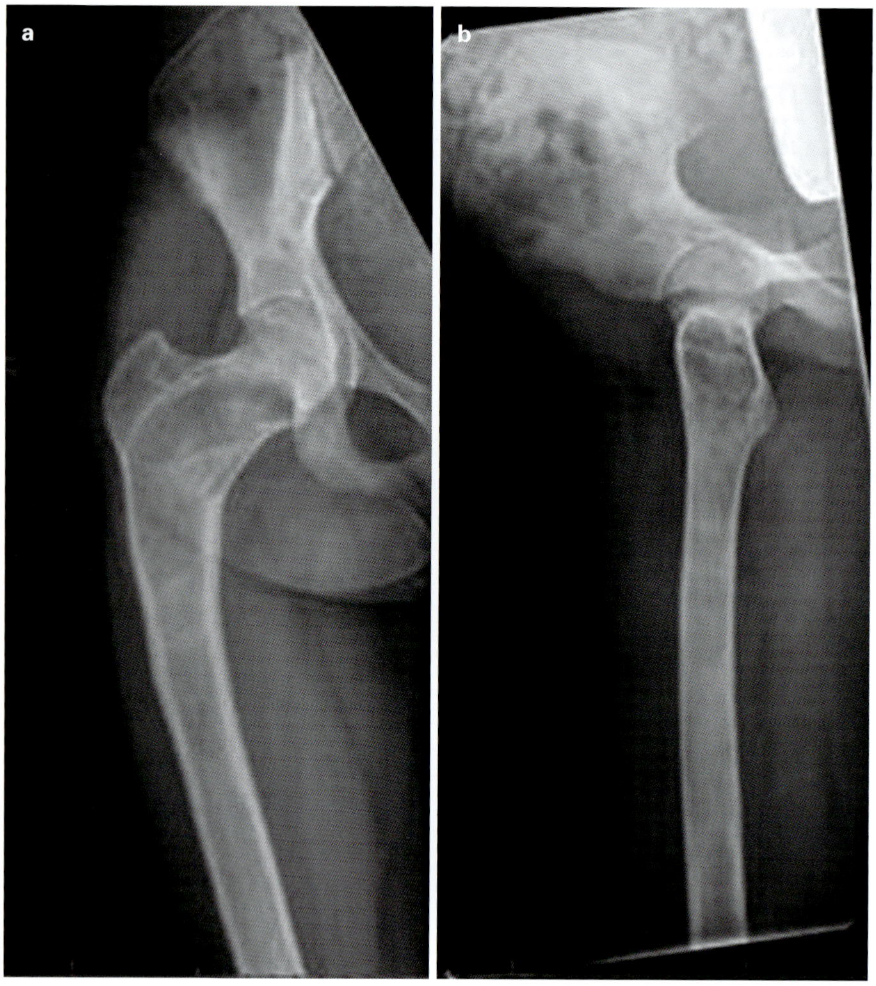

图 27.1 一名 17 岁 McCune-Albright 综合征患者术前右侧股骨近端的正位 X 线片（a）和侧位 X 线片（b）

简介

在纤维异样增殖症中，*GNAS* 基因编码的 $G_s\alpha$ 蛋白存在体细胞激活突变，导致分化为成熟成骨细胞的能力受损。相反的这些细胞保留了成纤维细胞样的表型，并且该区域充满了矿化不充分和结构不良的骨纤维组织，而不是正常的骨骼和骨髓。结果，患者容易在股骨近端的承重区域变形（如外侧弓形弯曲），最终导致牧羊拐畸形。具有多处纤维病变或累及多个骨骼（多骨形式）的患者病情更加严重，并且畸形加重的风险更高。患儿在临床上可能会出现疼痛、步态改变、反复出现的应力性骨折和患肢缩短（伴有随后的腿长差异）。在畸形进展或预计会加重的情况下，应提倡早期手术干预。Ippolito 等的最新研究已成功地将进展程度与基于 X 线片的专有分类方案相关联。影响股骨颈转子间区域的纤维异样增殖症被认为是畸形进展的高风险因素。

治疗策略

牧羊拐畸形大多发生在儿童期和青春期早期。畸形通常与多骨性纤维异样增殖症（单一的或内分泌病变如 McCune-Albright 综合征）有关，并较少见于其他骨骼结构完整性受损的疾病，包括成骨不全症或 Paget 病。股骨截骨术是处理牧羊拐畸形的首选方法。然而由于其发病率低和畸形范围广，关于为患者创造最佳长期结果的特定手术技术的共识较少。病灶刮除术和植骨术曾经被认为可以阻止纤维异样增殖症畸形的进展，但最近的研究表明这种方法的作用有限，因为随着时间的推移，植入物会被吸收，并且骨骼会恢复到发育不良的状态。同样，事实证明，用髋钢板和螺钉进行转子间截骨术容易因出现股骨颈螺钉切割、骨干螺钉松动和拔出、钢板周围骨折以及低于钢板水平的畸形而失败。而如弹性髓内钉和可延长髓内钉（Fassier–Duval）这些不能解决截骨后股骨颈稳定性的固定方法，也被证明是不合适的。因此当前首选的治疗方法是股骨转子间或转子下截骨，然后用颈干（头髓）髓内钉固定。理想情况下，应将内翻畸形矫正至颈干角＞ 120°。如果是非常严重的畸形（颈干角＜ 100°），则分两步进行，包括先用髋钢板进行固定，然后在截骨端愈合后取出钢板（以避免长期钢板固定带来的并发症），并随后使用髓内钉固定整个股骨。与髓内钉相关的挑战包括矫正旋转畸形和由于边缘硬化造成的扩髓困难。对于患有髋内翻和股骨干严重弓形弯曲的患者，可进行多段截骨来矫正并放置髓内钉。文献中已经有人提出，在牧羊拐畸形的患者出现急性病理性股骨颈骨折，可同时治疗骨折和矫正畸形。

手术细节

术前 X 线片应包括骨盆和股骨全长 X 线片（图 27.1）。截骨术应根据患者畸形进行设计，并在手术前画图。此外，截骨设计时匹配所选髓内钉的颈干角（通常为 125°或 130°）。本节将描述单一的转子下外翻截骨，并放置髓内钉术式。但是有时可能需要进行多次复杂的截骨术。该手术是在可透射线的手术床上仰卧位（或偶尔侧卧位）进行的。仰卧位可以更好地评估固定后的旋转和股骨外观，因为两条腿都可以随意活动来比较旋转范围。为简便起见，在截骨和使股骨不稳定之前，应获得标准的大转子入钉点。用开口钻创建入钉点后，可将导针插入股骨近端，在计划的截骨部位附近停止，随后做约 10 cm 长的纵向切口。

患者右股骨行外翻、内移、髓内钉固定和股骨颈螺钉固定的正位（图 27.2 a）和侧位（图 27.2 b）X 线片。

指征（表 27.1）

表 27.1　牧羊拐畸形的手术指征

股骨近端牧羊拐畸形进行性加重

要点和陷阱

- 不建议单独行刮除和植骨术，这可能导致出血、疾病复发和畸形进展。有时需要对术中冰冻切片进行活检以确诊。
- 对于畸形（包括任何旋转异常），需要进行截骨矫正并适当固定股骨颈，应考虑采用髓内钉（“重建钉”）对整个股骨进行固定，以防止畸形进展（即失去颈干角）。
- 应采取个性化治疗，并且术前计划和模拟至关重要。严重畸形可采用分阶段手术。也可能需要进行多次截骨来矫正骨干畸形。
- 必须密切随访，以监测骨节段坏死、固定丢失、细微 / 明显病理性的骨折以及颈干角的丢失。

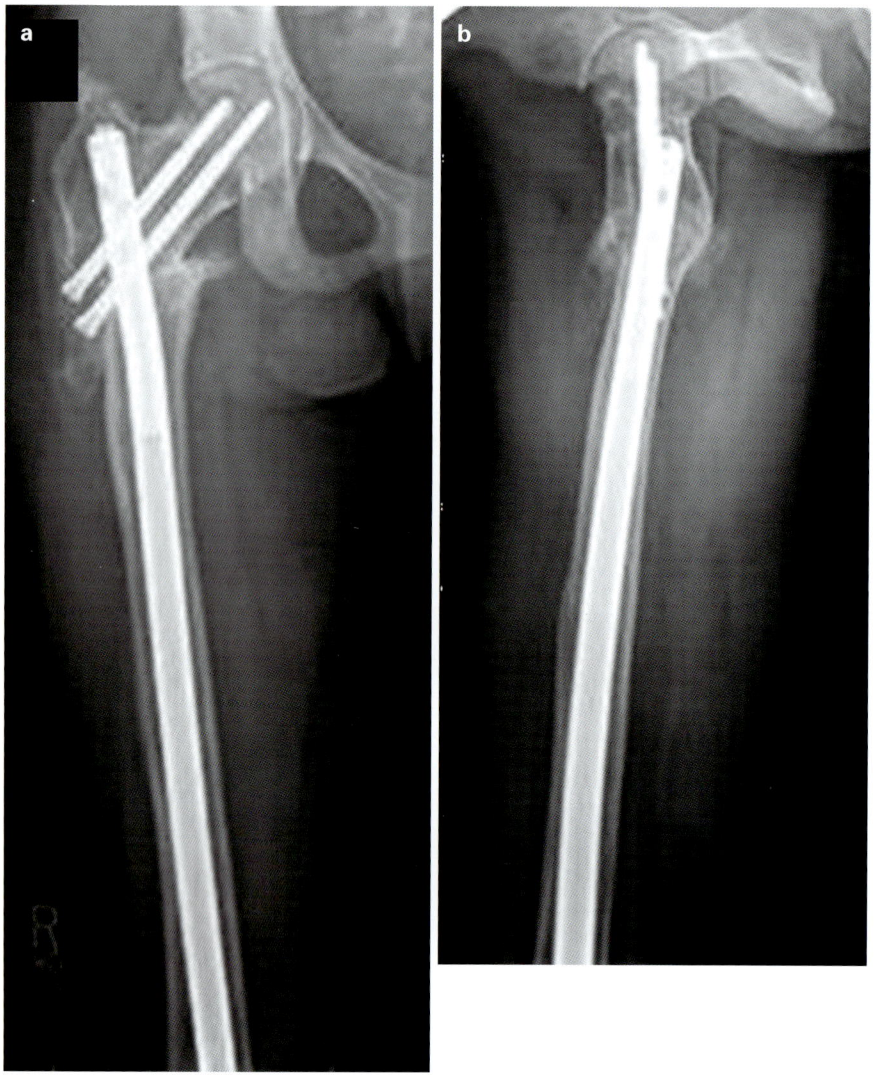

图 27.2 图 27.1 患者进行转子下截骨和髓内钉固定的正位 X 线片（a）和侧位 X 线片（b）

参考文献

[1] Ippolito E, Farsetti P, Boyce AM, Corsi A, De Maio F, Collins MT. Radiographic classification of coronal plane femoral deformities in polyostotic fibrous dysplasia. Clin Orthop Relat Res. 2014;472(5):1558–1567.

推荐阅读

[1] Guille JT, Kumar SJ, MacEwen GF. Fibrous dysplasia of the proximal part of the femur: long-term results of curettage and bone-grafting and mechanical realignment. J Bone Joint Surg Am. 1998;80(5):648–658.

[2] Ippolito E, Farsetti P, Valentini MB, Potenza V. Two-stage surgical treatment of complex femoral deformities with severe coxa vara in polyostotic fibrous dysplasia. J Bone Joint Surg Am. 2015;97(2):119–125.

[3] Ippolito E, Valentini M, Lala R, De Maio F, Sorge R, Farsetti P. Changing pattern of femoral deformity during growth in polyostotic fibrous dysplasia of the bone: an analysis of 46 cases. J Pediatr Orthop. 2016;36(5):488–493.

[4] Kushare IV, Colo D, Bakhshi H, Dormans JP. Fibrous dysplasia of the proximal femur: surgical management options and outcomes. J Child Orthop. 2014;8(6):505–511.

[5] Leet AI, Boyce AM, Ibrahim KA, Weintroub S, Kushner H, Collins M. Bone-grafting in polyostotic fibrous dysplasia. J Bone Joint Surg Am. 2016;98(3):211–219.

第 28 章 成骨不全引起的髋内翻

Reggie C. Hamdy

引言

成骨不全症（OI）是结缔组织的异质性遗传疾病，可导致骨量低、骨骼脆弱、多处骨折以及活动和功能下降。OI 的类型和严重程度具有很多类型。Sillence 分类法分为 4 种类型：Ⅰ型为轻型，Ⅱ型在出生时即可致命，Ⅲ型为重型，在出生时经常有多处骨折，Ⅳ型为混合型。后期增加了其他几种类型。长骨畸形包括髋内翻，是 OI 患者尤其是重度受累患者的典型表现。

定义

髋内翻定义为颈干角（NSA）在 110°以下（图 28.1）。NSA 的正常发育如图 28.2 所示。在许多先天性和后天性疾病中都可以观察到这种畸形，如股骨近端局灶性缺损（PFFD）（图 28.3 a）、先天性短股骨（图 28.3 b）、发育性髋内翻（图 28.3 c）和某些类型的骨发育不良（图 28.3 d）。继发于导致股骨头生长板受损的任何疾病，如 Perthes 病、股骨头骨骺滑脱和髋关节发育不良（DDH），特别是在患有骨脆性疾病的儿童中常见，如 OI 和纤维异样增殖症（FD）。在 283 例 OI 的大宗病例中，在 10% 的患者中存在髋内翻，最常见于Ⅲ型 OI 的患者（几乎占所有患者的 50%），而最轻度的Ⅰ型则几乎不存在，这表明了髋内翻与骨脆

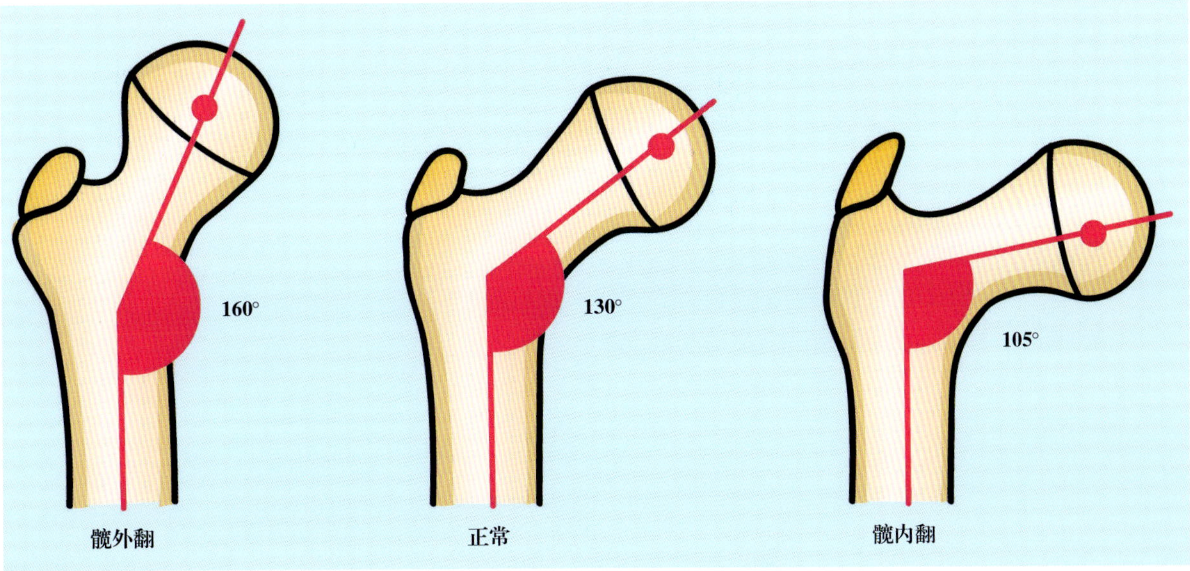

图 28.1 颈干角

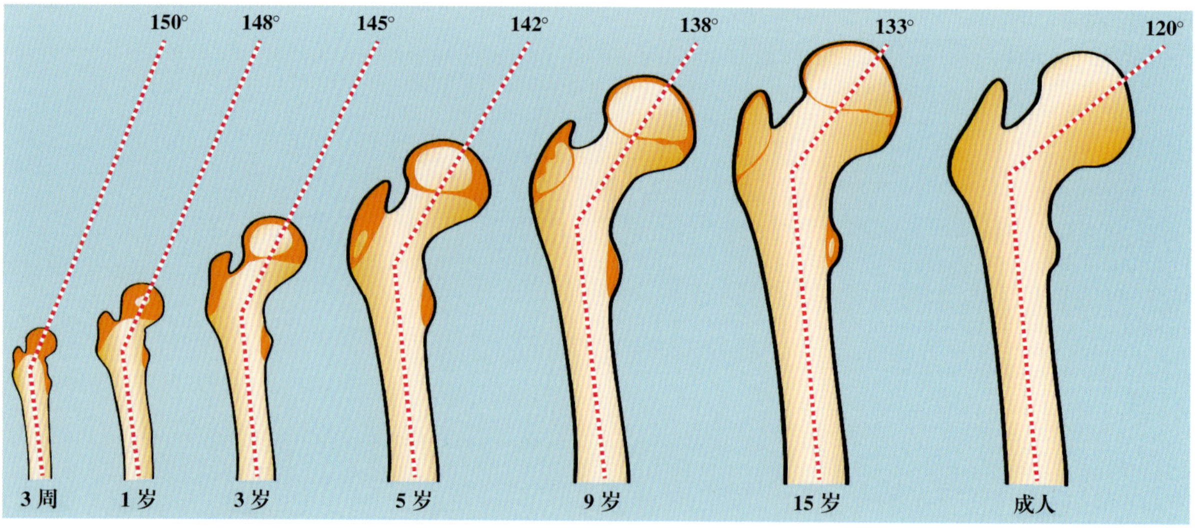

图 28.2 颈干角的正常发育

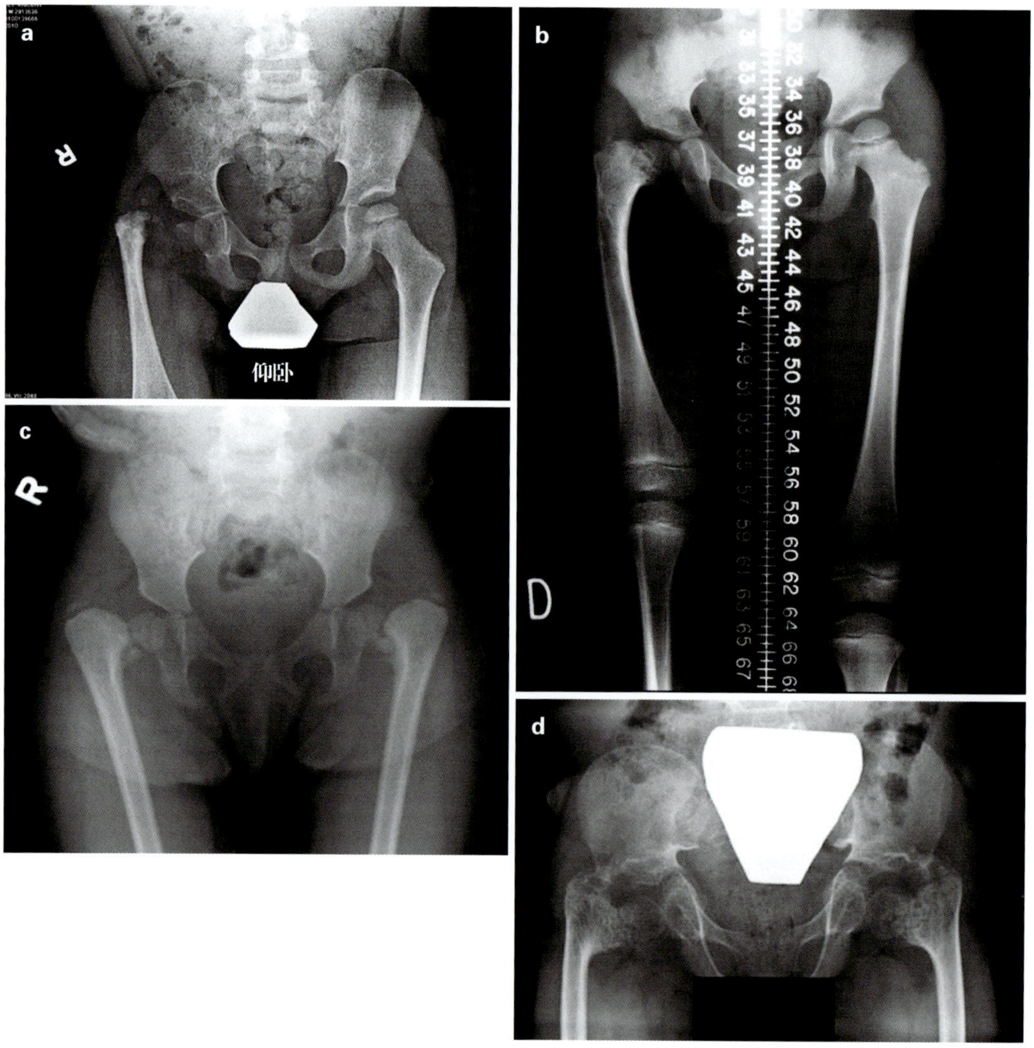

图 28.3 髋内翻的各种原因：股骨近端局灶性发育不良的髋内翻（a）。先天性短股骨的髋内翻（b）。发育性髋内翻（c）。骨发育不良（d）

性程度明显相关。

发病机制

OI 患儿中髋内翻的确切发病机制尚不清楚。然而人们普遍认为，主要原因之一是反复发生的股骨颈轻微骨折。由于大多数患有髋内翻的患者都接受了股骨可延长髓内钉手术，因此股骨可延长髓内钉的生物力学作用以及由可延长髓内钉插入引起的创伤可能有助于髋内翻的进展。髋内翻的临床表现包括髋关节周围疼痛，部分原因是由于外展肌杠杆力臂的减少（图 28.4）和由于转子撞击引起的外展受限引起的髋关节外展力弱。在某些情况下可能会出现膝外翻，以代偿髋关节的外展受限（图 28.5）。

步态异常较为常见。单侧病例，由于肢体长度差异和外展肌力弱，导致 Trendelenburg 步态。双侧病例呈摇摆步态。髋内翻影像学检查包括颈干角（图 28.6 a）、头干角（图 28.6 b）和 HE 角（图 28.6 c）。重要的是要排除放射学上假性髋内翻，特别是在 OI 患儿中。在正常颈干角的情况下，股骨干近端 1/3 的矢状面前弓畸形可在前后（AP）位 X 线片上显示为假性髋内翻。因此，侧位 X 线片对于评估是否存在前弓非常重要。在这些情况下，髋过伸时拍的正位 X 线片可以更好地反映真实的颈干角。图 28.7 显示了一例假性髋内翻的病例。

简要病史

一名 OI Ⅲ 型的 4 岁女童。自 8 个月大以来，她一直在接受双膦酸盐治疗（静脉注射佐伦定）。在 2 岁时，她接受了双侧股骨 Fassier–Duval（FD）可延长髓内钉固定。从她 4 岁开始在 OI 诊所进行每 6 个月的定期随访，发现她的髋关节区域疼痛不断加重，长时间行走会加剧疼痛。临床检查显示 Trendelenburg 步态和髋关节外展减少。影像学检查显示她患有双侧髋关节内翻、颈干角大约 100°、头干角 90°，HE 角 70°。随后她进行了双髋矫形手术：转子下外翻截骨、FD 可延长髓内钉固定、克氏针置入股骨颈并用环线捆扎固定在股骨近

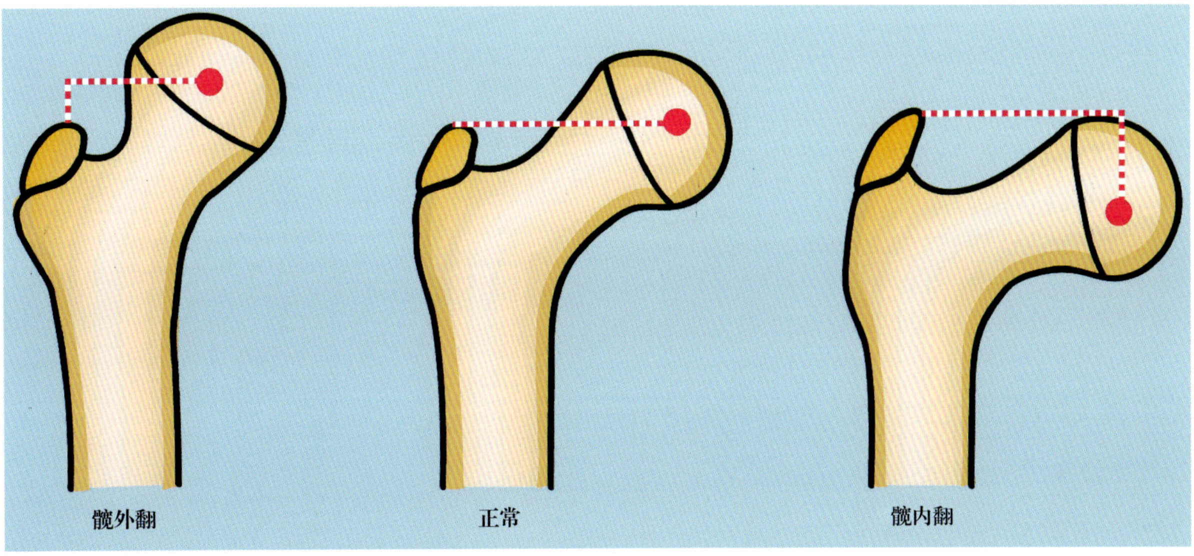

图 28.4 股骨大转子尖与股骨头中心的关系

端。术后恢复正常，症状和步态得到改善。

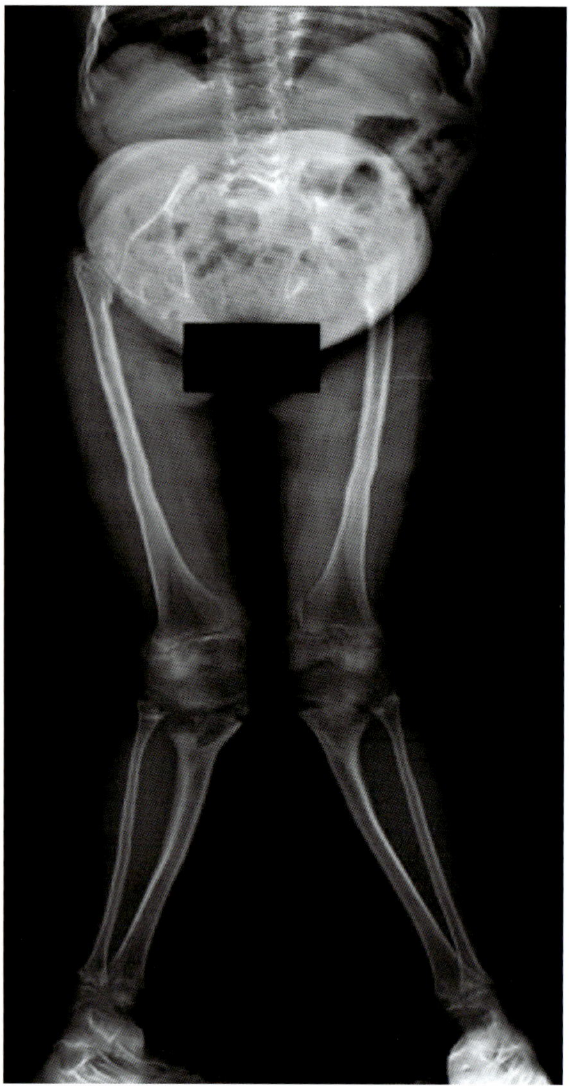

图 28.5 髋内翻并发膝外翻

术前影像

见图 28.8。

治疗目标

• 治疗的目的是通过进行转子下外翻截骨术（将颈干角至少增加到 120°）来防止畸形的进展并恢复股骨近端的正常解剖结构，但无法祛除 OI 的病因。

• 在骨质脆弱的情况下，需要通过头颈和髓内固定来稳定截骨端，以保护股骨颈和骨干。

• 外翻截骨术可通过恢复正常的股骨头转子间距离（ATD）和正常的外展肌力臂来消除 Trendelenburg 步态。

• 畸形复发据报道与骺板的方向和骺板所承受的机械力直接相关。治疗目的是获得 < 35°的 HE 角。这会将作用在骺板上的剪切力转换为压应力。

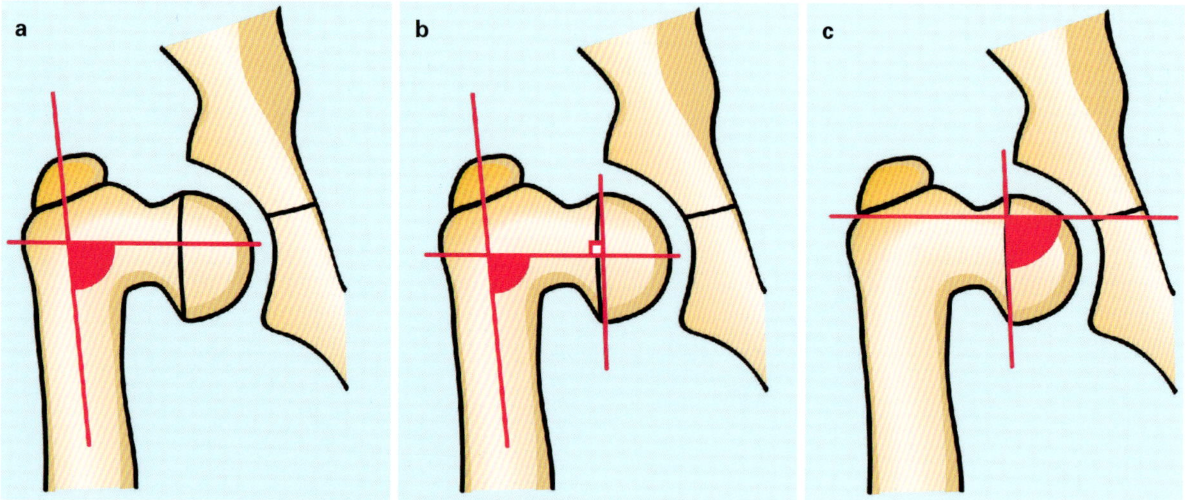

图 28.6 髋关节的影像学检查包括：颈干角（a）、头干角（b）和 HE 角（c）

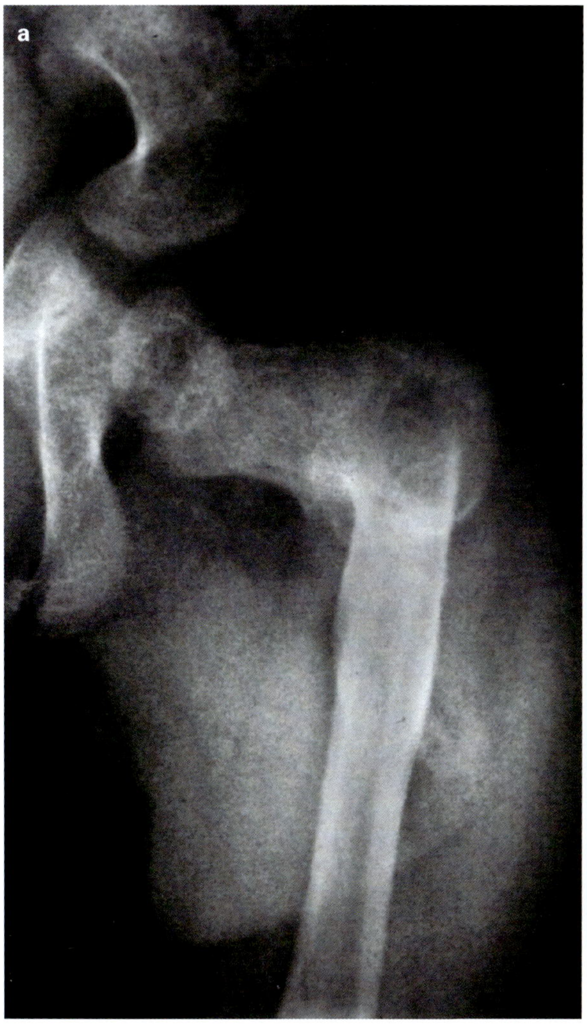

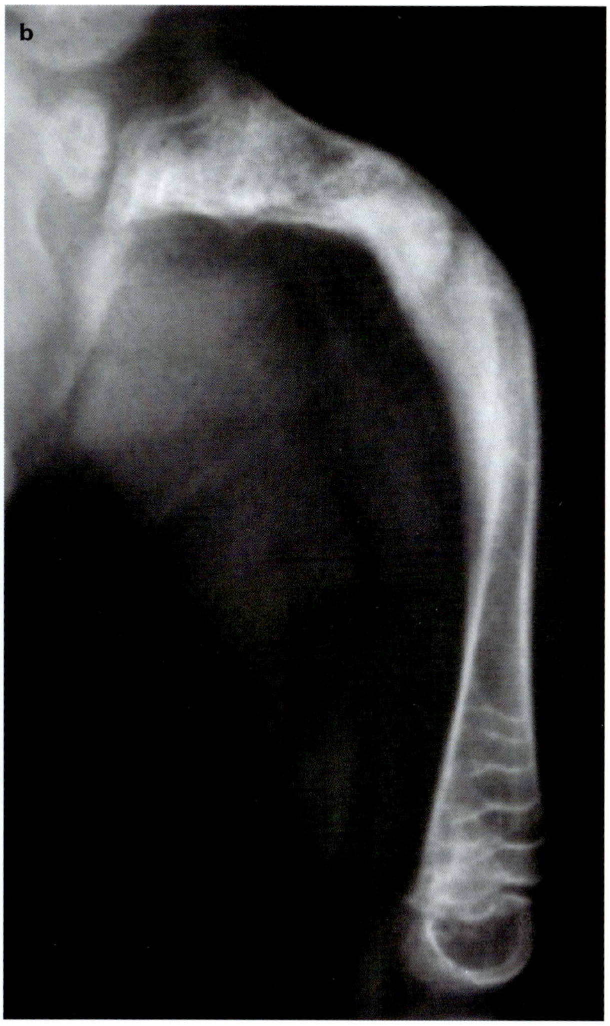

图 28.7　a、b. 一例假性髋内翻

治疗策略

当患者出现症状或影像学上出现畸形进展时，即有手术指征。为了实现上述治疗目的，需进行转子下外翻截骨术。截骨的稳定性在很大程度上取决于骨骼的病理状态。骨质正常时，如发育性髋内翻，通常只需要钢板固定，如应用角钢板、锁定板或动力髋螺钉。但是如本例中所述的骨质疏松、骨质脆弱的情况下（以及纤维异样增殖症，将在另一章中详细讨论），应进行头颈—髓内固定。该技术将允许获得所需的矫形以及股骨干的横向移位，它还将为股骨颈提供保护，并消除可能由钢板结构引起的应力升高效应。该技术可获得稳定的固定，并且不需要髋人字石膏固定。

手术细节

- 在全身麻醉下，患者仰卧在手术台上。
- 在术侧骨盆下方放置一个合适的生理盐水袋，将患者置于半侧卧位（图 28.9）。
- 确保获得术中 X 线透视（图 28.10）。
- 整个下肢都可自由活动。
- 使用大转子外侧入路（如果已经插入

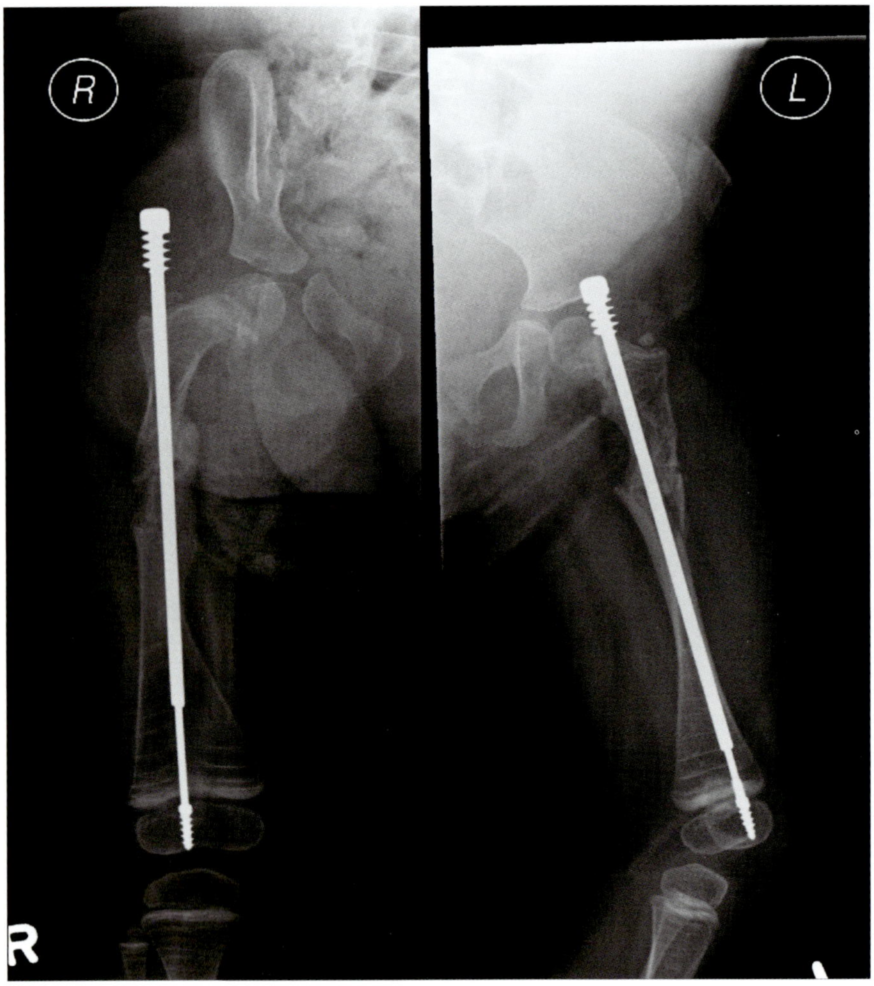

图 28.8 术前 X 线片

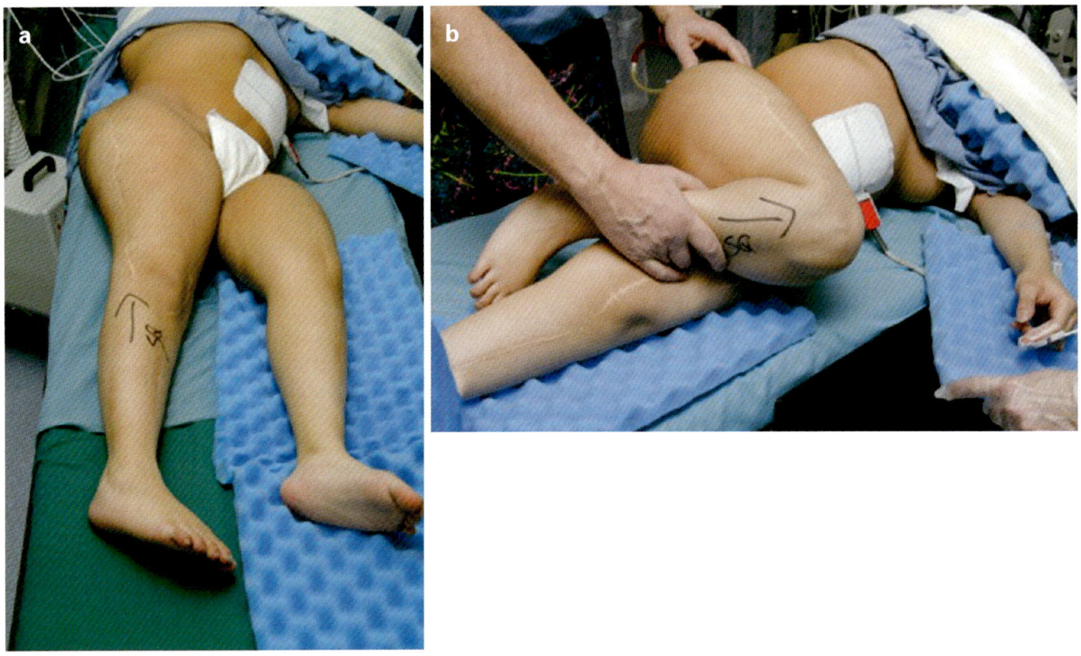

图 28.9 a、b. 患者在透光手术床上的体位

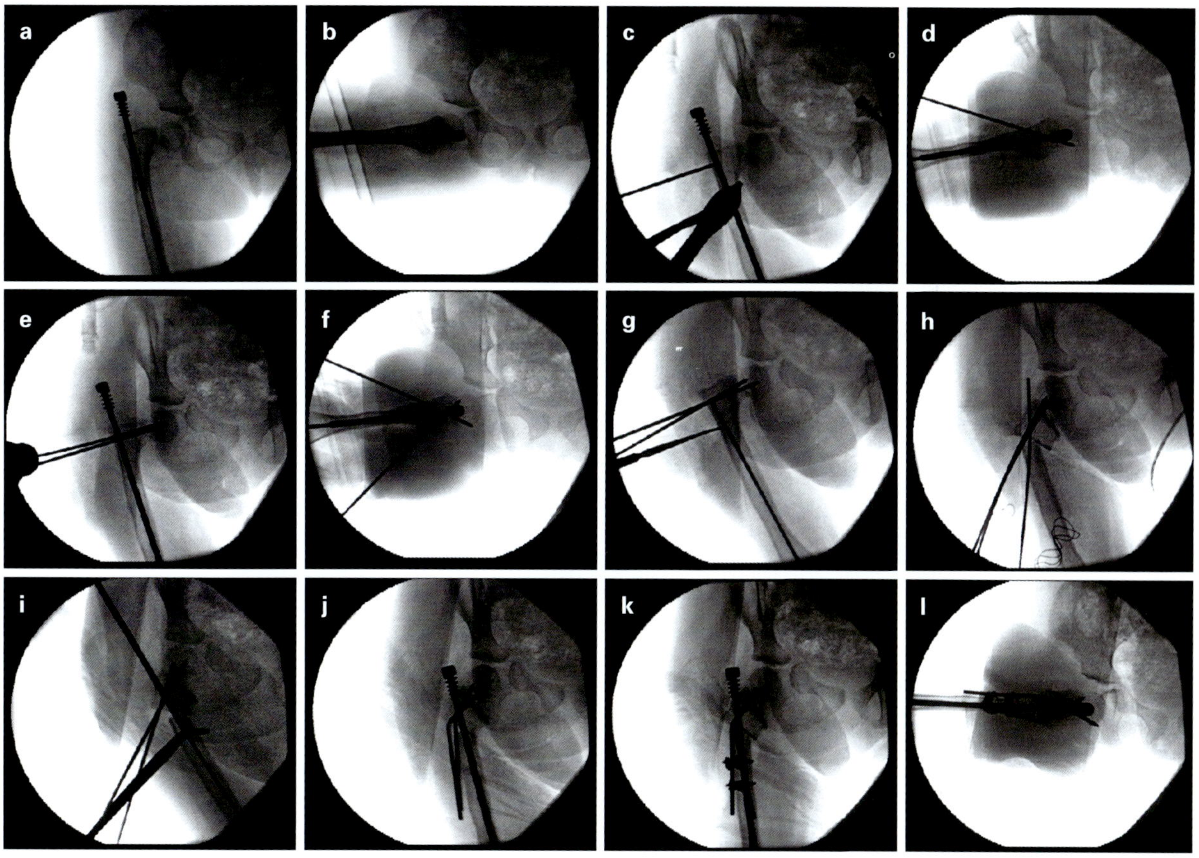

图 28.10　透视影像显示的手术细节。a. 正位像，显示了髋关节和 FD 可延长髓内钉。b. 侧位像显示 FD 可延长髓内钉在股骨颈稍靠后。c. 正位像，显示了第一根克氏针在股骨颈中间的进针点。d. 从前向后插入第一根克氏针。e. 在正位像中第二根克氏针平行于第一根线插入。f. 从后向前插入第二根克氏针。g. 转子下截骨的部位（FD 可延长髓内钉的母钉已移除）。h. 转子下截骨已完成。两根克氏针用作操纵杆，以获得正确的计划外翻矫正位置。钻头从股骨颈的外侧部分逆行钻入近端骨块。i. 顺行插入 FD 钻头，然后插入公钉和母钉组件。j. 在插入 FD 可延长髓内钉后，将克氏针折弯在骨干上。k. 环形钢丝在两处捆绑。l. 侧位像显示股骨颈中的克氏针交叉以留出用于 FD 可延长髓内钉插入的空间

FD 可延长髓内钉，则使用先前的瘢痕）。

• 分离皮下组织，切开阔筋膜张肌，显露股骨近端。

• 在 AP 位透视中，第一根克氏针插入股骨颈中间（图 28.10 c），在侧位透视图中，第一根克氏针从前向后插入（图 28.10 d）。

• 在 AP 位透视中，第二根克氏针平行于第一根克氏针插入（图 28.10 e），从后向前插入（图 28.10 f）。

• 在插入克氏针的远端至少 2 cm 处用电锯进行股骨转子下截骨（图 28.10 g）。

• 两根克氏针做为操纵杆，将近端骨块外翻到所需的位置（图 28.10 h）。

• 从近端骨块的外侧皮质进行逆行钻孔，用于插入 FD 可延长髓内钉（图 28.10 i）。

• 依次插入 FD 可延长髓内钉的公钉和母钉（图 28.10 j）。

两根克氏针在近端骨块弯曲（图 28.10 k），并施加约 30 kg 张力的环形捆扎钢丝。如侧位透视图所示，克氏针在股骨颈中交叉，以留出用于 FD 可延长髓内钉插入的空间（图 28.10 l）。

• 冲洗伤口，逐层缝合。

• 如果固定不是很稳定，则将患者固定在单髋人字石膏中 6 周。保持患者无负重，直到有愈合的迹象。

• 手术关键步骤如图 28.11 所示：

a. 将两根克氏针插入股骨颈。

b. 转子下截骨的部位。

c. 准备远端骨块。

d. 外侧皮质逆行钻孔。

e. 去除远端内侧的楔形骨块。

f. 插入 FD 可延长髓内钉。

g. 折弯克氏针后的环形钢丝捆扎。

术后影像

手术 4 年后，影像显示矫正得以维持（图 28.12）。

要点和陷阱

• 术前，请确保髋关节有足够的内收以适应最佳的外翻矫正量。如有必要，在骨盆环处做软组织松解，包括内收肌、髂腰肌，甚至在髂骨翼上做外展肌的滑移。

• 确认要矫正的畸形是准确的而不是假性

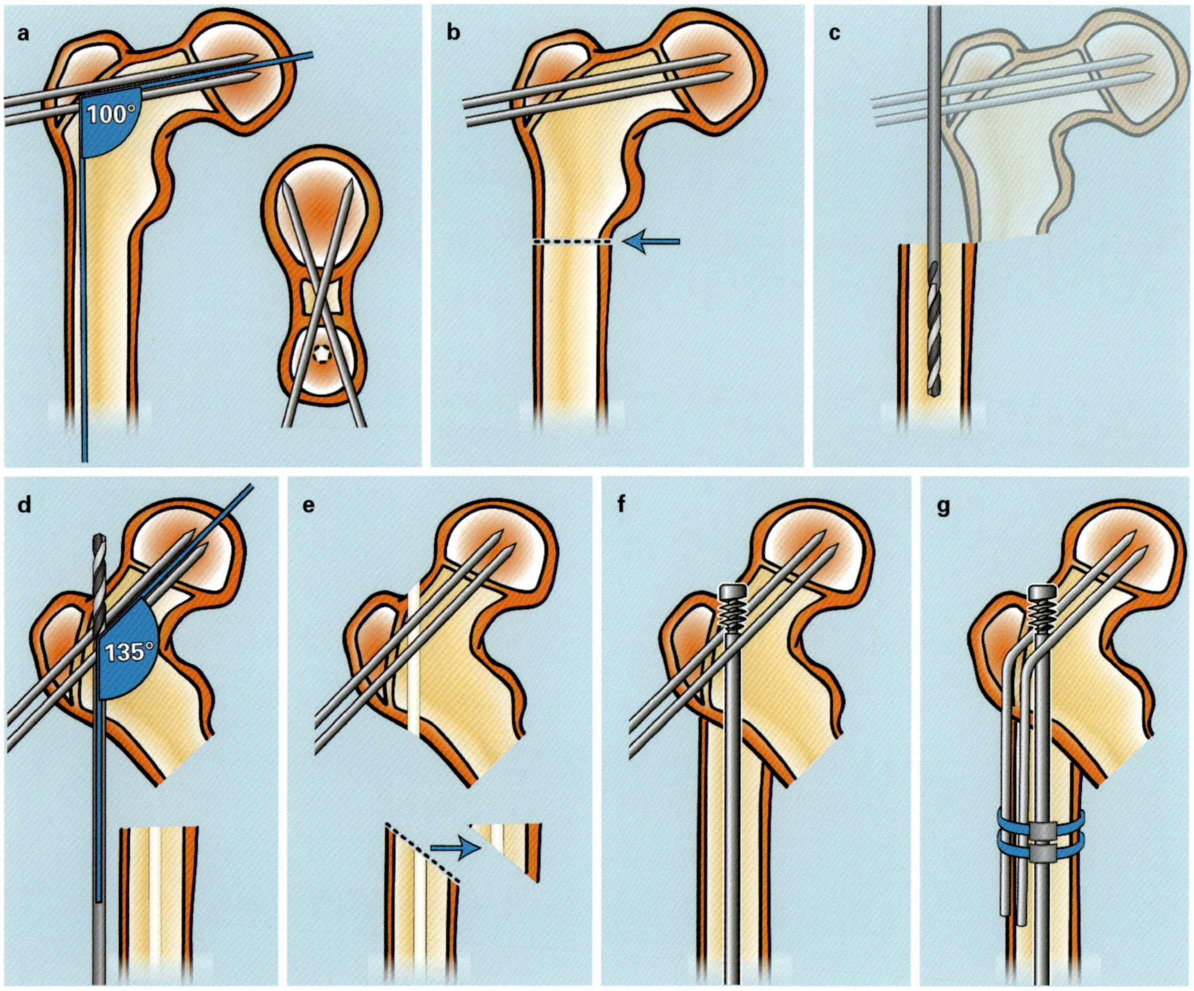

图 28.11 a~g. 手术关键步骤

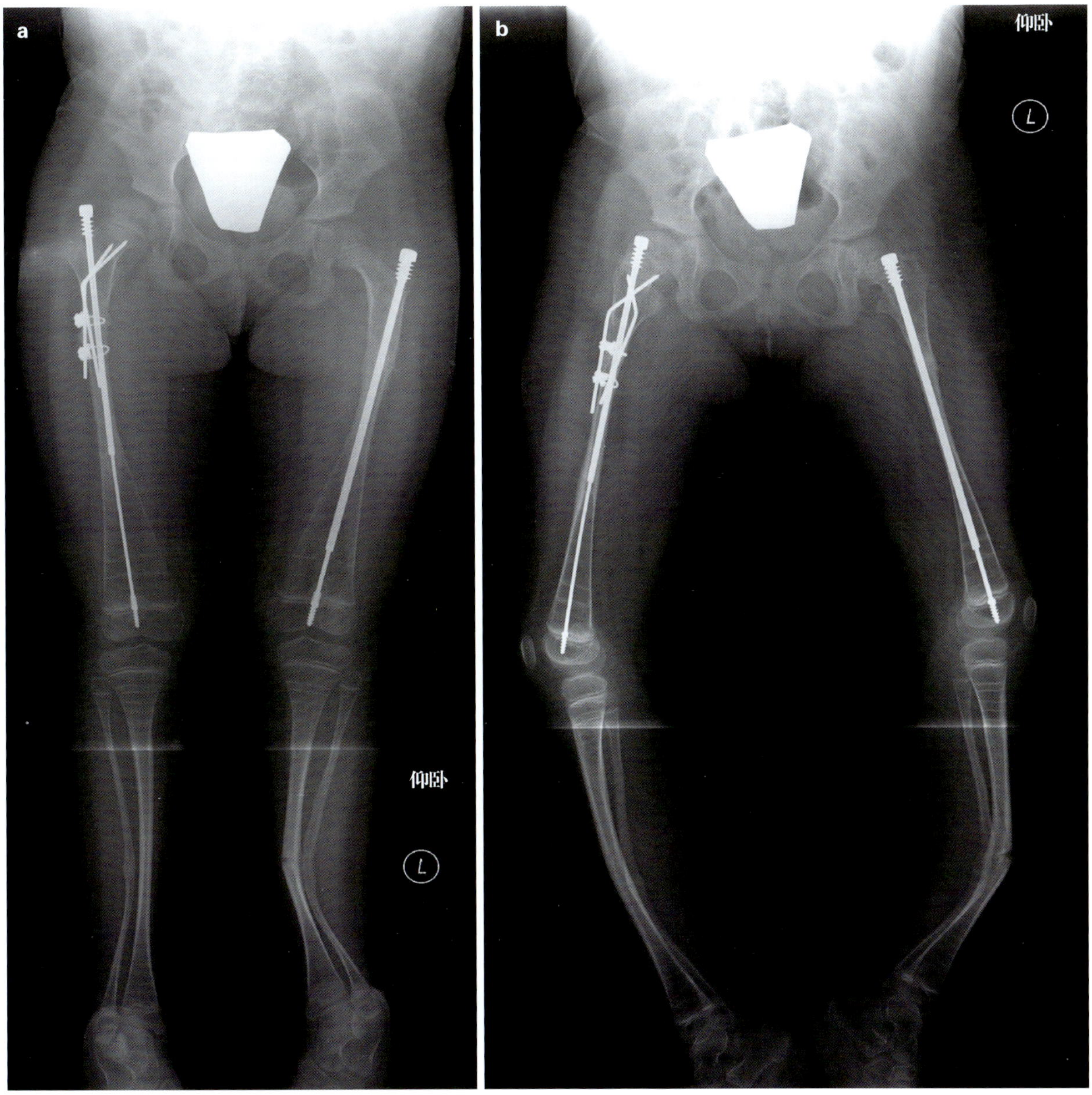

图 28.12　a、b. 术后 X 线片

的髋内翻。

• 使用两根克氏针有双重目的：首先，允许操作近端骨块以进行充分的外翻矫正，而不必担心股骨颈骨折；其次，通常在骨质疏松骨骼需要进行头颈—髓内固定。此外 OI 患者的股骨干存在多种畸形需要矫正。

• 由于存在髋内翻畸形，FD 可延长髓内钉的导针很难顺行插入近端骨块中，因此需要通过股骨颈的外侧部分逆行插入。这也允许在 FD 钉插入过程中股骨向外侧平移。外侧皮质的进钉点和钻头的角度将决定获得的外翻角度和 FD 可延长髓内钉的位置。

• 请勿使用最大的 FD 可延长髓内钉，因为这可能会导致骨骼吸收。

• 截除远端内侧的楔形骨块将允许骨对骨有部分接触，并为截骨术提供一定的稳定性。

指征（表 28.1）

表 28.1 成骨不全症的髋内翻的手术指征

HE 角> 60°或者发现内翻畸形进行性加重，尤其是有如跛行等临床症状的，为手术矫正的标准指征

并发症（表 28.2）

表 28.2 成骨不全症的髋内翻的手术并发症

畸形的复发始终是一个值得关注的问题。应该使患者和家人知道这种可能性。据报道，将 HE 角矫正至< 35°可以减少复发的可能
已有应用该技术后髓内钉向近端移位导致内固定失效的报道，需要更换髓内钉

参考文献

[1] Aarabi M, Rauch F, Hamdy RC, Fassier F. High prevalence of coxa vara in patients with severe osteogenesis imperfecta. J Pediatr Orthop. 2006;26(1):24–28.

推荐阅读

[1] Fassier F, Ashby E, Hamdy RC. Case 86: Coxa vara in a nine-year-old boy with osteogenesis imperfecta. In: Rozbruch SR, Hamdy R, editors. Limb lengthening and reconstruction surgery atlas: pediatric deformities. Cham: Springer; 2015. p. 619–622.

[2] Fassier F, Glorieux FH. Osteogenesis imperfecta. In: DuParc J, editor. Surgical techniques in orthopaedics and traumatology 55-050-D-30. New York: Elsevier; 2003. p. 1–8.

[3] Fassier F, Sardar Z, Aarabi M, Odent T, Haque T, Hamdy R. Results and complications of a surgical technique for correction of coxa vara in children with osteopenic bones. J Pediatr Orthop. 2008;28(8):799–805.

[4] Fassier FR. Osteogenesis imperfecta. In: Sanjeev S, editor. Pediatric lower limb deformities: principles and techniques of management. Cham: Springer; 2016. p. 255–265.

[5] Trejo P, Rauch F. Osteogenesis imperfecta in children and adolescents—new developments in diagnosis and treatment. Osteoporos Int. 2016;27(12):3427–3437.

第 29 章 股骨近端再定向截骨术治疗先天性多发关节挛缩症儿童的髋关节畸形

Harold J. P. van Bosse

引言

患有关节挛缩症和严重髋关节挛缩的儿童通常面临着严重的行走困难，而且往往很难舒服地坐着。这些多平面关节畸形对于治疗来说是一种挑战。手术的目标是将下肢力线调整到身体的功能位置，并恢复髋关节最有利的活动范围。在经皮前路软组织松解术可以使髋关节屈曲或屈曲—外展挛缩得到改善的同时，更加严重的挛缩可以用股骨近端再定向截骨术进行可靠的矫正。这个治疗将实际的“球窝”髋关节免受骚扰，并使下肢与身体轴对齐。

简要病史

一名 17 个月大的女性患儿表现为先天性多发关节挛缩症（AMC），最可能伴有严重髋关节挛缩的肌萎缩症。她在 7 个月大的时候就开始坐了，但由于髋关节挛缩她还不能翻身。同样由于下肢的体位，她不能爬行和站立。检查显示双侧髋关节可以屈曲至 170°，但右髋有 70°屈曲挛缩、左髋有 65°。蛙式位外展双侧只有 90°，而伸直位双侧外展达 140°；右髋内收至中立位受限 50°、左髋内收至中立位受限 40°。屈髋位外旋右髋 70°、左髋 60°，内旋右髋 –30°、左髋 –20°。伸髋位外旋双髋 90°，内旋右髋 –30°、左髋 –40°。X 线片显示双侧股骨头位于髋臼内包容良好，伴有轻度髋臼发育不良。由于髋关节挛缩，反映在自然休息体位时，髋关节处于外展位。

术前影像

见图 29.1。

治疗目标

• 首先是尽可能减少软组织挛缩，从而

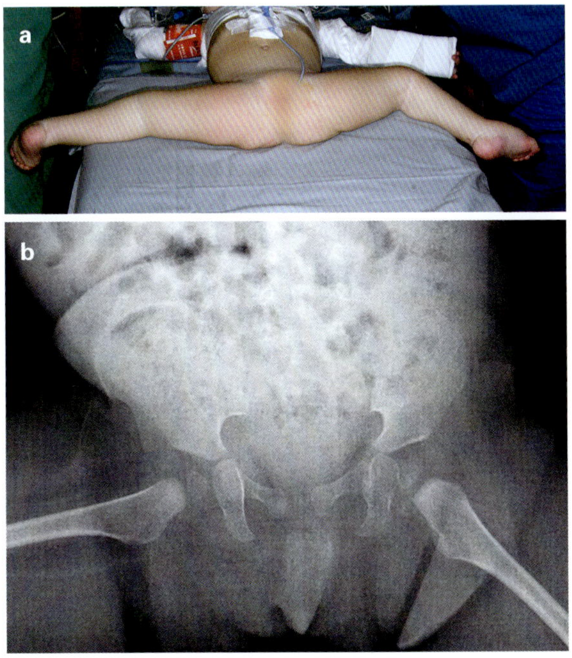

图 29.1 术前发现。a. 患者的体位像显示了她的髋关节 / 下肢在休息时的位置。b. 同一患者休息时仰卧骨盆正位 X 线片。在这两张图片中，患者的髋关节外展挛缩都很明显

增加髋关节的活动度，减少骨性手术来矫正的必要。

• 以躯干轴线为准，重排下肢，将髋关节的活动度尽可能置于最理想的活动区域内。实质上，就是髋关节保持不变，通过截骨将膝关节指向前方，从而使得髋关节的屈伸活动处于有效的功能区域内。

治疗策略

第一步是评估是否有软组织挛缩，可以在手术一开始先解决软组织问题。这些包括缝匠肌和阔筋膜张肌的联合腱（屈曲外展挛缩）、长收肌（髋关节内收挛缩），偶尔有腘绳肌（伸髋内收挛缩）。然后有必要评估在外展和内外旋方面，术前髋关节哪种位置将获得最大限度的屈伸总运动弧，因为手术的目标是使下肢其余部分与身体轴线对齐时保持股骨上段的这个位置。

手术细节

患者体位

患者取仰卧位，在骶骨下横向放置一个垫子，使其能很好地显露髋关节外侧区域和髋关节能最大伸直。在大多数情况下，双侧髋关节需要在术中同时处理，所以使用“尿布帘”的铺单方法，将 Foley 导尿管直接向上置于腹部和胸部上方。会阴和导尿管在将其伸出来之前需要消毒铺单覆盖（图 29.2 a）。髂前上棘（ASIS）也位于手术术野中，消毒范围需

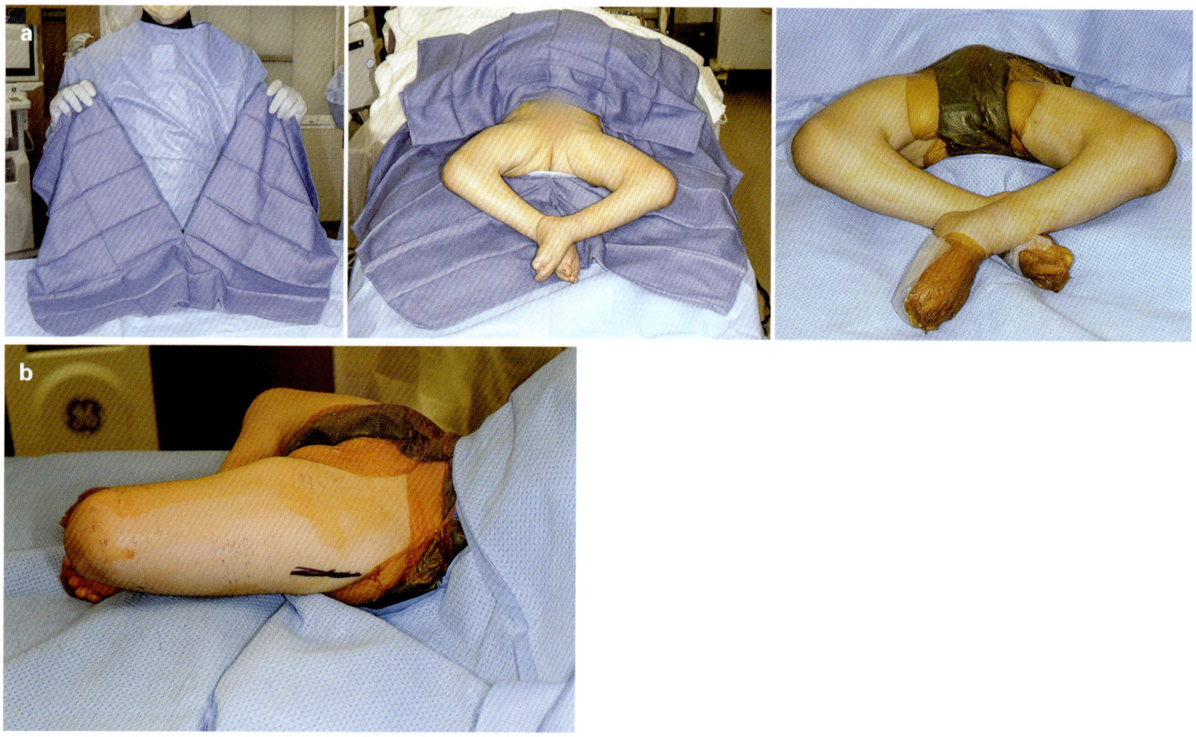

图 29.2 铺单。a. 左图：“尿布帘”，两条手术巾沿着下 1/4 的长度钉在一起。中图：从下方放置尿布帘，靠近骨盆两侧，尽可能靠后。会阴已经模糊不清，因为有 Foley 导尿管直接向上延伸。右图：完成覆盖，手术巾垂直放置，覆盖导尿管和会阴。所有的边缘都用手术膜粘贴。b. 左髋侧位图显示将髋关节外侧和骨盆区域完全暴露

要尽可能向后延伸，让髋关节显露充分（图 29.2 b）。如果对侧髋关节脱位需要切开复位，那么先行再定向截骨术，缩短完成切开复位到髋人字石膏固定后的时间。另外，不管是单侧还是双侧的再定向截骨，都需要 Petrie 石膏固定。

髋关节前路经皮松解术

首先要评估髋关节前路经皮松解术是否适用和可行。对侧髋关节完全屈曲并稳定骨盆。通过屈曲髋关节，骨盆会发生倾斜，屈髋侧变高。同侧的髋关节从屈曲位内收，将其与倾斜的骨盆对齐，然后伸直髋关节即可显示屈曲挛缩（图 29.3 a）。如果在 ASIS 远端皮下能触及紧绷的索条，则髋关节经皮前路松解术将有助于解决屈髋内收挛缩（图 29.3 b）。紧绷的索条是缝匠肌和阔筋膜张肌的联合腱部分。在联合腱内侧、ASIS 远端 10~20 mm 处插入一把 15 号的手术刀。从内向外侧将联合腱切断，继续切开阔筋膜的外侧至股骨大转子尖的后方（图 29.3 c、d）。如果仍然有一个明显挛缩，在切口的深部可触及挛缩的股直肌，同样可以用手术刀切断。最后如果覆盖髂肌表面筋膜的外侧纤维可以触及，也可以很小心地切断这个筋膜以增加髋关节伸直。

股骨近端再定向截骨术

在切开前，放置一枚钢针在骨盆两侧髂前上棘之间的皮肤上，用胶布固定，这被称为骨盆轴线（图 29.4 a）。一个标准的股骨近端截骨切口始于可触及的股骨大转子尖水平以远，向远端纵向延伸。切口可以直接位于正外侧，不用管大转子如何偏后。如果有严重的外旋挛缩，首先在大腿解剖上的前侧做切口，因为在再定位之后，切口的位置会变为大腿外侧（见图 29.2 b）。在手术入路中阔筋膜被纵向劈开。在股外侧肌腱膜上尽可能靠后做一 1 cm 的切口，在股骨的前方骨膜下放置 Hohmann 拉钩，从而向前抬高股外侧肌。将筋膜切口向远近端延长，与角钢板的长度相适应。在股外侧肌的近端，切口向前方延伸，松解股外侧肌，并可将其在骨膜下抬高。在许多 AMC 病例中，股外侧肌基本上已经被纤维索条组织所取代，在这种情况下可从筋膜中线纵向劈开。髋关节和下肢保持自然休息姿势，通常是屈曲、外展和外旋的组合。在透视引导下，空心的 90°股骨角钢板的导针置入股骨近端，在所有平面上与骨盆轴线平行（图 29.4 b）。导针置于股骨近端并使其穿过股骨颈的最大长度。由于髋关节的外旋，导针通常会从股骨颈后部穿出，实质上提供双皮质固定（图 29.4 c）。空心角钢板中的座凿在导针上方推进，髋关节仍处于休息位，座凿保持平行于骨盆的横断面（图 29.4 d）。一旦达到满意的深度，凿子会稍微向后退，以便于将来取出。进行两处截骨，第一处位于座凿的平面远端 5~8 mm 处，并与之平行。第二处截骨将远端节段末端截成直角，并去除楔形骨块（图 29.4 e）。将两个截骨面对合在一起，并当即旋转肢体，使膝关节朝向前方，下肢畸形得到矫正。在导针上方插入一个 90°的股骨角钢板，并产生偏心距。将股骨干复位至钢板，同时矫正旋转。我们使用了 3 孔钢板，只固定近端的两个孔，这样以后取出钢板会容易些。如果干骺端螺钉可以置入在近端节段内，则添加干骺端螺钉（图 29.4 f、g）。只缝合皮肤和皮下组织，分为 3 层，在皮下筋膜层用可吸收

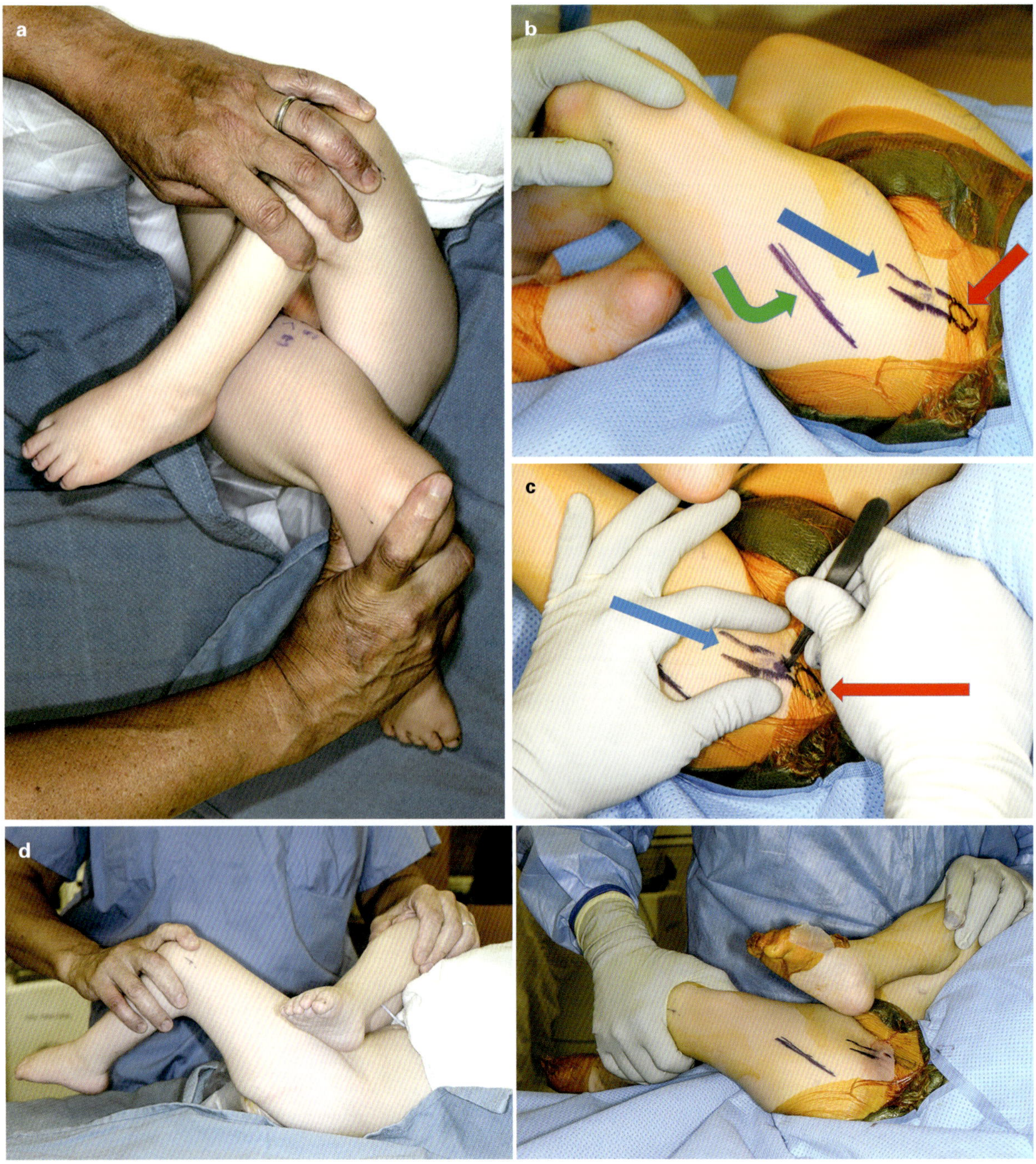

图 29.3 髋关节前路松解。a. 为了更好地理解典型的关节挛缩症的髋关节屈曲外展挛缩，对侧髋关节完全屈曲，同侧髋关节保持屈曲，然后内收，再伸直。内收实际上使肢体与骨盆对齐，对侧髋关节屈曲时骨盆已经倾斜。b. 左髋视图，红色箭头指示髂前上棘，蓝色箭头指示挛缩的缝匠肌和阔筋膜张肌的联合腱。弯曲的绿色箭头指示股骨近端再定向截骨术的计划切口。c. 进行经皮髋关节前路松解术，通过切开的皮肤和筋膜进行触诊。d. 术前左髋关节屈曲挛缩（左，35°）与术后（右，15°）的比较

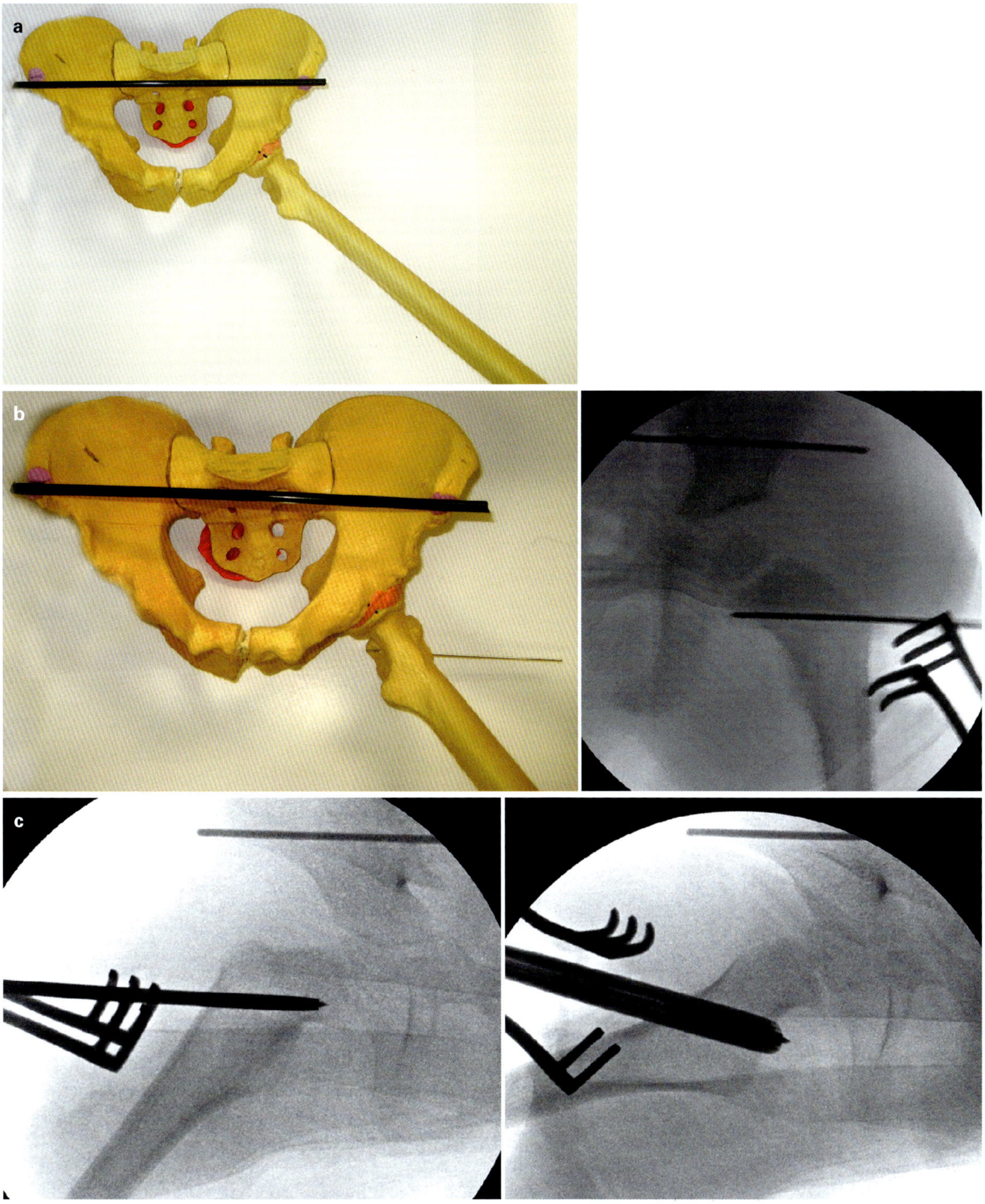

图 29.4　再定向截骨术。a. 关节挛缩症的骨盆模型，髋关节 / 下肢处于髋关节挛缩的特征位置：屈曲、外展和外旋。从一侧髂前上棘至对侧髂前上棘的钢针为骨盆轴线。b. 骨盆模型和透视手术视图，显示空心的股骨近端角钢板导针的路径，平行于骨盆轴线。c. 右股骨近端透视图，显示导针和座凿的轨迹，髋关节处于自然休息位（左）和最大外旋位的视图（右），以证明座凿的倾斜位置和双皮质穿透。d. 骨盆模型显示了座凿的正位像和侧位像。请注意，座凿的刀刃位于骨盆的横断面内，并在所有平面上与骨盆轴线平行。e. 骨盆和股骨的侧位像，可见两条截骨线。红线是第一处截骨线，与座凿的刀刃平行。蓝线是第二处截骨线，与远端节段的末端成直角。最终去除的骨块呈楔形。f. 骨盆和股骨的正位图，在截骨术即将完成时，当即矫正旋转，使膝关节朝向前方。使用 90°的角钢板进行固定。g. 术后骨盆前后（AP）位和侧位（蛙式位）片。通过比较此正位片和术前骨盆正位片（图 29.1 b），可以看出股骨近端干骺端的位置非常相似，术前和术后片上大转子直接位于后方

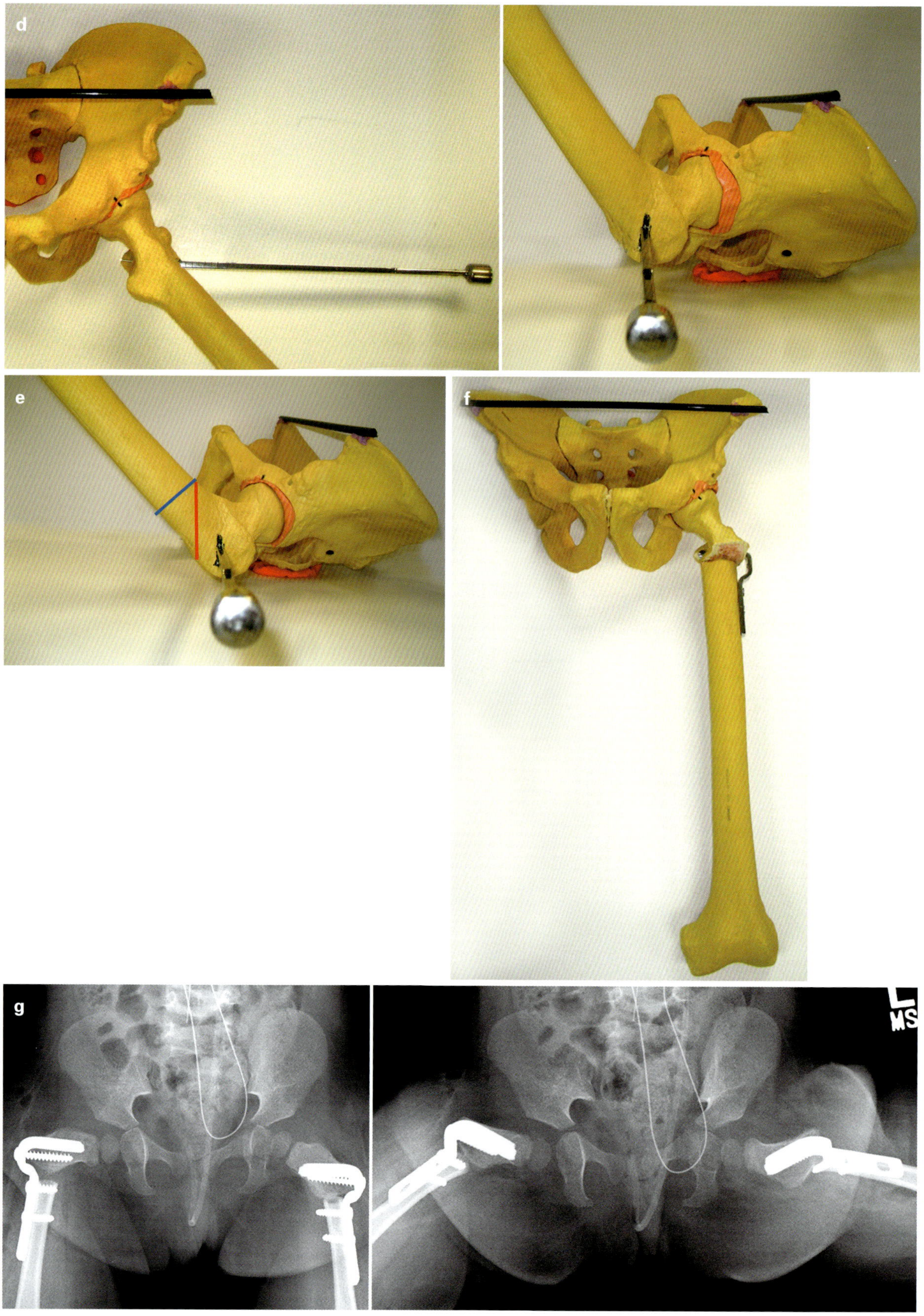

图 29.4（续）

缝线做连续缝合，然后在皮下层间断缝合，接着是连续的皮内缝合。应用 Petrie 石膏（双侧长腿石膏带横贯脚踝的横杆）固定，除非进行对侧髋关节切开复位，则予以双侧髋人字石膏固定。如果 3 周时的 X 线片显示有足够的愈合，可允许带着 Petrie 石膏站立。6 周后拆除石膏，开始积极的站立 / 步态训练计划，通常使用膝—踝—足矫形器（KAFO）。

临床病例随访

一名 8 岁女童，6 年半前行双侧再定向截骨术。她从 3 岁半开始独立行走，现在只使用 AFO，在日常活动中与同龄人保持一致。她目前的髋关节检查为屈曲右侧 145°、左侧 135°，伴有 10°的屈曲挛缩。蛙式外展右侧 65°、左侧 60°，双侧常规外展 65°，内收右侧 20°、左侧 15°。

术后影像

见图 29.5。

要点和陷阱

• 当矫正中度至重度髋关节屈曲挛缩时，截骨部位将导致近端截骨端前方的骨质向远端翘起。需要对其进行修整，以防止髋关节极度屈曲时出现机械撞击或损伤神经血管结构。

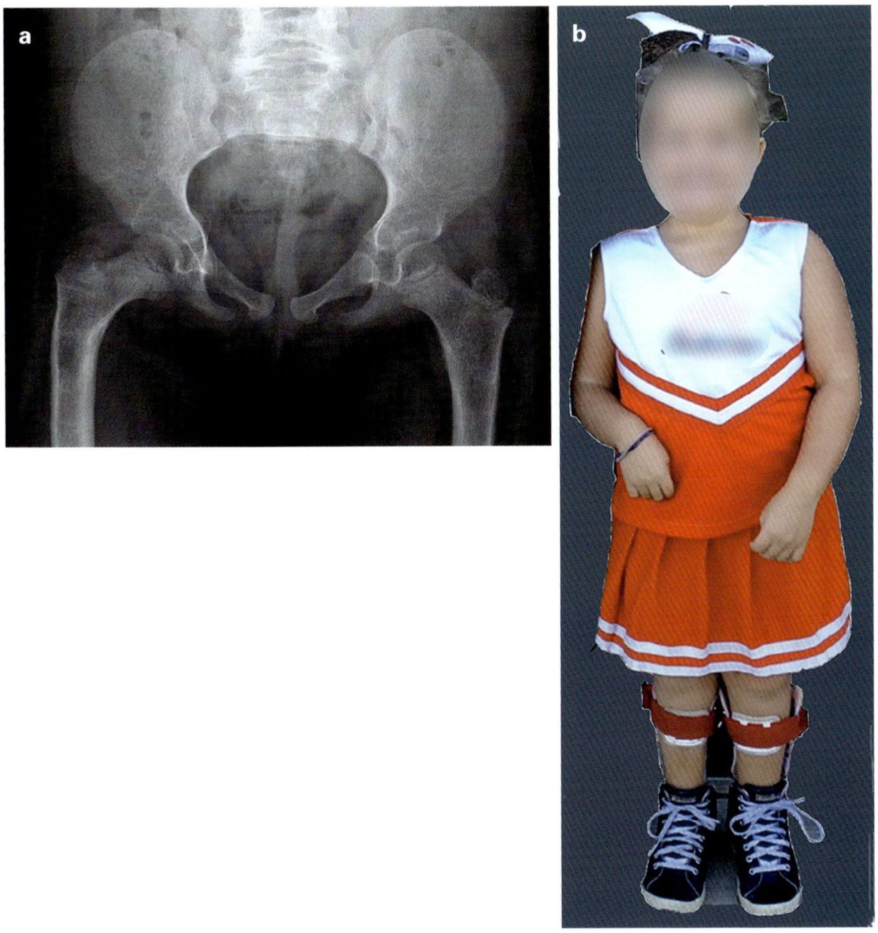

图 29.5 随访。a. 术后 4 年骨盆正位 X 线片，术后 12 个月取出固定钢板。注意股骨近端重新塑形，大转子位置接近正常。b. 手术后 6 年半、患者 8 岁站立时的照片。她能在日常活动中赶上同龄人

• 髋关节无法屈曲很难治疗。此时我们最好的策略是将臀大肌和外展肌从臀肌粗线上剥离（髋关节后方松解）。然后在放置座凿时尽可能屈曲髋关节，并平行于骨盆冠状面旋转座凿。这将使髋关节在截骨术后屈曲达到 90°；可能需要缩短股骨，以便在不牵拉坐骨神经的情况下进行安全矫正。这种情况可能很难维持，因为对患者来说一开始是很不舒服的，它们倾向于对抗，臀大肌是一种非常强壮的肌肉。我们严格规定，用腰带来坐直以强迫髋关节屈曲。

• 手术没有年龄上限，即使是骨骼发育成熟。一般来说，作为治疗方案的一部分，我们尝试在 12~18 个月期间进行再定向截骨术，这样负重治疗就可以直接开始了。

• 我们的理念是 AMC 儿童的髋关节畸形应得到矫正，无论其是否具有行走能力。即使没有功能性行走，他们仍然可以从改进的坐姿和可舒适站立的能力上受益。不过，总的来说，我们发现患有 AMC 的儿童更多的是因为他们能做到而让我们惊讶，而不是因为他们做不到而让我们失望。

• 我们的治疗方法是在新生儿 / 婴儿时给 AMC 足畸形（马蹄内翻足或先天性垂直距骨）进行石膏固定，在 12~18 个月期间处理髋关节挛缩和（或）先天性脱位，然后在 4 岁后矫正膝关节屈曲挛缩。

适应证和禁忌证（表 29.1）

表 29.1 股骨近端再定向截骨术治疗先天性多发关节挛缩症儿童的髋关节畸形的适应证和禁忌证

适应证
先天性（关节挛缩）多发髋关节挛缩，妨碍稳定的坐姿和（或）有效的行走或爬行，无论是否有坐着或行走的潜力
禁忌证
单平面髋关节挛缩可采用软组织松解术（髋关节前路松解术或内收肌腱切断术）或单纯去旋转截骨术治疗

推荐阅读

[1] van Bosse HJ, Saldana RE. Reorientational proximal femoral osteotomies for arthrogrypotic hip contractures. J Bone Joint Surg Am. 2017;99(2):55–64. https://doi. org/10.2106/JBJS.16.00304.

第三部分
髋关节周围联合/混合截骨术

第 30 章　稳定型股骨头骨骺滑脱的联合穿针固定和关节镜下骨成形术

Benjamin F. Ricciardi, Hannes M. Manner, Michael Leunig

引言

过去，轻度股骨头骨骺滑脱的自然病史被认为是温和的，原位穿针固定被视为标准的治疗。最近切开和关节镜研究发现，即使在轻度 SCFE 中，髋臼软骨和盂唇的关节内损伤发生率也很高。此外，最近的临床研究发现，在年龄匹配的对照组中，中期随访时轻度 SCFE 患者中有 1/3 有髋关节疼痛且 Tegner 和 Lysholm 评分降低。股骨颈干骺端前方突起进入髋臼内引起的头臼撞击（FAI）似乎是这种关节内损伤的来源。通过去除股骨颈干骺端的突起并重新建立适当的头颈偏心距，可以消除撞击和减少继发的关节内损伤。基于越来越多的轻度 SCFE 早期关节损伤的证据，资深作者（ML）于 2008 年开始采用原位穿针固定和同期行关节镜下头颈骨成形术治疗所有轻度滑脱。

简要病史

一名 11 岁 1 个月大的女性患儿有 2 个月的右腹股沟痛伴跛行史。经检查，患者能够在没有帮助的情况下行走，但由其转诊医生提供了拐杖。她的右髋有 100°屈曲、屈髋 90°时有 10°内旋、屈髋 90°时有 80°外旋并有 40°外展。她的左髋有 110°屈曲、屈髋 90°时有 35°内旋、屈髋 90°时有 60°外旋。在髋关节屈曲、内收和内旋组成的碰撞试验产生右侧腹股沟痛。髋关节的蛙式侧位 X 线片显示轻度股骨头骨骺滑脱畸形包括后倾和头骺移位，滑脱角 26°。基于越来越多的证据表明，轻度 SCFE 会因股骨颈干骺端前方突起引起头臼撞击而导致早期关节损伤，因此我们首选采用原位穿针固定和同时行髋关节镜检查治疗所有轻度滑脱，并去除干骺端骨性突起以重建头颈交界处的正常形态。

术前影像

见图 30.1。

治疗目标

原位固定稳定头骺去除干骺端前方突起，以重建头颈部形态（目标：内旋至少 20°，髋臼缘与股骨颈前方之间无目视下的碰撞）。

治疗策略

该治疗策略包括维持 SCFE 的稳定性并减少由于继发 FAI 引起关节内损伤的风险。轻度稳定型 SCFE 可以用半螺纹加压螺钉经皮垂直骺板并位于头骺中央固定。然后在经皮穿针固定的同时，对股骨颈干骺端前侧的突起进行关

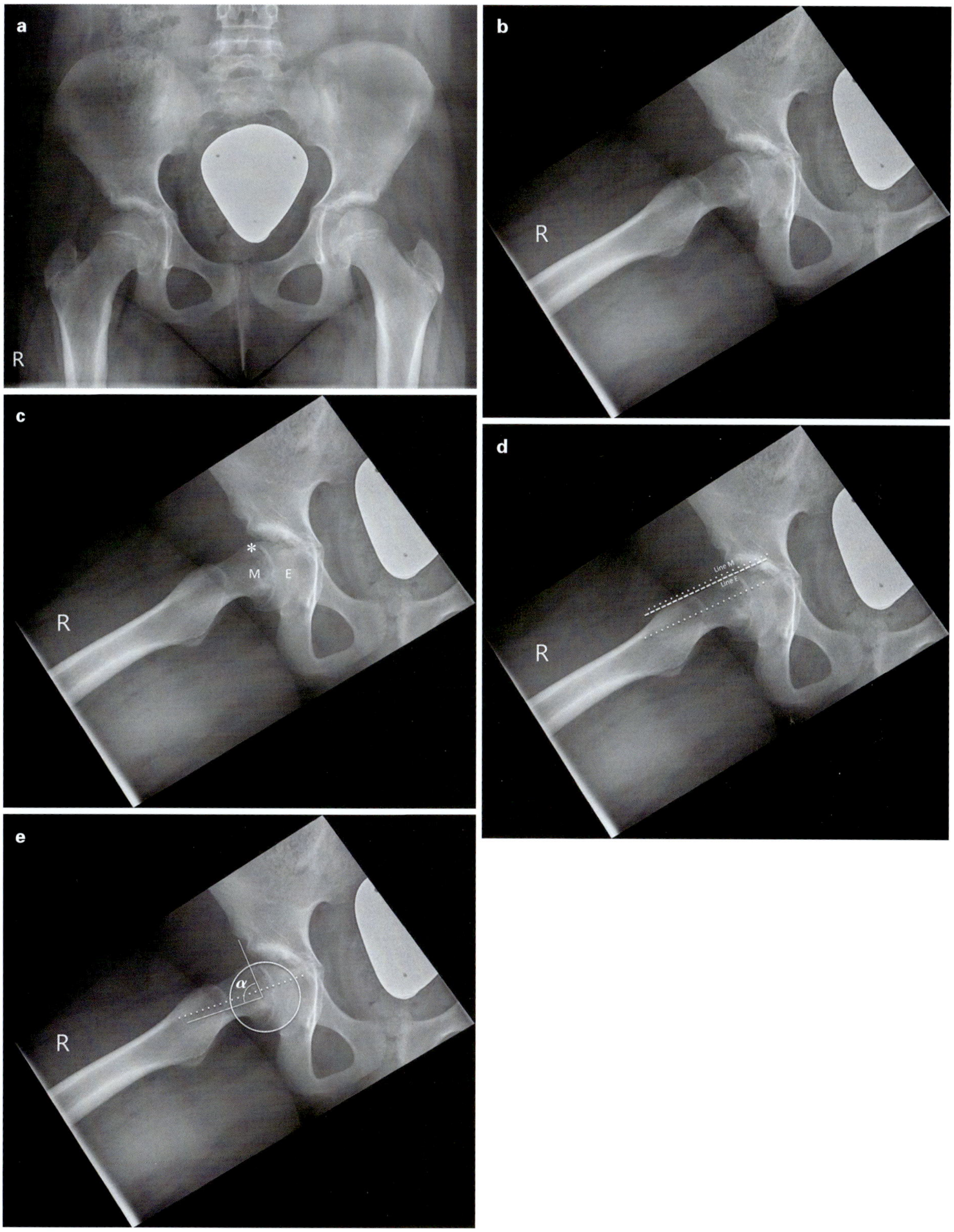

图 30.1　骨盆正位 X 线片（a）和蛙式侧位 X 线片（b、c）显示轻度右股骨头骨骺滑脱畸形，头骺向后移位（E）和股骨颈前方突起（*）。d. 右髋头骺和干骺端的偏心距。e. 右髋的 α 角

节镜下骨成形术，以恢复头颈部形态并减少继发的 FAI。

手术细节

经皮固定

患者仰卧在标准骨折牵引床上，双脚放在垫好的靴子里，会阴也需垫好。在此阶段不施加牵引力，并且不要尝试复位畸形。患髋置于伸髋 0°位，并根据其畸形置于舒适的旋转位置。在消毒和铺单前，请确保可获得合适的正位和侧位透视图。在消毒和铺单后，将一枚导针经皮从股骨颈前方穿入，在透视的引导下垂直于股骨头骺板并位于头骺中央。在侧视图中评估导针的适当深度，注意避免穿入关节。然后将一枚 6.5 mm 的半螺纹螺钉穿过导针。拍摄正位、侧位和斜位透视图来确认螺钉在头骺内居中，并且不会穿入关节。

髋关节镜

原位固定后，将下肢置于外展 40°、屈曲 0°~20°及最大内旋位置。对外展的患髋施加轻柔的牵引力，而对侧髋关节进行轻微的对抗牵引。通过患髋内收牵开关节，并用透视来确认。建立标准的前外侧和前中侧通道。切开关节囊，关节镜探查中央间室，尤其侧重于评估盂唇和软骨的病理改变。然后将注意力转向外周间室。将镜头置于前中通道，可以直接看到股内侧动脉环的关节囊分支，并在伸髋位 T 形切开关节囊，向下延伸至转子间线。现在可以清楚地看到头颈交界处，并从股骨颈前方剥离骨膜，以识别干骺端突起。透视定位股骨头骺板，并确认股骨成形术的起点。从前外侧通道置入 5.5 mm 的磨钻，去除干骺端的隆起到达骺板水平，直至透视确认头颈连接部恢复到自然的形态为止。放松牵引，屈髋 45°和外展 30°。这允许直视下观察畸形的前下方。为了达到骺板水平，有必要尽量伸直髋关节。Weitbrecht 的关节囊下壁决定了切除的前下限。用 5.5 mm 的磨钻在透视下切除至骺板水平。目的是实现内旋至少 20°，而在髋臼缘和股骨前颈之间没有直视下的撞击。

术中和术后影像

见图 30.2 和图 30.3。

要点和陷阱

要点

• 拍摄多个斜位透视图始终确保：①经皮螺钉避免穿透关节；②评估股骨成形术是否充分。

• 有必要在股骨成形术中相对伸髋，以便将股骨干骺端前方突起切除至骺板水平。

陷阱

• 骨成形术不会使头骺重新与股骨干对齐或增加关节承重区域。在滑脱角＞30°时，在轴向负重下，头骺不足以和髋臼前上方对合。这可能导致较高的关节内接触应力和关节内损伤。在中度至重度滑脱中，即使进行充分的骨成形也无法消除撞击，还可能会严重降低股骨颈结构的完整性。对于滑脱角＞30°的所有稳

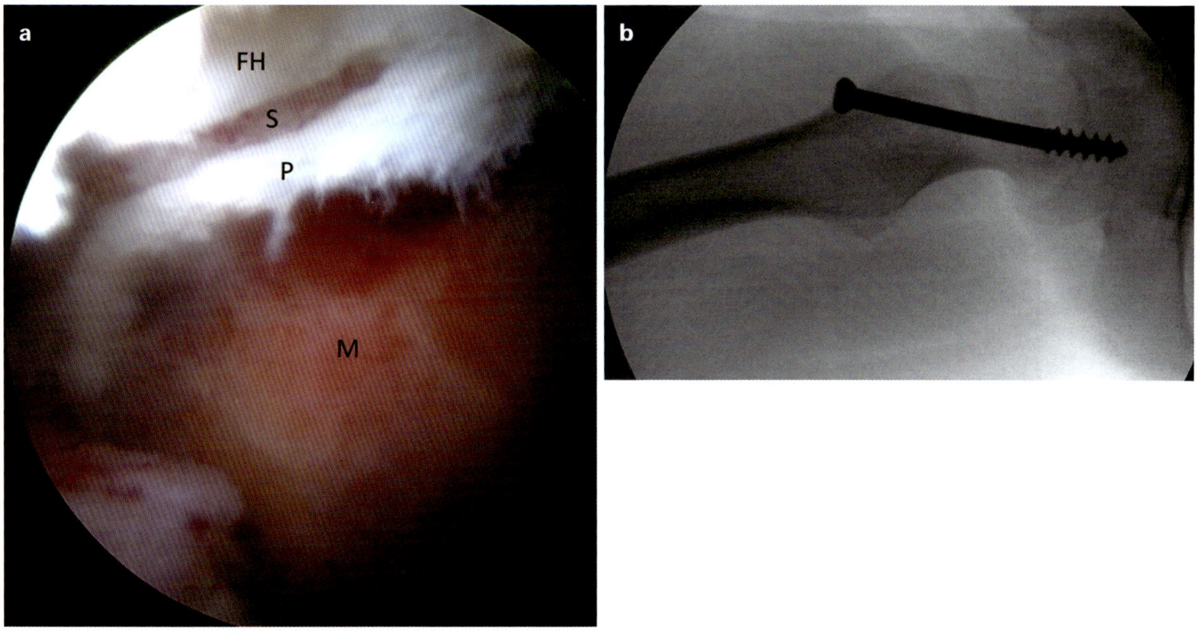

图 30.2　a. 右髋的术中关节镜视图显示切除了股骨干骺端（M）前方的突起并达到了骺板（P）水平。可以看到干骺端与股骨头（FH）前方的间隙（S）。b. 透视确认切除适当，并恢复了合适的头颈偏心距

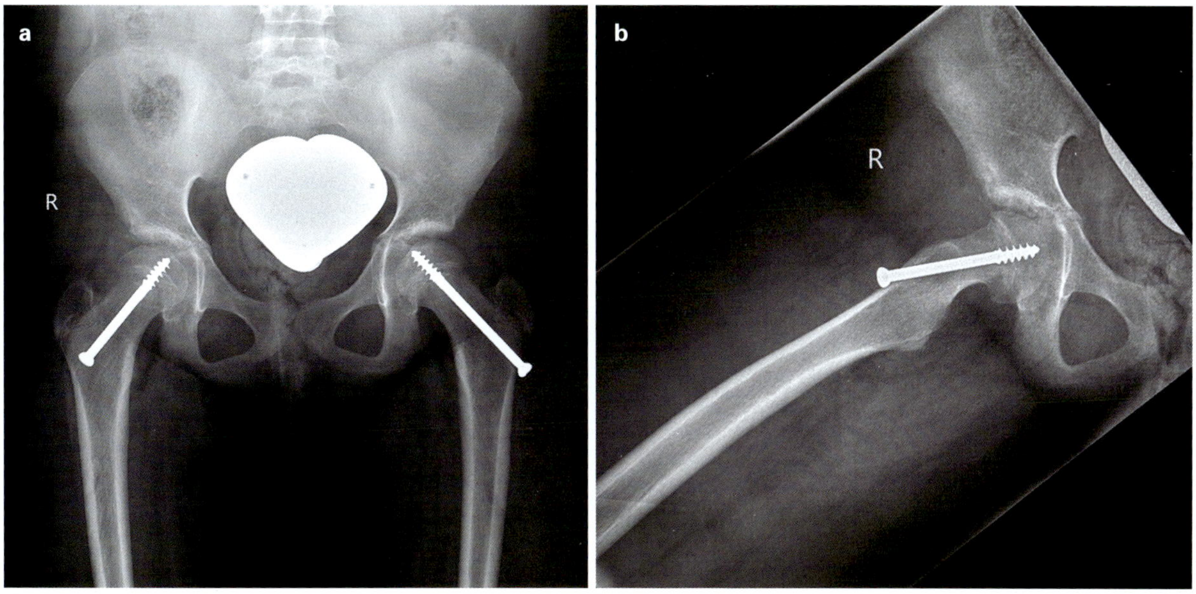

图 30.3　术后正位 X 线片（a）和蛙式侧位 X 线片（b）显示右侧轻度股骨头骨骺滑脱畸形的稳定位置，并恢复了头颈交界处的正常形态。与右侧同时进行左侧预防性穿针固定

定型 SCFE，我们更倾向于采用头下力线重排。

• 重要的是，要注意因髋臼后倾而导致髋臼前部过度覆盖的髋关节，这种形态学发现在 SCFE 髋关节中并不罕见。在这种情况下，即使是充分的骨成形也可能不足够，并且撞击的程度可能转移至股骨颈远端。因此，这种髋关节可能需要额外的髋臼缘修整，或者根据资深作者的经验，甚至可以通过头下力线重排进行更好的治疗。如果髋臼严重后倾，在原位穿针固定和骨成形术基础上也可以选择反向 PAO。

• 需要强调的是，由于头骺持续位置异常，原位穿针固定不能恢复肢体长度，手术后应告知患者（与其监护人）肢体持续有轻度缩短。

适应证和禁忌证（表 30.1）

表 30.1 结合穿针固定和关节镜下骨成形术治疗稳定型股骨头骨骺滑脱的适应证和禁忌证

适应证
稳定型 SCFE 轻度畸形（滑脱角＜30°） 慢性病程急性发作或慢性
禁忌证
不稳定型 SCFE 中度至严重畸形（滑脱角＞30°） 急性

推荐阅读

[1] Dodds MK, McCormack D, Mulhall KJ. Femoroacetabular impingement after slipped capital femoral epiphysis: does slip severity predict clinical symptoms? J Pediatr Orthop. 2009;29(6):535–539.

[2] Fraitzl CR, Kafer W, Nelitz M, Reichel H. Radiological evidence of femoroacetabular impingement in mild slipped capital femoral epiphysis: a mean follow-up of 14.4 years after pinning in situ. J Bone Joint Surg Br. 2007;89(12):1592–1596.

[3] Leunig M, Horowitz K, Manner H, Ganz R. In situ pinning with arthroscopic osteoplasty for mild SCFE: a preliminary technical report. Clin Orthop Relat Res. 2010;468(12):3160–3167.

[4] Leunig M, Casillas MM, Hamlet M, Hersche O, Notzli H, Slongo T, Ganz R. Slipped capital femoral epiphysis: early mechanical damage to the acetabular cartilage by a prominent femoral metaphysis. Acta Orthop Scand. 2000;71(4):370–375.

第 31 章 髋关节外科脱位骨软骨成形和髋臼缘修整术治疗头臼撞击

Benjamin D. Martin, Matthew E. Oetgen

引言

头臼撞击通常是凸轮型和钳夹型撞击的组合。Ganz 所描述的髋关节外科脱位方法可以 360°探查股骨头和髋臼，以方便进行骨软骨成形、髋臼缘修整和盂唇修复手术，去除凸轮病变以恢复股骨头球状形态和头颈部连接处的偏心距。可以选择切除或修整髋臼缘，以解决髋臼过度覆盖的情况，并且可以根据需要进行修复、切除或微骨折治疗因凸轮病变引起的软骨和盂唇受损的部位。为此，必须将盂唇从髋臼缘上游离下来，然后再修复回去，以重建该解剖结构。术中评估至关重要，通过髋关节一系列活动来观察股骨头和盂唇，确认引起撞击的所有因素都得到了解决。

简要病史

病例 1

一名 12 岁 4 个月的女性患者，有 2 年的左髋和腹股沟进行性疼痛病史。3 年前，她因左侧股骨头骨骺滑脱（SCFE）接受了双侧髋关节原位穿针固定治疗。当时由于其骨骼不成熟以及右髋有继发性滑脱的风险，因此对右髋进行了预防性治疗。虽然最初在接受此手术后无症状，但她抱怨在过去 2 年中出现左髋和腹股沟进行性疼痛。最初，仅在髋关节屈曲超过 90°时才感到髋关节疼痛，但在过去的 6 个月中，症状逐渐发展为髋关节任何运动都会诱发腹股沟疼痛。患者行走时有左侧避痛性步态，左足有 40°外旋行进角，右足有 10°外旋行进角。她的左腿稍短，导致骨盆倾斜，左足下方垫 1.5 cm 木块可矫正。左髋关节活动度（ROM）有屈曲 90°和内旋 5°的痛性受限。右髋 ROM 有屈曲 120°和内旋 30°，均无症状。X 线片显示左侧重度 SCFE 已愈合，股骨内固定物完好。测得左髋的外侧中心边缘角为 35°。蛙式侧位 X 线片显示股骨颈前方有大凸轮病变。由于担心股骨内固定物伪影导致的图像不清，因此术前未进行磁共振成像（MRI）。病例 1 的术前影像学检查见图 31.1（骨盆正位和蛙式侧位）。

病例 2

一名 15 岁男性患者，他是一位活跃的足球运动员，有左髋进行性疼痛 3 个月病史。在过去的 3 个月中，疼痛逐渐加重，从髋关节最大屈曲时疼痛发展为髋关节屈曲超过 90°时疼痛，以及只要髋关节内旋超过中立时就出现疼痛。尽管最初进行了应用非甾体类抗炎药、休息和理疗的治疗，但患者的症状持续存在。X 线片显示左髋前方宽基底的凸轮病变。进行了 MRI 扫描，结果显示前盂唇撕裂。病例 2 的

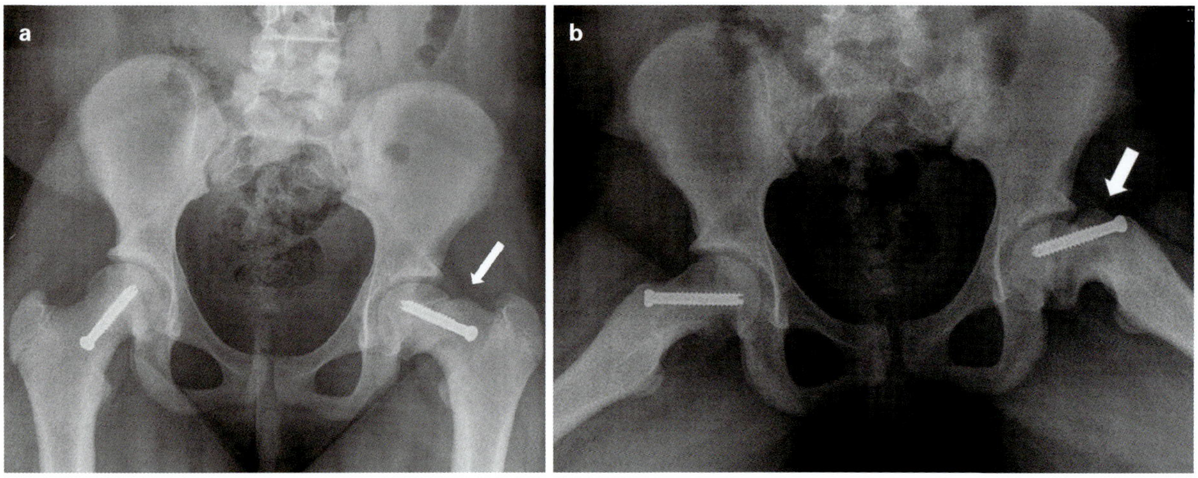

图 31.1 病例 1。a. 骨盆正位 X 线片，显示左髋 SCFE 畸形已愈合，先前放置的空心螺钉和残留髋内翻，股骨颈处有较大的凸轮病变（箭头）。b. 蛙式侧位 X 线片，显示左髋明显后倾，并且凸轮病变延伸至股骨颈前侧（箭头）

术前影像学检查见图 31.2（图 31.2 a、b，骨盆正位和蛙式侧位；图 31.2 c，左髋外侧切线位；图 31.2 d，MRI 显示前盂唇撕裂和因凸轮病变而导致股骨颈偏心距减少）。

治疗目标

最终目标是去除导致股骨颈与髋臼异常接触的病理结构。通过骨软骨成形去除凸轮病变，恢复股骨头的球形轮廓和头颈交界处的偏心距。如果髋臼缘作为钳夹撞击的一部分，或者从凸轮病变处出现软骨剥脱，这些病变都要去除，另外盂唇的病变如磨损或撕裂同时需要修补。

治疗策略

令人满意的股骨头骨软骨成形和髋臼缘修整术取决于股骨头和髋臼 360° 显露，这最好通过 Ganz 等描述的髋关节外科脱位方法来完成。通过这种显露，可以轻松解决凸轮型和钳夹型撞击以及相关的关节内病理和关节损伤。

手术细节

手术髋脱位

手术时患者侧卧于全透射线的手术床上，用豆袋维持患者体位。放置硬膜外导管以控制疼痛，直至术后第 2 天。通过将毯子铺在衬垫良好的健侧腿上，努力使术侧腿处于中立位置（在手术过程中无须人来把持）。以大转子为中心做侧方纵向切口，长度约为 15 cm。小脑牵开器有助于充分显露，尤其是在脂肪很厚的患者中。使用电刀或弯曲的 Mayo 剪刀将髂胫束（IT）自大转子向远侧沿股骨干中心切开。用 Kocher 钳夹住髂胫束前缘，向近端游离至臀大肌前缘。将臀大肌从筋膜前叶的深方分离下来，使其向后游离而不会撕裂肌肉。确认梨状肌腱的止点和大转子的最内侧，在此外侧 5~8 mm 并位于股外侧肌后缘做一个标记。沿着该线使用电锯做大转子截骨，使股外侧肌和外展肌复合体附着在转子截骨片上，该骨片

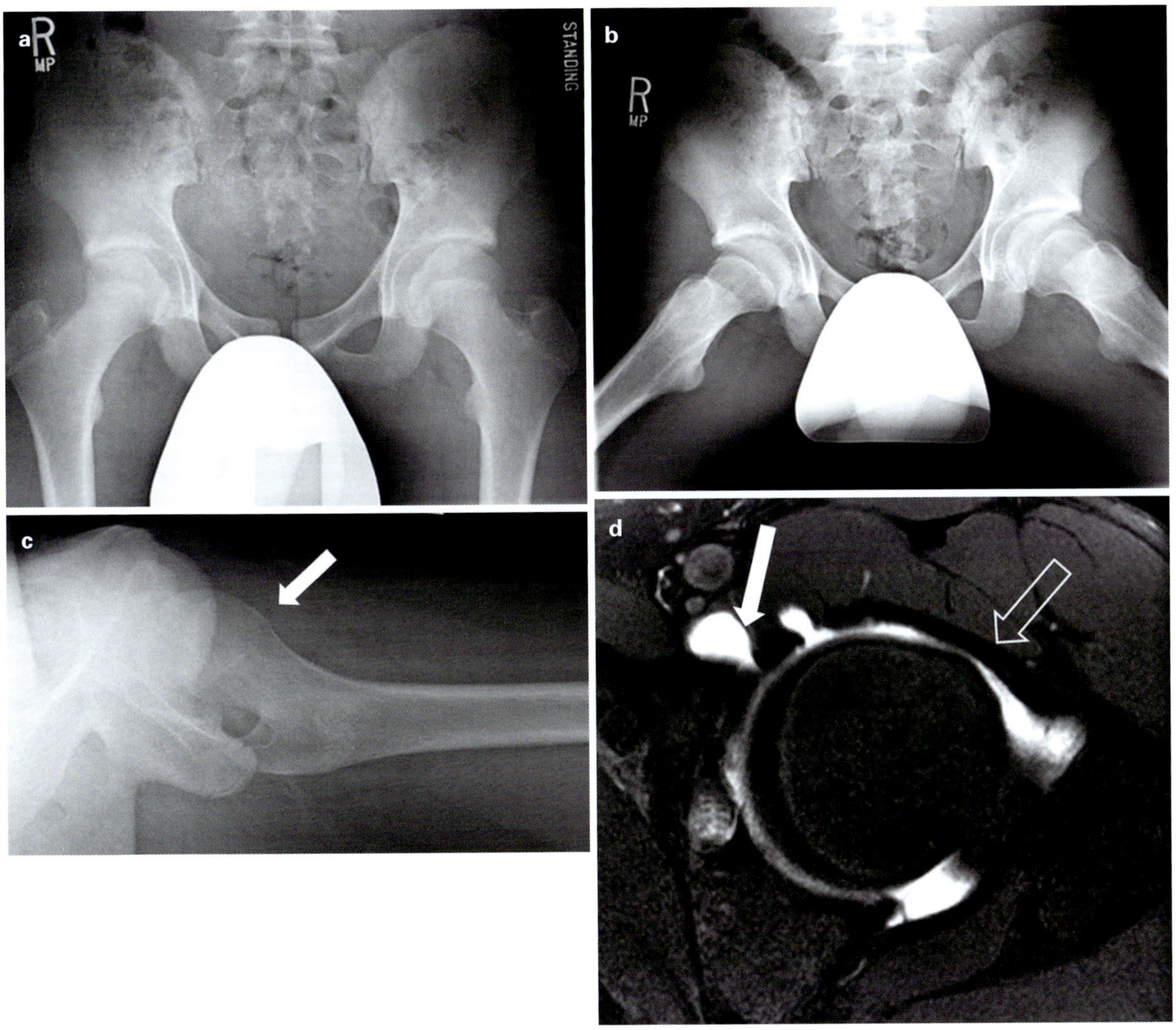

图 31.2　病例 2。a. 骨盆正位 X 线片。b. 骨盆蛙式侧位 X 线片。c. 左髋侧位切线位 X 线片，显示股骨颈前方凸轮病变（箭头）。d. 左髋的轴位 MRI，显示前盂唇撕裂（实心箭头）以及盂唇旁囊肿和股骨颈前方凸轮病变（空心箭头）

厚度通常为 10~15 mm。将一小束臀中肌留在后方。将光滑的 Hohmann 拉钩放置在残留大转子的前面，并将骨蜡抹在残留大转子上，以减少出血。股外侧肌从股骨远端切开。沿着梨状肌腱和臀小肌之间的间隙分离至关节囊。需要靠近梨状肌腱分离，以保护股骨头的血液供应，这点至关重要。将臀中肌和臀小肌从关节囊上解剖出来，同时外展腿并用 90°牵开器将肌肉牵开并维持张力。放置自行牵开器（如 Hohmann 拉钩或 Kirschner 针）在髋臼上方的骨盆中，可提供良好的视野，而无须额外的辅助软组织牵拉。向前方解剖，髋关节屈曲并外旋会放松臀中肌的前部，可显露内侧和关节囊前方，直到看到股直肌腱的直头。从股骨颈部中部开始行 Z 形关节囊切开术，避免损伤股骨头软骨。内下角延伸至髂腰肌腱，而后上角松解至梨状肌腱。留下浅层的关节囊，以便在闭合过程中进行修复。在切开关节囊时，用 Kocher 钳抬高边缘来观察盂唇，以确保不出现医源性盂唇损伤。至此，髋关节内容物全部暴露在视野内。牵开软组织和髋关节囊，通过活动髋关节可以观察到股骨颈凸轮病变和髋臼前外侧边缘的撞击。这种撞击通常在屈曲和内旋时发生，并且这种直视下观察有助于评估骨软骨成形术所需的范围。置于股骨颈底部的骨钩牵向远端可破坏关节内的吸力作用，以便使用长弯的 Mayo 剪刀剪断圆韧带。然后通过牵引、屈曲和外旋使髋关节安全脱位。将腿放置在助手腿之间的无菌袋中。此时，可以完全看到股骨头并检查非球形区域。通过将 Hohmann 拉钩放置在髋臼周围并沿股骨干使用轴向压力把股骨头推向后方，可以 360°直视观察髋臼。

髋臼缘修整和盂唇修复

检查盂唇是否有明显的撕裂，并用神经探钩检查髋臼软骨，感觉是否有软骨损伤或分层的区域。还需要探查盂唇和髋臼边缘的交界处是否有细小、不明显的撕裂。如果存在软骨分层或髋臼过度覆盖导致钳夹撞击等需要处理的情况，则从该区域剥离下盂唇。在盂唇软骨交界处用手术刀将盂唇做桶柄样松解，这样可以使这一部分盂唇从髋臼缘牵引开（图 31.3 a）。使用咬骨钳和高速磨钻切除髋臼过度覆盖区域和（或）软骨分层区域。术前评估中心边缘角将有助于确定要进行的髋臼边缘切除的范围；但是切除应恰到好处，因为切除髋臼前侧或外侧可能会导致术后不稳定。中心边缘角可以在术中透视下测量以量化髋臼切除的程度。完成该边缘切除后，在髋臼边缘用磨钻做一个骨床，以确保骨床有渗血。然后使用缝合锚将盂唇修复回该髋臼骨床。小心地放置锚，以确保它们位于关节外，并且所有的结都打在盂唇的外侧边缘上（图 31.3 b、c）。锚钉间隔约 1 cm，以确保盂唇重建的稳定性（图 31.4）。如果在术前或术中评估中没有发现髋臼过度覆盖的证据，则在检查时应注意盂唇撕裂。通过缝合锚进行盂唇修复的方法与上述类似。如果术前 X 线片上没有发现髋臼过度覆盖的迹象，术中进行髋臼检查时没有临床钳夹畸形的证据，并且检查没有发现盂唇撕裂，则将治疗的重点转移到股骨颈凸轮病变处。

股骨颈骨软骨成形术（图 31.5）

接着评估股骨头的球形程度。凸轮病变通常在股骨头颈交界处的前侧和前外侧。病变周围的软骨通常呈红色，表明应将其切除（图 31.5 a）。最好从头颈交界处开始，朝远侧进行多次截骨术，以免对股骨头造成医源性损伤（图 31.5 b、c）。应当对股骨头的球形程度和头颈偏心距进行直视下和影像学重新评估，以避免过度切除股骨颈。重要的是要避免偏离至股骨头颈的外侧，以免损伤向股骨头供应血液的颈动脉升支。切除应限制在股骨颈的 30% 以下。骨蜡涂抹在切除部位上，用以止血并防止骨骼再次过度生长。然后将髋关节复位到髋臼中并进行一系列运动，同时观察头颈交界处，寻找残存的撞击区域。理想情况下，股骨头应挤入盂唇下方，而盂唇不会明显变形。如果仍有撞击的部位，则股骨头再次脱位并切除该部位。治疗目标是髋关节最大运动范围内不会发生撞击。在确认引起撞击的股骨侧和髋臼侧因素均已解决后，在将股骨头最终复位至髋臼之前，彻底冲洗关节以清除碎屑和多余的骨蜡。大多数情况下，在髋关节最终复位之前，将圆韧带从股骨头的止点处完全切除。一旦股骨头复位到髋臼中，就用结实的缝线间断缝合关节囊。从残留的转子上去除骨蜡后，使用 2 枚或 3 枚 3.5 mm 双皮质螺钉固定转子骨片。筋膜和

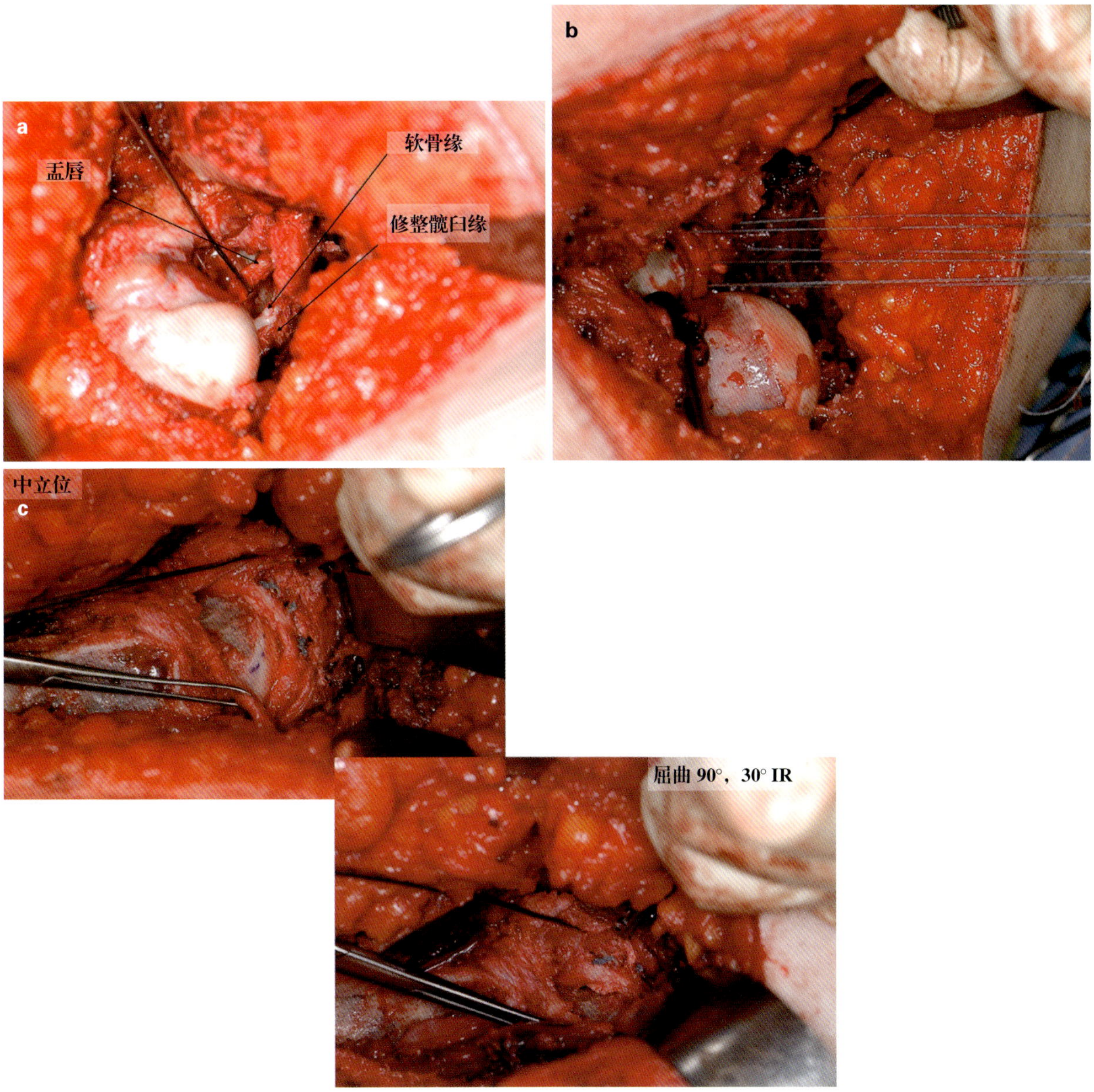

图 31.3　术中边缘修整和盂唇修复的照片。a. 显示从髋关节软骨盂唇交界处松解开的盂唇和修整过的过度覆盖的髋臼缘。b. 缝合锚已以关节外方式放置在髋臼缘骨床中。如图所示，缝线在打结之前已经穿过盂唇。c. 显示盂唇修复的最终效果。髋关节已被重新复位至髋臼内，缝合锚的线结打在关节外，确保将盂唇复回原位（顶部）。髋关节屈曲至 90°时未发现撞击（底部）

皮肤以常规方式闭合。

病例 1 的术后影像（图 31.4）

患者进行了髋关节外科脱位、髋臼缘修整术、盂唇修复术（注意在髋臼上方用于修复盂唇的缝合锚）和为了切除股骨颈凸轮病变的股骨颈骨软骨成形术。

病例 2 的术后影像（图 31.5 d~f）

该患者接受了髋关节外科脱位。直视检查盂唇发现前方盂唇磨损（与 MRI 提示的轻微撕裂相反），不宜修复，因此谨慎地进行了清创。为了切除股骨颈凸轮病变并改善股骨颈偏心距，进行股骨颈骨软骨成形术，以消除头臼撞击。

要点和陷阱

• 有必要遵循 Ganz 所描述的技术，以避免因意外伤害旋股内侧动脉的升支而引起的股骨头坏死。切除股骨颈凸轮病变的远端后外侧时要小心。尽管没有具体的解剖标志，但在切除过程中应不断评估保护通过颈动脉升支为股骨颈供血的血管。

• 视野充分至关重要。是要确保关节囊广泛切开，并可置入牵开器以方便观察髋臼。可以将 2 把或 3 把 Hohmann 拉钩插入关节囊和盂唇之间的间隙。将 Hohmann 拉钩小心地放置在髋臼下部的臼横韧带周围会很有帮助。髋关节脱位时，沿股骨干的轴向压力将股骨头向后推，从而更好地观察髋臼。

• 复位股骨头并活动髋关节来评估盂唇的变形，有助于判断是否需要进一步切除。如有必要，可以切除几次。屈曲和内旋是发生撞击的典型位置。

• 应去除引起撞击的所有组成因素，包括股骨侧和髋臼侧。术中应花费时间检查髋臼软骨、盂唇和股骨头颈交界处等需要切除的潜在部位。

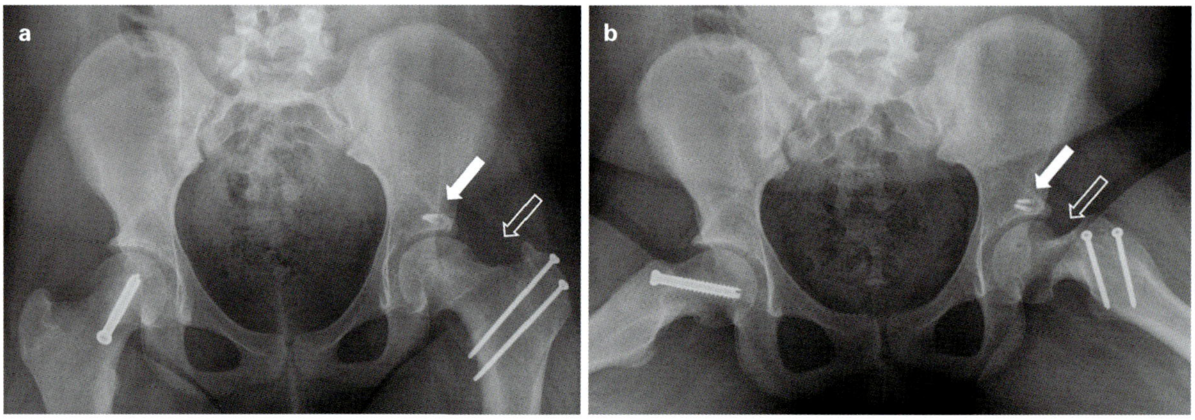

图 31.4 病例 1。髋关节外科脱位、髋臼缘修整、盂唇修复和凸轮切除术后 1 年的骨盆正位 X 线片（a）和蛙式侧位 X 线片（b），显示已将缝合锚放置在髋臼上缘进行盂唇修复（实心箭头），并且股骨颈偏心距已恢复（空心箭头）

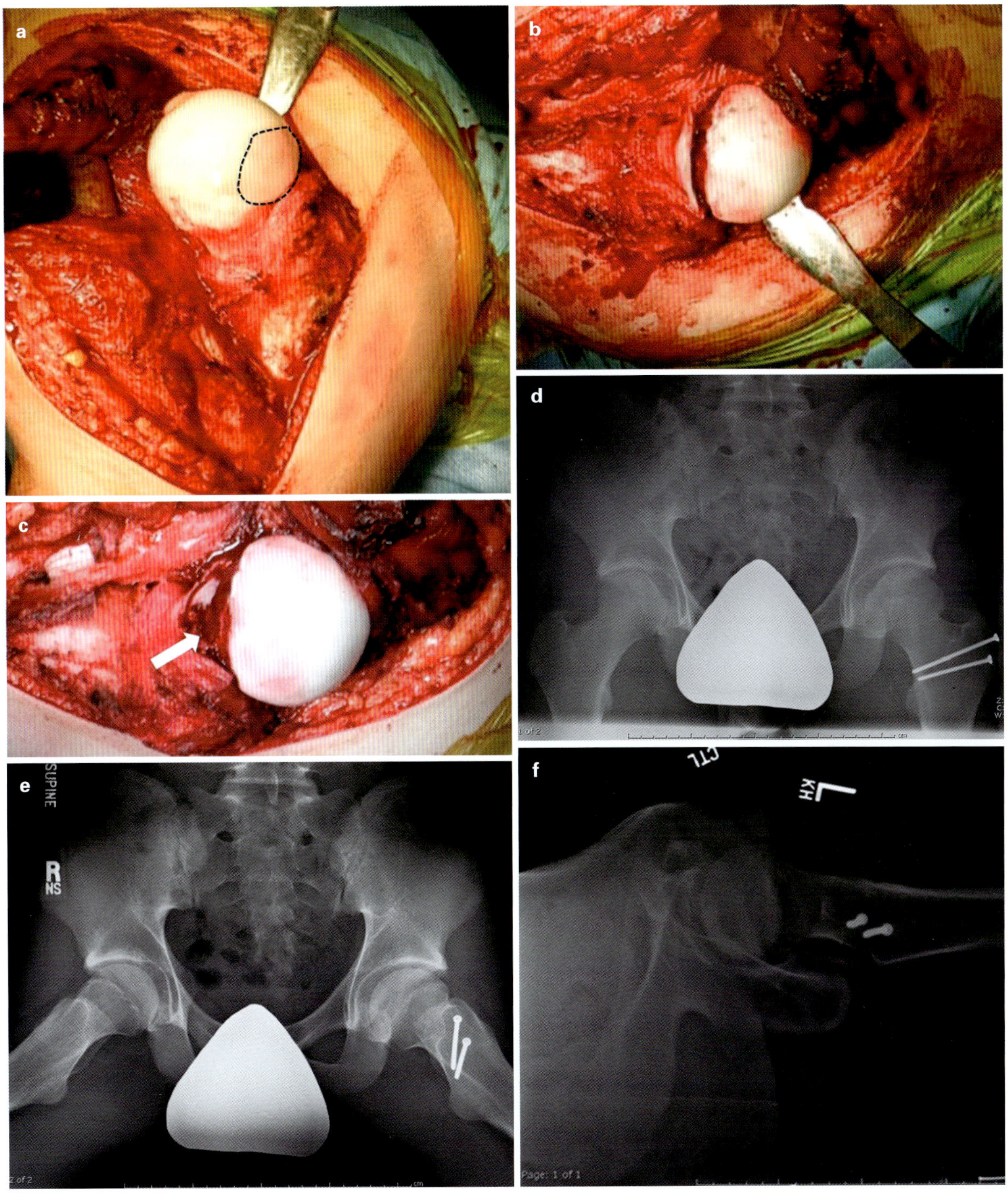

图 31.5　病例 2。a. 外科脱位后左髋的术中照片。注意要切除的凸轮病变区域（虚线框）。b. 显示股骨颈骨成形术的开始。注意，截骨术始于头颈交界处，并向远侧进行。c. 骨软骨成形术完成后的股骨头。注意切除区域，出血的骨面表示该区域（箭头）。髋关节外科脱位和骨软骨成形术后骨盆正位 X 线片（d）和蛙式侧位 X 线片（e）。f. 髋关节外科脱位和骨软骨成形术后左髋外侧切线位，表明切除了股骨颈凸轮病变并显示头颈偏心距得到改善

适应证和禁忌证（表 31.1）

表 31.1 通过髋关节脱位手术治疗头臼撞击的骨软骨成形术和髋臼缘修整术的适应证和禁忌证

适应证
孤立性凸轮病变 孤立性钳夹和过度覆盖 混合性撞击
禁忌证
晚期关节炎（Tönnis 分级≥ 2 级或更高）

致谢

非常感谢 Daniel J. Sucato MD，MS，及 Neil Saran MD 两位教授为本章提供图片资料。

推荐阅读

[1] Anwander H, Siebenrock KA, Tannast M, Steppacher SD. Labral reattachment in femoroacetabular impingement surgery results in increased 10-year survivorship compared with resection. Clin Orthop Relat Res. 2017;475(4):1178–1188.

[2] Espinosa N, Beck M, Rothenfluh DA, Ganz R, Leunig M. Treatment of femoro-acetabular impingement: preliminary results of labral refixation. Surgical technique. J Bone Joint Surg Am. 2007;89(Suppl 2, Pt 1):36–53.

[3] Espinosa N, Rothenfluh DA, Beck M, Ganz R, Leunig M. Treatment of femoro-acetabular impingement: preliminary results of labral refixation. J Bone Joint Surg Am. 2006;88(5):925–935.

[4] Ganz R, Gill TJ, Gautier E, Ganz K, Krugel N, Berlemann U. Surgical dislocation of the adult hip a technique with full access to the femoral head and acetabulum without the risk of avascular necrosis. J Bone Joint Surg Br. 2001;83(8):1119–1124.

第 32 章　儿童 Down 综合征的髋关节不稳定

Claire E. Shannon, Simon P. Kelley

引言

合并唐氏综合征（21- 三体综合征）的髋关节不稳定是一系列疾病的总体表现，其在特定的年龄表现出特定的特征。髋关节不稳的每种表现都有相对应的治疗方案。未经治疗的不稳定髋关节的最终结果便是伴有疼痛的退行性髋关节疾病，以及合并明显的功能受限。之前，在这类人群中，髋关节不稳的治疗效果很差。然而，随着人们对病理解剖学理解的加深以及髋关节重建技术的发展，治疗效果有所改善。8 岁前出现的习惯性髋关节脱位，主要通过股骨近端内翻截骨（VDRO）治疗。对于患有继发性髋臼发育不良的大龄儿童，主要通过改变髋臼方向的截骨术、伴或不伴股骨截骨术治疗。合并退行性关节炎的患者，无论是否伴有固定的髋关节脱位，都不适合保髋治疗，此时，全髋关节置换术成了最好的选择。

简要病史

一名 4 岁女性患儿，患有 21- 三体综合征，自婴儿期就有髋关节不稳定，一直随诊。在婴儿时期，因髋关节不稳定，她应用 Pavlik 吊带治疗了一段时间，在 8 个月大的时候，感觉髋关节达到了可接受的稳定性。随后每年随访，在患者 3 岁时，发现患儿出现习惯性双髋脱位，左髋关节能复位，但可脱位，而右髋关节在休息时脱位，但容易复位。4 岁时，患儿行双侧股骨近端内翻去旋转截骨，以获得中心复位和稳定的髋关节。

术前影像

见图 32.1。

治疗目标

治疗的目标取决于疾病的严重程度和出现症状的年龄，主要包括：

- 髋关节复位。
- 维持髋关节稳定。
- 防止再次半脱位。
- 矫正髋臼的发育不良。
- 防止髋臼继发性改变。

治疗策略

21- 三体综合征患者的髋关节不稳定极难以处理。以往的治疗中，经常遇到的是频繁的再脱位和较高的并发症发生率。在那个时代，21- 三体综合征患者的预期寿命较低，造成这一结果的主要原因是心脏病。目前，由于对疾病认识的加深以及对并发症的有效治疗，预期

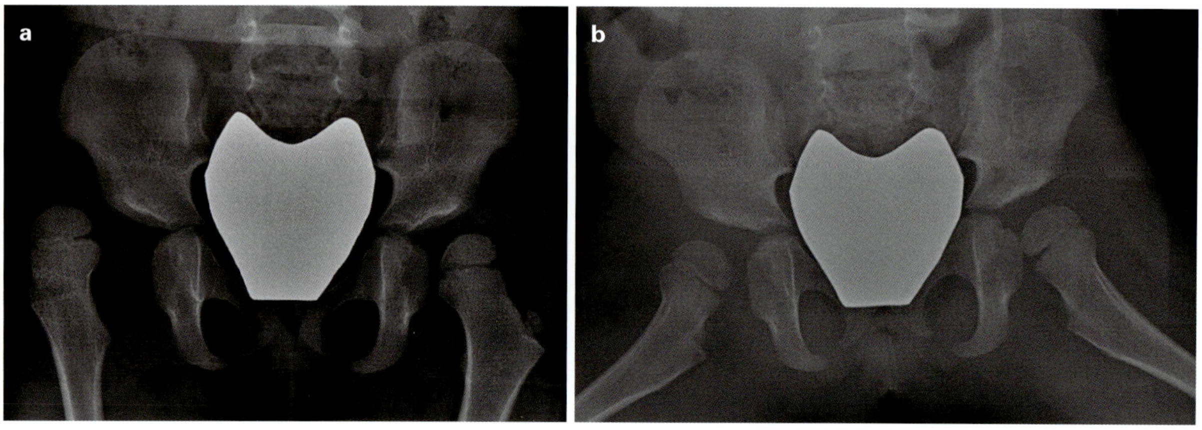

图 32.1 a. 3 岁时，右髋关节脱位和左髋关节半脱位的正位 X 线片。髋臼发育异常，泪滴增宽（V 形）。b. 3 岁时，蛙式侧位 X 线片显示右髋关节复位

寿命几乎翻了一番。然而，在髋关节不稳定的治疗过程中，生活质量显得尤为重要。目前，治疗 21- 三体综合征患者的髋关节不稳定的方法是基于对病理解剖学的理解，包括软组织松弛、股骨近端发育不良和髋臼后倾。

21- 三体综合征患者可表现为可复位的髋关节脱位。在发育性髋关节发育不良的治疗中，采用挽具 / 支具技术进行保守治疗可取得良好的效果，但由于存在组织松弛，可能需要延长治疗时间以达到稳定。由于潜在的病理解剖原因，当患儿能行走时，许多髋关节会发展成习惯性脱位。

在习惯性脱位这一阶段，治疗策略是通过一系列逐步程序来寻求维持髋关节包容和防止进一步加重。关于原发结构异常的来源及早期治疗，文献中存在不同的理论。一些学者认为原发异常是组织松弛基础上的股骨近端发育不良。这时候主要采用股骨近端内翻截骨术，目的是获得一个 105°~110°的颈干角（NSA）和恢复 Shenton 线的连续。内翻矫正的角度比这更小的时候，有持续髋关节半脱位和（或）脱位的风险。股骨过度前倾可能会在此时解决，但是必须注意避免髋臼的相对后倾造成不稳定。当评估股骨前倾时，平片可能会产生误导，因为软组织松弛允许在成像时出现各种各样的髋关节位置。因此，可能特别难以辨别到底是真正的 NSA 过度外翻，还是就是一个纯粹的旋转畸形。全面的临床评估，以及矫正手术时的透视检查，有助于确定股骨近端发育不良真正部分。股骨前倾角矫正后不应少于 20°，以免因髋臼后倾的原因造成股骨功能性（或者真正的，以防过度矫正）后倾。其他作者也表明并相信髋臼后倾（以及软组织松弛）是一个很重要的问题，将导致髋关节不稳定。我们治疗 21- 三体综合征合并髋关节不稳定的经验表明，单独矫正股骨近端形态（未行髋臼重新定向手术）就可以解决年轻患者的髋关节不稳定。治疗髋臼后倾问题，如果需要的话，可采取重新定向截骨术，比如在未成熟的骨骼中进行三联截骨术，或者在成熟的骨骼中行 Bernese 髋臼截骨术，伴或者不伴股骨近端截骨。这些操作在本书的其他章节中有讨论。单独的软组织手术在这些病理性软组织松弛症患者中没有作用。随着时间的推移，尝试软组织重建后，这些患者的软组织总是会被可以预见地“拉长”，导致不稳定复发。

半脱位的患者一般年龄＞8 岁，并且在潜在的后倾情况下已经开始出现髋臼继发性改变，经常伴随 Wiberg 中心边缘角变小、Tönnis 角增大以及变宽的或畸形的泪滴。这个阶段的治疗选择是髋臼重定向术，伴或不伴股骨近端截骨，以增加前倾角度和前外侧的覆盖。单纯的股骨近端截骨术是几乎不能成功，因为青少年的继发性髋臼发育不良更为明显。骨骼未成熟的患者应行三向辐射的备用操作手术，比如三联截骨。对于 Y 形软骨闭合的患者，应该行 Bernese 髋臼截骨术。不能增加髋臼前倾的截骨术（Salter、Pemberton 截骨术）是禁忌的，这将加剧后方覆盖不足，因此增加了不稳定性。

尤其在合并退行性关节疾病的情况下，固定脱位通常会妨碍采用上述保髋治疗方法。这些患者应采用全髋关节置换成形术来改善疼痛和活动能力。这个主题在许多已发表的病例系列中都有讨论，不在本文的讨论范围之内。

手术细节

股骨近段内翻截骨术治疗习惯性脱位

体位

患者仰卧在全透射线手术床上，放置一块垫子垫起术侧，给整个患肢和臀部、包括从胸廓底部到背部和腹部中线的范围内消毒和铺单。如果行双侧手术，用不透水的敷料将腹股沟与手术部位隔离。

入路

采用标准的股骨近端直接外侧入路。做一个 10~15 cm 的纵向切口，以股骨外侧为中心，近端延伸至大转子。沿皮肤切口切开，显露筋膜层。股外侧肌在附着处 L 形切开，行锐性松解，在股骨嵴处横向切断腱性部分，沿股骨后外侧纵向剥离肌肉。在股外侧肌远侧剥离时应避免臀大肌腱断裂。从后外侧到前内侧在骨膜下剥离股外侧肌，这个过程中使用 Hohmann 拉钩帮助显露。然后在股骨近端包括从股骨小转子水平到切口远端的范围，小心地使用骨膜剥离子来进行骨膜下剥离。

内翻去旋转截骨术

由于 21- 三体综合征患者的股骨颈形态比较狭窄（特别是前后径），多数患者首选 90°的角钢板，不过如果有足够的骨性空间，也可以使用 100°或者 110°的股骨近端锁定钢板。角钢板通常比锁定板具有更宽的肩部，这样就有机会更好地中置股骨干，有利于恢复整个肢体的中立位机械轴。

导针插入

在透视引导下从股骨近端外侧向股骨颈插入导针，作为定向辅助。导针在侧位像上应位于股骨颈中心，在正位像上位于股骨颈上部，这样可将开口凿插入股骨颈中央。正位像上导针的角度将有助于确定内翻矫正效果（作为开口凿的导向）。为了在正位像上使导针准确插入，我们使用已知几何形状的金属三角模块。如髋关节颈干角原始角度为 140°，内翻需矫正 30°才能达到 110°的颈干角（140° – 110° =30°）。因此，置入一个 60°金属三角模块，将其与股骨近端外侧缘对齐。这确保了导针与股骨干垂直方向呈 30°的角度插入（图 32.2 a）。关于 VDRO 几何设计的进一步细节见

第 19 章。

开口凿插入

根据与股骨颈宽度吻合的板刃宽度选择合适大小的 90°角钢板。在侧位透视下，将相应开口凿置于在股骨颈上来帮助确认宽度。开口凿的宽度应比股骨颈宽度小。然后小心地将开口凿插入股骨颈，平行于但低于预先插入的导针。把开口凿凿入股骨颈，止于股骨头骺板远端。应经常进行透视检查，确保开口凿沿准确的轨迹进入。由于股骨颈为圆柱形，靠近近端的起始点可以插入较长的板刃。

截骨术

一旦开口凿置于合适的位置，就可以行内翻楔形截骨术。把截骨的位置标记在骨头上，并且必须在钢板的肩部范围内，位于凿远端约 10 mm。在截骨的远近端分别打入两根平行的克氏针来控制旋转。在截骨处环绕股骨放置 Hohmann 拉钩。首先用摆锯沿着与凿刃平行的部位截骨，注意不要延伸到股骨颈。第二次截骨垂直于股骨干，可以在第一次截骨部位，或者如果需要短缩股骨，就在其远端截骨（图 32.2 b）。去除楔形骨块，保留好可作为骨移植物。然后小心拔出开口凿，用手将选好的角钢板插入板刃通道中。可以用木槌暂时固定板刃，然后使用复位钳将股骨干与钢板远端贴附。

去旋转和远端固定

如果预计要股骨去旋转，现在即可进行。在截骨前通过透视下检查来评估股骨前倾角。在下肢完全伸直时内旋，直到股骨颈出现真正的正位像（这时测量的颈干角最小）。髌骨从正前方至此位置所需的内旋角度对应于股骨的前倾角。注意不要过度矫正股骨旋转。至少保留 20°的前倾角，然后用一枚螺钉将钢板固定在股骨干上，第二孔螺钉使用加压技术（图 32.2 c）。将角钢板板刃部分完全插入并压实，股骨干可以达到预期的中置效果，然后拧上最后一枚螺钉（图 32.2 d）。图 32.3 为用股骨近端锁定钢板替代角钢板行股骨内翻和去旋转截骨术的术中透视图。

关闭伤口及术后护理

修复股外侧肌腱，然后分层缝合伤口。建议术后用 Petri 石膏固定 6~8 周。这样可以稳定软组织和保护下负重，而如果没有用石膏固定，这个群体很难确保效果。

并发症

在这个患病群体中，3 种术后并发症的发生率在增加。再脱位或再半脱位是之前治疗失败的常见原因。然而，提高对 21- 三体综合征合并髋关节不稳定的病理解剖的理解，放弃单纯的软组织重建术而采用股骨近端截骨术和颈干角减至 105° ~110°，可以显著减少这种并发症。据报道，这类患者的术后感染率高达 20%。这种情况被认为是继发于 21- 三体综合征相关的免疫缺陷，尽管支持这一观点的文献很少。就像对有潜在感染风险的儿童进行的任何手术一样，应当对这类患儿采取适当的围手术期预防措施。尽管文献中没有证据表明 21- 三体综合征患者的骨折风险增加，但是作者注意到这组患者中，内固定物周围骨折的发生率增加。21- 三体综合征患者由于骨骼尺寸较小

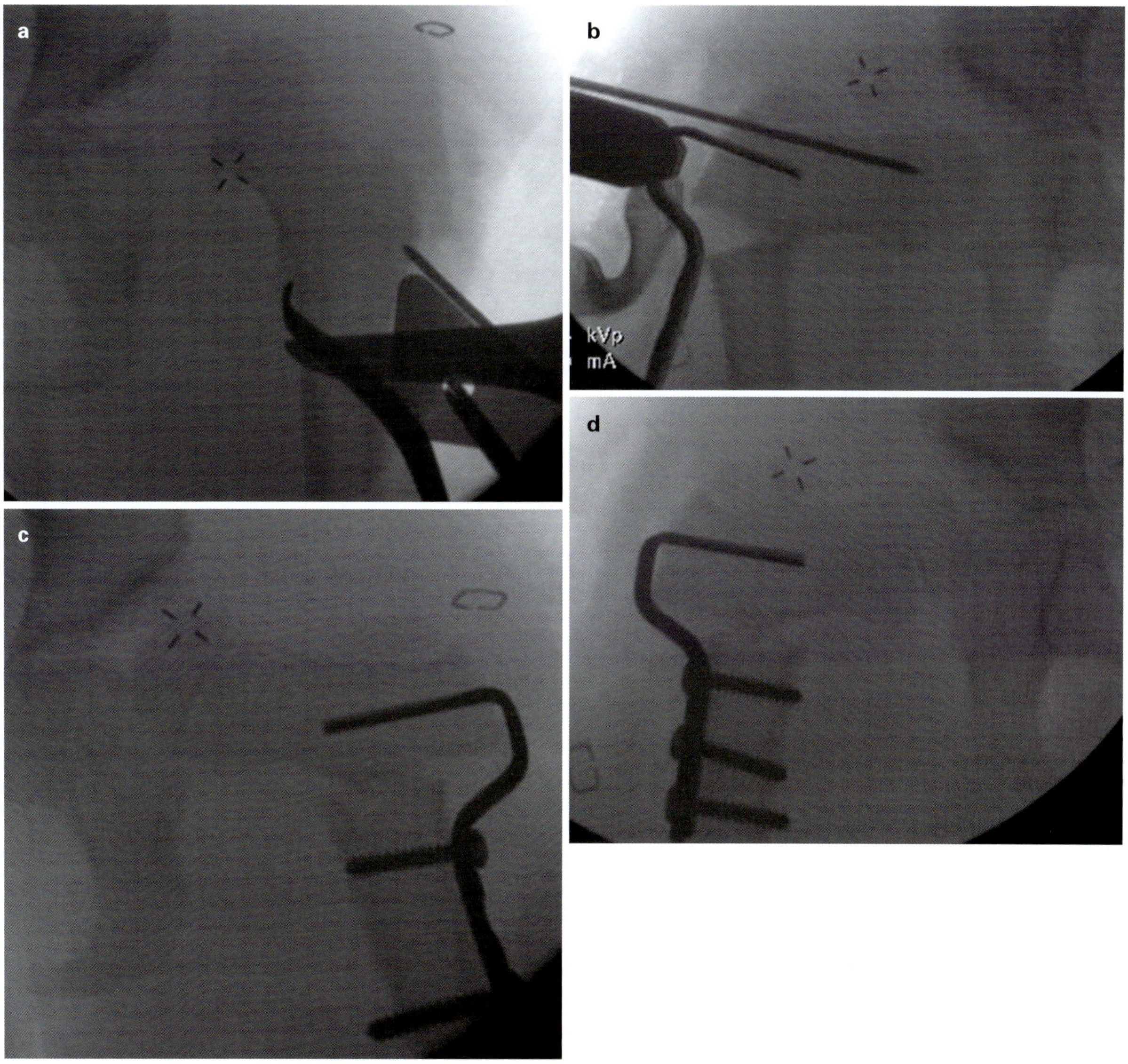

图 32.2　双侧内翻去旋转截骨术的术中透视片。a. 使用金属三角模块放置导针，用预选的 90°的角钢板使颈干角为 105°~110°。b. 截骨术：近端截骨线与板刃平行，远端截骨线垂直于股骨干。c. 钢板初步固定后显示股骨干中置，恢复了下肢的整体机械轴。d. 最终固定后颈干角达到了预期的 105°~110°

和实际密度较低，他们的骨矿物质密度较低。此外，他们还受到外部因素的影响，比如肌张力减退、低活动量和内分泌异常，这些会使他们面临摔倒和骨骼功能不全的风险增加。据此，作者建议在骨愈合后取出股骨近端内固定物。图 32.4 a 为 1 例行 VDRO 的 21- 三体综合征患者骨性愈合后的 X 线片，显示角钢板周围骨折。图 32.4 b 为使用股骨近端锁定钢板进行骨折固定的 X 线片。

术后影像

见图 32.5 和图 32.6。

要点和陷阱

• 单纯的软组织手术不适用于治疗伴有松弛的髋关节不稳定。

• 避免股骨近端内翻矫正不够，颈干角目

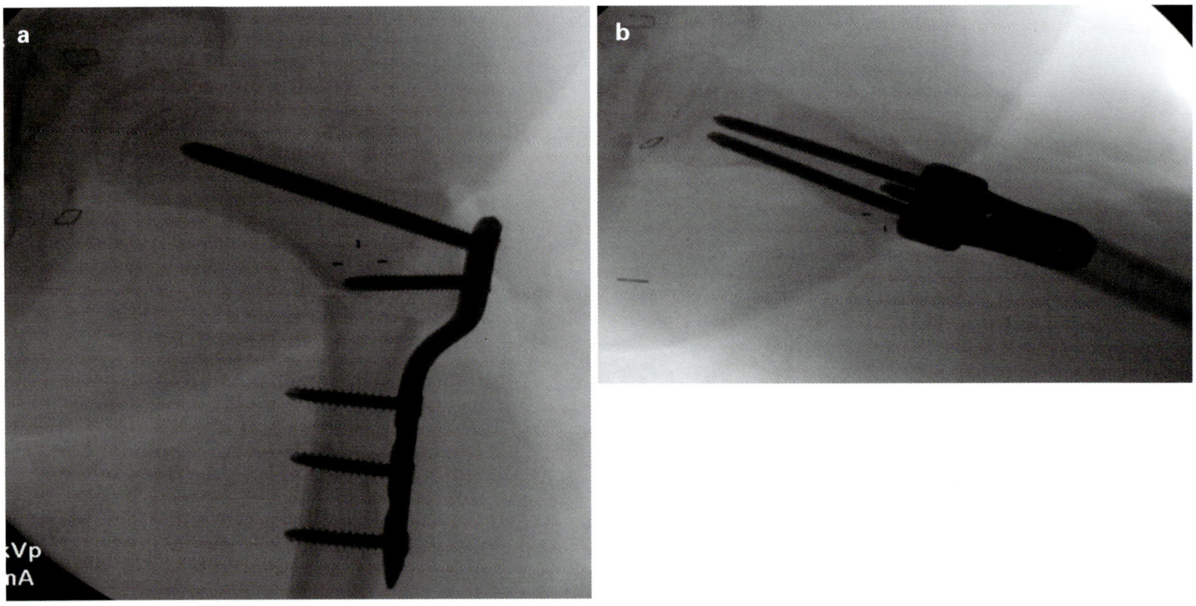

图 32.3 a、b. 使用股骨近端锁定钢板进行内翻去旋转截骨术的术中透视图

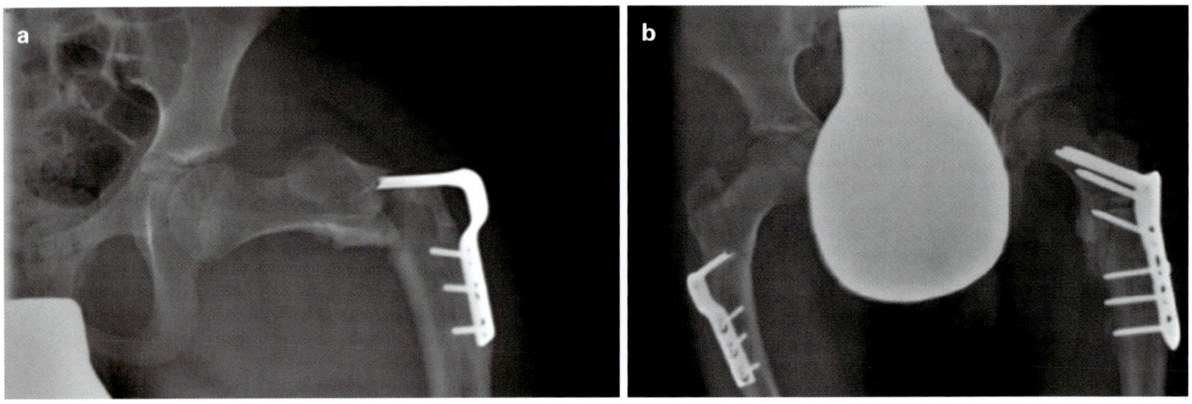

图 32.4 a. 行内翻去旋转截骨术后骨愈合数年的一位 21- 三体综合征患者左髋关节角钢板周围骨折的 X 线片，尽管初始位置及固定很好，但这么多年来，右股骨近端已经生长远离角钢板，这增加了内固定物周围骨折的风险，也是去除内固定物的强烈指征。b. 股骨近端锁定钢板骨折固定

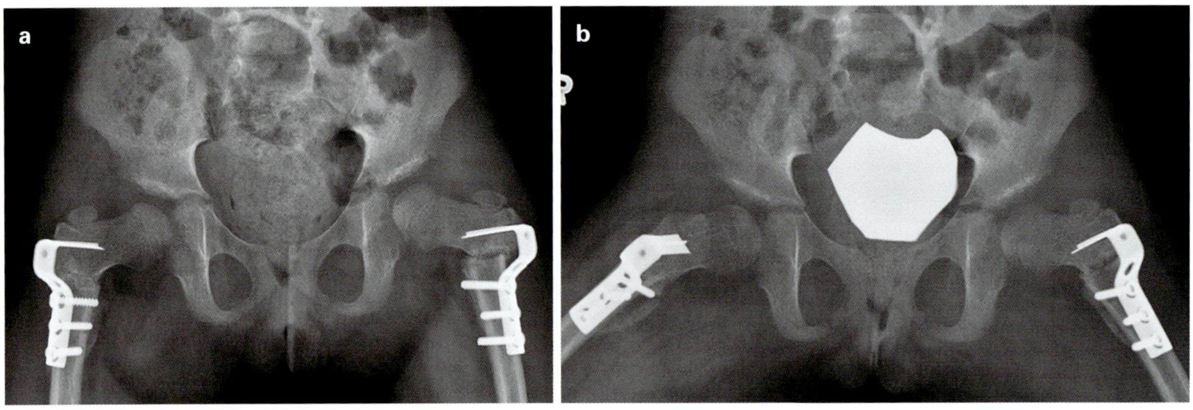

图 32.5 术后早期正位 X 线片（a）和蛙式侧位 X 线片（b）显示双侧股骨近端内翻矫形，颈干角为 110°。双侧髋关节都被重新固定，Shenton 线恢复连续，双髋关节也基本保持稳定

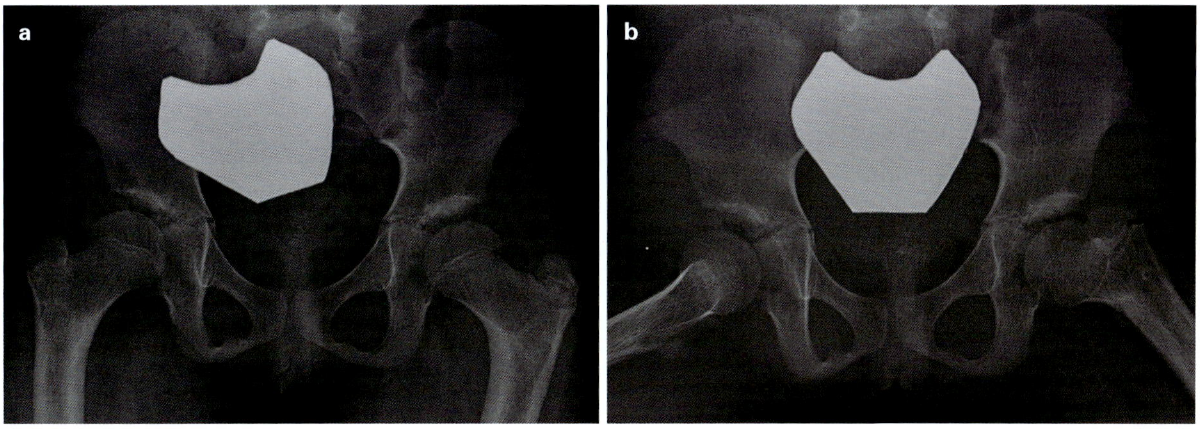

图 32.6　术后两年，去除内植物后的正位 X 线片（a）和蛙式侧位 X 线片（b）。股骨颈发生了一些重塑。髋关节保持了中心复位和临床的稳定性。与图 32.1 术前的 X 线片相比，髋臼的覆盖范围和发育情况得到了改善

标矫正度数：105°~110°。

• 避免过度矫正股骨旋转，由于髋臼相对后倾，为了保持稳定性，前倾角要在 20°以上。

• 术后石膏固定，作用是避免负重和稳定软组织。

• 骨愈合后去除内植物，避免内植物周围骨折。

适应证和禁忌证（表 32.1 和表 32.2）

表 32.1　股骨近端截骨术的适应证和禁忌证

适应证
髋关节不稳定，不伴退行性改变 股骨近端前倾增加 髋关节可完全复位
禁忌证
髋关节退行性改变 髋臼继发性改变（仅股骨）

表 32.2　骨盆截骨术的适应证和禁忌证

适应证
髋关节不稳定，不伴退行性改变 髋臼继发性改变 髋关节可中心复位 髋臼后倾
禁忌证
髋关节退行性改变

推荐阅读

[1] Katz DA, Kim YJ, Millis MB. Periacetabular osteotomy in patients with Down's syndrome. J Bone Joint Surg Br. 2005;87(4):544–547.

[2] Kelley SP, Wedge JH. Management of hip instability in trisomy 21. J Pediatr Orthop. 2013;33(Suppl 1):S33–S88.

[3] Knight D, Alves C, Wedge JH. Femoral varus derotation osteotomy for the treatment of habitual subluxation and dislocation of the pediatric hip in trisomy 21: a 10 year experience. J Pediatr Orthop. 2011;31(6):638–643.

[4] Sales de Gauzy J. Pelvic reorientation osteotomies and acetabuloplasties in children. Surgical technique. Orthop Traumatol. 2010;96(7):793–799.

[5] Sankar WN, Millis MB, Kim YJ. Instability of the hip in patients with down syndrome: improved results with complete redirectional acetabular osteotomy. J Bone Joint Surg Am. 2011;93(2):1924–1933.

[6] Steel H. Triple osteotomy of the innominate bone 1973. J Bone Joint Surg Am. 2004;86(3):644.

[7] Taylor D, Macdonald MP, Koshavili Y, Gross AE. Total hip arthroplasty to treat congenital musculoskeletal abnormalities in the juvenile down syndrome hip: review of literature with case. J Pediatr Orthop B. 2012;21(3):235–239.

[8] Weber M, Ganz R. The Bernese periacetabular osteotomy. Orthop Traumatol. 2002;10(2):93–112.

第 33 章　股骨头切除和间置肌肉成形术

Elizabeth Ashby, Deborah M. Eastwood

引言

尽管在有些国家中采取了预防性筛查计划，但是髋关节脱位仍然是许多严重受影响、无法行走的脑瘫患者的常见问题。在下面两种情况下，疼痛和僵硬会影响患者的舒适度和护理的各个方面，必须考虑进行股骨近端切除和间置成形术（肌肉成形术）：①髋关节重建后髋关节虽然复位但是临床效果差；②髋关节脱位，由于解剖学或临床因素无法重建。这两种适应证在大肌肉运动功能分级系统（GMFCS）评估为Ⅳ级或Ⅴ级的患者中最常见。如果疼痛、坐在轮椅上超过 45~60 min 就有困难和（或）有会阴部护理的严重问题，则股骨近端切除和间置肌肉成形术以及相关病变的积极处理将能够减轻疼痛、方便护理并增加坐位耐受性，使时长达到 3 h 或更长。下面描述了这两种情况的病例。

简要病史

病例 1

患有痉挛性双侧脑瘫、GMFCS Ⅳ级的 7 岁女童，主要表现为髋关节僵硬。X 线片显示双侧髋关节半脱位，外移百分比为 35%~40%。她接受了双侧软组织松解和股骨近端内翻截骨术。在她 16 岁那年，右髋开始疼痛。X 线片显示髋关节再次半脱位。她接受了髋关节切开复位、再次软组织松解和股骨近端截骨翻修术，髋关节疼痛有所缓解。在 18 岁时，她接受了脊柱与骨盆融合术来矫正畸形。右髋出现进行性疼痛和僵硬，而且由于先前的内收肌松解的腹股沟瘢痕规律性地裂开，使她的会阴部护理变得困难。到 22 岁时，她无法在定制的椅子上舒适地坐一个多小时。她的髋关节固定内收 10°、屈曲范围为 30° ~60°。曾考虑行全髋关节置换术，但由于其痉挛而被拒绝，随后进行了右股骨近端切除和间置成形术。她的髋关节疼痛完全消除，可以活动肢体，并且能够舒适地坐 4~6 h。

病例 2

一名 14 岁男童患有肌张力障碍、全身性脑瘫，GMFCS 为Ⅴ级，表现为右髋疼痛和慢性脱位。由于髋关节非常僵硬而且易激惹，他不能舒适地坐着超过 20 min。尽管股骨头有明显的磨损，仍尝试了髋关节重建术，但股骨头活动度不足。因此进行了股骨近端切除和间置肌肉成形术。这样可以很好地缓解疼痛，并使男孩能够舒适地坐在椅子上。随后，他经历了脊柱融合术，尽管骨盆倾斜持续存在，但他的“髋关节”活动自如，会阴部护理和穿衣容易做到并感觉舒适。

术前影像

病例 1：图 33.1 a。

病例 2：图 33.1 b。

治疗目标

（1）缓解疼痛。

（2）允许舒适地坐在定制的轮椅上。

（3）改善“关节”/ 下肢的活动能力，以改善会阴部卫生、清洗和穿衣，并方便进行转移。

治疗策略

（1）尽量采用非手术治疗措施，如应用巴氯芬、三苯并菲和止痛药［如果合适，包括关节内注射局部麻醉药和（或）ITB（鞘内注射巴氯芬］，以减轻疼痛和痉挛（确定痉挛是否是由于肌肉痉挛、肌张力障碍或两者兼有引起的）。

（2）确定髋关节是疼痛的主要部位。

（3）在髋关节脱位时，评估重建是否可行：股骨头变形或磨损不一定是采用重建手术来缓解症状的禁忌证。

（4）如果在技术上无法进行重建，则进行股骨近端切除和间置肌肉成形术。

（5）如果重建的髋关节仍然存在或开始疼痛，即可考虑股骨近端切除和间置肌肉成形术。

手术细节（图 33.2 和图 33.3）

术前计划

（1）与儿科医生、物理治疗师、职业治疗师和轮椅服务组成的社区团队保持联系，确保术后护理计划到位。

（2）确保最大限度地进行肌张力管理，预期围手术期痉挛会增加，确保术后与麻醉小组进行适当的协作。

（3）考虑在围手术期增加用药。

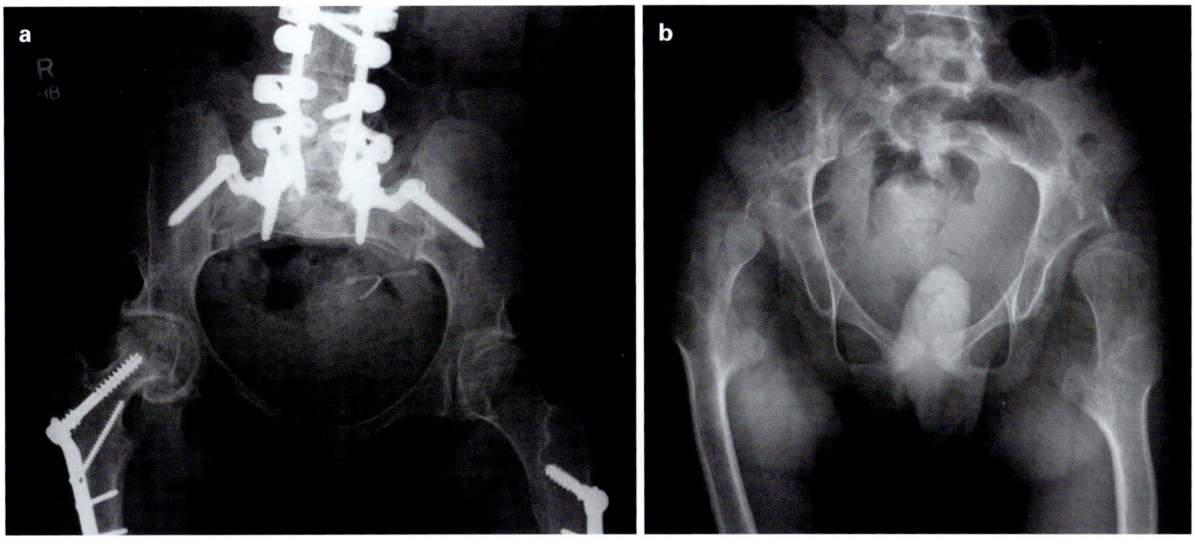

图 33.1　病例 1。a. 双髋正位片。下腰椎与骨盆融合。双侧股骨头在关节内，但右髋的关节间隙严重丢失。需要注意的是，慢性便秘和宫内避孕器（IUCD），都可能导致疼痛和难以舒适地坐着。病例 2。b. 双髋正位片，右髋关节脱位，右股骨头上端磨损严重。左髋关节半脱位

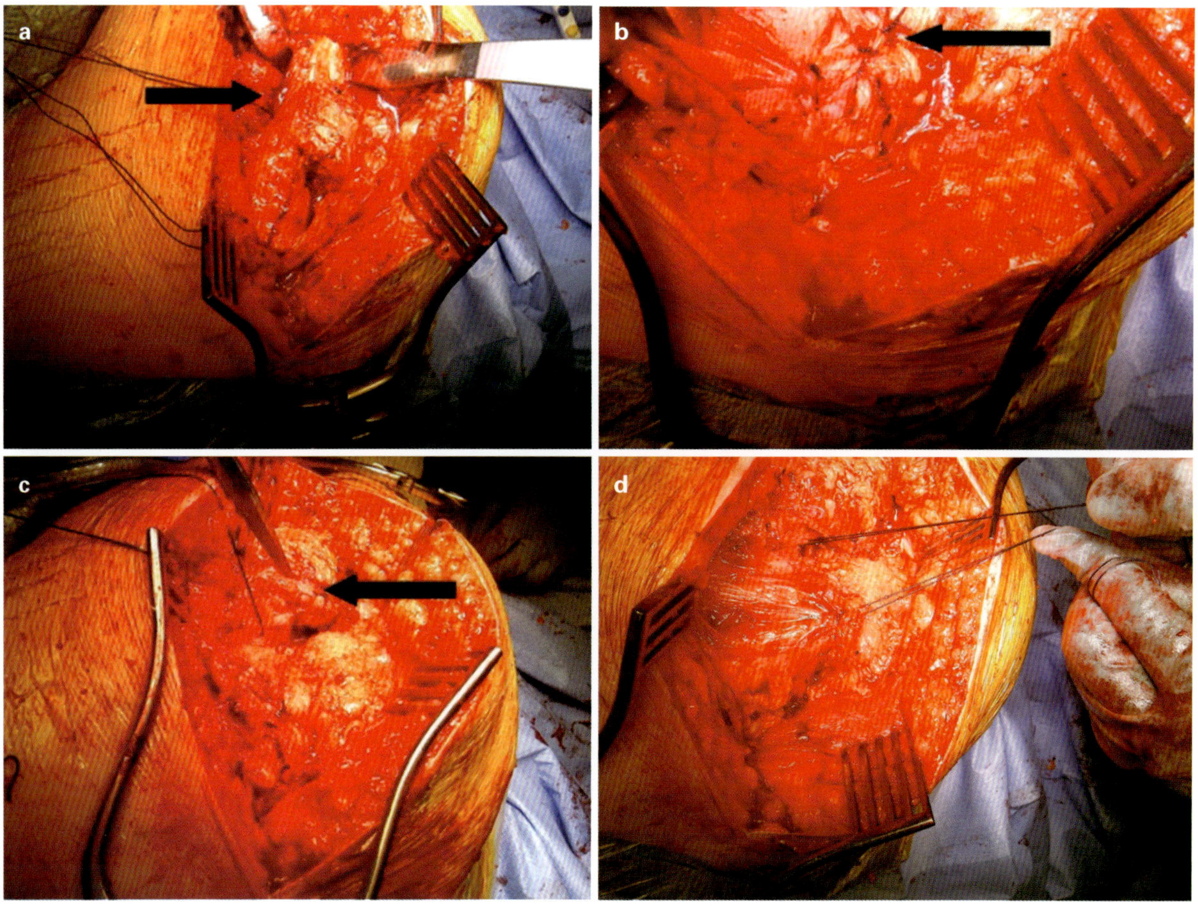

图 33.2 a. 显露股骨近端，切除至小转子下水平（黑色箭头）（患者的头部在照片的左侧；髋关节屈曲）。b. 闭合关节囊覆盖髋臼，将腰大肌缝合到臀中肌和臀小肌上（黑色箭头）。c. 在股骨残端近端缝合股内侧肌和外侧肌（黑色箭头）。d. 间置肌肉成形术的最终效果

（4）确保总体健康和营养状况达到最佳。

手术过程

（1）诱导时预防性使用静脉注射头孢菌素（或医院首选抗生素）。

（2）对于年龄在 16 岁及以上的所有患者，应考虑使用术中小腿泵、防栓长袜和低分子肝素来预防静脉血栓形成。

（3）髋关节前入路（取决于股骨头的位置和先前瘢痕的位置）。

（4）骨膜外松解股骨近端的臀肌和股外侧肌，并松解髂腰肌（如果之前未松解过）。

（5）切开关节囊显露股骨头，并切断关节囊附着处，将股骨头松解出来。

（6）从小转子下方 3~4 cm 处切除股骨近端。

（7）用双排扣法修复关节囊来覆盖髋臼。

（8）将髂腰肌、臀中小肌腱切断并缝合到关节囊上。

（9）用穿骨缝合的方法将股内侧肌和外侧肌包裹股骨残端：在缝合之前，确保股骨断端光滑，以减少骨骼“切出”其肌肉包裹的风险。

（10）修复筋膜并分层闭合伤口。

（11）使用可吸收的皮肤缝线。

（12）确保没有残留的内收肌紧张 / 收缩。

（13）术后控制患者的疼痛和肌肉痉挛。

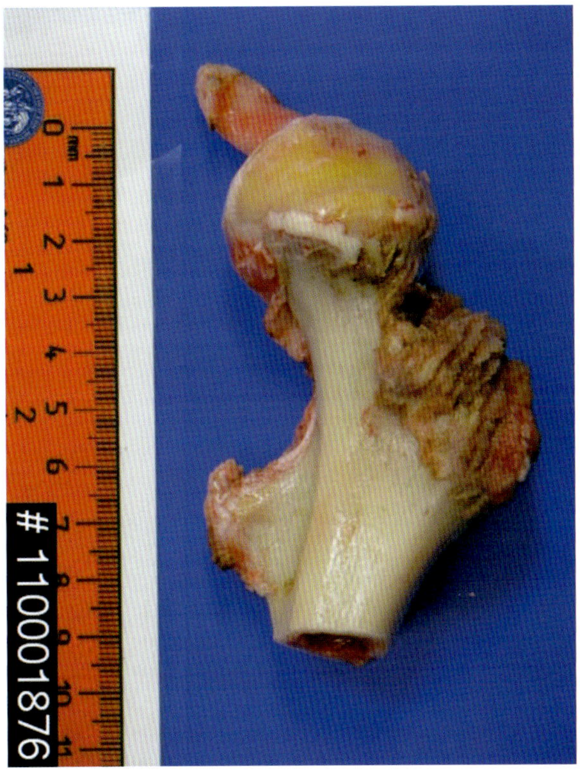

图 33.3　切除的股骨头标本显示了关节软骨的磨损程度：请注意，股骨截骨仅在小转子基底下方 1 cm 处，随后又截除了 2 cm

这可能包括应用硬膜外麻醉、静脉镇痛、肉毒杆菌毒素注射、增加巴氯芬剂量和地西泮（或类似药物）剂量等。

（14）在最初的几天内，皮肤牵引可能有助于摆放体位和解除痉挛。

术后影像

单个术后图像有助于确认即时状态，但在临床评估后才进行后期的影像学检查（图 33.4）。

要点和陷阱

• 确保已做好准备：尽早让包括神经科医生、物理治疗师和职业治疗师在内的多学科团队参与进来，并预计围手术期疼痛的其他原因：

- 便秘。
- 胃食管反流。
- 尿潴留。

• 如果患者是自主进食并且营养不良，可考虑插入鼻饲管。

• 许多患者以前接受过髋关节手术：确定脱位的方向和先前的瘢痕部位，并设计相应切口。

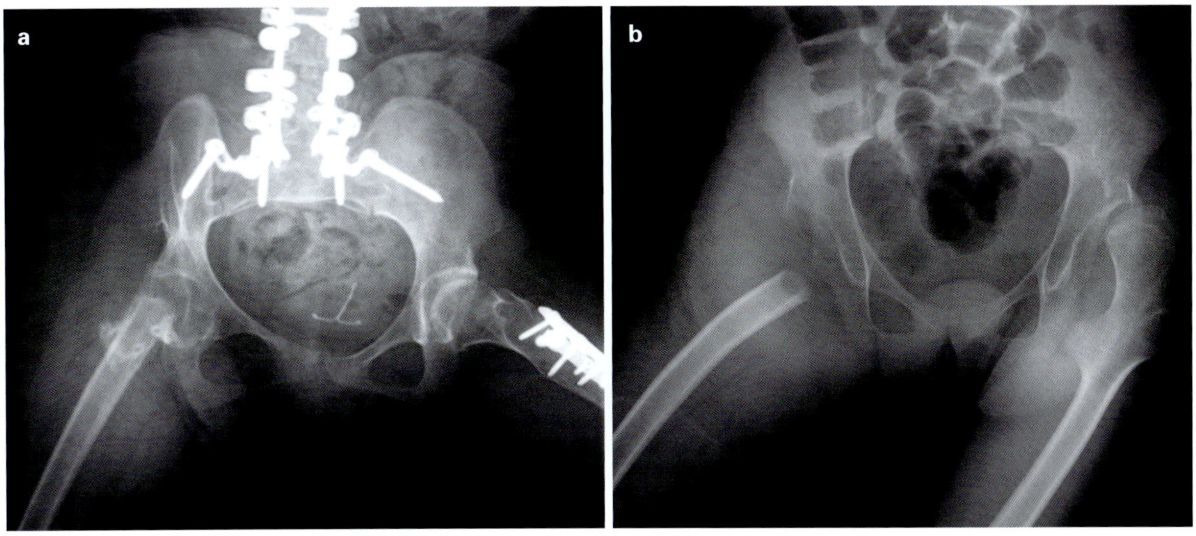

图 33.4　病例 1。a. 双髋正位片。右股骨已切除。左髋保留在关节中。病例 2。b. 双髋正位片。右股骨近端已切除。左髋关节仍有半脱位

• 始终在小转子远端切除至少 3 cm 的股骨。

• 确保充分关闭 / 覆盖髋臼。

• 确保在股骨残端周围进行足够的肌肉成形术：正是这种软组织包裹的完整性保持了对肢体活动的一些“控制”，并减少了近端移位的风险。

• 股骨近端移位是不可避免的，但只要股骨残端仍保留在肌肉包裹内，并且不向后外侧移动穿过臀部，（图 33.2 a、b），这就不是一个重大问题。

• 异位骨化确实发生，但在股骨残端软组织包裹良好的情况下通常不会出现问题。

• 患者家人习惯于髋关节僵硬而疼痛：切除关节成形术后，“髋关节”的极端活动性常常使他们感到不安。牵引可能会有用，直到他们熟悉新的临床情况并感到满意为止。

• 轮椅需要在术后立即进行临时调整，并在术后 6~8 周进行正式的复查。

• 术后 6~8 周进行肌张力用药检查。

适应证和禁忌证（表 33.1）

表 33.1 股骨头近端切除和间置成形术的适应证和禁忌证

适应证
尽管定期进行镇痛和适当的肌肉痉挛控制，但是重建后的髋关节仍然疼痛而僵硬 髋关节疼痛、前方或后方脱位，无法进行重建或不能舒适地坐着
禁忌证
患者在医学上不适合接受全身麻醉 疼痛并非由髋关节脱位引起

推荐阅读

[1] Dartnell J, Gough M, Paterson JM, Norman Taylor F. Proximal femoral resection without post-operative traction for the painful dislocated hip in young patients with cerebral palsy: a review of 79 cases. Bone Joint J. 2014;96-B(5):701–706.

[2] Knaus A, Terjesen T. Proximal femoral resection arthroplasty for patients with cerebral palsy and dislocated hips: 20 patients followed for 1-6 years. Acta Orthop. 2009;80(1):32–36.

[3] Leet AI, Chhor K, Launay F, Kier-York J, Sponseller PD. Femoral head resection for painful hip subluxation in cerebral palsy: is valgus osteotomy in conjunction with femoral head resection preferable to proximal femoral head resection and traction? J Pediatr Orthop. 2005;25(1):70–73.

[4] McCarthy RE, Simon S, Douglas B, Zawacki R, Reese N. Proximal femoral resection to allow adults who have severe cerebral palsy to sit. J Bone Joint Surg Am. 1988;70(7):1011–1016.

[5] Patel NK, Sabharwal S, Gooding CR, Hashemi-Nejad A, Eastwood DM. Proximal femoral excision with interposition myoplasty for cerebral palsy patients with chronic hip dislocation. J Child Orthop. 2015;9(4):263–271.

第 34 章　骨盆支撑截骨术

Karl E. Rathjen, Mikhail L. Samchukov, Alexander M. Cherkashin, John G. Birch

引言

在有效的全髋关节置换术发展之前，“骨盆支撑”截骨术被认为是髋关节骨性关节炎的挽救性重建手术，目的是在保留髋关节活动的前提下，减少疼痛和减轻 Trendelenburg 步态。在全髋关节置换术引入之前，除了最多中等程度有效外，医源性缩短和外翻畸形严重限制了这种截骨术在临床中的应用。Ilizarov 介绍了重要的二次重建性矫正畸形和延长策略，通过采用他提出的逐渐矫正方法和可调整的环形固定器，在初始手术的基础上改善临床效果。患者髋关节偶尔有一定的活动度和轻微疼痛，但由于感染破坏、不可复性脱位或神经源性功能障碍导致不适合进行全髋关节置换术，他们可能会从骨盆支撑截骨术联合 Ilizarov 的外固定技术、逐渐畸形矫正和远端重建的治疗中受益。在此，我们描述一位患有固定的神经性髋脱位和 Trendelenburg 步态的 21- 三体综合征（Down 综合征）患者，采用骨盆支撑截骨及远端畸形重建术得到了有效的治疗。

简要病史

一名患者 9 岁时进行骨科检查评估，既往有 21- 三体综合征病史，主诉平足、摇摆步态和右膝疼痛。他之前的健康状况良好，只有轻微的大运动发育延迟。当时的临床检查显示伸膝时双侧髌骨不稳定，柔韧性扁平外翻足，髋关节运动弧平滑，不伴疼痛，但是有双侧 Trendelenburg 步态。影像学检查显示之前未发现的双侧严重的髋关节发育不良（图 34.1）。11 岁复查时诉步态更差，当时还发现患有颈椎病和 C1~C2 不稳定（图 34.2）。他接受了后路颈椎减压和枕骨 ~C2 椎体融合，颈椎病症状得到缓解（图 34.3）。患者 13 岁时复查，主诉左膝疼痛，运动耐受性下降，独立行走能力下降，髋关节运动时出现不适以及双侧髋关节发育不良出现进展性改变（图 34.4 a）。他不适合行髋关节复位 / 髋臼截骨、融合或全髋关节置换术。由于步态和独立行走能力的恶化，建议他在有症状的一侧（左侧）进行骨盆支撑重建手术。术前检查（图 34.4 b~d）清晰显示没有下肢不等长和股骨远端外翻畸形（站立时因膝关节屈曲而被掩盖）。对他行骨盆支撑截骨术以及应用环形外固定架、股骨近端外翻截骨并同时行股骨远端截骨进行远端重建，以逐步矫正外翻畸形和轻微延长（图 34.5~ 图 34.10）。术后 4 个月取出外固定架。

重建术后 5 年，与术前相比，他各方面活动能力有所改善，双下肢仍保持无症状状态，到目前为止不需要进一步的矫形治疗（图 34.11）。

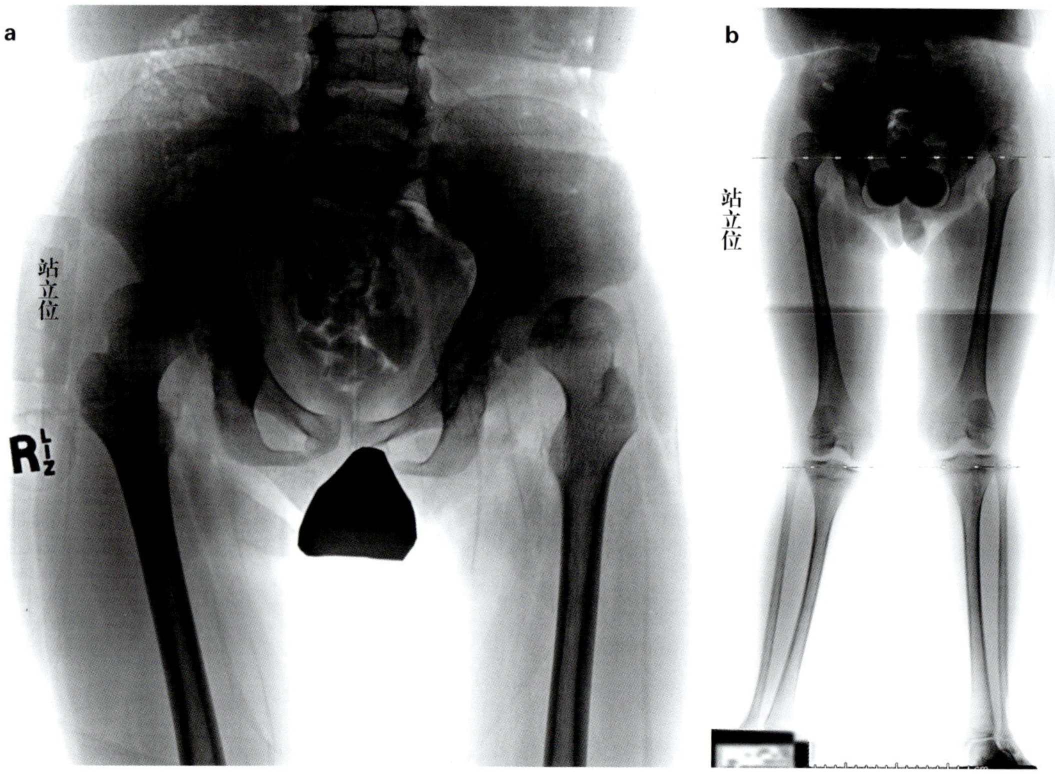

图 34.1 患者 9 岁在我院就诊时的影像学表现。他的主诉包括摇摆步态和右膝疼痛。a. 骨盆前后（AP）位片显示双侧先前未确认的髋关节脱位伴严重的髋臼发育不良。b. 下肢 AP 位片显示双侧股骨远端外翻畸形，但无明显的下肢不等长

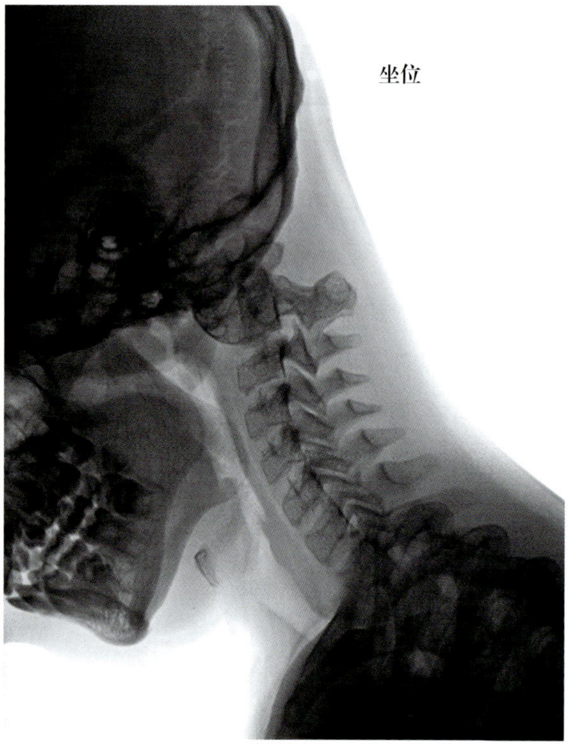

图 34.2 患者在 11 岁时再次出现步态和运动耐受力变差，在颈椎屈曲位 X 线片上，显示颈椎病征象和明显的 C1~C2 不稳定

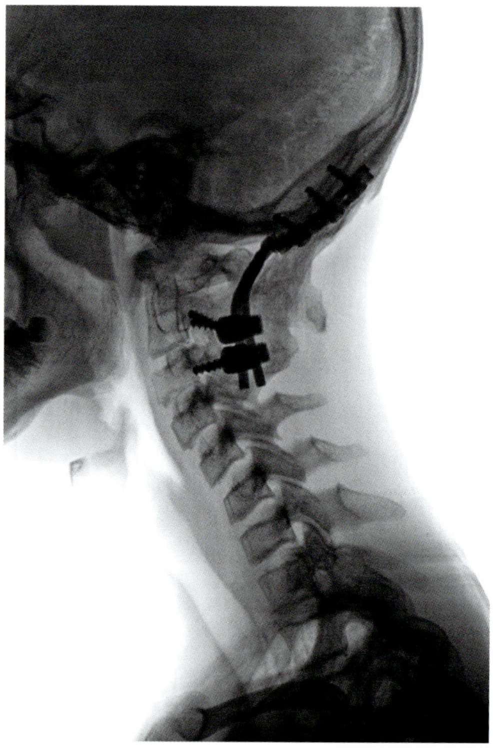

图 34.3 随后他接受了后路减压术和从枕部到 C2 的固定融合手术。他存在的问题都得到了解决，术后 5 年病情稳定（尽管 X 线片提示内固定物断裂）

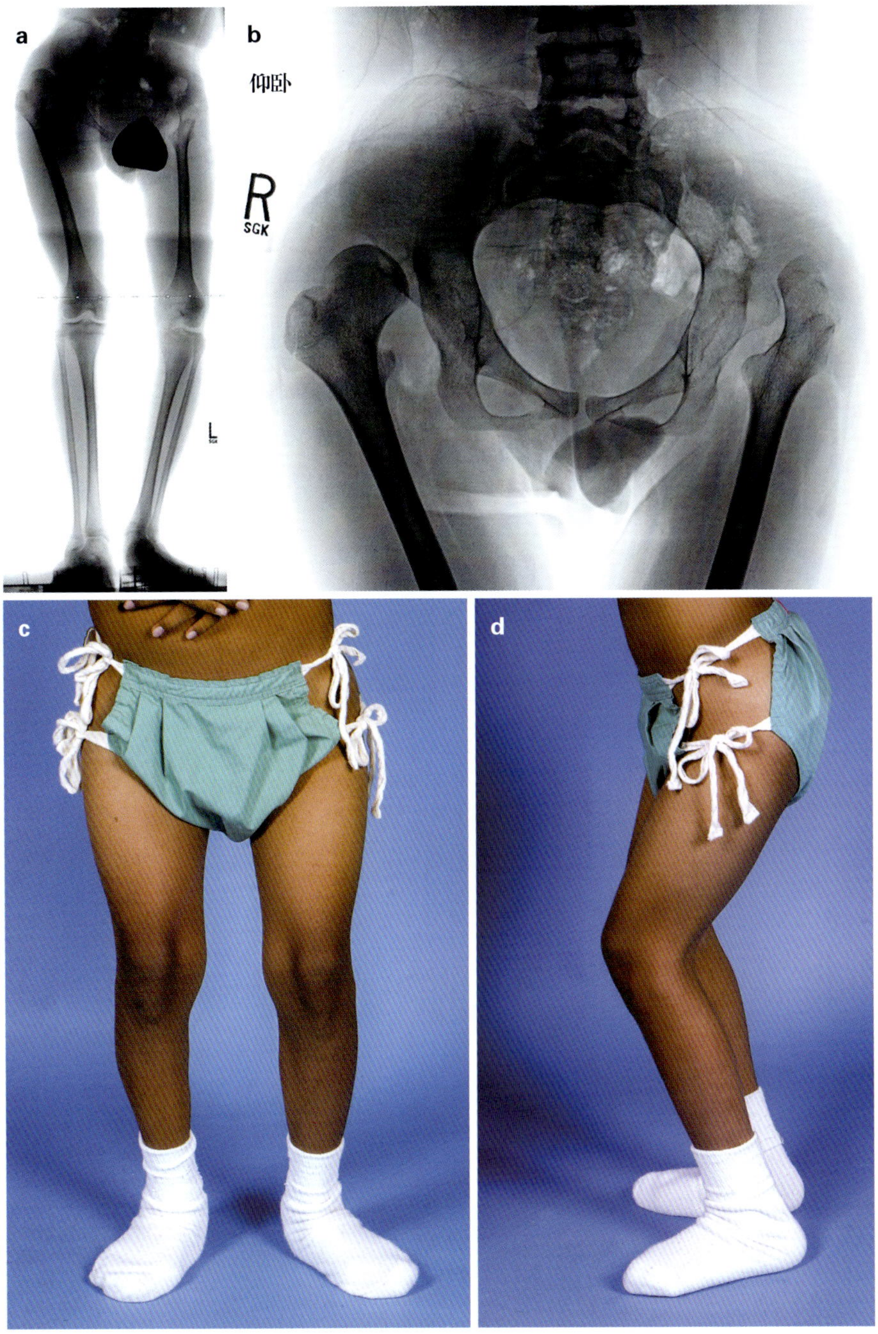

图 34.4　13 岁时出现新的主诉：左膝疼痛，运动耐受性下降，无支撑辅助时行走困难。a. 站立位 AP 位片显示双侧髋臼发育不良和相对等长的下肢，股骨远端外翻畸形被站立时膝关节屈曲所掩盖。b. 骨盆正位片显示逐渐加重的双侧髋关节发育不良。c. 从前面看的体位图。d. 从左侧看的体位图，注意他站立时膝关节屈曲的倾向（掩盖了股骨远端外翻畸形）

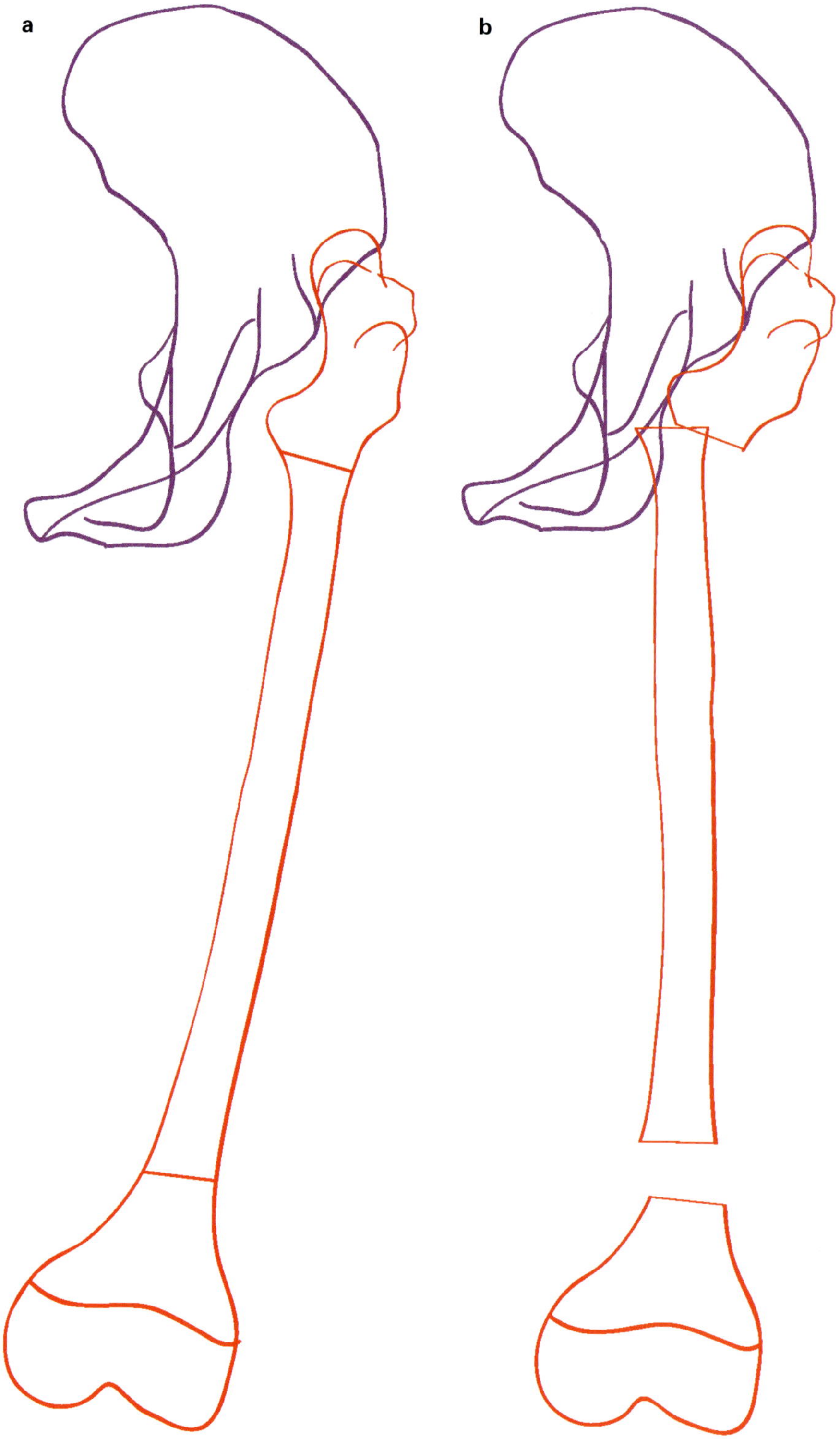

图 34.5 a、b. 手术计划：最大限度地使近端部分内收，通过在股骨远端行第二处截骨来矫正远端外翻畸形和轻微的下肢不等长

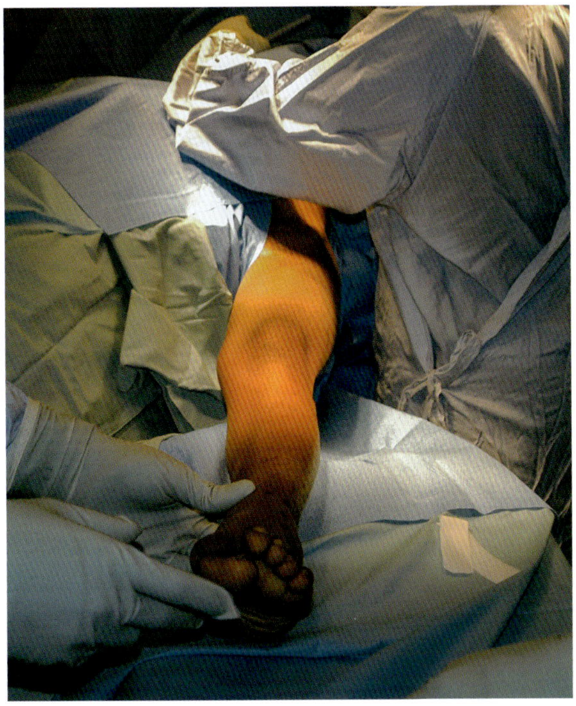

图 34.6　术中定位。从半侧骨盆以远铺单露出整个患肢。在这个病例中，手术台支撑腿的部分从铰链处去掉，腿放在单独的桌子上

术前影像

必要的放射线片包括：

（1）下肢站立 AP 位片。如果有必要，可在患肢下放一木块来保持骨盆水平。这张片子可记录功能性下肢不等长数值、双下肢站姿以及患侧股骨上段与骨盆的关系、需要考虑制订矫正计划的患肢畸形，以及恢复正常机械轴的设计。

（2）患肢最大外展和内收位骨盆正位片，记录冠状面的运动弧和股骨近端与骨盆的关系，规划股骨近端截骨的水平以及所需外翻的角度。

（3）患侧股骨侧位片，可确定和量化矢状面畸形，这些畸形可能在矫正中需要加以考虑。

（4）如果需要延长，则需要拍摄膝关节完全伸直的专用侧位像，有助于在治疗过程中对于任何可能的膝关节屈曲畸形 / 半脱位进行影像学评估。

其他图像可能也有帮助，但不一定是必需的。这些包括：

a. 下肢全长片记录实际的骨性下肢不等长数值。

b. 患侧单腿站立时的骨盆正位片，记录在此位置股骨近端与骨盆的关系。

c. 骨盆及股骨近端 CT 三维重建图像，用来帮助规划骨盆和重置的股骨近端之间维持最大接触时的最佳位置。

治疗目标

治疗的首要目标是通过增加单腿站立位的股骨近端内收来消除 Trendelenburg 步态（以及相关的外展肌疼痛），这样一来在保持髋关节的功能性屈曲和伸展并最大限度地增加骨盆和股骨上端之间的接触以增加和均匀分布负重面的同时，（替代）髋关节的进一步内收是不可能的。

一个相关的主要目标是通过内收股骨远端，进而代偿股骨上段外翻截骨，从而恢复下肢的机械轴（从替代的髋关节到踝关节的连线通过膝关节）。畸形矫正的确切位置取决于股骨上段外翻截骨术对机械轴的影响程度以及股骨原有的畸形。次要目标包括矫正已存在的畸形（如股骨远端外翻畸形），以及矫正下肢不等长来最大限度地发挥肢体功能。

治疗策略

治疗策略首先是基于相关指南中概述的

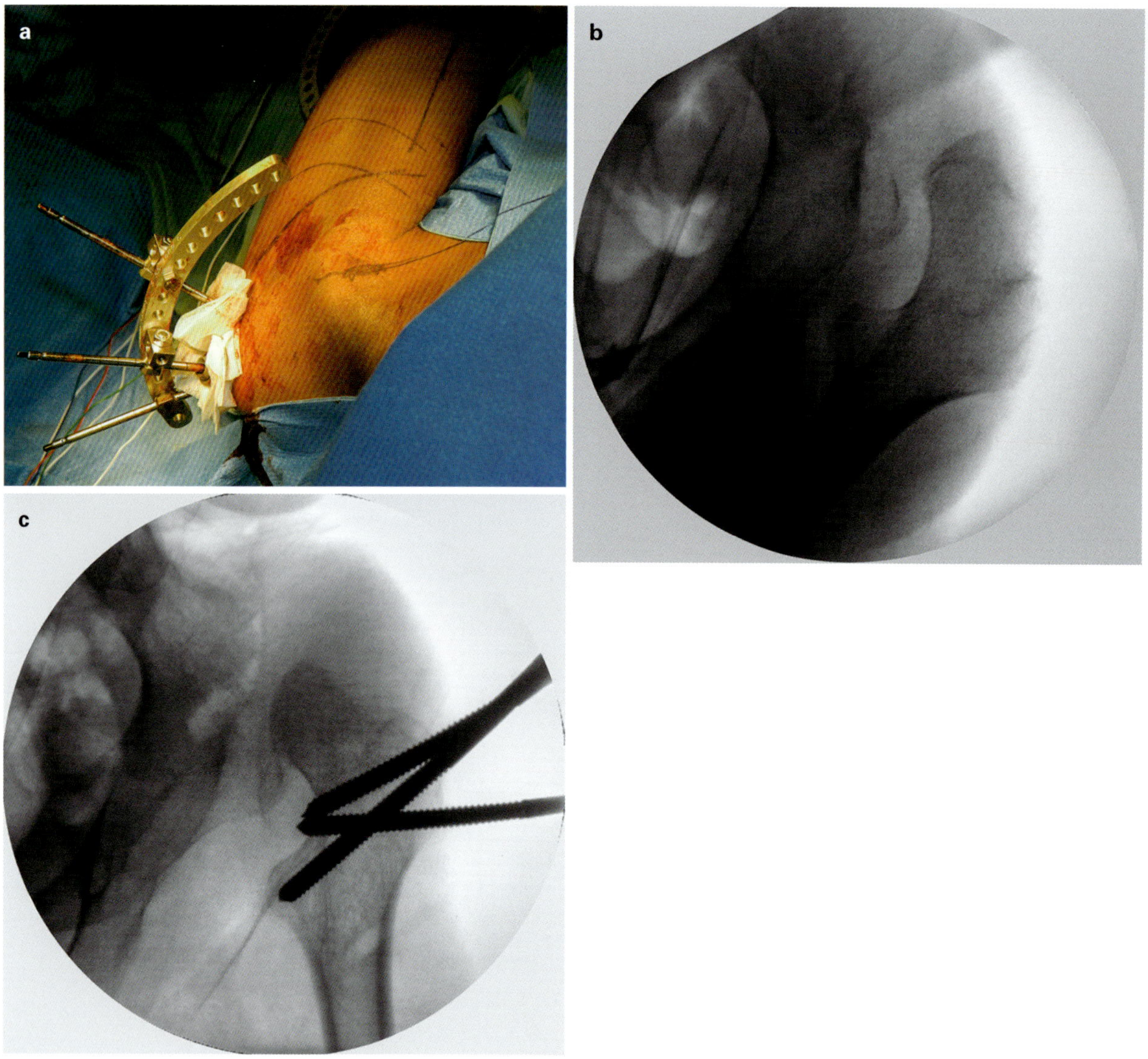

图 34.7 用连接在双弧架上的半针固定股骨上端。a. 将腿放置在最大内收位置，将股骨上固定点放置在与预期股骨远端机械轴正交的位置［可能需要术中和（或）术后调整］。注意，在皮肤上标记了股间连线、股骨远端轴线和截骨术水平的解剖标志，以帮助正确的外固定架定位。b. 股骨近端最大内收的影像学表现。c. 近端骨折块固定后的影像学表现

"适应证和禁忌证"仔细选择患者，然后认真分析患者的影像学表现。

术前临床评估包括：

（1）仔细记录髋关节的活动弧，包括最大限度地外展和屈曲，以及任何的髋关节屈曲挛缩表现。同时记录活动弧中相对无痛的范围。

（2）评估髋关节屈肌和外展肌的力量，没有外展肌力量的髋关节只有在股骨上端截骨术导致髋关节没有临床内收的情况下，术后才能消除 Trendelenburg 步态。

（3）明确和量化继发畸形（如股骨远端外翻或膝关节不稳定）和功能性下肢不等长。

接下来，对上述术前影像学进行分析以确定：

（1）近端节段预期内收的程度。

（2）股骨上段截骨的水平，以使股骨上段

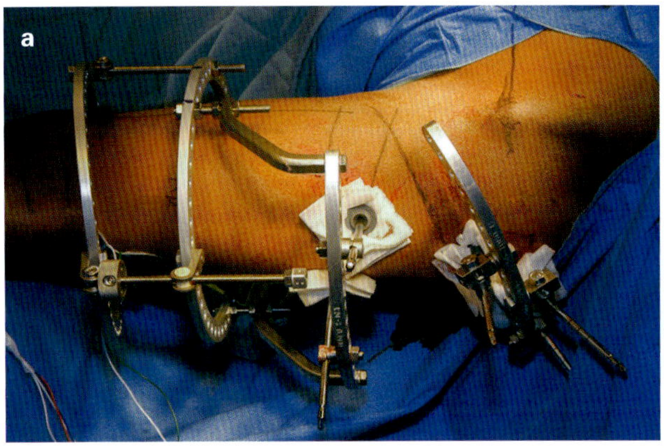

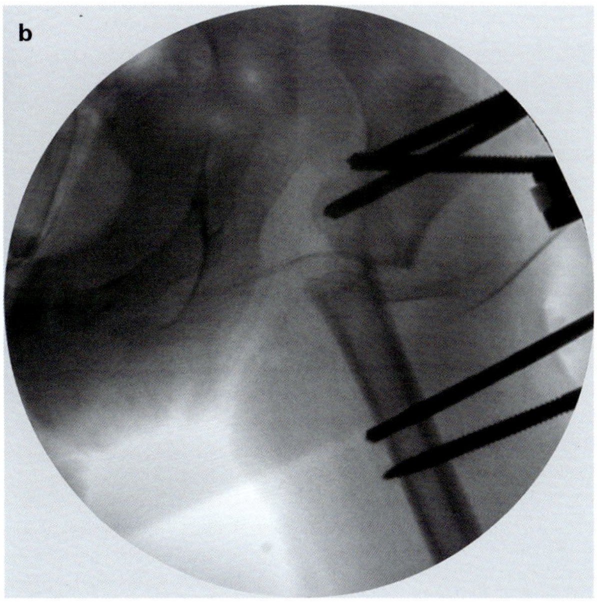

图 34.8　a. 股骨上端截骨术前用外固定架固定的临床表现。注意上、下固定环的方向，截骨术后上、下固定环将平行。b. 股骨近端截骨和移位后的术中影像学表现。注意到中间节段处于外翻位，并能够向内侧和近侧移位，使股骨与骨盆接触最大化，并使下肢负重轴居中

和骨盆之间的接触最大化，同时预计需要外翻的程度。

（3）第二次截骨的水平和所需的内翻程度，需要恢复适当的机械轴（此时膝关节应位于肢体的机械轴上）。

（4）股骨存在的其他畸形（如股骨远端外翻），它们对术后的矫正目标和肢体功能有一定的影响，因此需要通过截骨来矫正。

（5）残留的下肢不等长的程度（如有的话），并制定治疗计划。

最后，可选择外固定架，它可以在治疗过程中立刻或逐步矫正畸形。在大多数情况下组合式环形外固定架是首选，但也可以使用其他外固定架或应用内外联合固定。

手术细节

（1）患者仰卧在全透光手术台上，整个患肢和半骨盆铺单暴露，以允许环形外固定架套入肢体。在患者下背部放置一个垫子可能就足够了，但理想的方法是使用一个单独的、可调节腿托的手术台，以最大限度地外展对侧肢体便于让助手从患肢内侧操作，也可移除患侧腿托，并将患腿放置在可调节的桌子上（图 34.6）。关键是要有环形外固定架的通道可套入整个患肢和半骨盆。

（2）透视下在患者皮肤上标记所有适当的标志点，包括近端固定的水平和角度、近端截骨的水平、中间节段的机械轴、膝关节的水平、股骨远端截骨（随后）的预期水平以及股骨远端节段的轴线。

（3）在大多数情况下，术前装配外固定架模拟畸形和预期的股骨上段外翻截骨是有益的。在这种情况下，计划采用股骨上外翻截骨术和股骨远端外翻截骨术进行外翻矫正和轻微延长（图 34.5）。最上面的固定环用 3 枚半针

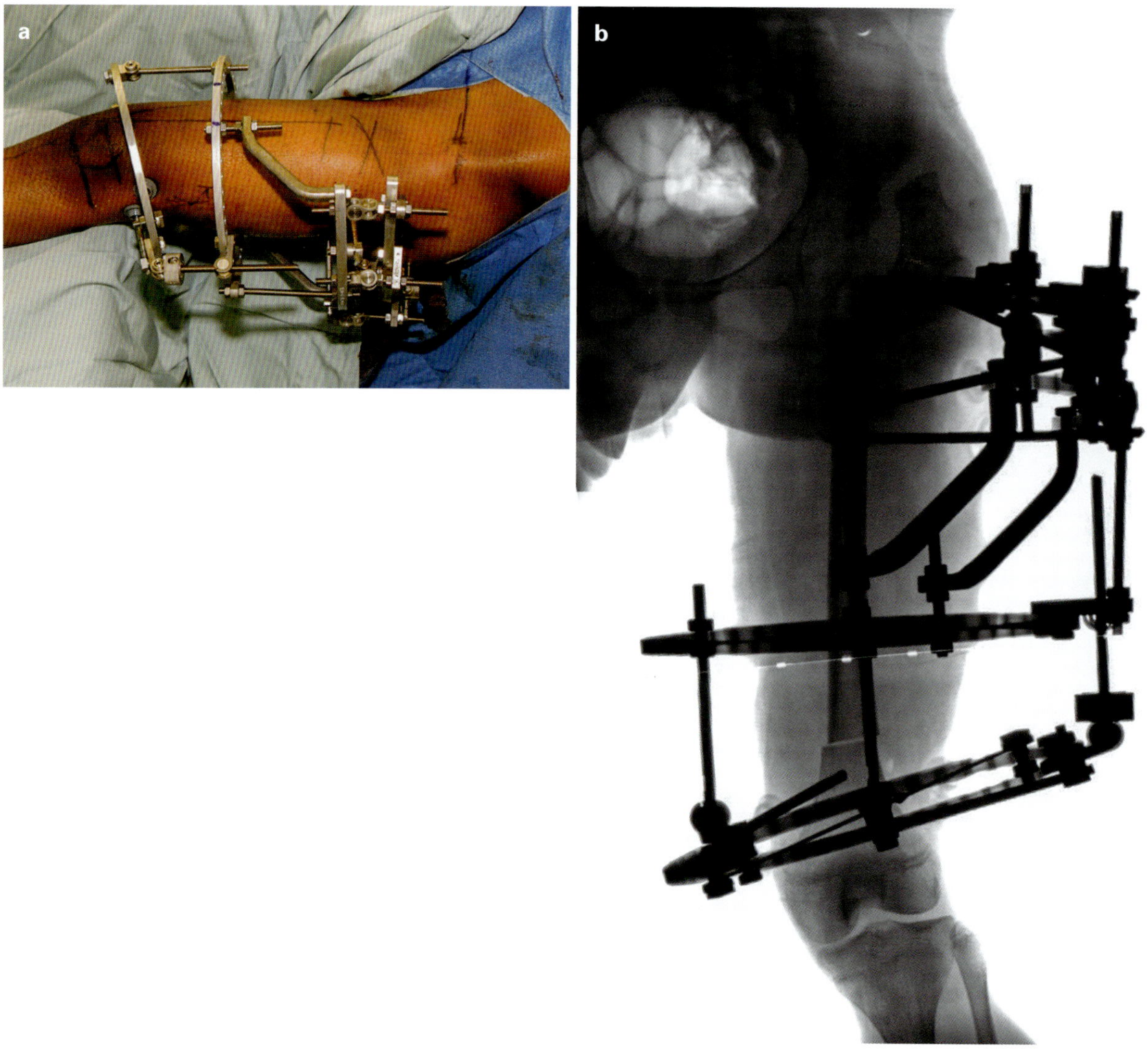

图 34.9 a. 手术完成时器械的临床外观。注意上、下固定环现在是平行的（与图 34.8 a 相比）。b. 股骨近端截骨移位及股骨远端截骨外翻畸形矫正及轻度延长术后的 X 线片

固定在股骨上端（图 34.7）。将中间和远端节段固定组件组装好，滑过患者的腿，并垂直固定在患者的股骨上（图 34.8 a）。外固定架用半针和全针固定在患肢上。我们在股骨上段和中段使用 5 mm 自攻和钻孔的半针，在下段使用半针和 1.8 mm 橄榄针的组合。截骨端的调整和稳定性都需要外固定架足够牢靠，同时尽量减少软组织牵拉。

（4）在股骨上段的预定水平进行经皮或有限切开截骨，根据设计将截骨端移位，重新连接外固定架（图 34.8 a 和图 34.9 a）。

（5）在这个病例中，由于近端固定环很牢靠，并在完全性截骨后获得移位，而仅计划在远端截骨部位进行轻微的角度畸形矫正和延长，所以可以同期进行远端截骨术（图 34.9 b）。

（6）在闭合伤口和松解针道周围软组织后，应用大块敷料加压包扎肢体并获得标准 X 线片（图 34.10）。

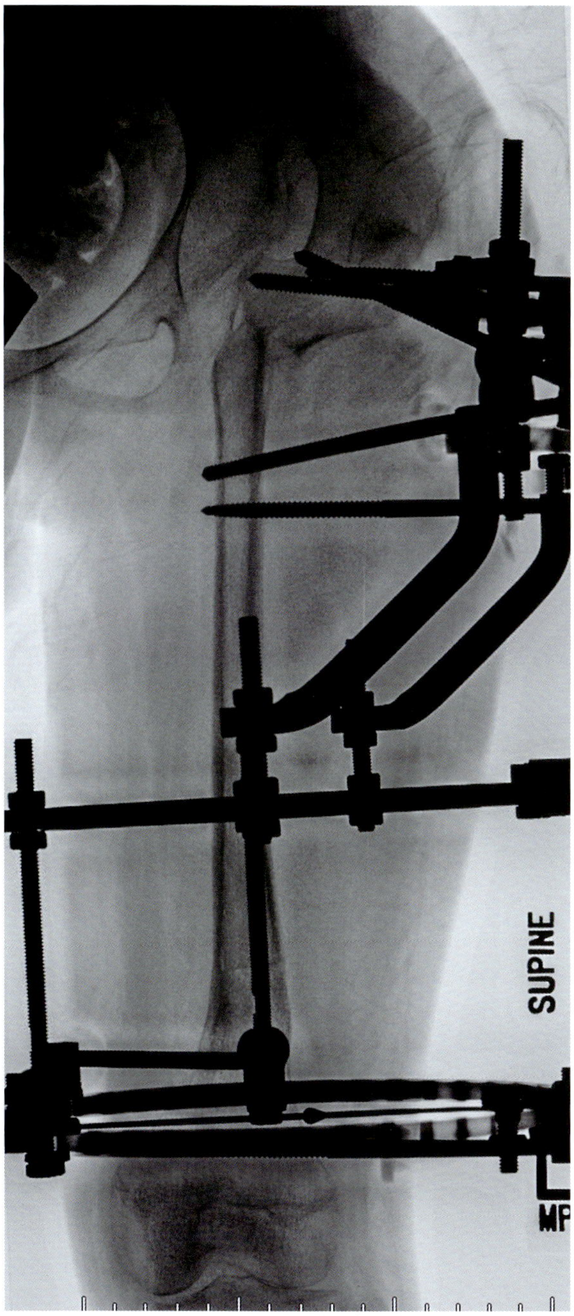

图 34.10　矫正结束时股骨的影像学表现

术后护理和影像

鼓励患者在可承受的情况下尽可能早地负重，如有需要可以在上肢帮助下进行。除了一般的活动、肌肉力量的训练、关节活动以外，物理治疗应强调患肢主动和被动的内收，以确保内收活动范围减少很小的度数（通过骨盆正位片记录股骨上段的最大内收）。如果内收活动范围不充分，则需要逐步或者立即将远端节段进一步外翻。股骨上段一旦达到最终位置，就应每两周拍摄一次以截骨部位为中心的股骨上段 X 线片，在截骨部位完全愈合前确认位置正确，如果有必要的话可以进行第二次截骨。此时应拍摄下肢站立位正位片，以确认第二次截骨的水平，以及在肢体新的负重轴上，最远端节段的“目标”位置。第二次截骨后，治疗继续，必要时进行 X 线检查，以监测截骨端间隙中新骨的形成。拍摄下肢站立位正位片确认截骨节段力线重排良好。此时应每月对截骨部位进行一次 X 线检查，以确认愈合是否充分，从而决定是否拆除外固定架。在大多数情况下，我们倾向于通过逐步拆除半针和让固定环“失稳”，进而让整个复杂的外固定架系统逐步失稳再予以拆除。

要点和陷阱

（1）病例的选择是关键：患者髋关节必须有足够的活动范围才值得保髋，不能以关节疼痛为原发或者主要症状，且能够适应长时间、分阶段的外固定治疗。

（2）替代性重建手术（髋关节融合术、全髋关节置换术）必须被视为短期内不适合患者的选择。

（3）重建的初始阶段（股骨上段外翻截骨术），即使是远端重排，也不会对已存在的下肢不等长产生积极影响，甚至会加重患肢的缩短。外科医生和患者都必须认识到，如有指征，则计划进行后续的肢体延长（无论是作为重建手术的一部分，还是后续手术）。

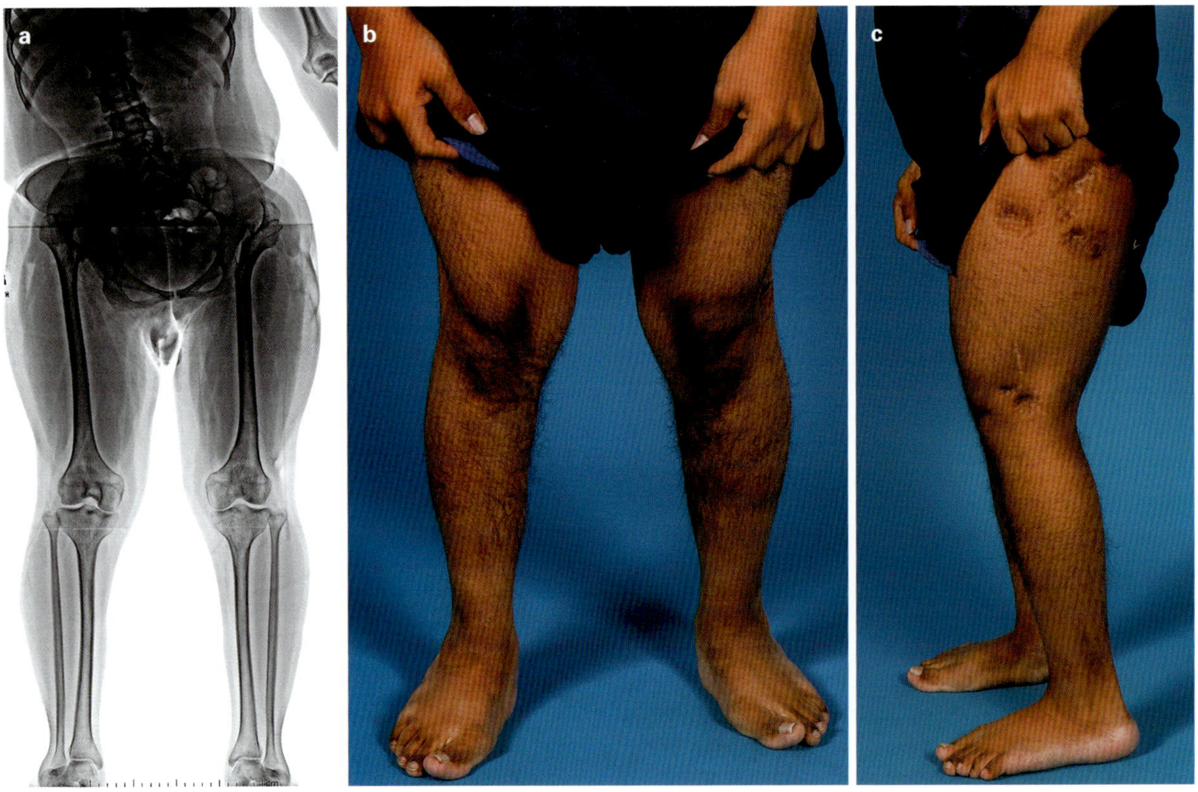

图 34.11 术后 5 年，患者已超过其术前最佳的步行能力，而且双下肢无疼痛。右腿未经治疗。a. 下肢站立位正位片。b. 从正面看体位图。c. 从患者左侧看体位图

（4）有些患者可能对他们受 Trendelenburg 步态还是明显的下肢不等长影响哪个更大比较模糊。在这些患者中，让他们穿合适尺寸的补高鞋（适应他们相应的 Trendelenburg 步态），有助于他们判断哪些特征是他们最关心的。

（5）在已经计划外翻截骨矫形的位置，将针打入股骨之前，应尽可能将软组织分离开来，以尽量减少固定针周围的软组织聚集，这点非常重要（会把软组织缠绕在一起）。在完成手术之前，尽可能松解固定针周围任何残留的紧张组织。

（6）即使当角度矫正的预期目标可以很好地完成时，通过操纵外固定器来调整的这种矫正能力也是非常有价值的。根据我们的经验，股骨近端截骨采用内固定（并接受预后）以避免使用外固定架并不明智。

适应证和禁忌证（表 34.1）

表 34.1 骨盆支撑截骨和远端重建术的适应证和禁忌证

适应证
与髋关节融合相比，受累的髋关节（或者是被感染破坏或脱位的替代关节）应有足够的活动范围
髋关节活动疼痛不应是主诉，因为骨盆支撑手术用于缓解疼痛的效果是不确切的。然而，轻微的活动相关或肌肉疲劳疼痛并非禁忌证
短期内不适合进行全髋关节置换术。全髋关节置换术通常（相对）的禁忌证包括年龄小、解剖或骨形态严重变形而无法放置内植物，以及活动性感染
应仔细考虑该患者从长期来看是否有选择全髋关节置换术的可能性，因为由于骨盆支撑截骨术产生的股骨上段外翻使这种重建非常困难或不可能
患者必须能够忍受长时间、体积庞大的外固定架，并遵从针道护理和治疗方案，并能接受某些患者有指征而做的后续截骨
禁忌证
受累的髋关节活动范围有限、无功能，特别是疼痛是原始或者主要的主诉
髋关节融合或全髋关节置换术是短期治疗方案的合理选择
远期行全髋关节置换术的可能性是一个相对禁忌证，因为股骨上段外翻截骨术产生的畸形可使关节置换术变得困难或者不可能，除非再次行截骨矫正
关节周围深部的活动性感染是一种禁忌证，在考虑骨盆支撑截骨术之前应该通过药物和手术完全治愈
不能或不愿意接受使用外固定的长时间、分阶段治疗和针道护理方案的患者

推荐阅读

[1] Dimitrios P, Nayagam S. The pelvic support osteotomy: indications and preoperative planning. Strategies Trauma Limb Reconstr. 2008;32(2):83–92.

[2] Haas J. A subtrochanteric osteotomy for pelvic support. J Bone Joint Surg. 2592;1943:281–291.

[3] Ilizarov GA. Transosseous osteosynthesis. Theoretical and clinical aspects of the regeneration and growth of tissue. New York: Springer; 1992. p. 701–718.

[4] Inan M, Bowen RJ. A pelvic support osteotomy and femoral lengthening with monolateral fixator. Clin Orthop. 2005;440:192–198.

[5] Mahran MA, El Gebeily MA, Ghaly NA, Thekab MF, Hefny HM. Pelvis support osteotomy by Ilizarov's concept: is it a valuable option in managing neglected hip problems in adolescents and young adults. Strategies Trauma Limb Reconstr. 2011;6(1):13–20.

[6] Samchukov ML, Birch JG. Restoration of pelvic support and limb length by the Ilizarov method. Bull Hosp Jt Dis. 1992;52(1):7–11.

第 35 章　SUPERhip 手术和 SUPERhip 2 手术治疗先天性股骨发育缺陷

Dror Paley

引言

先天性股骨发育缺陷（CFD）包括一系列股骨近端、髋关节及髋臼的发育缺陷、畸形以及发育不良。Paley 分型将这类疾患分为几种不同的病理解剖类型，以便对不同类型的 CFD 进行相应的手术治疗矫形。SUPERhip 手术可对 Paley 1 型的 CFD 进行重建，而 SUPERhip 2 手术可对 Paley 2 型的 CFD 进行重建。

简要病史

先天性股骨发育缺陷的 Paley 分型简介（图 35.1）

1 型：股骨完整，髋膝关节活动度正常。

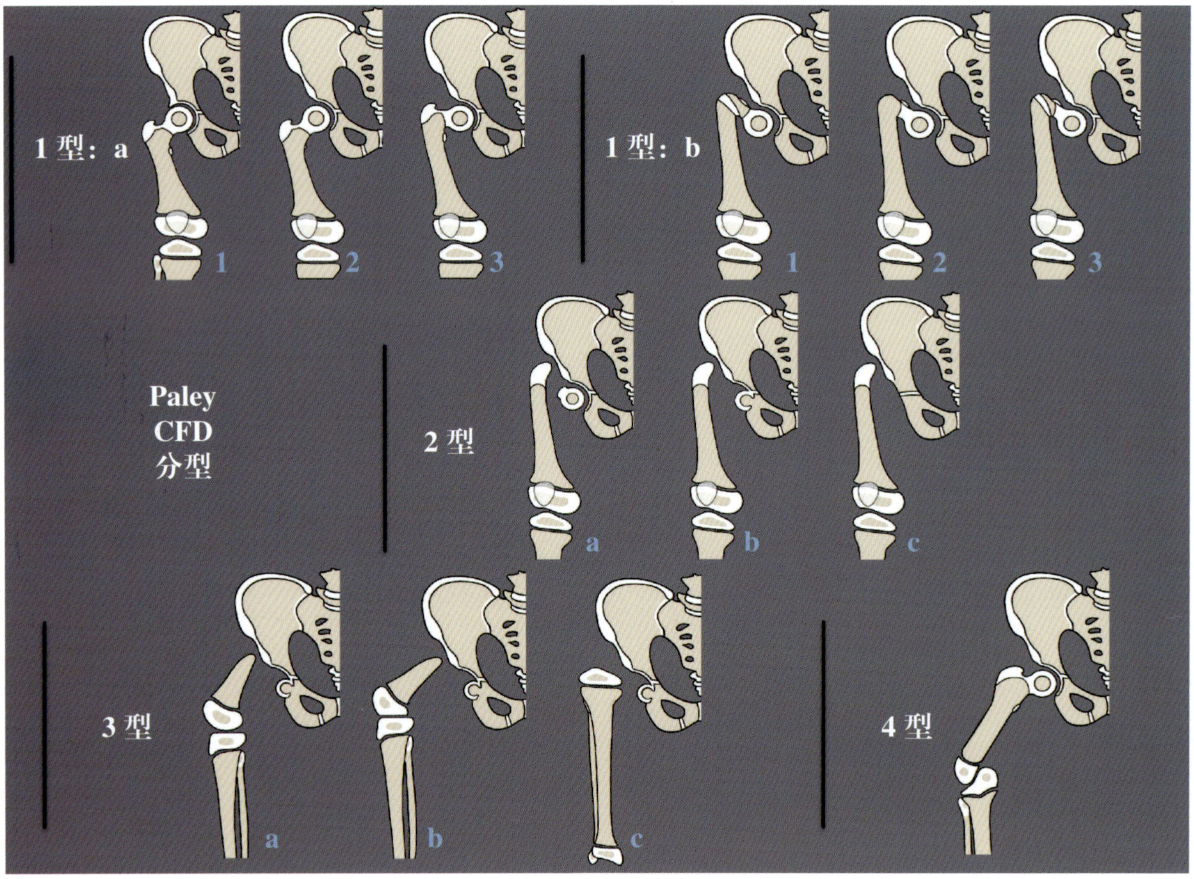

图 35.1　先天性股骨发育缺陷（CFD）的 Paley 分型

1a 型. 股骨近端骨化正常。

1b 型. 股骨近端骨化延迟（包括股骨颈、转子下，或股骨颈及转子下型）。

2 型：股骨近端假关节形成（大转子骨骺存在），膝关节通常可活动。

2a 型. 股骨头在髋臼内可活动。

2b 型. 股骨头部分与髋臼融合。

2c 型. 股骨头与髋臼完全融合，或股骨头缺如。

3 型：股骨干骺端发育不良（大转子骨骺缺如）。

3a 型 . 远端骺板存在，膝关节活动度> 45°。

3b 型 . 远端骺板存在，膝关节活动度< 45°。

3c 型. 股骨远端完全发育缺陷，或股骨远端残端（远端骺板存在时）与胫骨融合。

4 型：股骨远端发育缺陷（近端正常）。

Paley 1b 型的病理解剖基础（图 35.2）

为方便理解 Paley 1b 型的复杂畸形构成，我们可以建立一个由 3 个骨质部分组成的简单模型：骨盆模型，至小转子水平的股骨近端模型（颈干角 130°，大转子高度与股骨头中心平齐），以及从转子下区域至膝关节的股骨远端模型。首先，将股骨头置于髋臼中心内，屈髋 90°。然后，在屈髋位将股骨相对于骨盆外展 45°。之后，将股骨远端与股骨近端的远端部分相连接，同时将膝关节外旋 45°。这便完成了 Paley 1b 型 CFD 的模型构建。注意，股骨近端的屈曲使得股骨颈后倾，此时正常的颈干角指向后方。即使颈干角为 130°，但股骨近端的外展使股骨颈在冠状面处于内翻位。最后，将股骨远端于外旋位连接近端，使得由屈髋产生的假性后倾增加了实际真性后倾，同时使得假性髋内翻显得成为严重的髋内翻。股骨远近端的组合形成了一个巨大的前弓畸形，可于体格检查时在大腿前方触及巨大的凸起。这里的凸起并非大转子，大转子实际位于凸起的后内侧。由于股骨近端的屈曲及外展，大转子与髂骨距离很近，并指向坐骨。大转子尖部附着的肌肉（即臀中肌、臀小肌以及梨状肌）显得相对短小，这可能是原发或继发于此种固定畸形位置的结果。这些短小挛缩的肌肉限制了股骨近端复位至其正常解剖位置。同样的，股骨近端严重的屈曲畸形也是原发或继发于髂腰肌、阔筋膜张肌、股直肌以及臀中肌前半部分的挛缩导致。这些骨性畸形及软组织挛缩的组合构成了此种畸形的病理解剖基础，这也是在部分 Paley 1a 型及全部的 1b 型病例中矫正股骨近端畸形的手术矫形原则的核心。

病例 1：Paley 1a 型 CFD（图 35.3）

一名 8 岁女童，CFD，严重的双下肢不等长，之前尝试矫正髋关节畸形及股骨延长失败。髋关节固定内收屈曲畸形，膝关节稳定（图 35.3 a、b）。

病例 2：Paley 1b 股骨颈型 CFD（图 35.4）

一名 2 岁女童，右侧 CFD，严重双下肢不等长。髋关节存在固定屈曲，外旋畸形。髋关节外展受限，膝关节存在严重的前后向不稳定（图 35.4 a、b）。

病例 3：Paley 1b 股骨转子下型 CFD（图 35.5）

一名 2 岁女童，左侧 CFD，严重双下肢不等长。髋关节存在固定屈曲，内收，外旋畸形。膝关节存在固定屈曲畸形（图 35.5 a）。

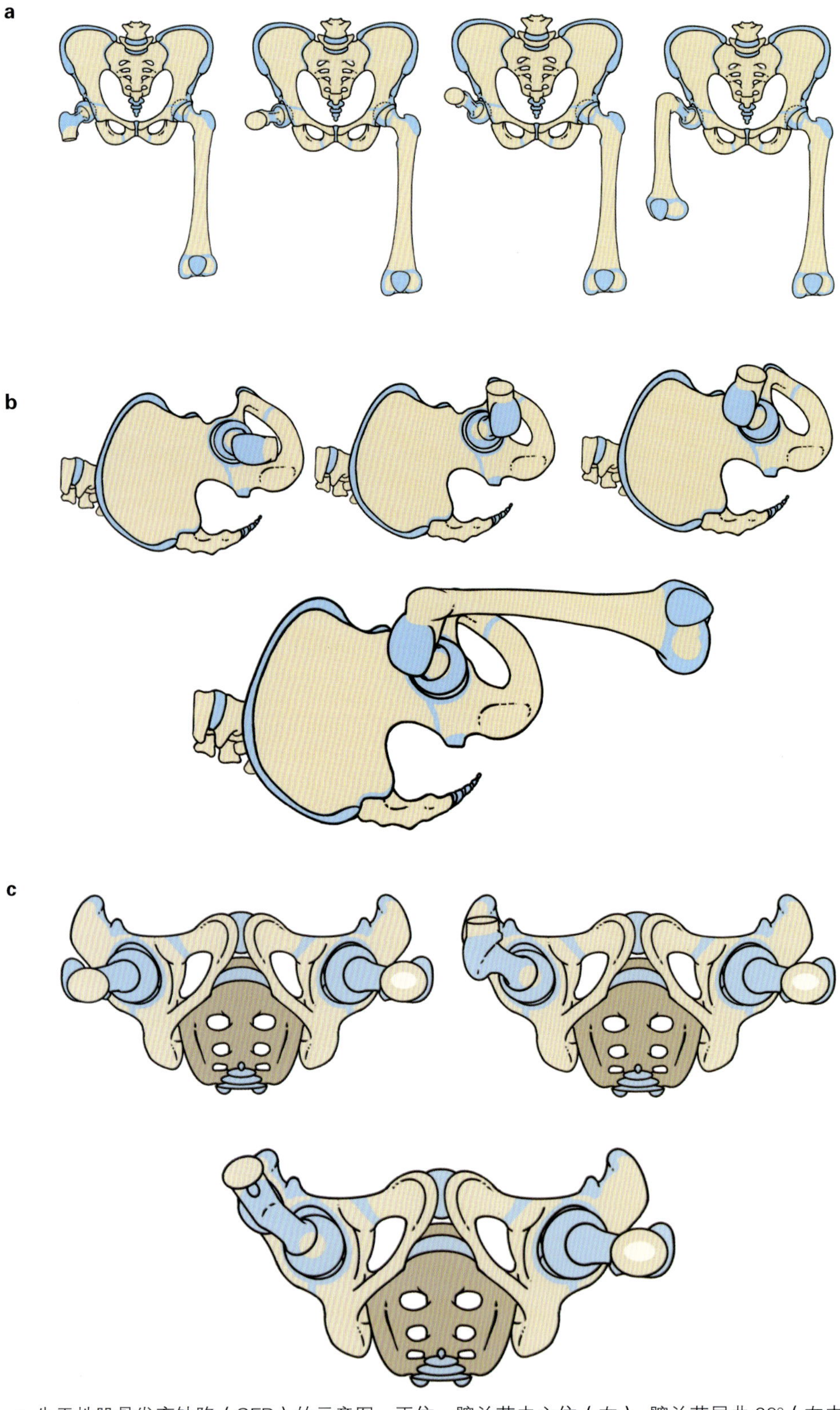

图 35.2 a. 先天性股骨发育缺陷（CFD）的示意图，正位。髋关节中立位（左），髋关节屈曲 90°（左中），髋关节屈曲位外展（右中），股骨远端外旋并与屈曲外展的股骨近端相连接（右）。b. 先天性股骨发育缺陷（CFD）的示意图，侧位。髋关节中立位（上左），髋关节屈曲 90°（上中），髋关节屈曲位外展（上右），股骨远端外旋并与屈曲外展的股骨近端相连接（下）。c. 先天性股骨发育缺陷（CFD）的示意图，仰视。髋关节中立位（上左），髋关节屈曲 90°（上右），髋关节屈曲位外展（下）

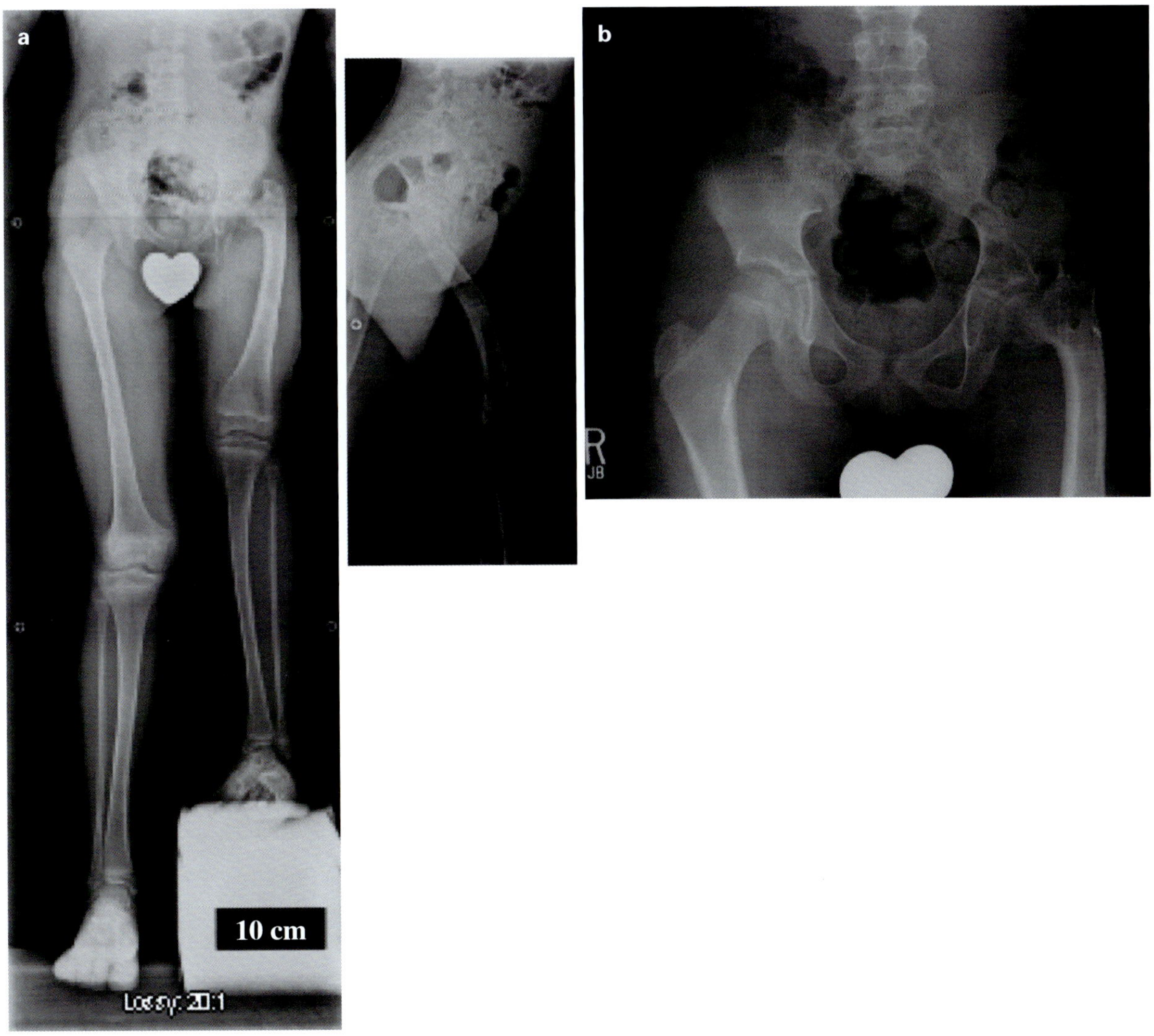

图 35.3 a. 8 岁女童，左侧 Paley 1a 型 CFD，左下肢缩短 10 cm。站立位下肢全长正位片（左）及侧位片（右），膝关节完全伸直位。可见严重髋内翻，大转子显著抬高，同时伴有轻度腓侧轴旁半肢。b. 骨盆正位片提示髋内翻及髋臼发育不良。c. 术中透视图，角钢板插入股骨颈，需矫正的内翻成角（钢板与股骨干夹角）为 45°内翻及 15°屈曲。股骨克氏针定位第一截骨平面。d. SUPERhip 截骨术后透视图，可见髋内翻矫正（左）。大转子高度恢复至股骨头中心水平。股骨外展截骨后可见髋臼发育不良，外侧覆盖不佳。通过髋臼周围三联截骨来改善股骨头覆盖（右）。e. 股骨及骨盆截骨愈合后的髋关节正位片。f. 通过股骨及胫骨外固定架（与膝关节处铰链连接）同时进行股骨及胫骨延长的照片。患儿可带着两个外固定架进行体育活动，参加游泳比赛。g. 延长术后的站立位下肢全长片。髋关节矫形及稳定性好。通过胫骨远近端内侧 8 字板来矫正胫骨外翻。侧位片可见膝关节伸直不受限。h. 即便在股骨及胫骨延长术后，她的关节活动度及柔韧性都保持得很好

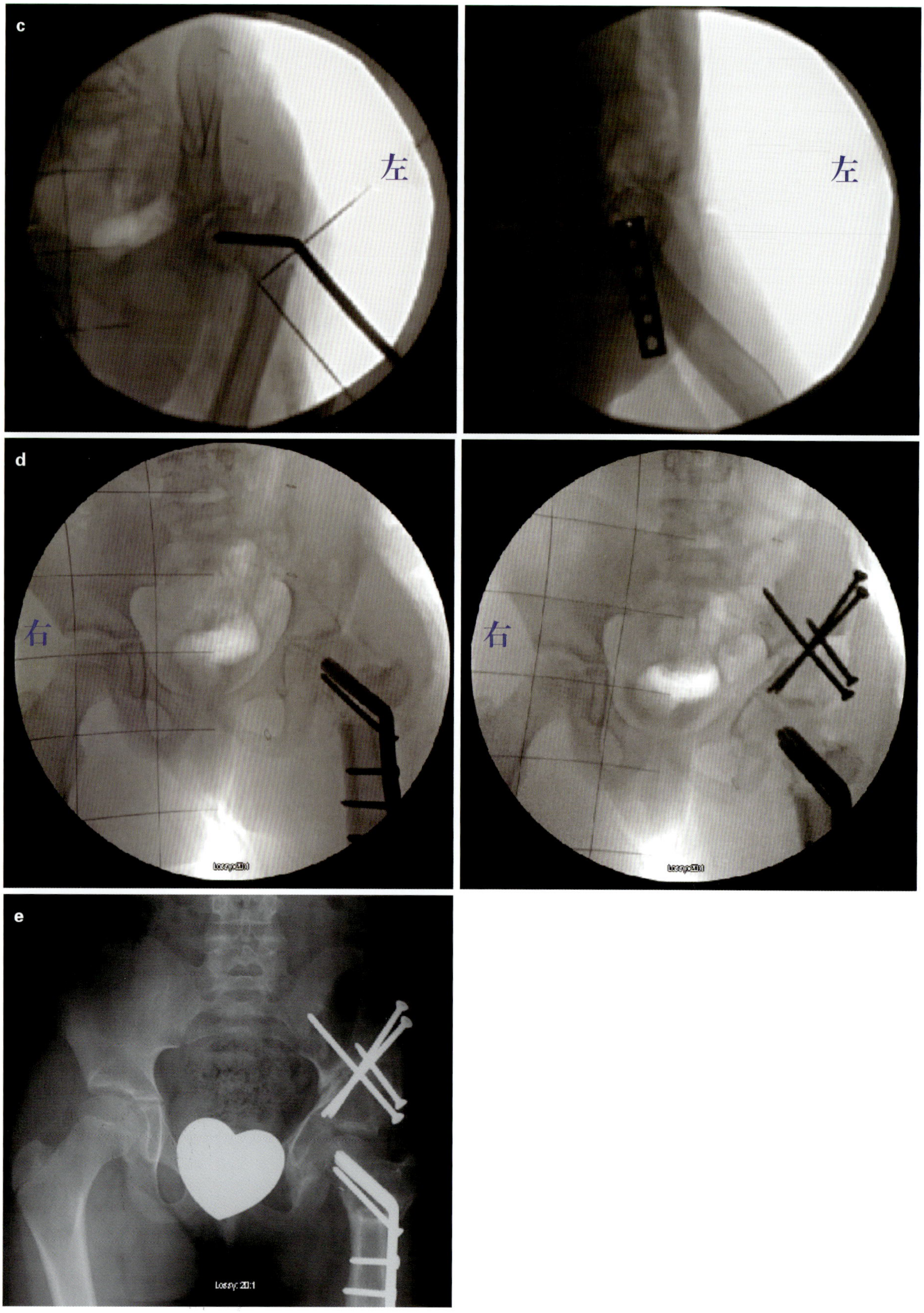

图 35.3（续）

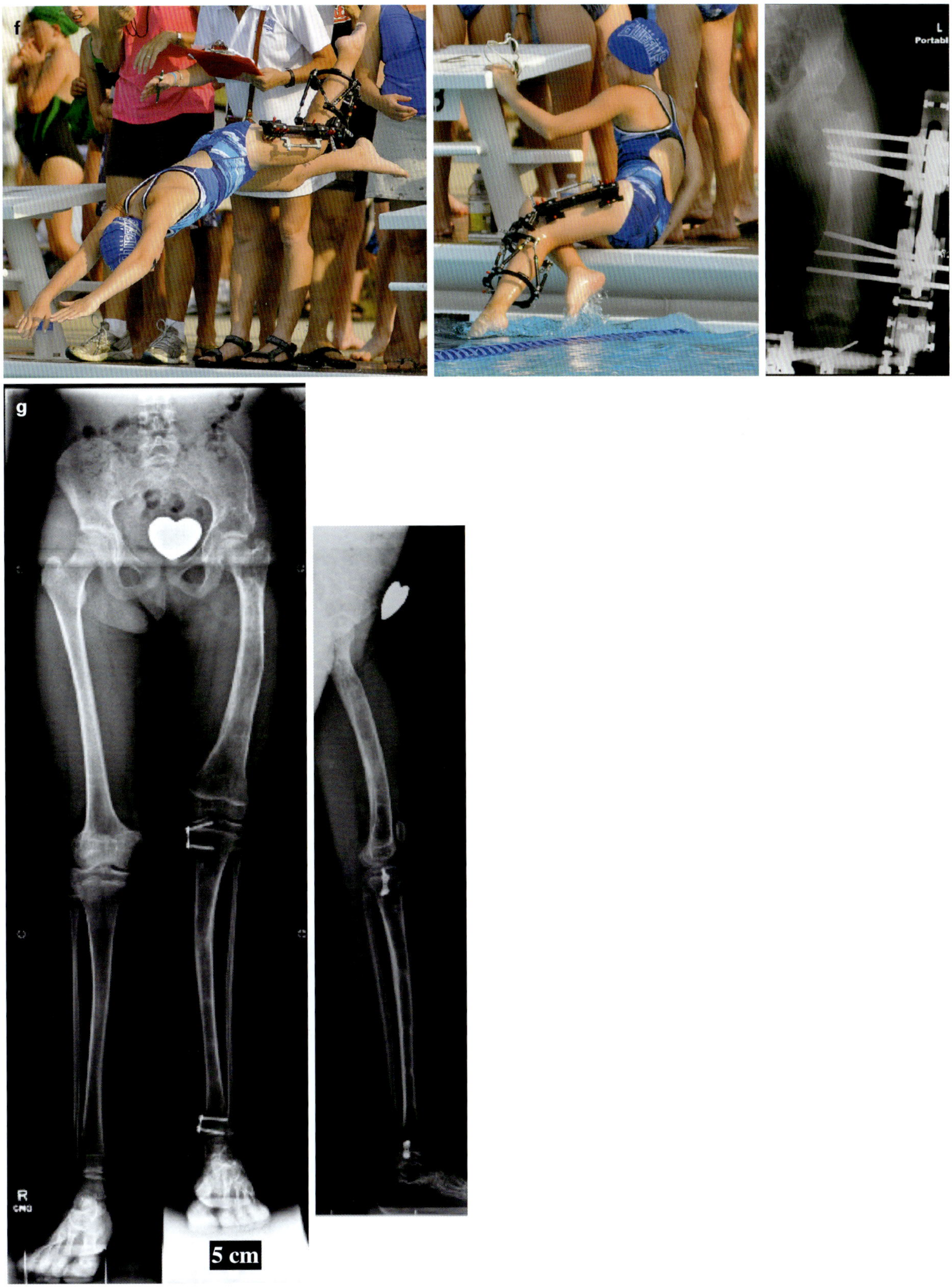

图 35.3（续）

h

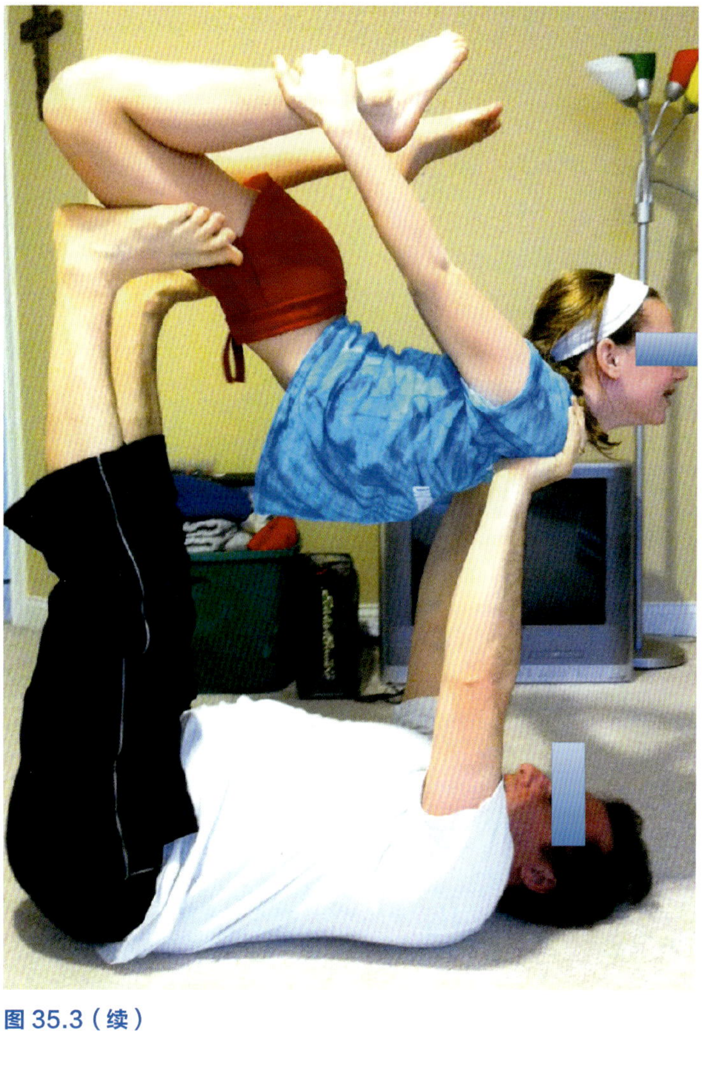

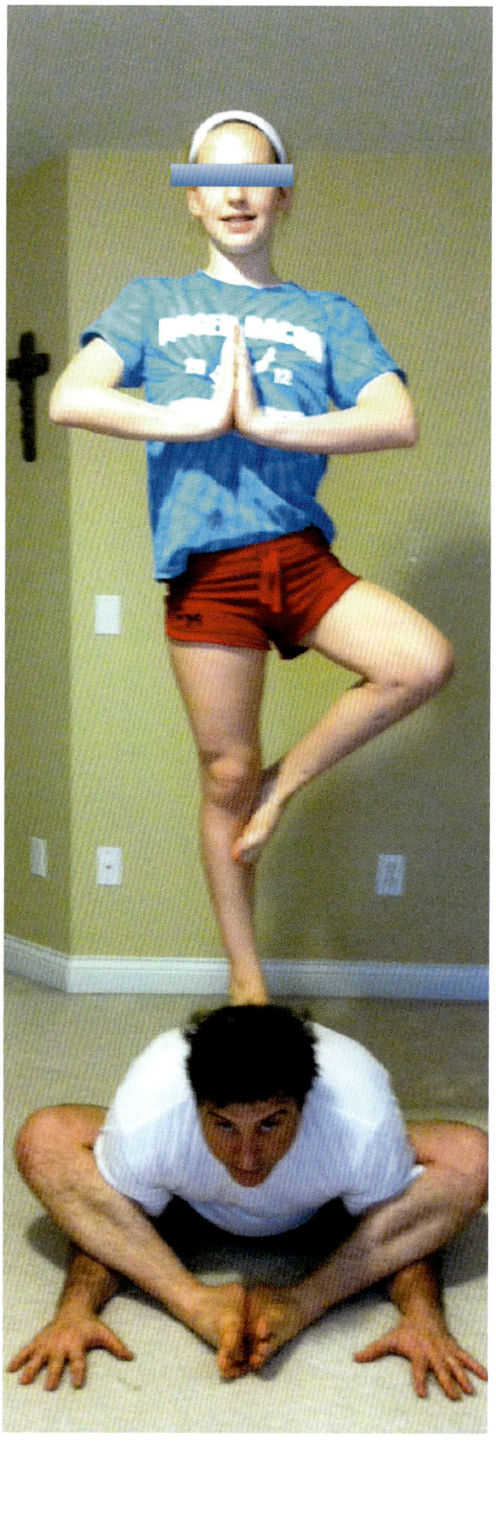

图 35.3（续）

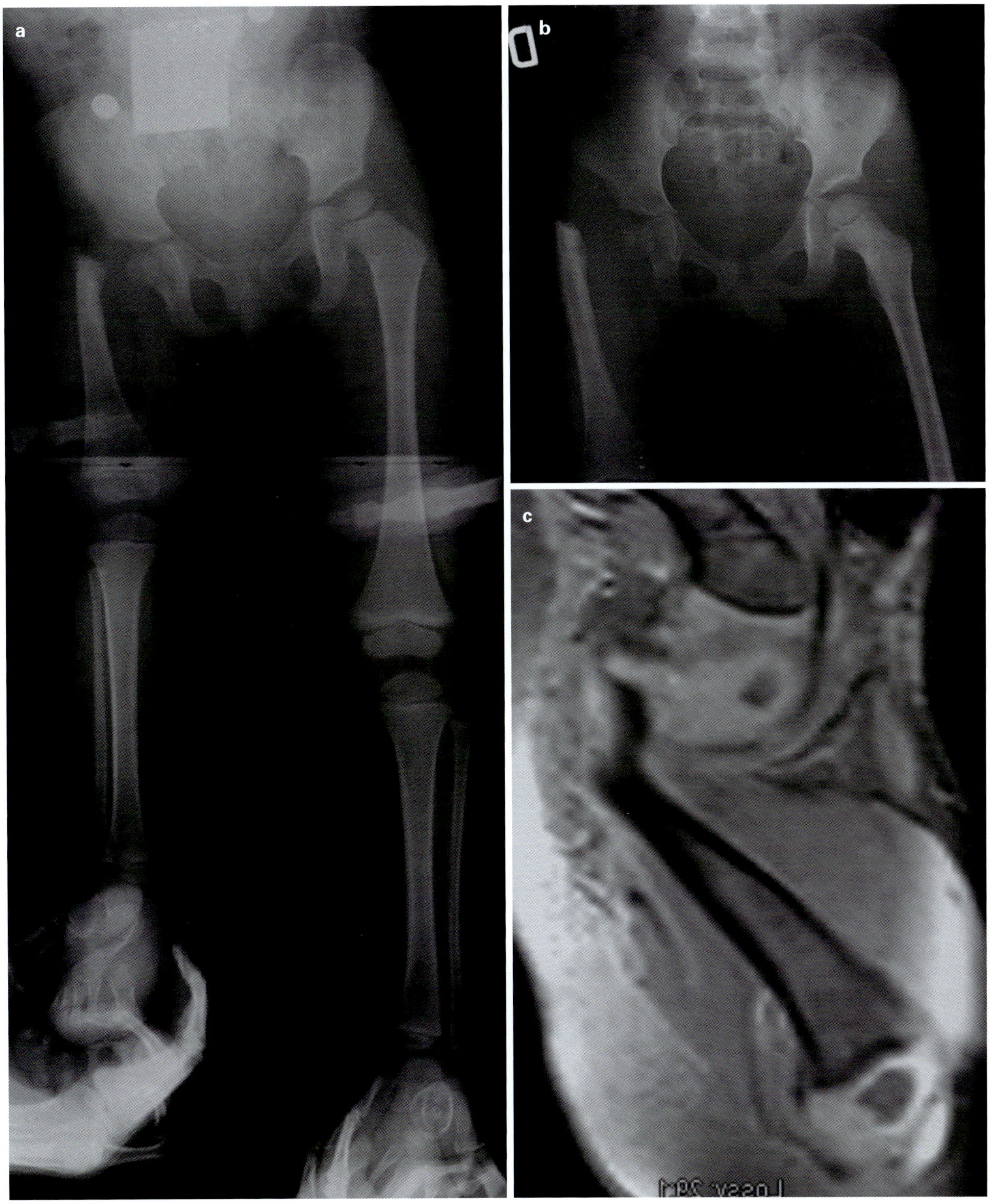

图 35.4　a. 24 个月龄时下肢全长正位片，Paley 1b 股骨颈型 CFD。b. 髋关节正位片可见股骨颈未骨化。注意股骨残端并未向近端或内侧移位，提示之间存在软组织阻挡了股骨的上移及内移。c. MRI 可见股骨颈的软骨性成分。这提示着股骨颈的骨化延迟。d. SUPERhip 术后的正位片（右）及侧位片（左）。注意股骨颈上方置入骨形成蛋白的区域，已经开始股骨颈的早期骨化。e. 股骨颈开始骨化，股骨远端骨骺生长明显，骺板与钢板远端距离明显增大。f. SUPERhip 术后 1 年的站立位全长片。g. 股骨延长 8 cm 期间的带外固定架照片。膝关节处有铰链连接。h. 股骨外架延长 8 cm 后，拆除外固定架，置入髓内针以预防骨折。i. 第二次延长期间的站立位全长片，使用带锁髓内钉延长。股骨远端内侧 8 字板骺阻滞以矫正股骨外翻。j. 完成带锁髓内钉延长，以及左股骨远端骺阻滞术后的站立位全长正位片（右）及侧位片（左）

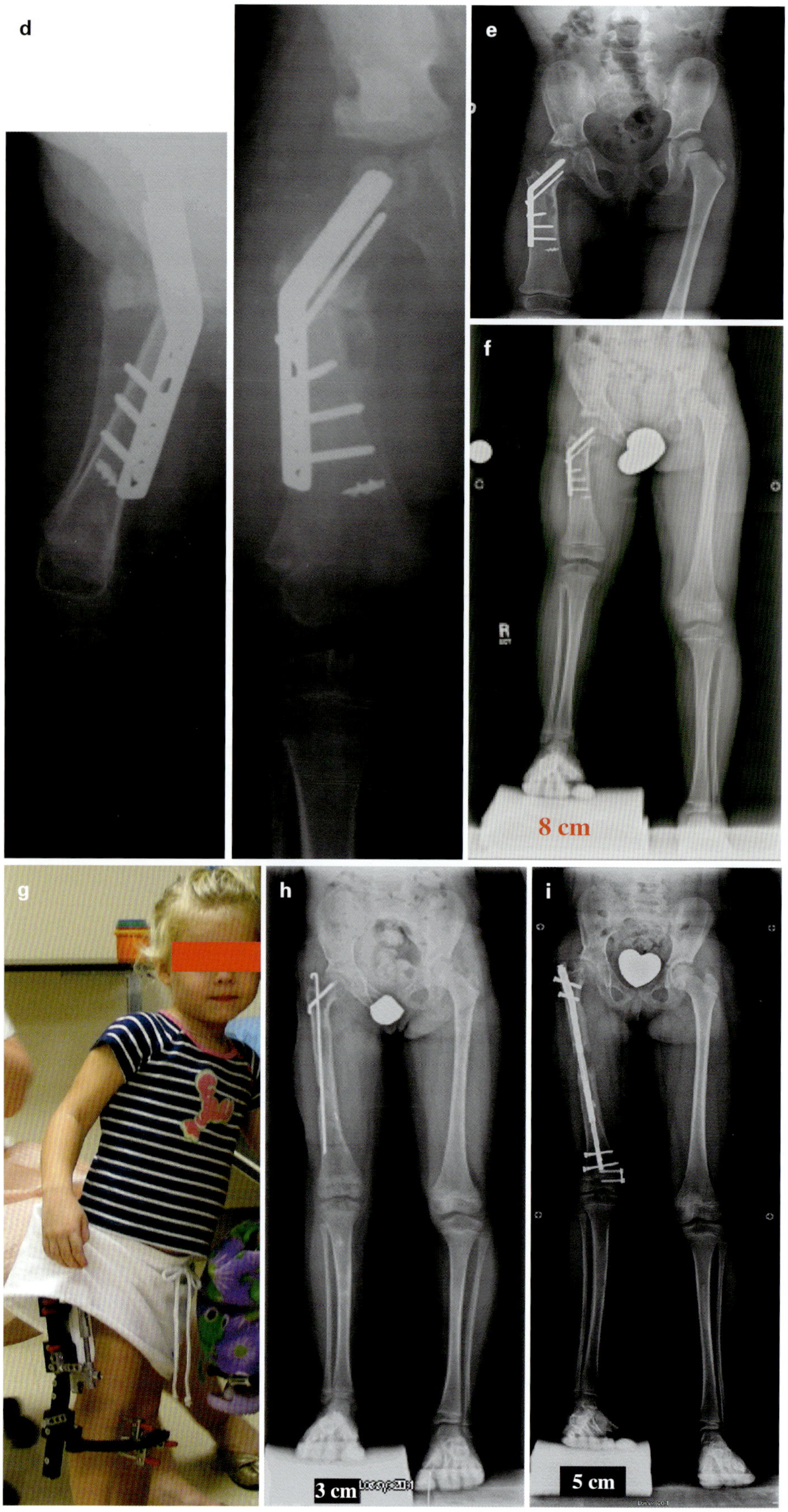

图 35.4（续）

j

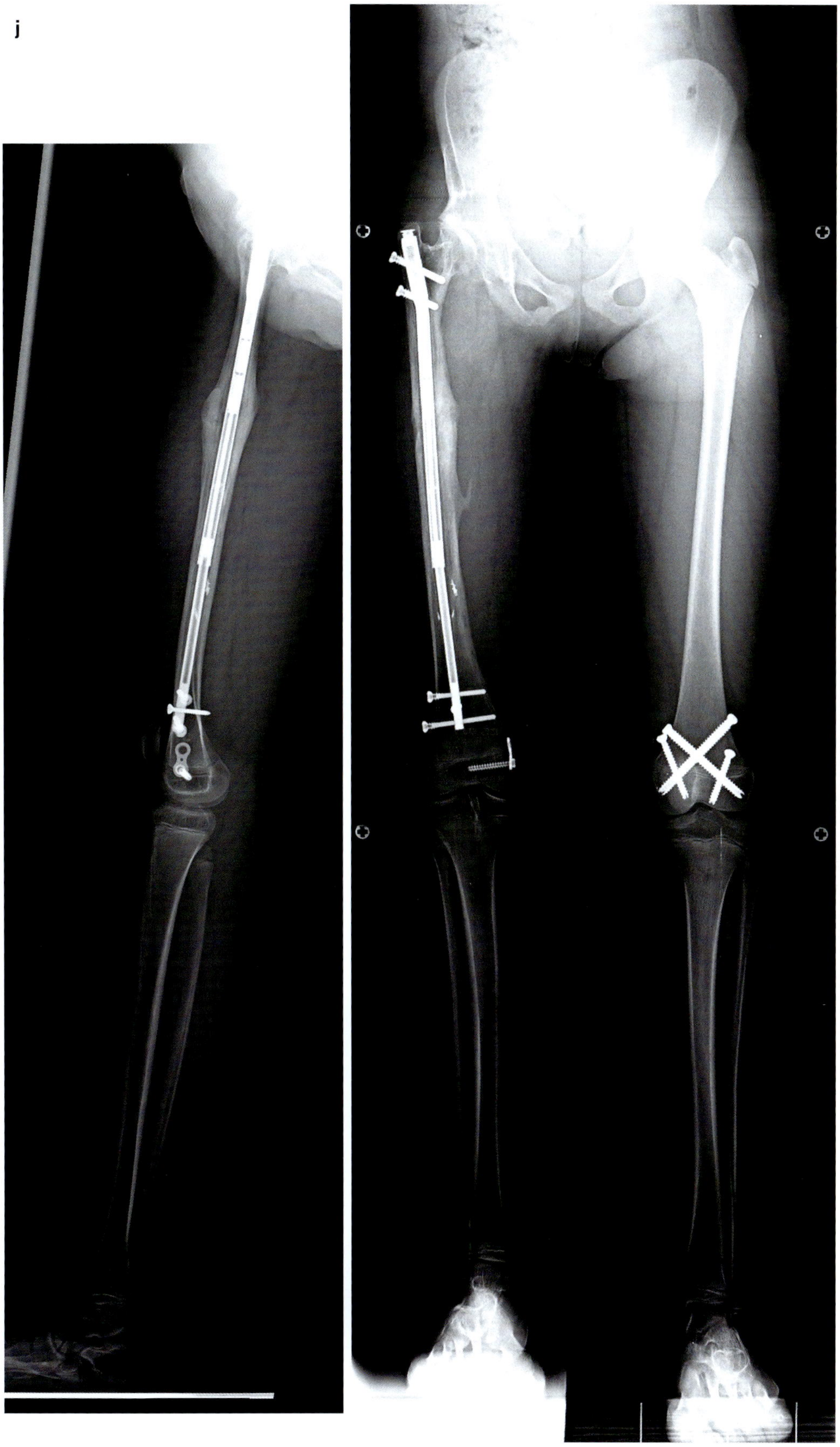

图 35.4（续）

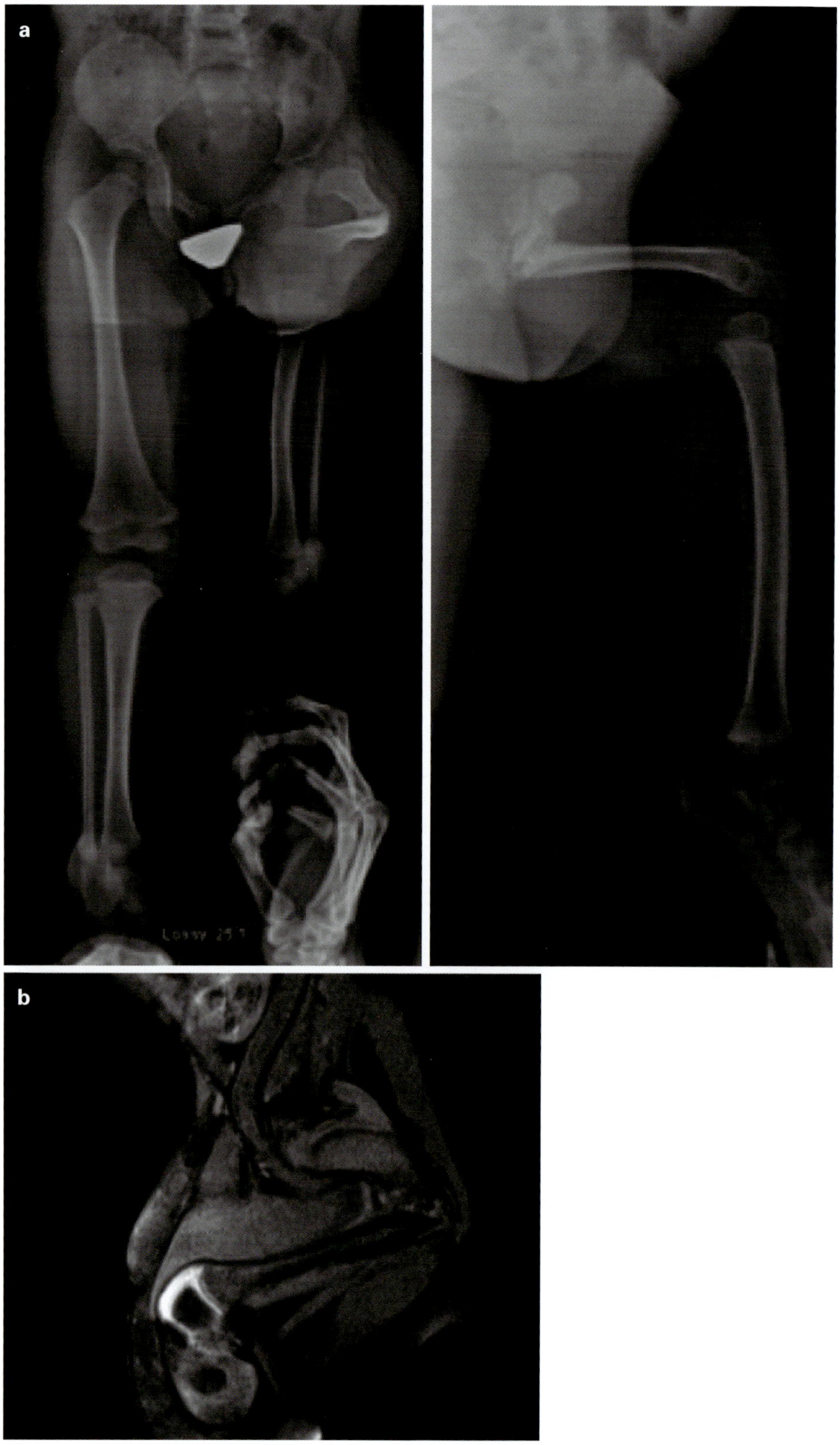

图 35.5 a. 下肢全长正位片，牵引左下肢提示左股骨转子下区域严重的弯曲畸形（右）；全长侧位片可见严重的膝关节屈曲挛缩。该病例为 Paley 1b 骨股转子下型 CFD。b. MRI 提示股骨弯曲超过 90°，股骨转子下区域骨化延迟。c. SUPERhip 及膝关节后关节囊松解术后站立位片。可见明显的生长刺激加速（手术后股骨钢板远端几乎位于远端骺板水平）。膝关节可完全伸直，屈膝可达 90°。d. 外固定架行股骨延长期间的正位片。e. 延长完成后的站立位下肢全长正位片，股骨插入髓内针以预防骨折

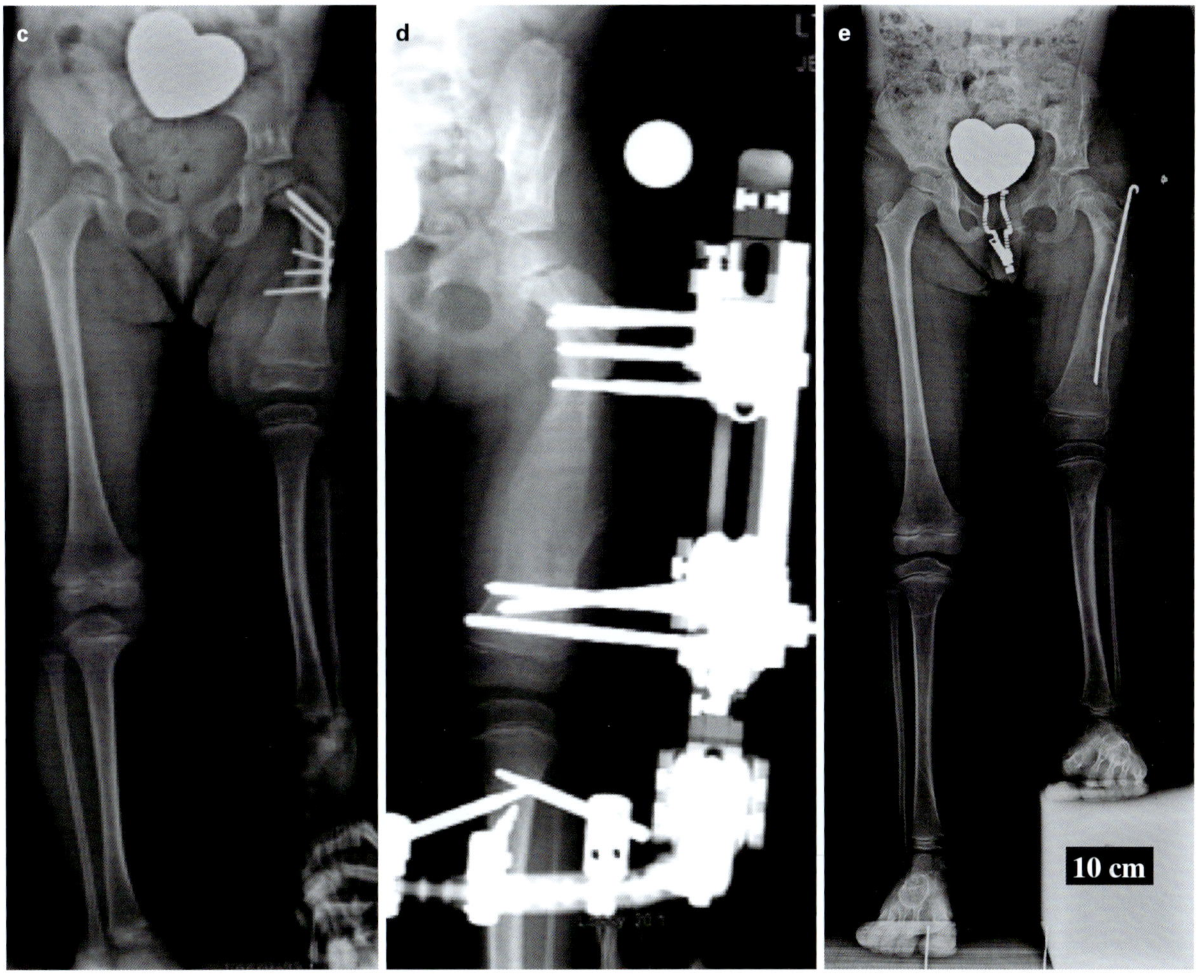

图 35.5（续）

病例 4：Paley 2a 型 CFD（图 35.6）

一名 6 岁女童，右侧 CFD，严重双下肢不等长。髋关节外展及内旋受限。膝关节轻度固定屈曲畸形（图 35.6 a、b）。

术前影像

手术前需拍摄下肢全长片，以评估肢体长度差异、髋膝关节畸形，以及股骨及髋臼发育不良。如患儿可站立，可将患肢垫高以摆正骨盆水平来拍摄下肢全长正位片（图 35.3 a）。婴幼儿拍片时，应于平卧位嘱家长向下牵引双足使髋膝关节处于最大伸直位（图 35.4 a 和图 35.5 a）。平片需包括骨盆、双股骨、双胫骨及双足，以便准确测量股骨及胫骨的长度差异。双下肢的总长度差异（包括足）可以通过站立位下肢全长片从髋关节顶部开始测量。站立位双足侧位片上可直接测量足部高度差异。股骨、胫骨及足部长度差异的总和便是总的下肢长度差值。膝关节最大伸直位时拍摄站立位下肢全长侧位片，可评估膝关节屈曲畸形的程度（图 35.3 a、图 35.5 a 和图 35.6 b）。平卧位骨盆正位片（图 35.3 b 和图 35.6 a）可评估髋臼发育不良和股骨颈骨化程度。

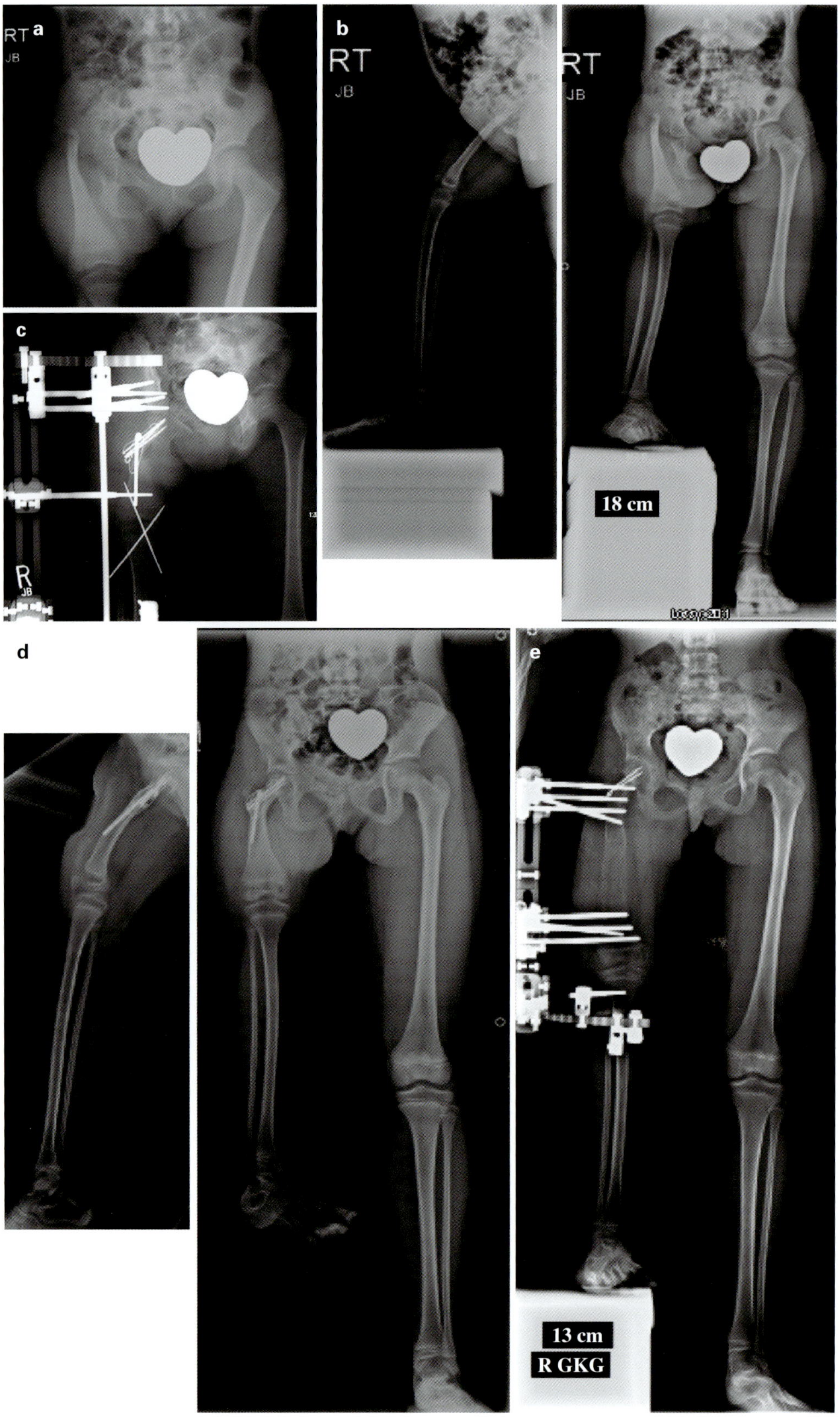

图 35.6 a. 骨盆正位片可见股骨高位，股骨头骨化核清晰可见。b. 站立位下肢全长片可见双下肢不等长（右），膝关节存在轻度屈曲畸形（左）。c. SUPERhip 2 手术后，外固定架以中置力线。d. 开始延长前的最终影像。已有明显的生长刺激。e. 右股骨延长 8 cm 后的站立位全长片。可见外架固定在位。f. 拍片可见股骨延长愈合满意，置入髓内针以预防骨折

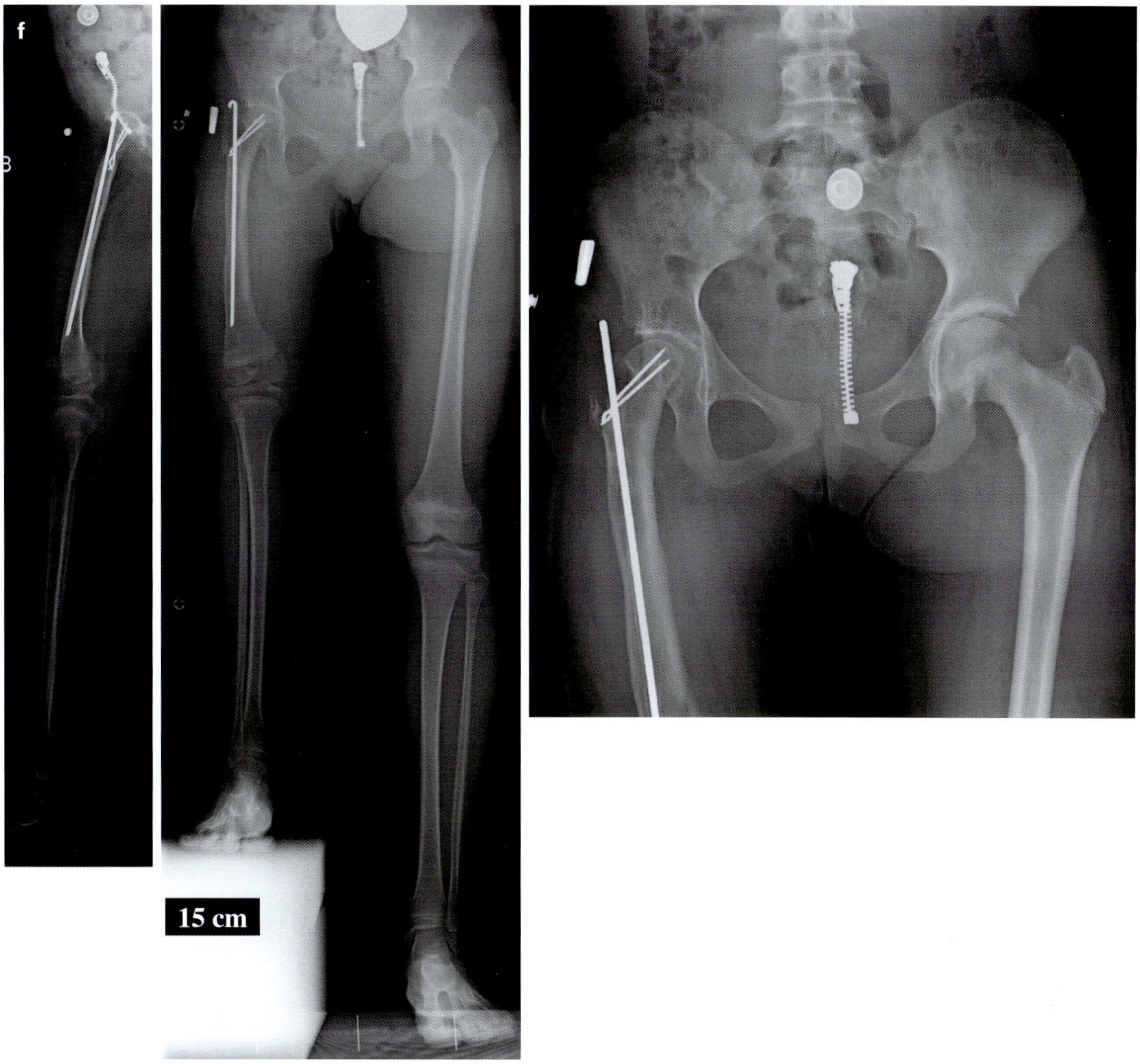

图 35.6（续）

MRI 可用来评估股骨颈（图 35.4 c）或转子下（图 35.5 b）区域骨化延迟的情况。它有助于明确是否存在软骨性未骨化的股骨颈，以便鉴别股骨颈的骨化延迟（Paley 1b 型）与股骨颈的真性假关节形成（Paley 2 型）。

治疗目的

（1）矫正股骨 / 髋关节缺陷、畸形及发育不良。

（2）稳定髋关节。

（3）分期延长股骨，以均衡肢体长度。

我们无法在严重股骨畸形及髋关节发育不良的状况下进行肢体长度均衡。因此，应首先矫正股骨近端畸形并稳定髋关节，才能在此基础上设计延长方案并开始股骨延长手术。

治疗策略

Paley 1a 型髋关节手术：

（1）在不减弱肌力的前提下，通过对软组织束带的延长手术来实现关节外挛缩的松解。

（2）转子下矫形及缩短术，以便即刻矫正全部骨性畸形，恢复股骨的正常解剖形态。

（3）治疗髋臼发育不良。

Paley 1b 股骨颈型髋关节手术：

（1）在不减弱肌力的前提下，通过对软组织束带的延长手术来实现关节外挛缩的松解。

（2）转子下矫形及短缩术，以便即刻矫正全部骨性畸形，恢复股骨的正常解剖形态。

（3）处理股骨颈骨化延迟，加速其骨化。

（4）治疗髋臼发育不良。

Paley 1b 转子下型髋关节手术：

（1）在不减弱肌力的前提下，通过对软组织束带的延长手术来实现关节外挛缩的松解。

（2）转子下矫形及缩短术，以便即刻矫正全部骨性畸形，恢复股骨的正常解剖形态。

（3）切除股骨转子下骨化延迟的部分。

（4）治疗髋臼发育不良。

Paley 2a 型髋关节手术：

（1）在不减弱肌力的前提下，通过对软组织束带的延长手术来实现关节外挛缩的松解。

（2）重建股骨颈。

（3）与重建出的新股骨颈相连接，以获得股骨头活动度。

Paley 2b 型髋关节手术：

（1）在不减弱肌力的前提下，通过对软组织束带的延长手术来实现关节外挛缩的松解。

（2）重建股骨颈。

（3）分离股骨头与髋臼的融合，使股骨头获得活动度。

（4）与重建出的新股骨颈相连接，以获得股骨头活动度。

Paley 1a 型及 1b 型延长手术：

（1）于股骨远端截骨并延长。

（2）外固定架固定股骨，通过膝关节环与胫骨相关节。

（3）若髋关节稳定性或股骨颈完整性存疑，则可将外固定架通过髋关节铰链延伸至骨盆。

Paley 2 型延长手术：

（1）于股骨远端截骨并延长。

（2）外固定架固定股骨，与胫骨和骨盆分别相关节，以分别实现膝关节及髋关节的活动。

手术细节

SUPERhip 手术技术（图 35.7~ 图 35.9）

（1）体位、准备及铺单（图 35.7 a、b）。请麻醉医师行蛛网膜下腔置管，导管置于非手术侧。留置导尿管，并置于非手术侧。患者平卧于透光手术床上，术侧上肢应衬垫包裹保护并置于胸前。患侧坐骨用叠好的透光手术单垫高，使骨盆向对侧倾斜 45°。垫高的手术单应位于坐骨处，而非髂嵴或下腰背部。患侧从乳头至足趾均应消毒铺单，铺单应从后方臀部中部至前方腹股沟处。铺单完成后患侧下肢应可充分自由活动。

（2）切口（图 35.7 b）。下肢完全伸直位，由髂嵴最高点至胫骨结节做一个中间偏外侧的长切口。切口尽可能直，通过股骨近端凸起，一直向下方延伸至 Gerdy 结节和胫骨结节。切口向深方可显露阔筋膜及髂胫束。

（3）皮瓣保护（图 35.7 c）。骨盆及大腿部位的大片皮肤及皮下组织作为完整的一大

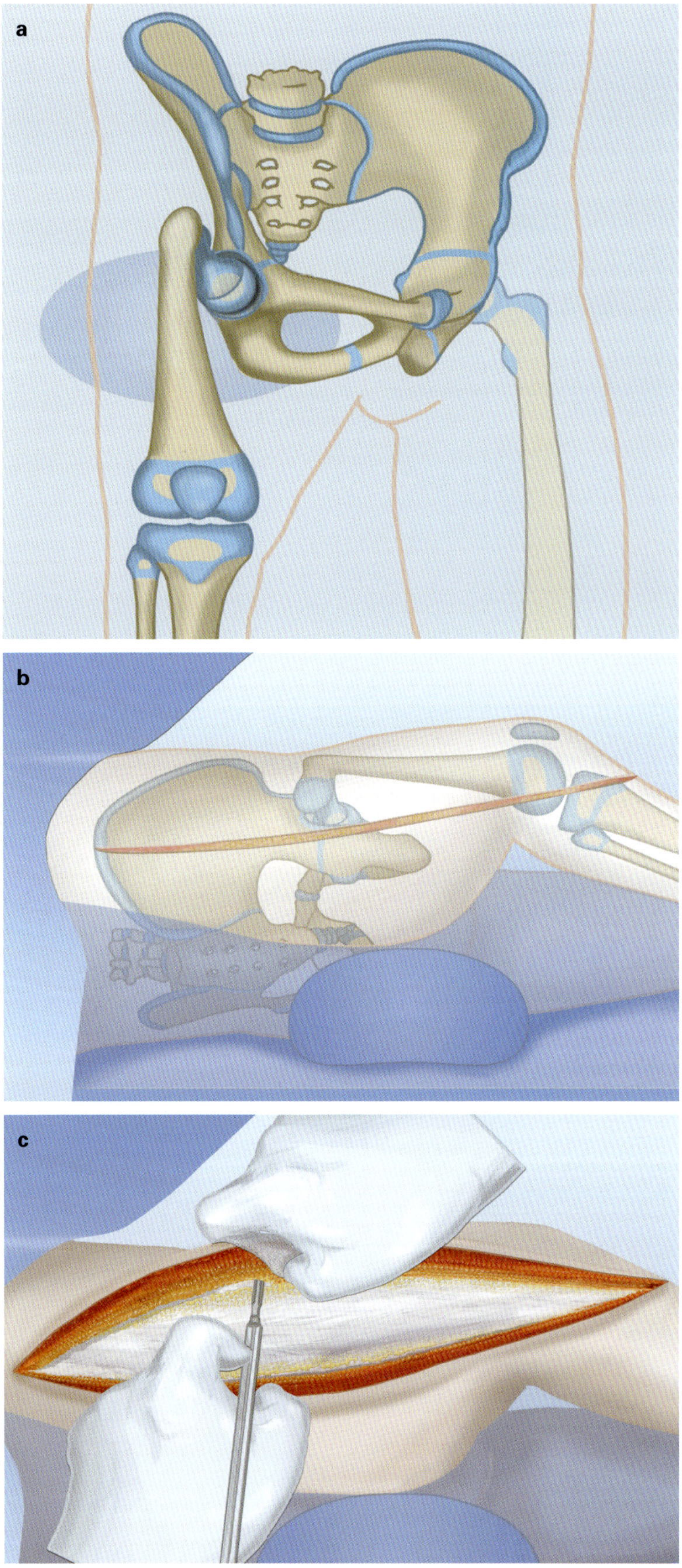

图 35.7　a~j. 示意图演示了 SUPERhip 手术软组织松解的步骤（参考手术技术部分内容）

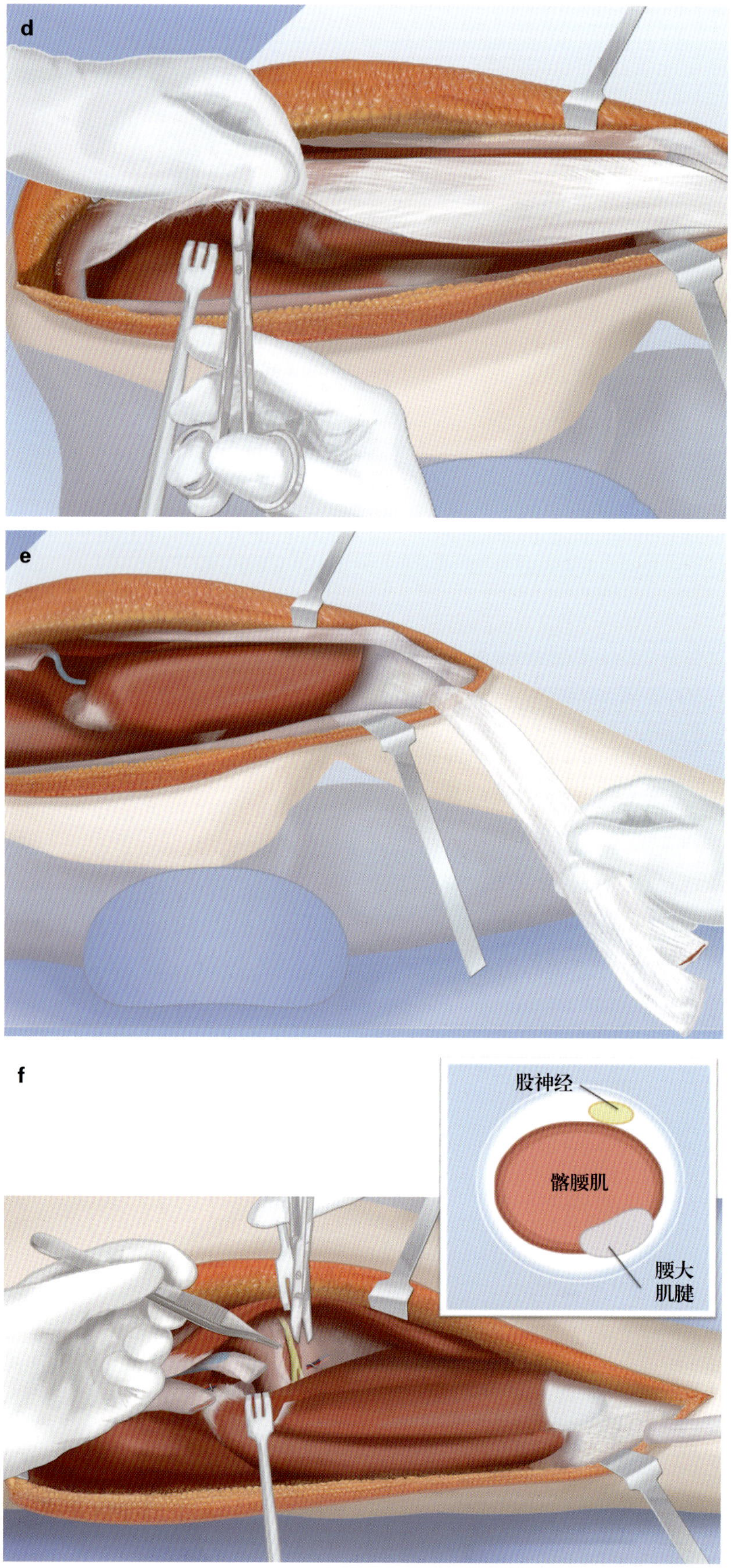

图 35.7（续）

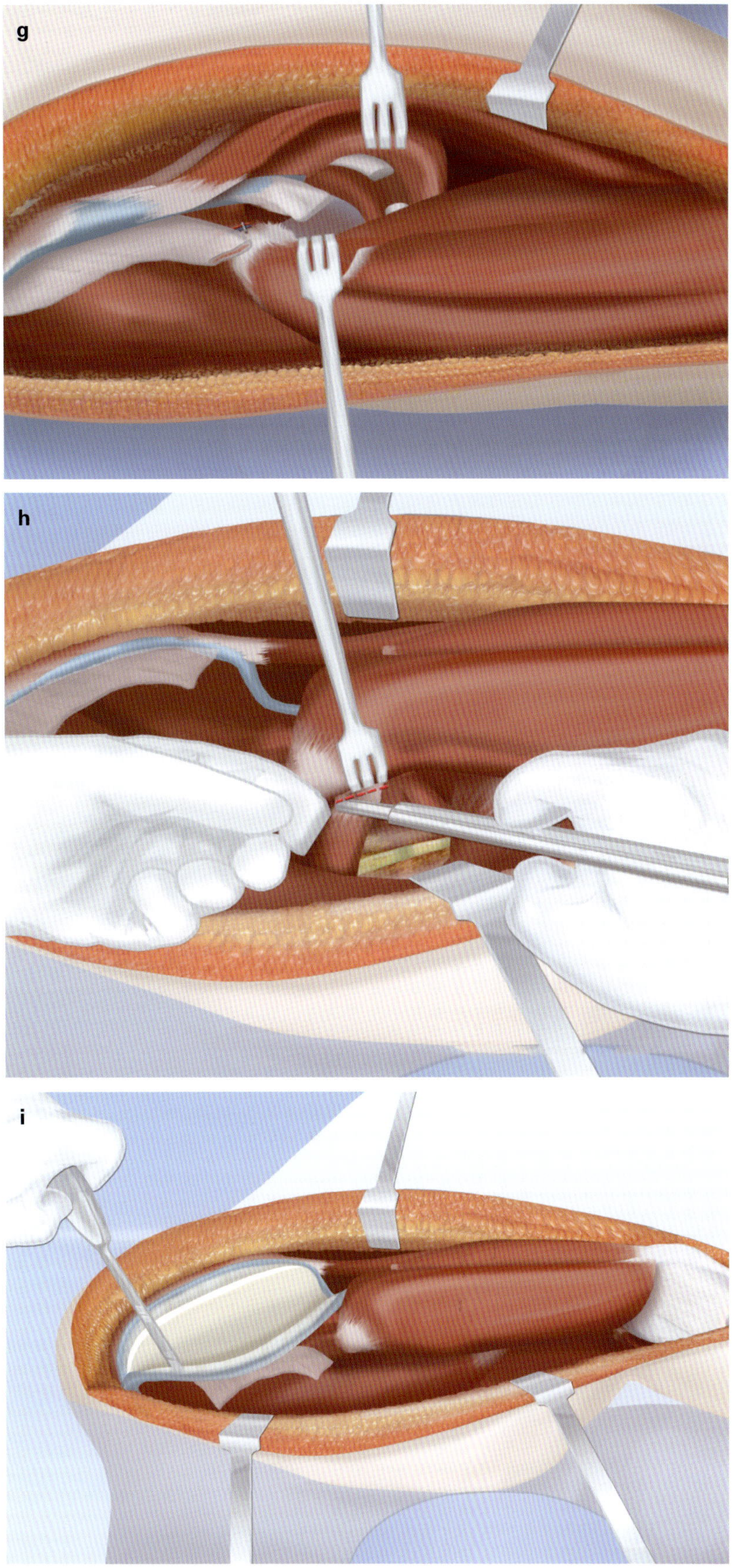

图 35.7（续）

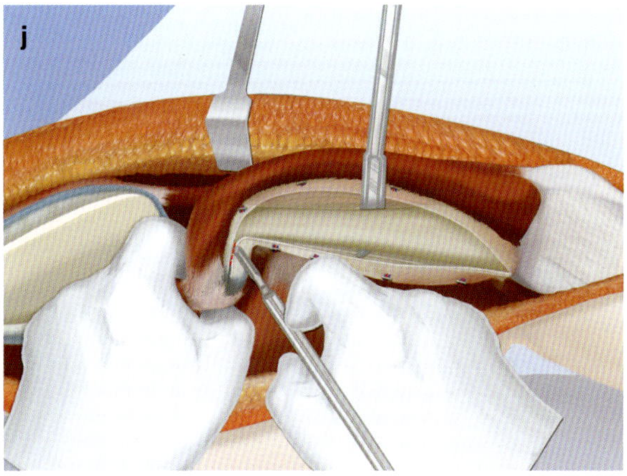

图 35.7（续）

片皮瓣向前后方掀起并保护，以显露深层筋膜。附着于筋膜的脂肪组织应用电刀小心分离并充分止血。电刀应平行于所显露的平面。这需要术者精心学习准确操作，才能准确分离脂肪组织，既不遗留脂肪也不会切透筋膜层。在 SUPERknee 手术操作中如果需保留筋膜以重建膝关节韧带，则更应注意精细操作保护筋膜层。也可使用组织剪小心分离显露。前方皮瓣应延伸至 S–P 入路间隙内侧（阔筋膜张肌与缝匠肌近端之间）。后方皮瓣剥离至肌间隔偏后方。如无须行韧带重建术，则远端皮瓣剥离至髌骨；如需要韧带重建术，则剥离至髌腱处。如此可充分显露阔筋膜，远端至髌骨及肌间隔后方几厘米处，近端由阔筋膜张肌的前缘至臀大肌中部。

（4）阔筋膜松解（图 35.7 d、e）。由阔筋膜张肌—缝匠肌间隙进入，偏阔筋膜张肌一侧切口以便保护股外侧皮神经。筋膜切开向远端延伸至髌骨外侧缘，止于胫骨。阔筋膜后方切口远端后侧由肌间隔开始，向近端延伸至臀大肌表面。应将臀大肌表面覆盖的筋膜从前至后方与臀大肌完整分离。将筋膜向前牵开与肌肉分离，同时将臀大肌与筋膜及阔筋膜张肌的肌间隔完整分离。避免沿筋膜切口劈开臀大肌，以免使肌肉失去前方的神经支配。此时可将臀大肌向后方牵开，以充分显露大转子、梨状肌及坐骨神经。

如术中计划重建膝关节韧带，则需向前方近端于腱腹交界处切开筋膜。筋膜应逐渐斜行向后方及近端切开，以获得一段较长的从臀大肌上剥离下来的后方筋膜节段。阔筋膜向远端牵开至 Gerdy 结节。可将阔筋膜张肌留于原位，无须进一步分离显露。可不必与深处的臀大肌分离。这两块肌肉通常相互粘连贴附，不易区分其肌纤维。其鉴别要点为，臀大肌肌纤维止于大转子，而阔筋膜张肌不是。阔筋膜远端延续为髂胫束，与膝关节外侧关节囊相融合，也可能有部分反折形成髂胫束。筋膜应充分游离至 Gerdy 结节。可用组织剪将筋膜分离为两部分。术中应维持筋膜湿润。筋膜切开的两部分准备用于之后的 SUPERknee 手术。

（5）松解髋关节屈曲挛缩（图 35.7 f、g）。于缝匠肌下方分离显露股直肌腱，股直肌腱起自髂前下棘。切断肌腱前，应将旋股外侧动静脉升支电凝止血。切断股直肌联合腱（其远端分为反折头及直头）并向远端牵开。股直肌远端应小心剥离，以避免损伤其股神经支配。在发育不良及畸形更重的病例中，完整的股神经可能紧贴于股直肌腱，尤其是那些股骨近端严重前凸者。股直肌内侧是髂腰肌以及髂囊肌（髂腰肌的关节囊止点部分）。股神经位于髂腰肌的前内侧表面。应先于腹股沟韧带下方分离松解保护股神经，再松解髂腰肌。此时，髂腰肌腹后方由内至外可被完整掀开。髂腰肌腱位于肌腹的后内侧。显露肌腱并切断。剩余残留的髋关节屈曲挛缩是由臀中小肌（这部分肌肉起自矢状面股骨头旋转中心前方）以及大腿前方筋膜导致。通过外展肌滑动技术（见步骤 7），来松解臀中、小肌。如大腿前方或缝匠肌筋膜仍然紧张，也可同时松解，并注意于腹股沟韧带下方松解并保护股外侧皮神经。

（6）松解外旋挛缩（图 35.7 h）。梨状肌腱挛缩导致髋关节内旋受限，应将其从大转子上充分松解。为显露梨状肌腱，须向后方牵开臀大肌。可保留其远端位于股骨上的附着点。臀大肌是后方的一大块肌肉。大转子可于体表触及。臀中肌后缘非常明显，向下延伸至其大转子止点。臀中肌深处为臀小肌，臀小肌远端为梨状肌。可沿着肌肉触及梨状肌腱。梨状肌与臀小肌可能较难鉴别。梨状肌腱远端边界应小心分离显露，注意保护旋股内侧动脉起自臀下动脉处。可让助手用锐利的 Senn 牵开器（也称为猫爪牵开器）来帮助获得满意的术中显露。锐利一端插入股骨骨凸的后方，将股骨拉向前方（几乎将髋关节用牵开器抬离手术床面）。将梨状肌于其大转子附着点 1 cm 处完全切断。可显露并松解坐骨神经，神经位于大转子更偏后内侧，走行于梨状肌深处。

（7）外展肌滑移（图 35.7 i）。由于髋内翻，初次检查时可能外展肌并不紧张。股骨颈通常位于髋臼内，由于阔筋膜已被切开，此时内收至髋关节标准正位时通常被臀中小肌所限制。此外，Dega 截骨术延长了髂骨长度，导致外展肌更加紧张。外展肌应从其起点而非止点处剥离，这可以避免改变肌肉 / 肌腱长度比例，以避免减弱髋外展肌肌力，预防 Trendelenburg 步态。

应掀起皮下软组织瓣以充分显露髂骨骨骺。通常容易导致后方显露不充分，皮瓣应掀起超过骨骺外侧最高点。前方组成为髂前上、下棘，充分显露以便松解股直肌腱。于髂骨骺全长处部分剥离腹外斜肌。用 15 号刀片将髂前下棘至髂前上棘的髂骨骨骺劈开，向后方沿髂嵴继续劈开骨骺。用一只手拇指及食指握住骨骺，另一手持刀沿中间劈开骨骺，刀片向下用力直至切到骨质。使用骨膜剥离子将骨骺从髂骨上剥开，应在不同水平连续剥离，以完整推开骨骺。向远端牵开骨骺及外侧骨膜，以放松外展肌肉。内侧半骨骺向内侧与髂肌一起推开。由于部分外展肌起到屈髋作用，外展肌滑移有助于消除任何残余的髋关节屈曲畸形。另外，松解髂肌也有助于松解任何残余的髂腰肌紧张。

（8）掀开股四头肌（图 35.7 j）。股四头肌于骨膜下水平已完整掀开于股骨前方。由于股骨很短，显露可延伸至股骨远端骺板。将股四头肌于股骨粗线处分离时注意对穿支血管电凝止血。近端应将股外侧肌于大转子骨骺软骨处锐性剥离，应于臀大肌腱前方剥离，以保留臀大肌的股骨附着。

（9）髋关节造影（图 35.8 a）。使用 20 号腰穿针行髋关节造影。由髋关节前外侧将穿刺针插入关节内。牵引股骨有助于入针。用 C 臂透视确认针头已进入关节，拔出针芯注入生理盐水。如穿刺针在关节内，可见生理盐水被关节内负压吸入，拔出注射器后生理盐水涌出。这些征象代表已穿刺入髋关节腔内。此时可注入造影剂，以便于透视下显示股骨头，髋臼及股骨颈轮廓。需依照上述步骤确认穿刺入关节再注入造影剂，以防造影剂外溢干扰髋关节透视图像。这两步操作能可靠地确认穿刺针已进入关节内。

（10）打入导针（图 35.8 b~d）。由于外展、屈髋及外旋畸形均已充分松解，此时可伸直并最大内收患肢与对侧肢体交叉，将股骨头颈部摆至相对于骨盆的标准中立位。沿股骨颈轴线打入导针，以引导打入角钢板固定。由于股骨颈很短且未完全骨化，因此沿标准的股骨颈轴线方向打入导针的操作难度很大。此操作的目标是达到 130°颈干角及 85°股骨近端内侧角（图 35.8 d）。在正常股骨中，颈干角线与股骨大转子尖至股骨头中心连线的角度是 45°。

第一根导针沿大转子尖打入股骨头中心（图 35.8 b）。由于儿童的大转子尖是软骨成分尚未骨化完全，术中透视影像无法明确定位。可使用导针针尖触及大转子尖以协助定位。由此可将导针打入造影后显示出的股骨头中心。此时将 C 臂转至侧位像透视，旋转下肢至可见 3 个同心圆的影像。同心圆由三部分解剖结构的造影剂相重叠而产生：最外圈是股骨头，中间圈是股骨颈，内圈是股骨头的骨化中心。第二根导针应指向圆心并与第一根导针成 45°角打入（图 35.8 c）。使用测深尺或相同长度的导针，来测量导针打入股骨颈部分的长度，测量值便是角钢板刀头的长度。也可以通过屈髋 90°时蛙式位透视股骨颈侧位来确认股骨颈导针的位置。

（11）打入角钢板（图 35.8 e~h）。通过第二根导针，向股骨颈内打入空心骨刀以便插入角钢板刀头（图 35.8 e）。空心骨刀应旋转至与大转子后方相垂直（图 35.8 f）。这可使其在矢状面上打入合适的角度。取出骨刀，沿原位置重新插入导针。将刀头长度合适的 130°角钢板沿导针插入，且深度适宜（图 35.8 g）。透视确认刀头插入股骨头的深度适宜。正位及侧位上透视确认刀头深度适宜，未突破关节面。如怀疑刀头长度过长，应更换为较短的长度适宜的钢板。此外，如置入钢板偏心，则其进入关节的风险较高。钢板后缘应与大转子后方相平行。股骨干骺端通常与钢板呈屈曲角度（图 35.8 h）。

（12）转子下截骨（图 35.8 i、j）。应垂直于钢板干部行股骨截骨，截骨线起自钢板弯曲处稍偏下方（图 35.8 i）。截骨线应低于大转子软骨。垂直于钢板打入导针，以指示截骨线水平。截骨时锯片应在各个平面上均与钢板垂直。垂直的截骨面的宽度应与股骨干骺端同宽。转子下第二截骨线应与第一截骨线成角 < 90°，指向股骨颈基底，以便去除内侧突出的骨块（图 35.8 j）。应术中活动检查股骨头颈是否残余任何程度的撞击，应去除骨性阻挡以便达到 90°屈髋。通常应切除前内侧角以防止撞击。

（13）松解骨膜（图 35.8 k~m）。两次截骨后，可轻松显露股骨远端，并环状剥离其包绕的骨膜。内侧骨膜很厚，会限制内翻及旋转畸形的矫正。沿股骨横向切断骨膜，小心地将其与周围肌肉剥离（图 35.8 k）。股深动脉及其穿支紧贴骨膜下走行，注意小心操作避免损伤。切开骨膜可使大腿纵向拉长，以便减少需缩短的股骨长度。髋关节内收肌群是限制股骨长度的主要因素（图 35.8 l）。应适当切除股骨前内侧角以防止屈髋撞击（图 35.8 m）。

（14）骨盆截骨：方法 1——Paley 改良 Dega 截骨（Paley-Dega）（图 35.8 n、o）。骨盆截骨可影响股骨缩短及旋转的程度，因此骨盆截骨为可选操作。髂骨骨膜已由髋臼边缘至坐骨切迹处掀起，应于坐骨切迹的前壁充分剥离骨膜，直至可触及柔软的髂坐骨分界处的 Y 形软骨。透视下打入导针，沿髋臼外缘近端约 2 cm 处至内侧 Y 形软骨处。截骨线起始时平行于坐骨大切迹前缘向后方。靠近 Y 形软骨处起始并向近端延伸，截骨远端位于坐骨大切迹前方几毫米。

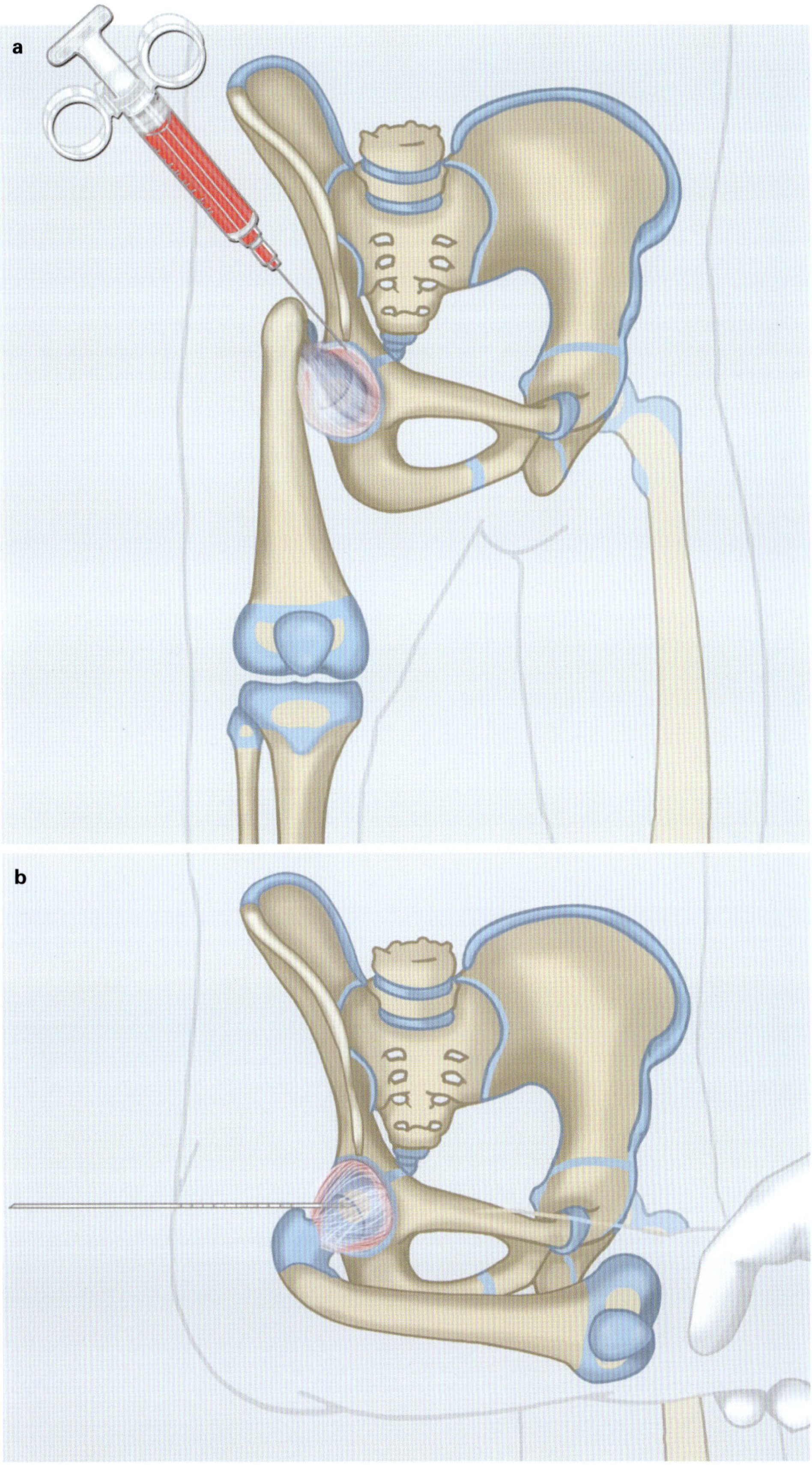

图 35.8　a~y. SUPERhip 骨性手术步骤（参考手术技术部分内容）

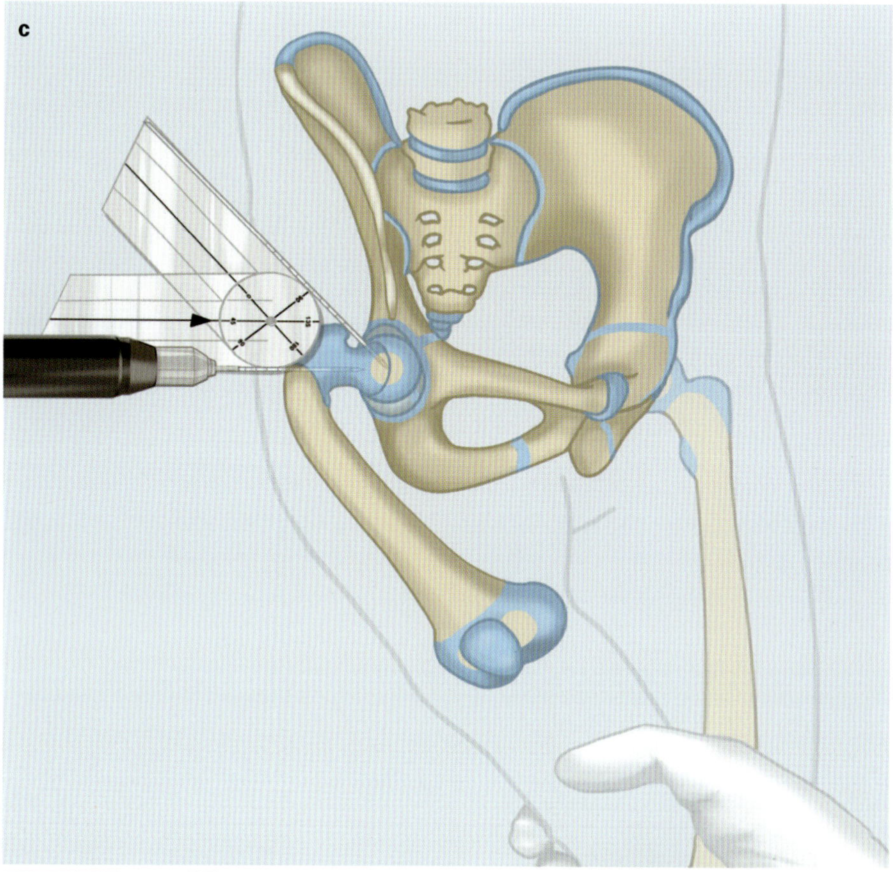

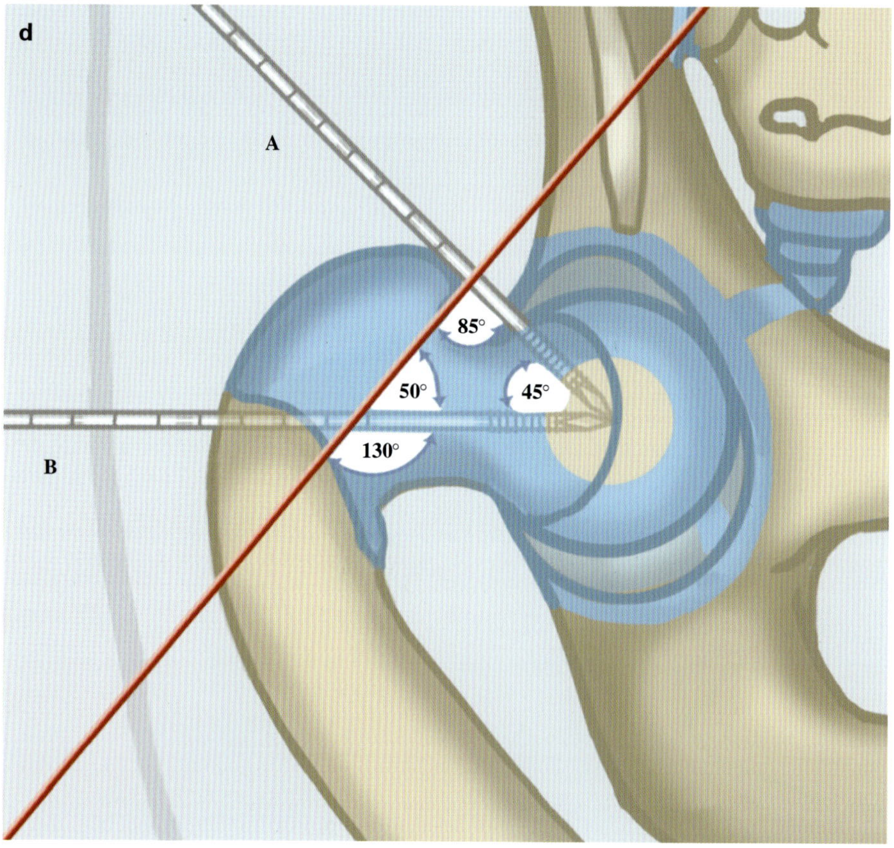

图 35.8（续）

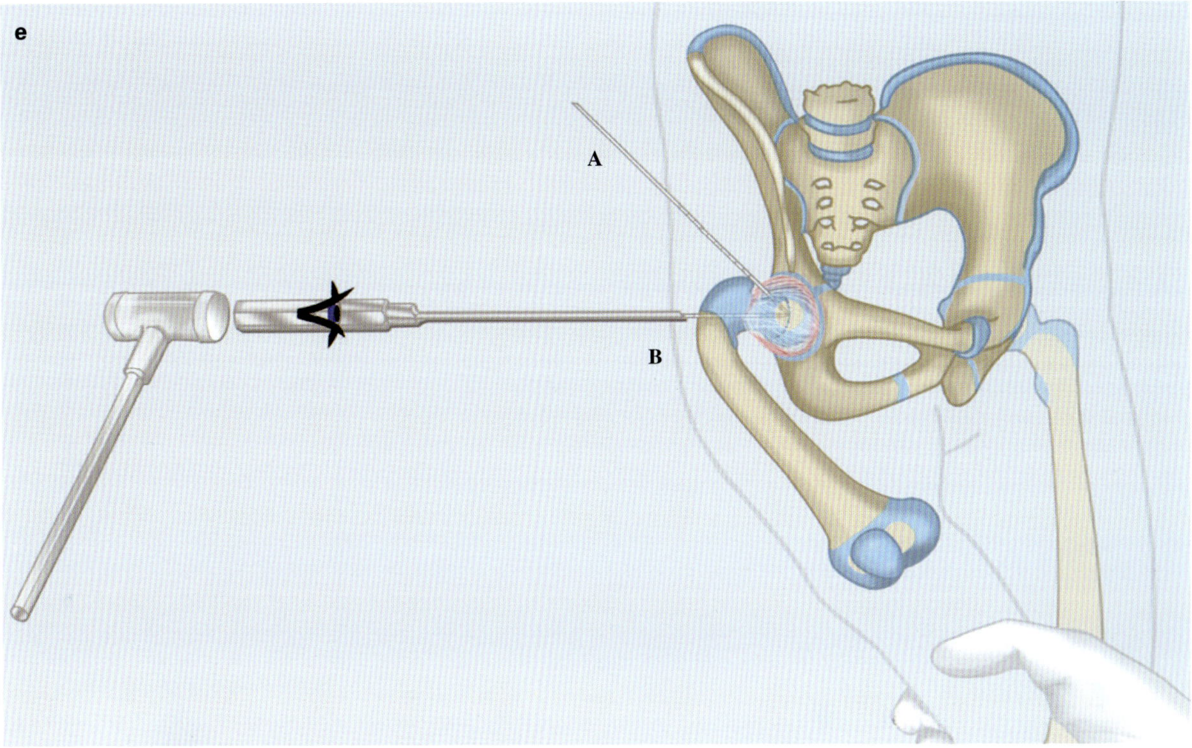
e
A
B

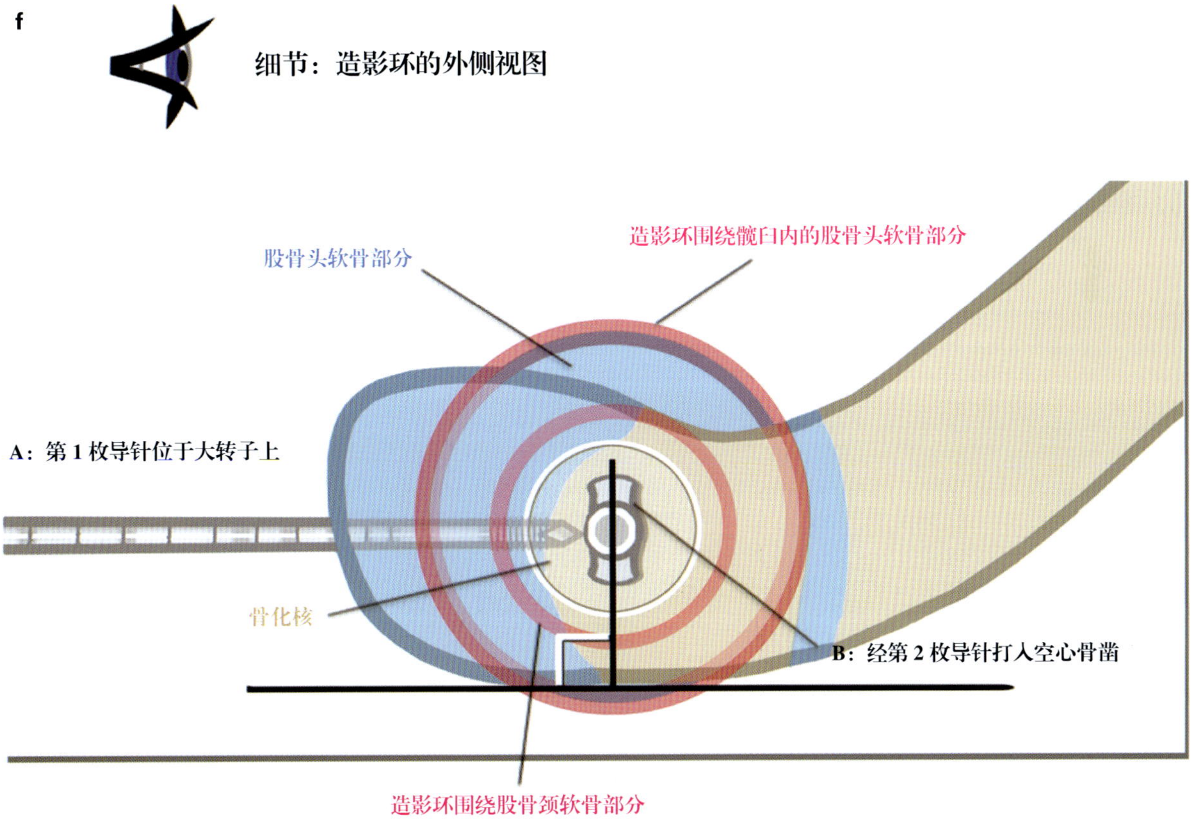
f
细节：造影环的外侧视图
股骨头软骨部分
造影环围绕髋臼内的股骨头软骨部分
A：第 1 枚导针位于大转子上
骨化核
B：经第 2 枚导针打入空心骨凿
造影环围绕股骨颈软骨部分

图 35.8（续）

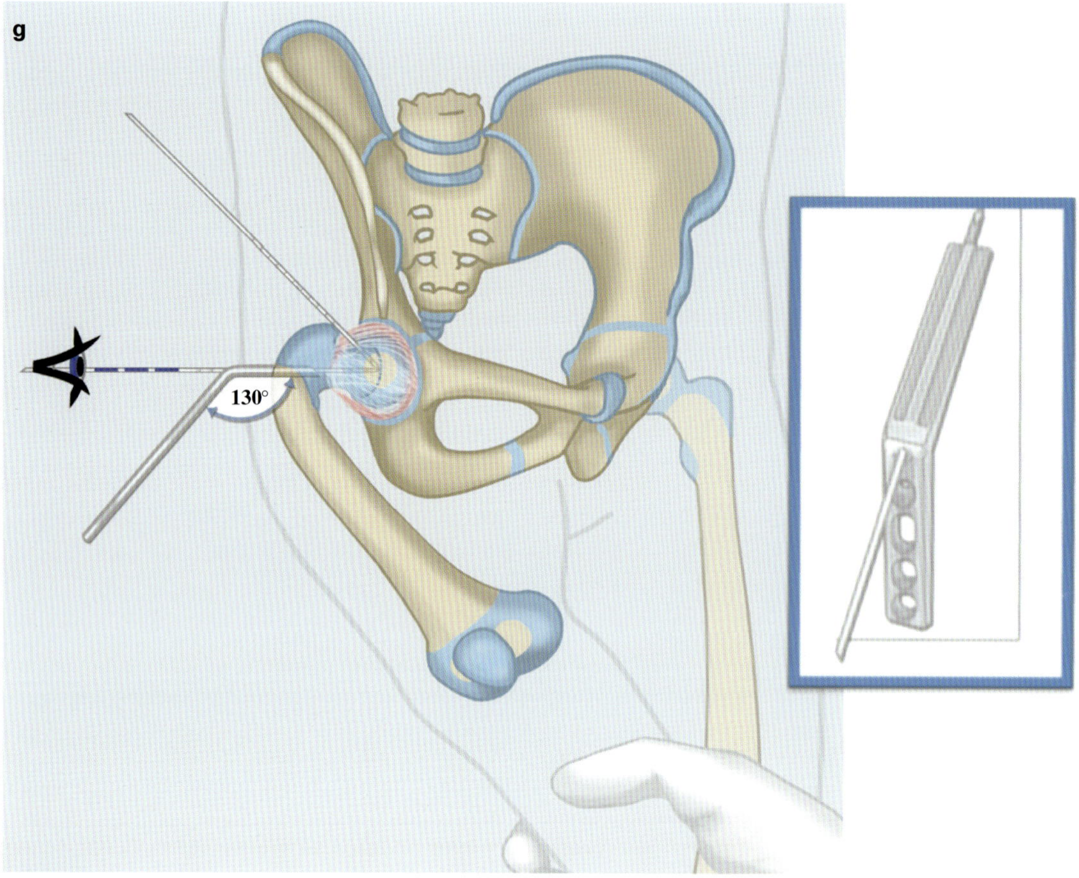
g
130°

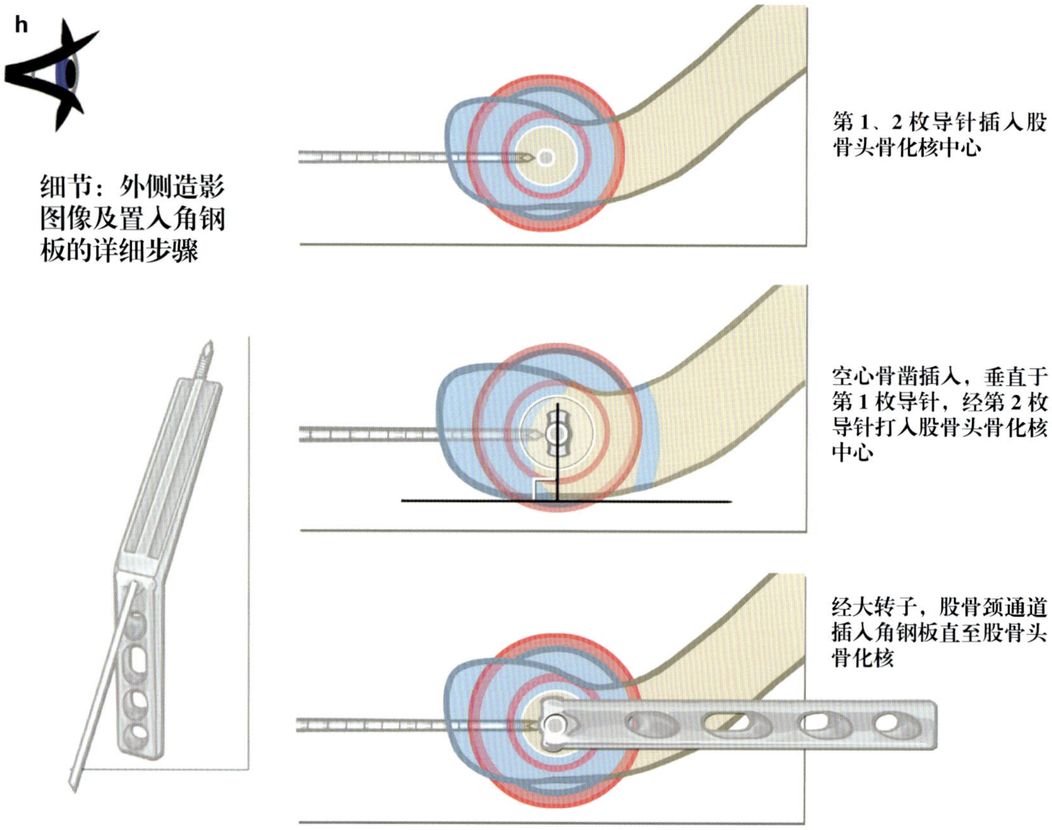
h
细节：外侧造影图像及置入角钢板的详细步骤
第 1、2 枚导针插入股骨头骨化核中心
空心骨凿插入，垂直于第 1 枚导针，经第 2 枚导针打入股骨头骨化核中心
经大转子，股骨颈通道插入角钢板直至股骨头骨化核

图 35.8（续）

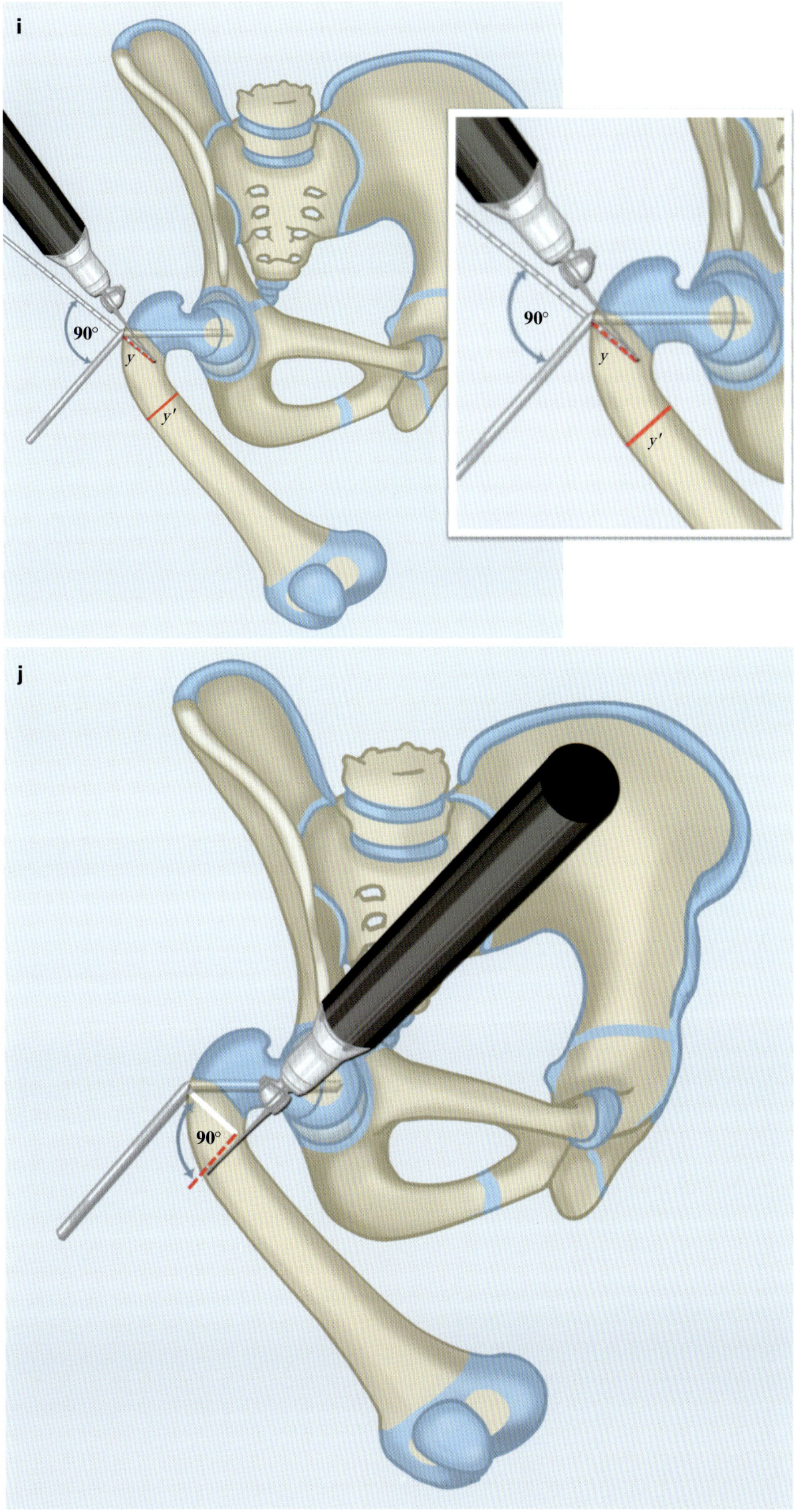

图 35.8（续）

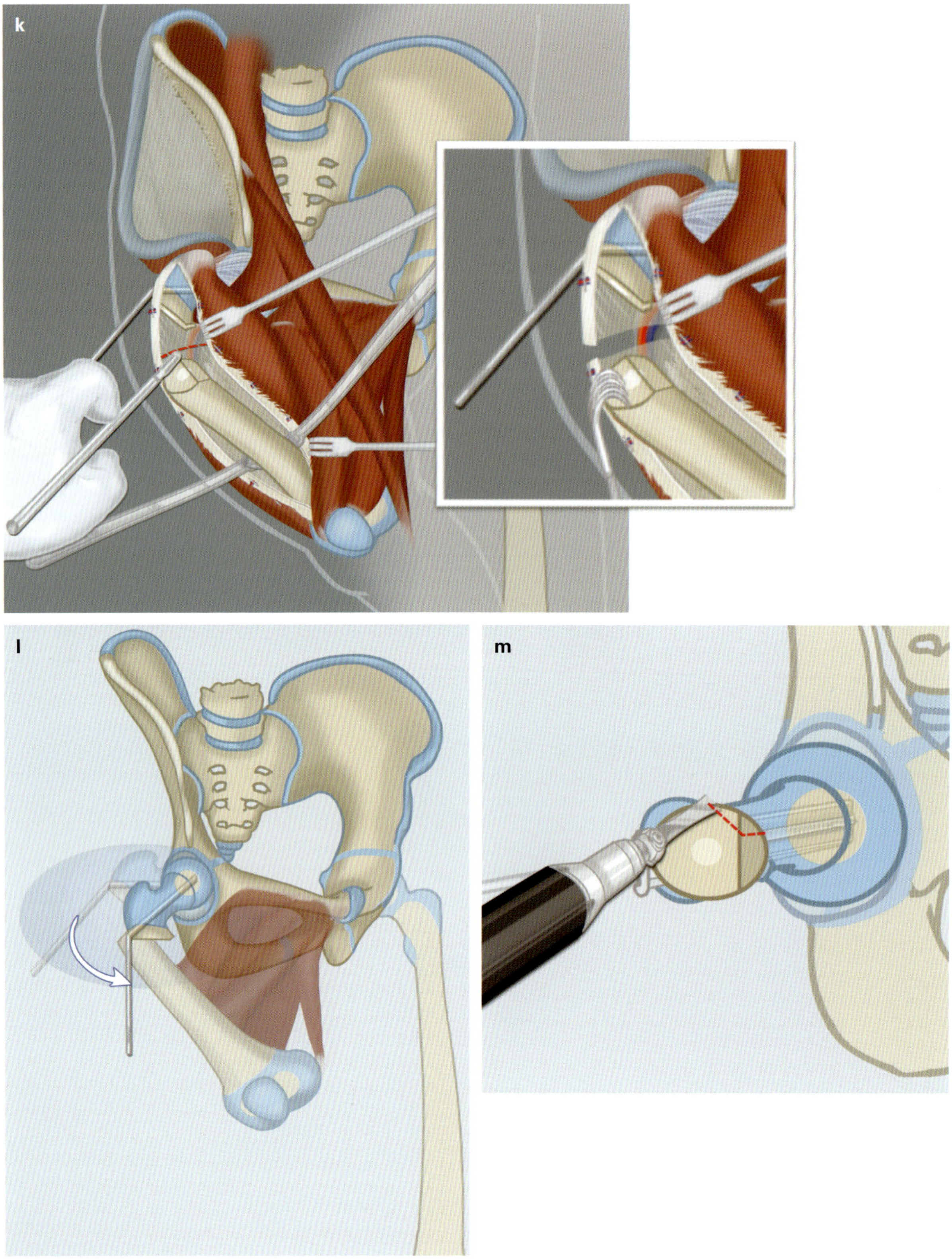

图 35.8（续）

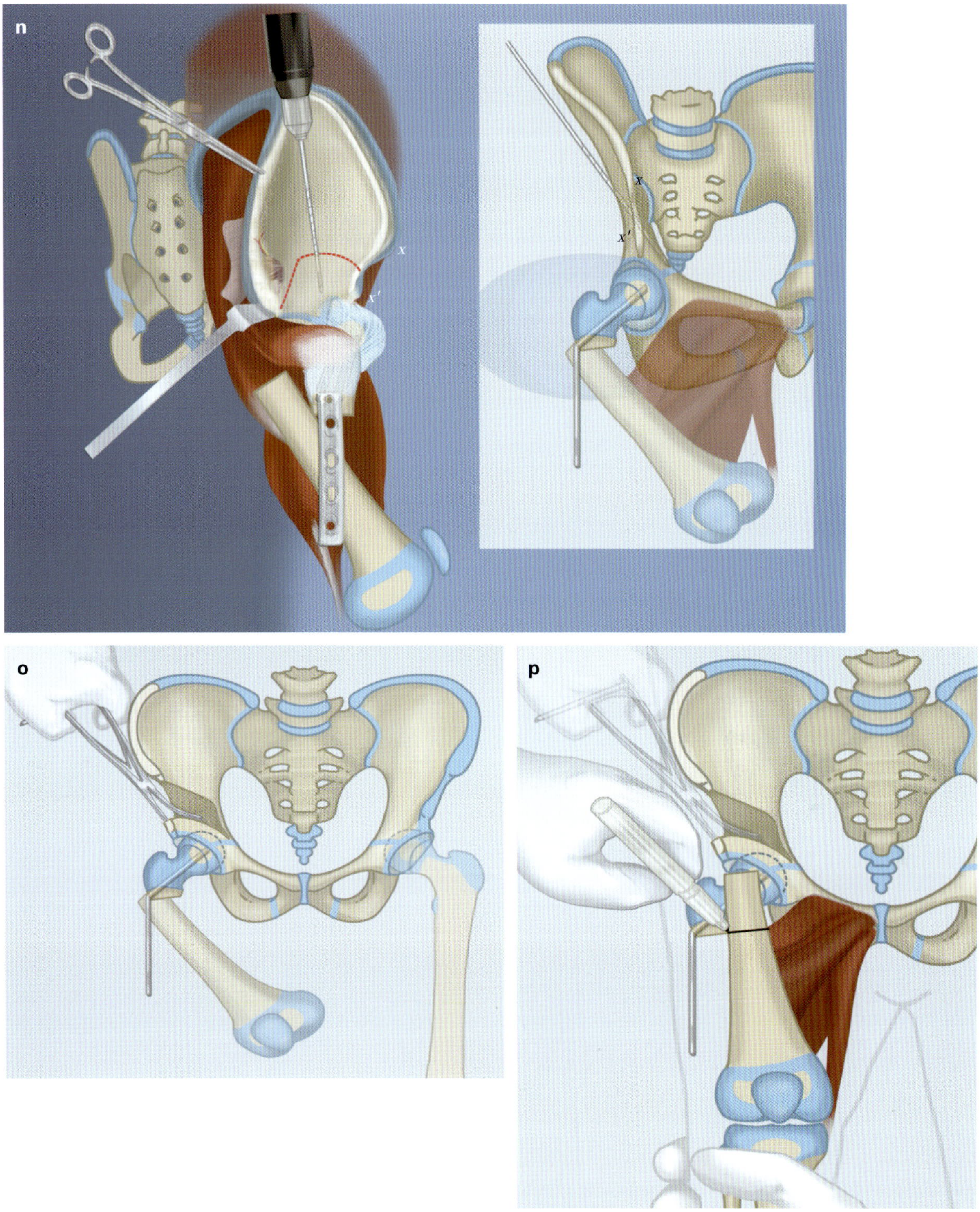

图 35.8（续）

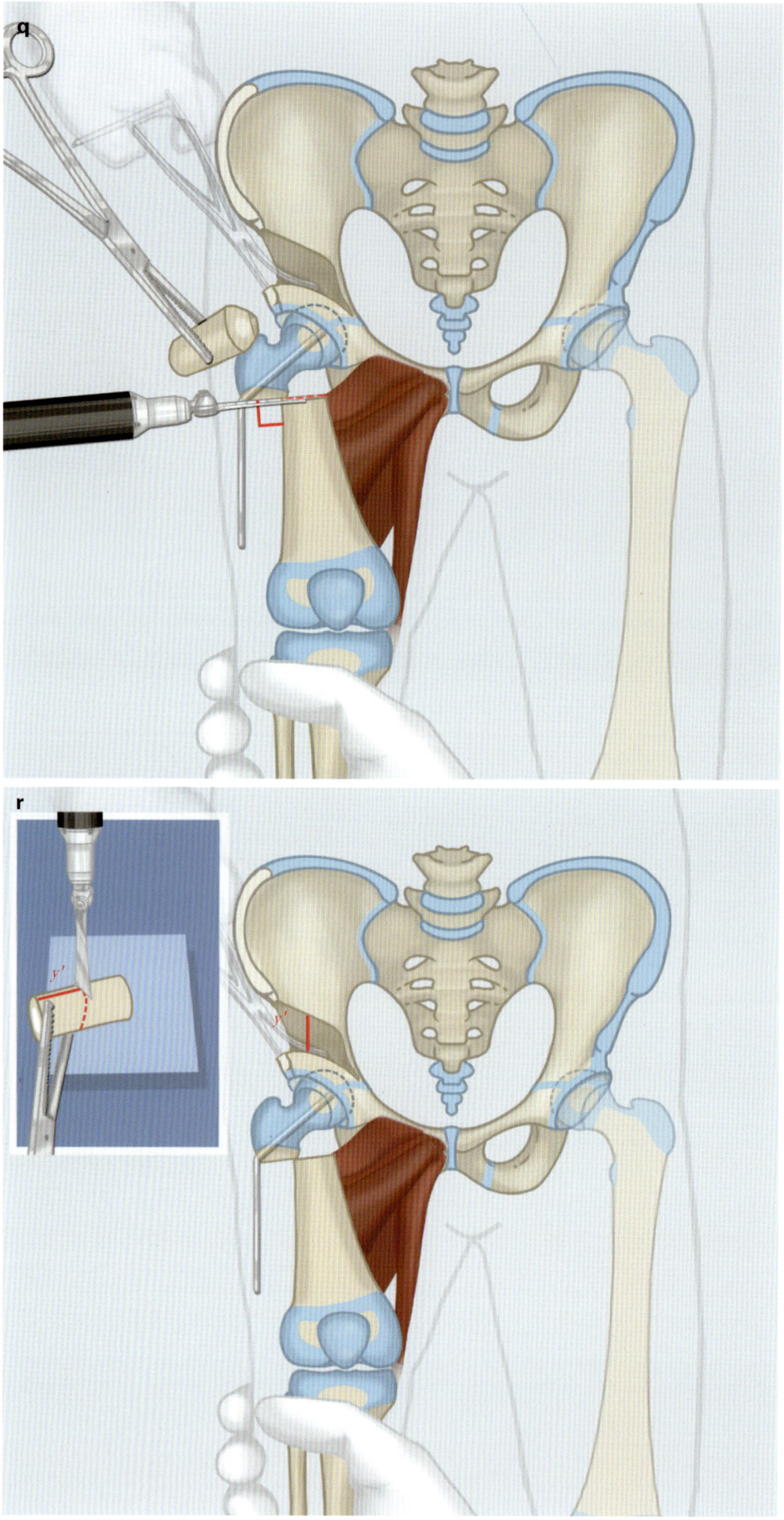

图 35.8（续）

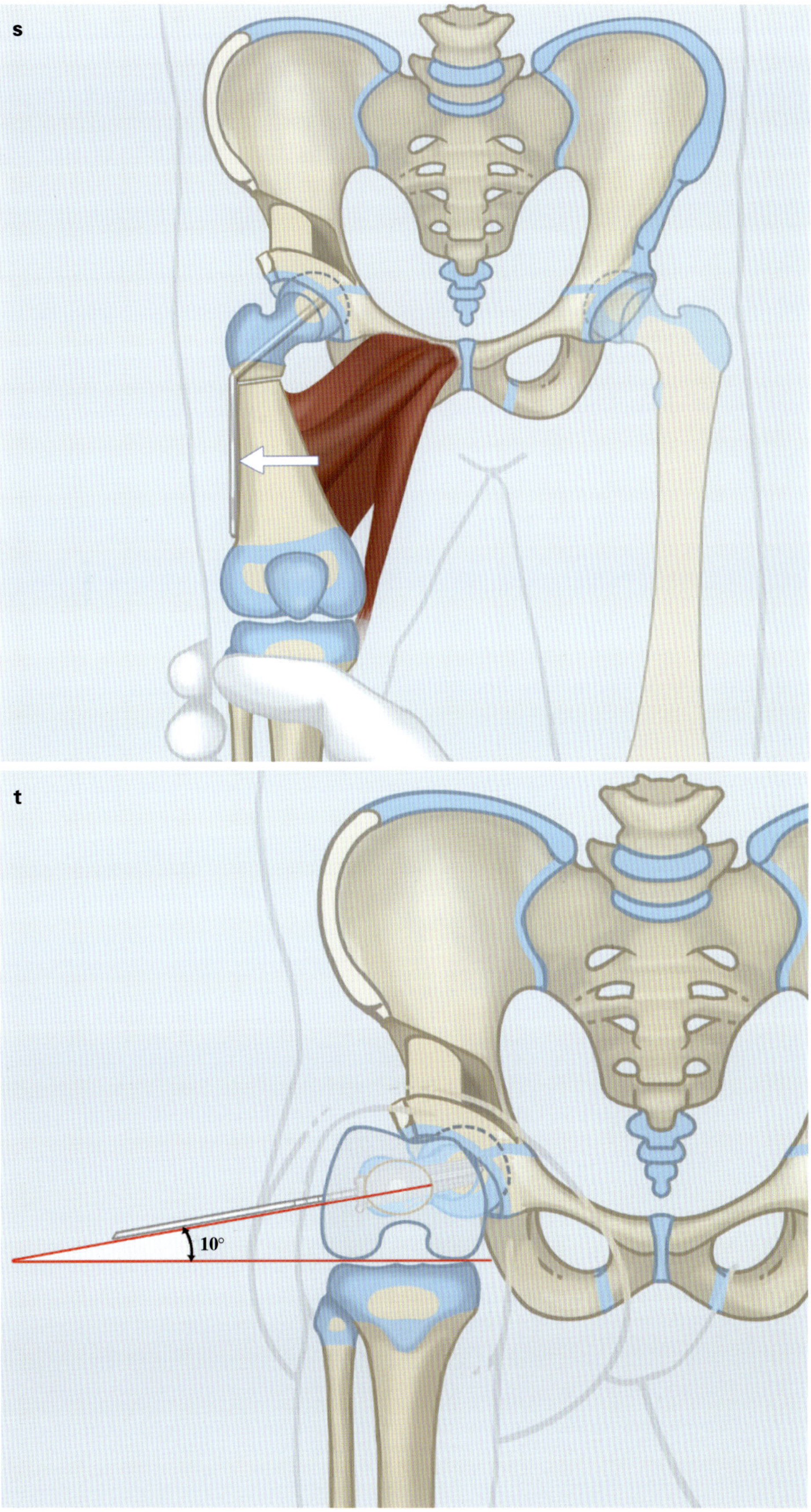

图 35.8（续）

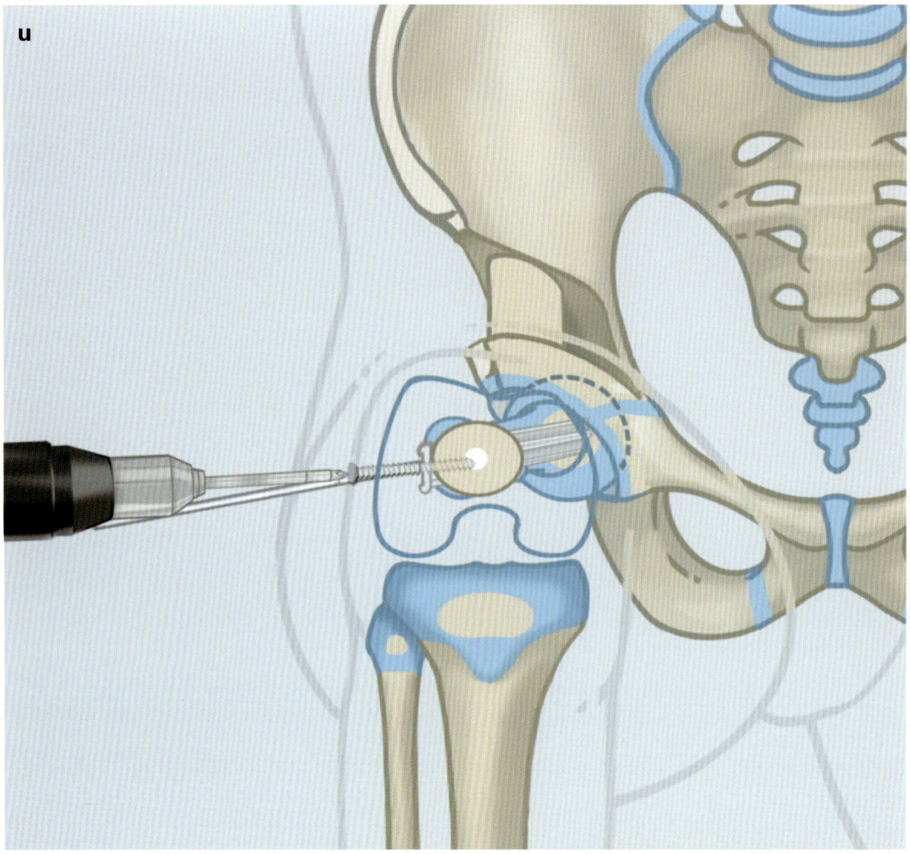

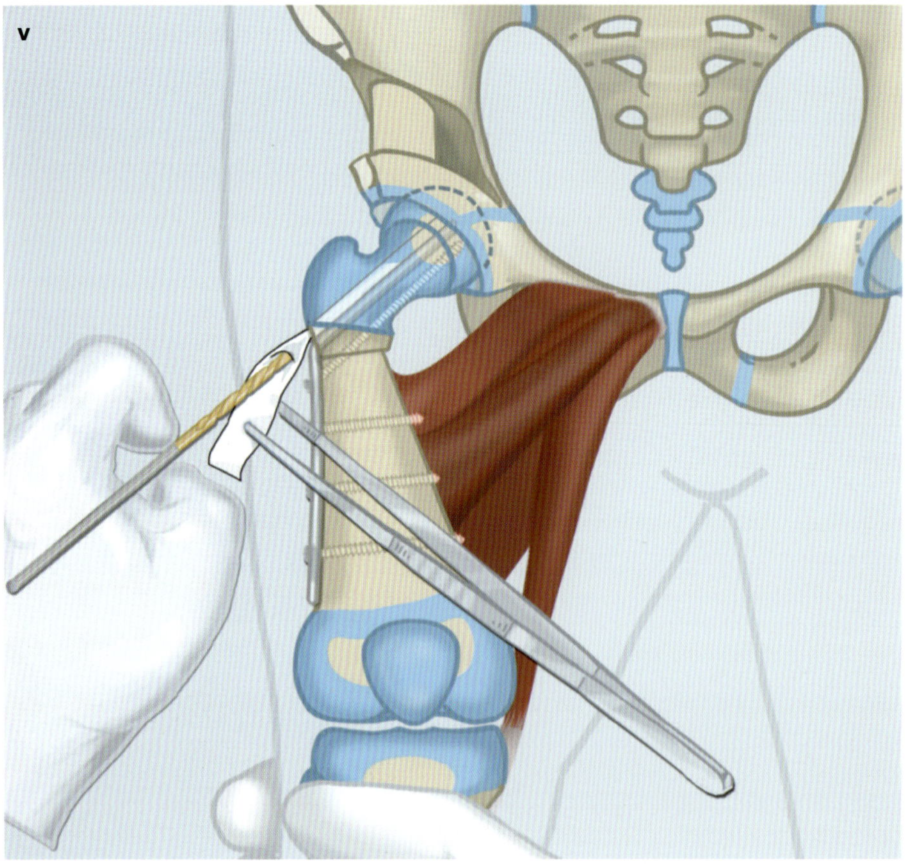

图 35.8（续）

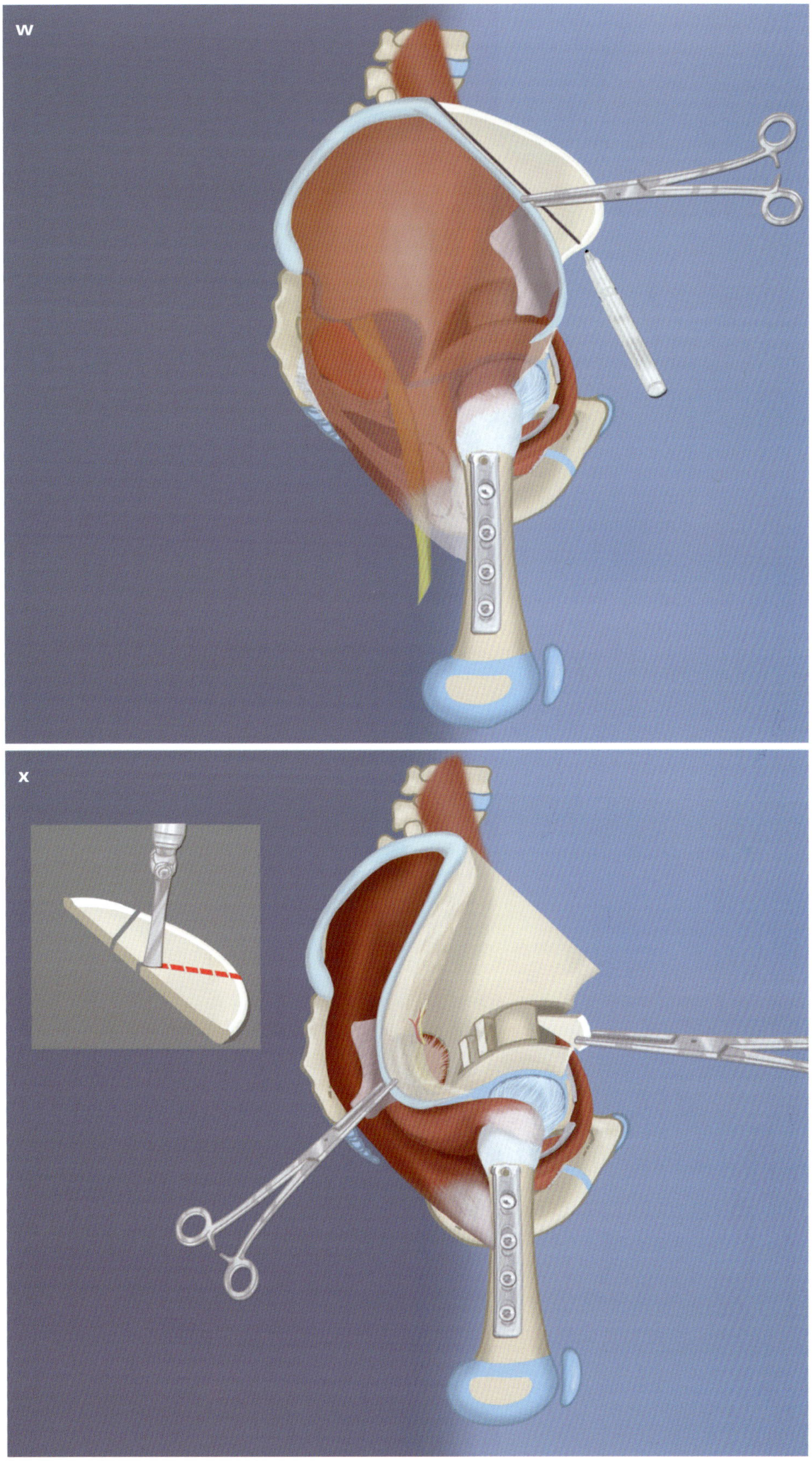

图 35.8（续）

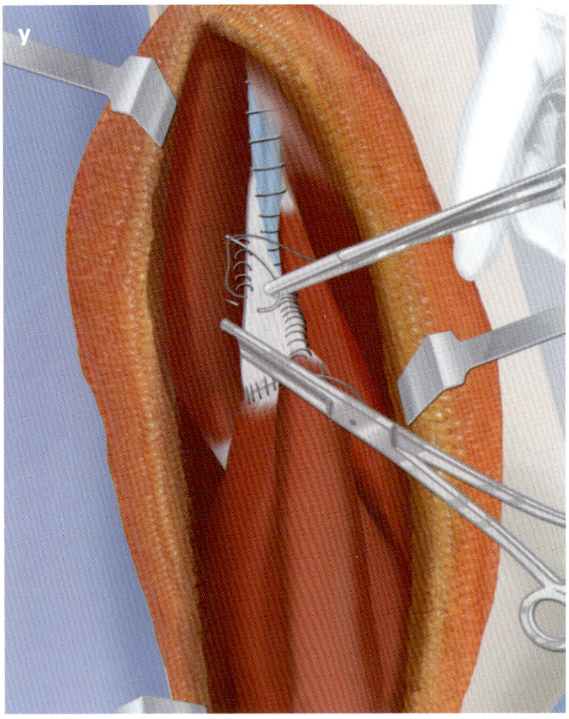

图 35.8（续）

向前方拐弯至导针处，向内侧倾斜至 Y 形软骨并与导针平行（图 35.8 n）。除最前缘处截骨线向前指向耻骨粗隆处外，截骨均应为单层皮质截骨。截骨时应保留内侧壁完整。这是 Paley 的改良版。原版的波兰 Dega 截骨术截穿内侧壁指向坐骨大切迹顶部。而 Paley-Dega 截骨术在内后侧实际以 Y 形软骨为铰链，截骨块向远端下压以降低髋臼顶。使用椎板撑开器以撑开截骨面（图 35.8 o）。截骨后支垂直向下延伸至 Y 形软骨于坐骨处，使得髋臼可获得更大的下压及外侧覆盖的改善。对于 Dega 截骨术可改善后方覆盖是有争议的，主要由于 Dega 截骨只截断髂骨，而后方覆盖由坐骨提供。原始 Dega 截骨术及其后续的报道，显示其截穿了骨盆内壁，尤其是前方指向坐骨大切迹上缘处。Paley-Dega 截骨术为单皮质操作，且更偏后方及远端，以坐骨水平的 Y 形软骨为铰链。这样操作便可在 Y 形软骨附近形成真正的三维铰链。即便是截骨线的前部也是单层皮质，延伸至 Y 形软骨的髂耻交界处。此时应去除臀部下方垫高的手术单，以便于冠状面评估股骨头覆盖。插入并撑开椎板牵开器，以增加髋臼覆盖，并改变髋臼眉弓的方向。椎板牵开器应置于偏后侧，以避免增加前方覆盖，防止前方撞击产生。CFD 患儿的髋臼为后外侧发育不良。Dega 截骨术仅能提供外侧覆盖。此时可行股骨缩短截骨，将截下的股骨骨块修整并楔形插入支撑骨盆截骨端。剩余的空隙可由髂骨翼处取骨并支撑。

方法 2——Paley 改良三联截骨（Paley PATO）（图 35.9）。耻骨：沿髂骨内板向内侧进一步骨膜下剥离以充分显露耻骨。分离显露至 Y 形软骨的耻骨支偏远端，在两把 Hohmann 骨撬的保护下，可直接显露并骨刀截断耻骨上支（图 35.9 a）。坐骨：回到股骨后方，再次寻找坐骨神经以准备显露坐骨。沿神经向近端显露坐骨。为避免牵拉损伤神经，不要将牵开器放置在坐骨与神经之间。可在坐骨前方插入 Hohmann 拉钩。行骨膜下剥离并掀起坐骨骨膜。应在坐骨靠近髋臼处，于 Y 形软骨远端组成髋臼下壁处直视下充分显露并截断坐骨（图 35.9 b）。髂骨：由髂前上棘至坐骨切迹外侧顶点处用锯开始截骨（图 35.9 c）。向内侧指向真假骨盆交界处与坐骨大切迹相汇（图 35.9 d）。截骨至真骨盆交汇处时，用骨刀改变截骨方向（图 35.9 d）。骨刀与锯成 120°角。这使得髋臼骨块顶部钝圆，使近端髂骨截骨块有一骨性突起。可增加截骨面积，使旋转髋臼骨块时无须过度牵引，同时提供后方支撑。这 3 处截骨结束便完成了三联截骨术（图 35.9 e）。骶棘韧带松解：对于严重畸形的矫正，松解骶棘韧带的约束极为关键。骶棘韧带限制了内旋使得后方覆盖不足，也限制了外展使得外上方覆盖不足。于真骨盆内剥离四边体的内侧髂骨骨膜后，便可触及此韧带。用手指置于坐骨棘尖部触及此韧带（图 35.9 e），可用另一只手的手指从外侧触及此手指，以便利用本体感觉更清楚地触及此韧带。从外侧可看到坐骨神经走行，要确保不伤及坐骨神经。显露充分后，可用 Mayo 钝头弯组织剪从外侧直接向内侧切至自己的手指处，以充分松解此韧带（图 35.9 f）。可将髋臼截骨块稍内旋，将坐骨棘转向外侧以方便显露（图 35.9 g）。由于 CFD 常伴有髋臼发育不良，通常髋臼后外侧均有缺损。为获得后外侧覆盖，可将髋臼骨块先沿肢体长轴（z 轴）内旋（图 35.9 h~i）。这可将髋臼后缘向外旋转，以增加后方覆盖。之后再将髋臼骨块外展，以增加外侧覆盖（y 轴）（图 35.9 j）。这两步操作会减少前方覆盖。因此需将骨块向前方旋转（屈曲）以恢复前方覆盖（x 轴）（图 35.9 k~l）。为方便内旋，可用持骨钳沿前后向于髋臼上方夹持骨块并将其内旋。也可夹持耻骨端以方便外展髋臼。如髋臼骨块无法充分活动，则应充分检查各截骨端确认截骨完全。坐骨处通常容易截骨不全，应注意充分剥离坐骨骨膜。使用 3.5 mm 长螺钉由髂骨至髋臼方向固定截骨块。由于外展肌滑移，髂骨翼的近端需于螺钉固定前进行切除。将股骨置于中立位时，拉起髂骨骨骺，以确定髂骨切除的水平（图 35.9 m）。位于髂骨骨骺近端的髂骨部分应予以切除（图 35.9 n）。使用 4 枚长度相同的钻头固定截骨块，3 枚顺行，1 枚逆行。再用 1 枚与前 4 枚长度相同的钻头以测量螺钉长度（图 35.9 n）。依次取出各钻头，更换为长螺钉，确认其不打入 Y 形软骨或髋关节内（图 35.9 o）。

（15）股骨缩短（图 35.8 p~r）。此时股骨远端可自由活动，可进行外翻及内旋矫正。股骨远端长度太长，无法与股骨近端骨块端端对合。股骨远近端相重叠，应于重叠处做标记（图 35.8 p）。于此标记水平缩短远端股骨。于截骨水平垂直股骨打入定位针标记截骨平面，骨锯截骨同时注意滴水降温防止高温灼伤骨质坏死（图 35.8 q）。截下的骨块应保留并注意保持其湿润，以备用于 Dega 截骨处植骨。通常截骨块为 2~5 cm 长的梯形骨块（图 35.8 r）。

（16）Dega 截骨处植骨（图 35.8 r、s）。将股骨缩短截下的骨块修整成适当形状，使其可楔形置入并支撑 Dega 截骨后撑开处（图 35.8 r）。使用卡尺来准确测量撑开的楔形范围，以据此来修整骨块。股骨缩短截下的梯形骨块便非常适宜作为植骨原料。插入骨盆截骨端以充分支撑并坚强固定（图 35.8 s）。

（17）股骨远端固定及内旋（图 35.8 s~v）。将股骨与钢板充分贴附（图 35.8 s）。截骨端应无张力下靠拢，同时内旋股骨以矫正其外旋畸形。为矫正股骨畸形恢复其前倾角，应沿角钢板刀头方向重新插入导针以显示真正的股骨颈轴线。屈膝 90°时，股骨冠状面（屈膝时的膝关节垂直面）与导针的夹角即为前倾角（图 35.8 t）。导针应与膝关节平面相对呈至少 10°前倾。维持此股骨旋转角度，钻孔并准备固定钢板最远的螺钉（图 35.8 u）。钻孔时应从远端开始，以便拧入螺钉时实现截骨端加压。接着打入近端的两枚螺钉。钢板最近端的螺钉孔设计为平行于刀头方向，将钢板与截骨近端牢固固定。刀头导针的方向可用于指引此处钻头的方向。Paley 1b 型病例中，刀头及近端斜向螺钉需穿过近端骺板直至股骨头内（图 35.8 v）。Paley 1a 型病例中股骨头骺板为水平方向的，

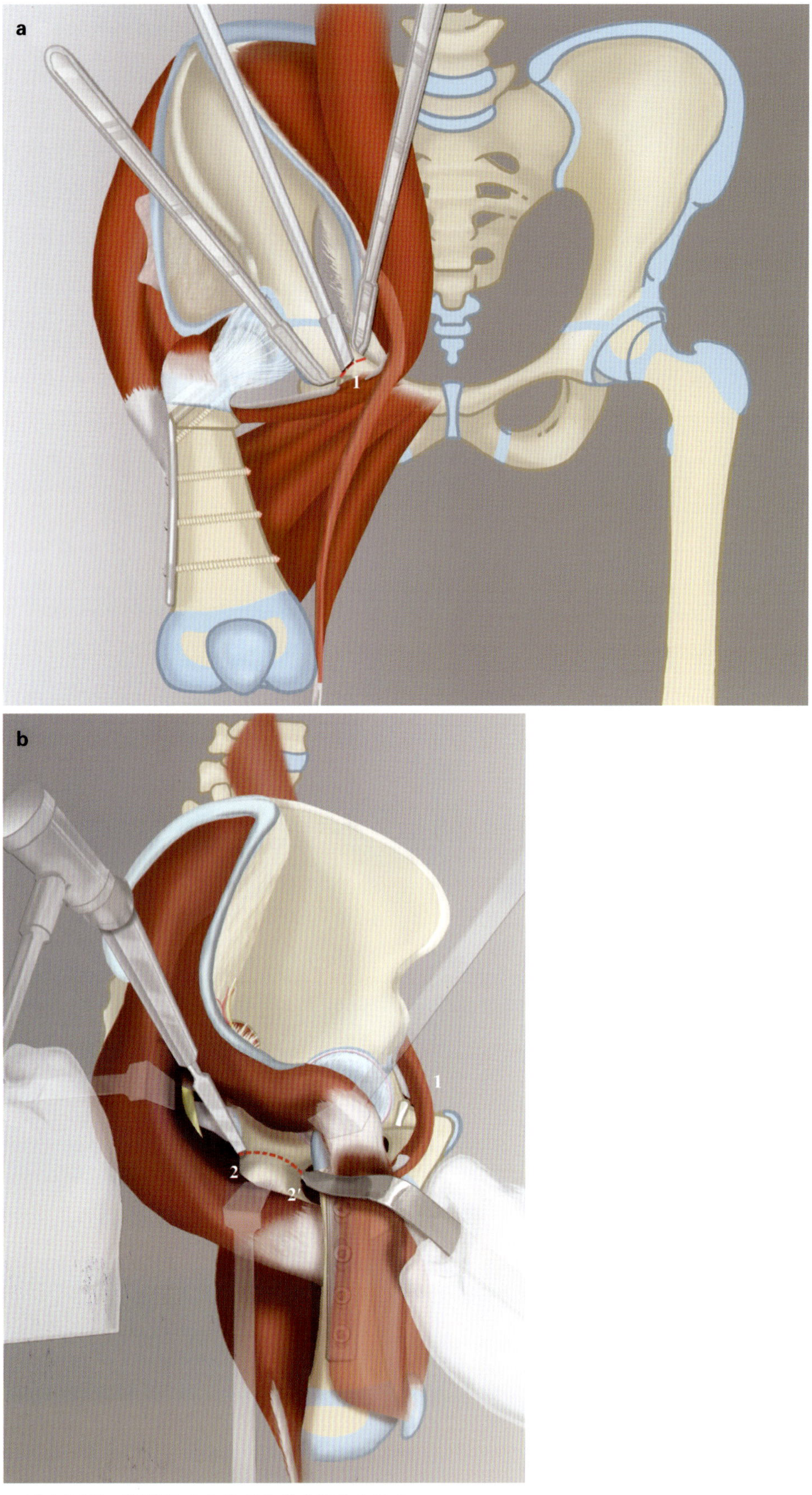

图 35.9 a~o. 髋臼周围三联截骨（参考手术技术部分内容）

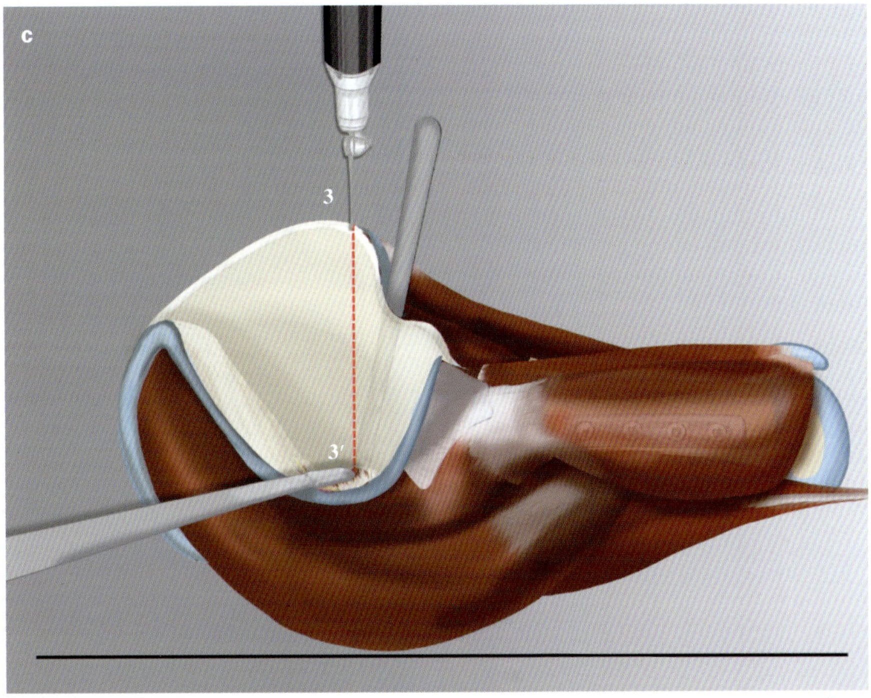

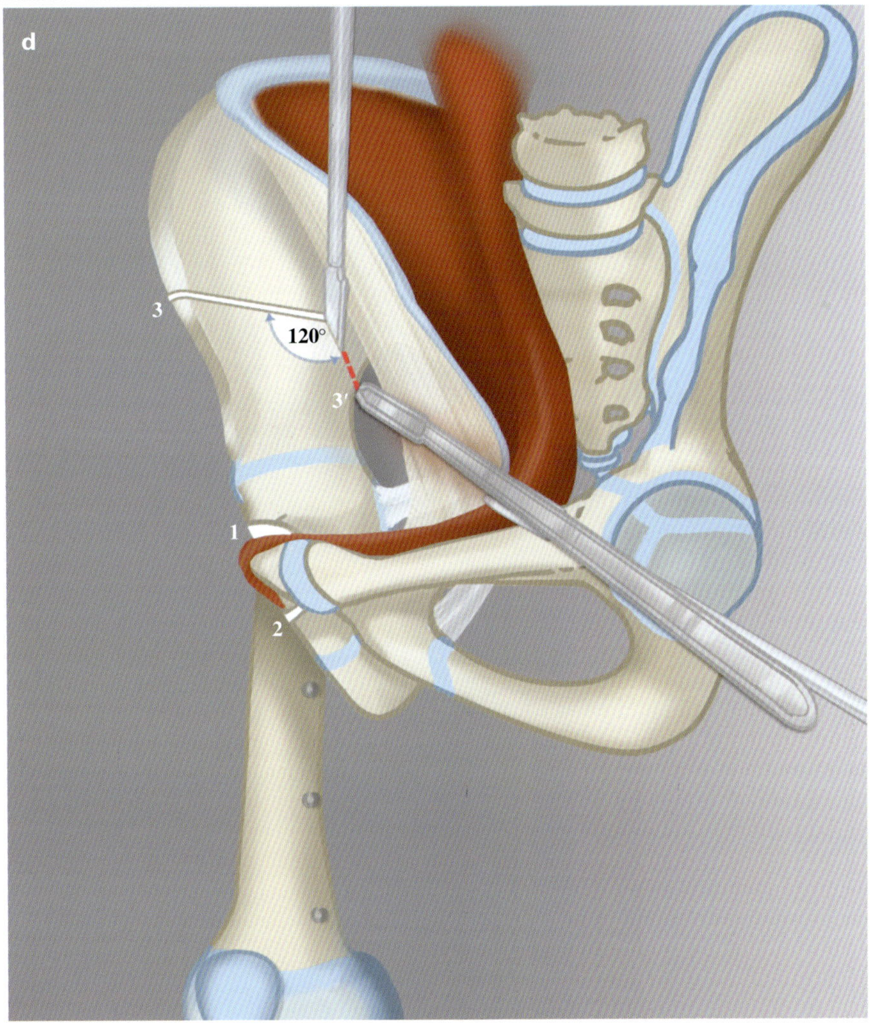

图 35.9（续）

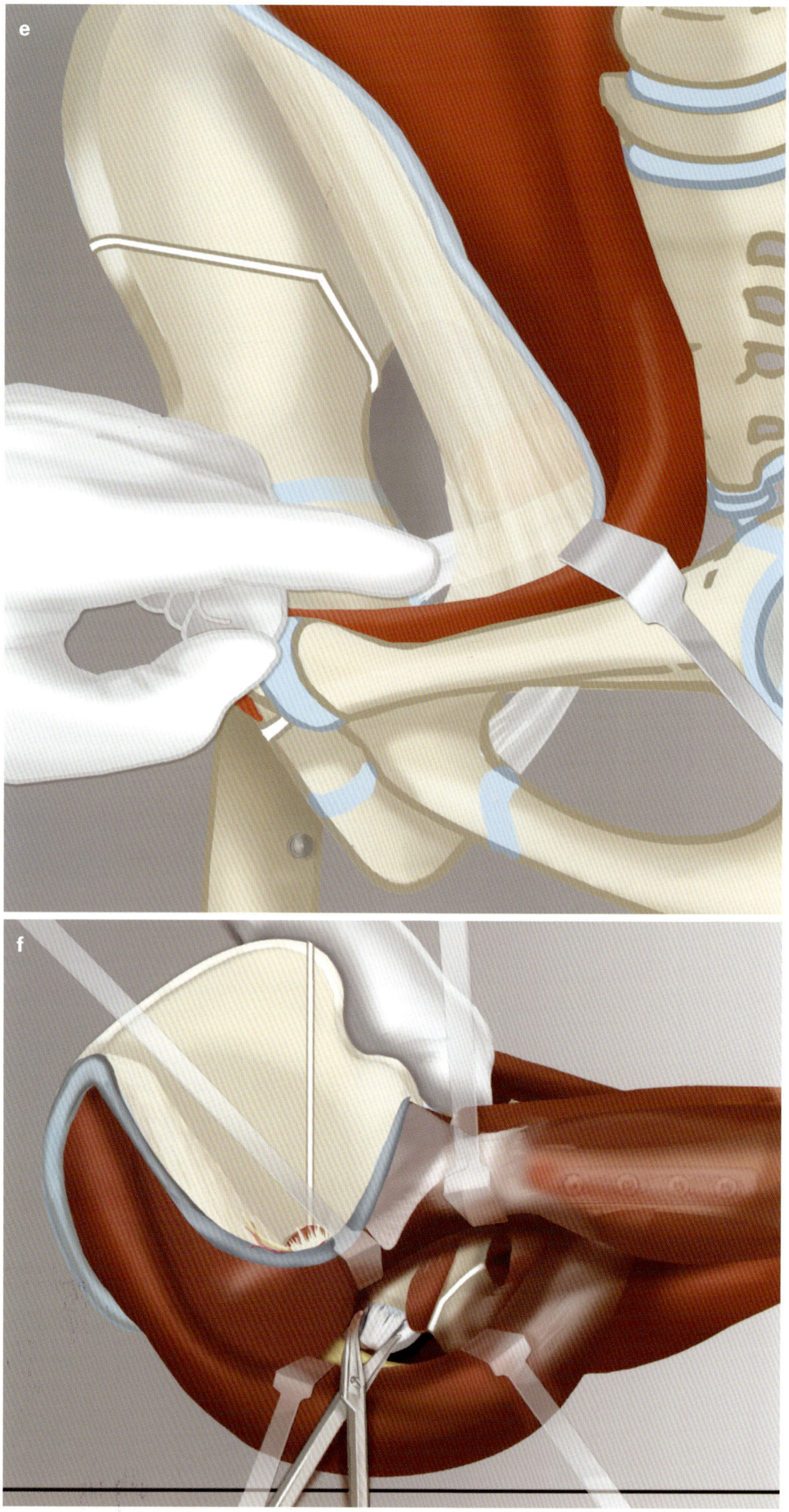

图 35.9（续）

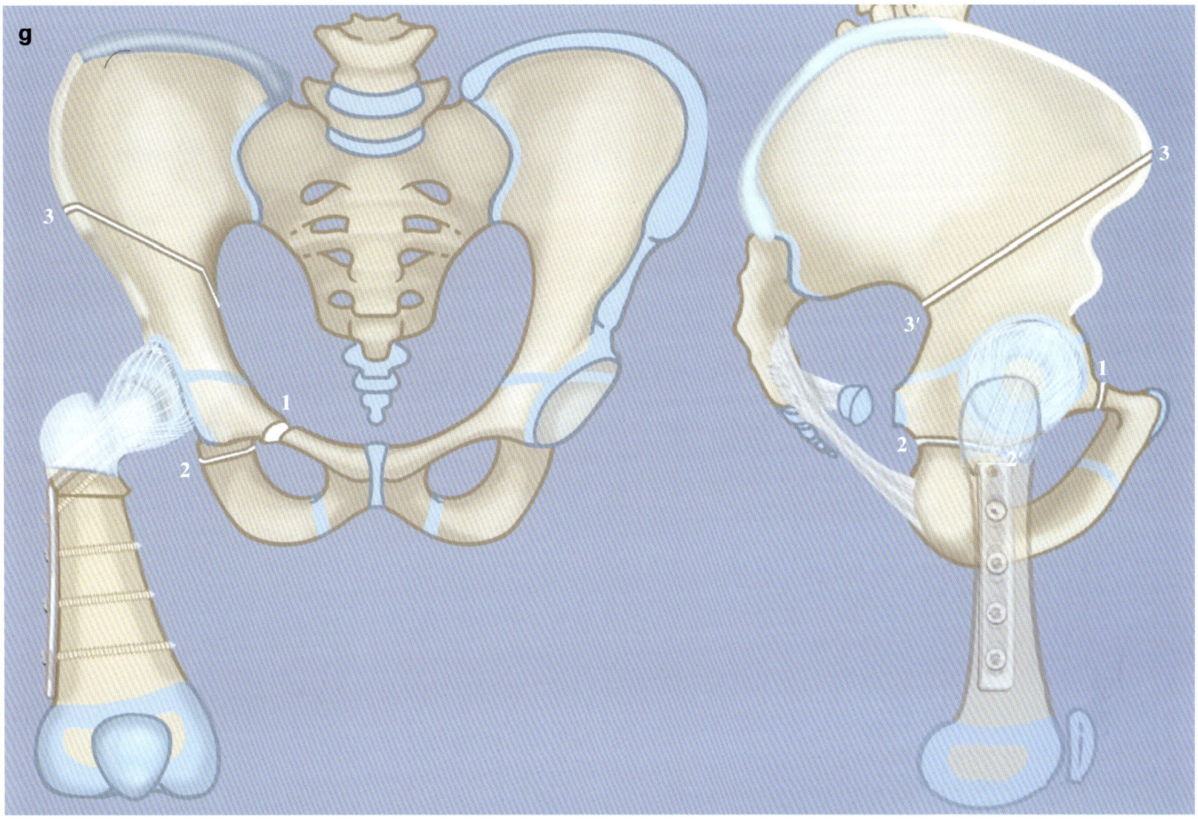

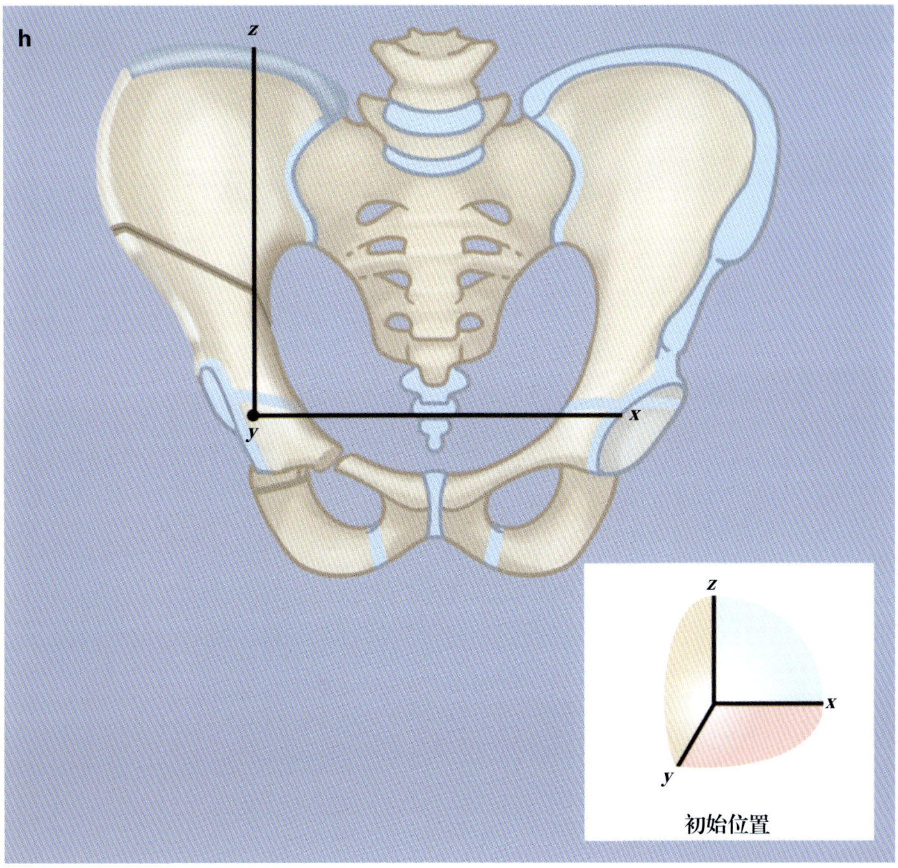

图 35.9（续）

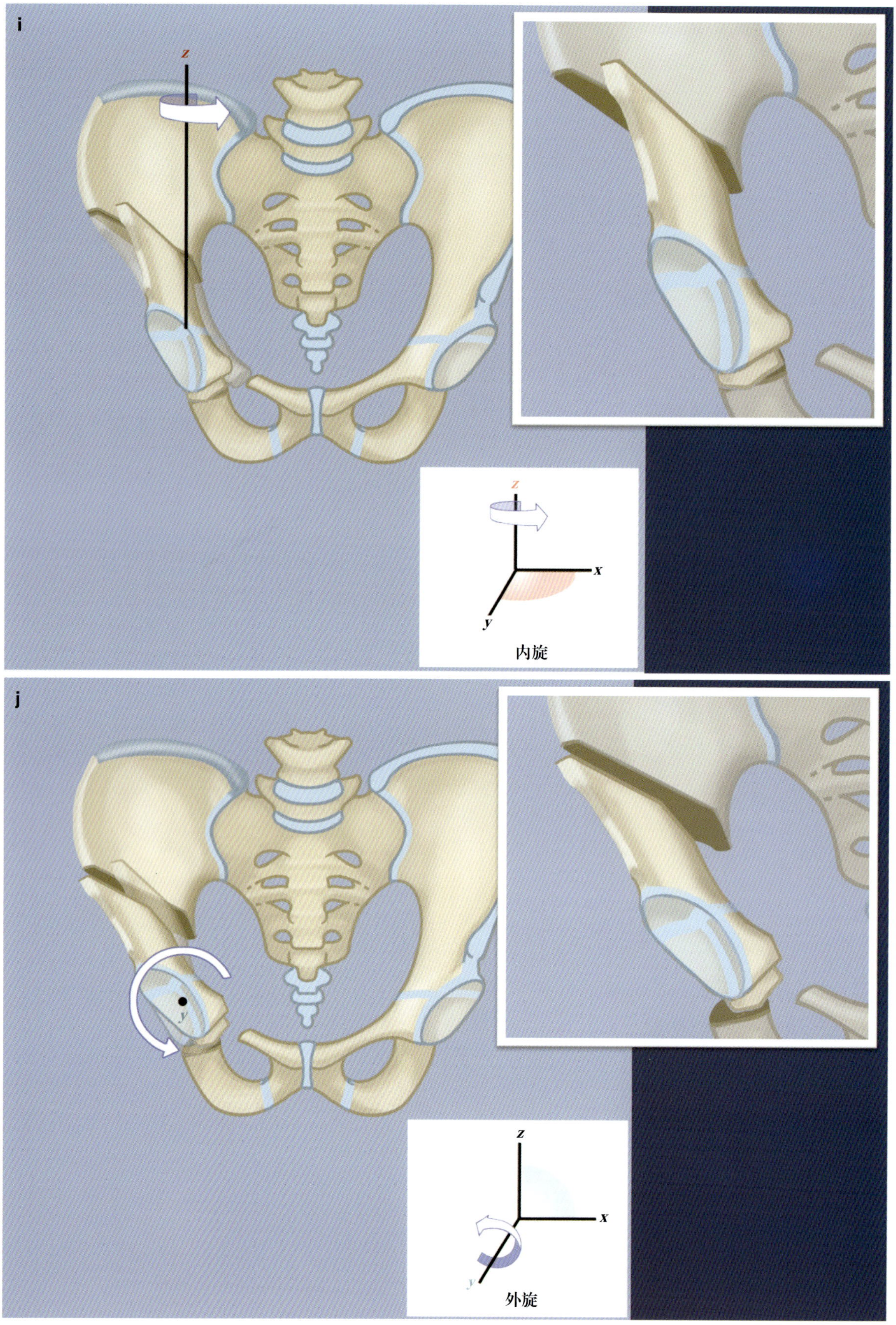

图 35.9（续）

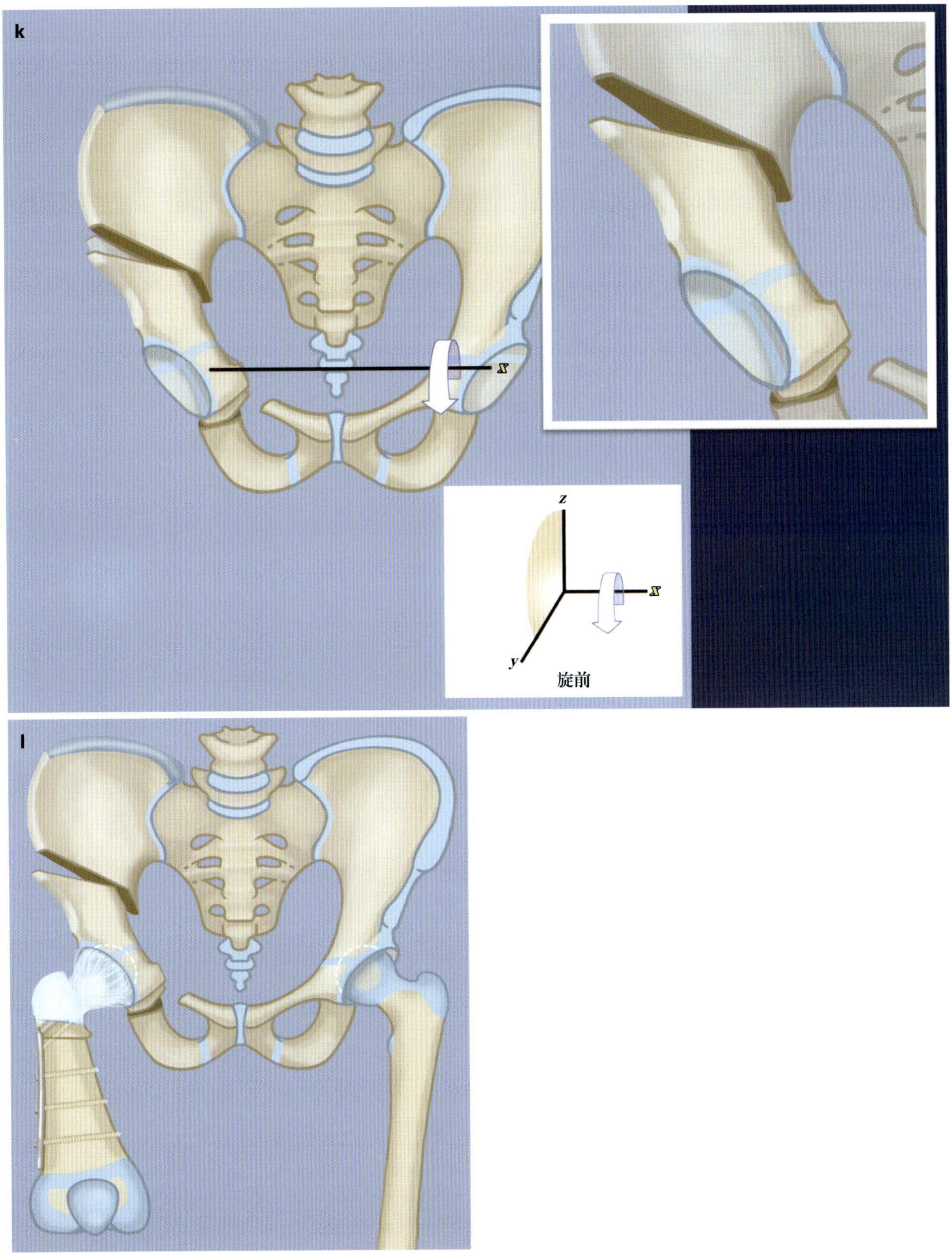

图 35.9（续）

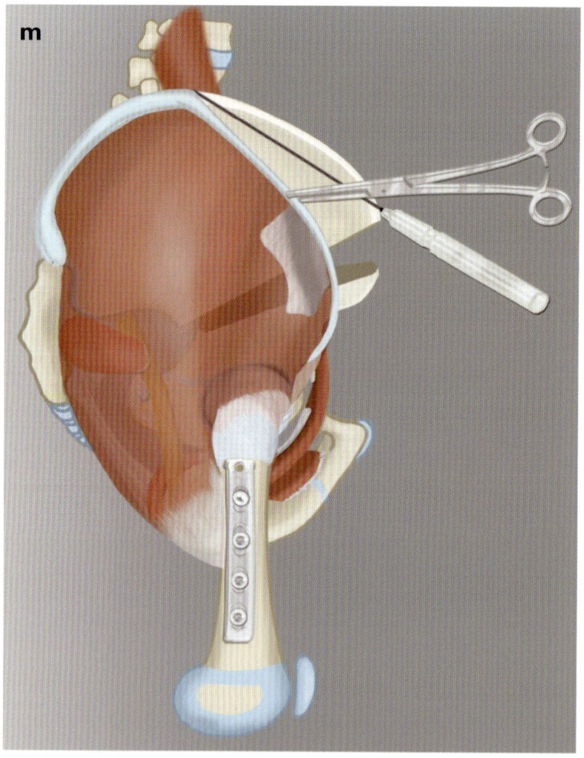

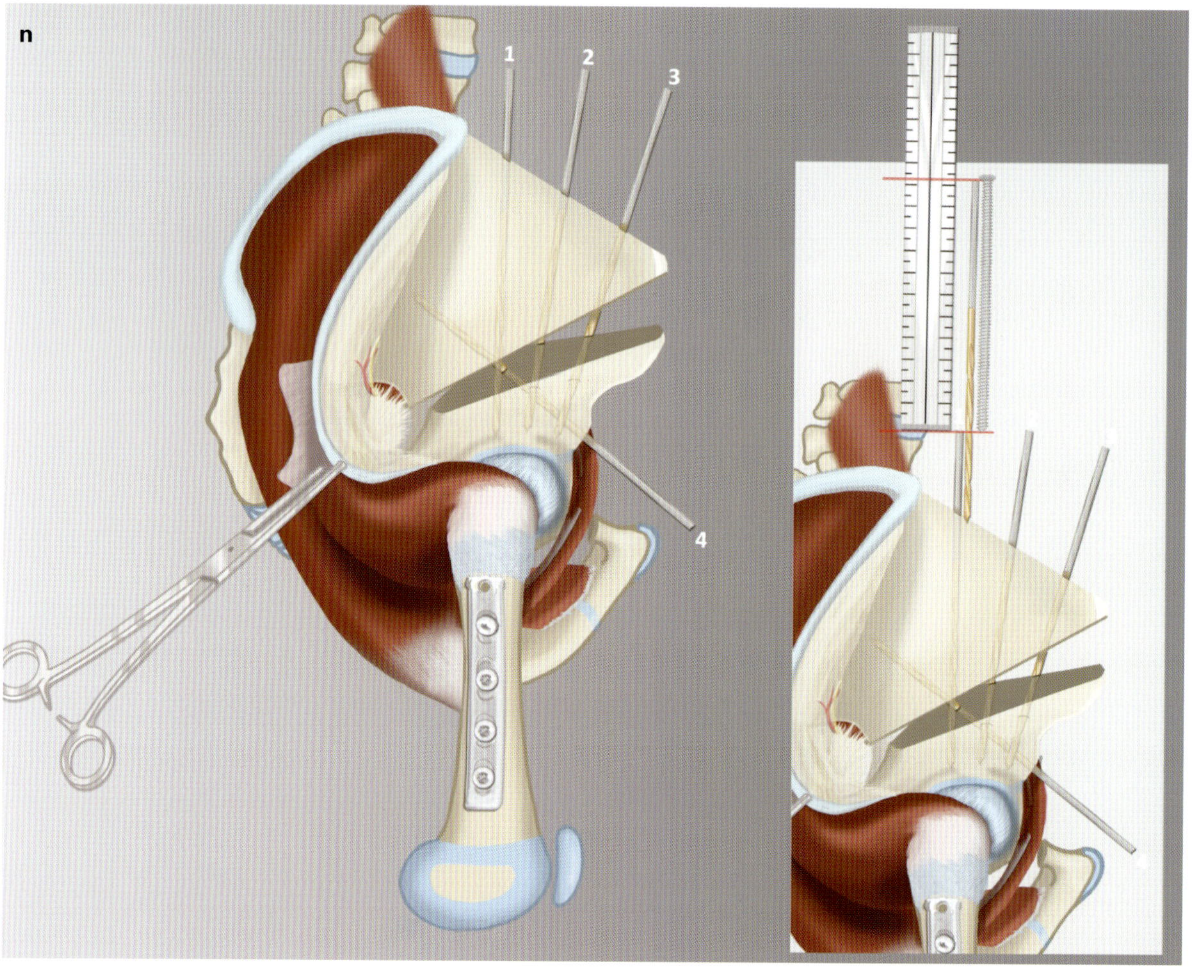

图 35.9（续）

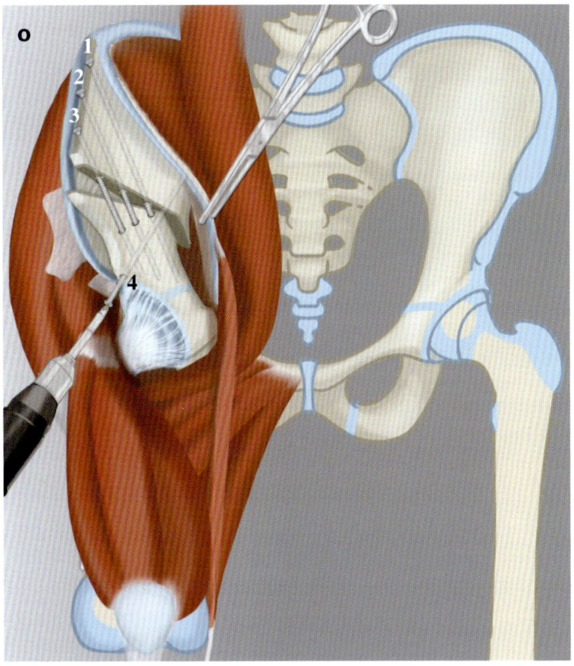

图 35.9（续）

刀头及近端螺钉均不能穿过股骨近端骺板。Paley 1a 型病例中股骨头骺板为垂直方向的，刀头应通过骺板，而近端螺钉不应通过骺板。

（18）骨成形蛋白 2（BMP-2）的打入（图 35.8 v）。对于 Paley 1b 股骨颈型病例，应于股骨近端打入 BMP 以诱导股骨颈软骨的骨化。应平行于刀头导针的近端位置打入另一枚导针。使用 4.0 mm 钻头沿此导针钻孔。钻孔应一直延伸至股骨头二次骨化中心。于胶原蛋白海绵上制备 BMP-2（填充型，Wright Medical，Memphis TN，USA），也可加入显影剂。将胶原蛋白海绵填塞入外径 4 mm 的金属管（Craig 活检针系列）内。将金属管插入钻好的孔内。使用钝性管芯将海绵推出金属管，留置于股骨颈内。透视可确认浸透造影剂的海绵成功留置于未骨化的股骨颈内。需强调的是，由于此种 BMP-2（填充型）的儿童用药并未获得 FDA 批准，此用法为超说明书应用。通常一个孔内需填入两块海绵。用骨蜡封闭钻孔的入口，以防止 BMP-2 泄漏以及异位骨化的发生。

（19）髂骨翼截骨（见图 35.8 w、x）。骨盆截骨术后，骨骺应重新缝合复位。由于外展肌群挛缩，外板骨骺无法复位至髂嵴顶端。因此需切除部分髂骨翼骨质以便复位髂骨骨骺。将股骨置于中立位，尽力向上牵拉外板骨骺，标记此时骨骺可达到的最高水平。于此水平使用骨锯截除近端的髂骨骨质，行髂骨缩短截骨。截下的骨块可置入并支撑于 Dega 截骨处（图 35.8 x）。也可置入于股骨转子下截骨处。此时可复位内外板骨骺，1 号 Vicryl 缝线缝合修复骨骺。应充分对合复位内外板骨骺，避免造成二分髂骨翼。将腹外斜肌加强缝合覆盖于髂骨翼处，以免造成腹壁疝（图 35.8 y）。

（20）肌肉修复及移位（图 35.8 y）。将股直肌缝合至阔筋膜张肌。这既可恢复其骨盆起点，同时也能延长此肌肉。关闭阔筋膜张肌与缝匠肌的间隙，注意小心保护股外侧皮神经。将股四头肌缝合至股骨粗线区域。最后，将臀大肌复位并缝回阔筋膜张肌后缘。

（21）关闭切口。如无须行膝关节松解或重建，应从 Gerdy 结节上将阔筋膜切断。关闭手术切口。由于此时已无阔筋膜结构，最深层为皮下脂肪层，称为“皮下层”。切口内置入中号引流管，由前上方引出。无菌黏性外敷料固定引流管（如 Tegaderm，3M Medical，St. Paul MN，USA）。关闭切口时注意，应将相同层次对应并逐层缝合。皮下层使用 1 号可吸收缝线连续编织缝合，Scarpa 筋膜用 2-0 可吸收缝线连续编织缝合，真皮深层用 3-0 可吸收缝线连续编织缝合，皮肤用 4-0 尼龙线行皮下缝合，也可使用 Dermabond 皮肤黏合剂。无菌外敷料包扎伤口。

术后拍片包括骨盆正位片及膝关节侧位

片，均应包括股骨。术后单髋人字石膏固定。患侧肢体髋膝关节完全伸直，不固定足踝部。在离开手术室前，石膏应于两侧锯开呈前后托状，以便留出术后肿胀的空间。

（22）术后护理。应教会家长石膏护理，卫生状况以及带石膏搬运患儿。术后约 1 周时可将前后托石膏改为可拆卸的石膏。患儿可开始被动伸髋 0°至屈髋 90°，以及被动外展的轻柔功能锻炼。术后 6 周内禁止负重，之后可拆除石膏。逐渐开始完全负重锻炼。骨性愈合后，患儿可进展至完全负重、步态训练、力量训练以及主被动关节活动锻炼。最终治疗目标是在进行肢体延长手术之前，恢复患儿的正常功能。

Paley 1b 转子下型的 SUPERhip 手术技术

当治疗 Paley 1b 转子下型病例时，相应的步骤也进行了改良。此类病例畸形程度通常更严重，股骨前凸更加显著。当掀起股四头肌时，打开股四头肌与臀中肌的间隙。这样可从转子下区域的股骨显著前凸处将股四头肌完全掀开。另一个区别是切下转子下骨化延迟的区域（此处像一个僵硬的假关节形成）。此处不能先打入导针，而应将僵硬的假关节线处截开，分离两端骨质。使远端骨块与骨膜分离，这样便解除了近端骨块的束缚，使其活动度更大。由于股骨干已与近端骨块分离，可使用弯钳夹持以操控近端骨块。接着可沿股骨颈中心打入导针，空心骨凿沿导针打入，进而插入角钢板刀头。需垂直于钢板行股骨近端截骨，以建立一个近端可愈合的骨接触面。除无须股骨颈钻孔及注入 BMP 外，接下来的步骤与股骨颈型相同。

Paley 2a 或 2b 型（图 35.10 a）的 SUPERhip 2 手术技术（图 35.10~图 35.12）

（1）切口及初始分离显露。麻醉、术前准备、体位及切口与之前详述的 SUPERhip 手术相同。同样的皮下皮瓣分离显露，切开阔筋膜及髂胫束。同前行股直肌腱松解，股神经减压。

（2）腰大肌腱。确认及显露腰大肌腱，但不行肌腱松解（图 35.10 b）。

（3）前方显露。从髋外展肌上分离前方的股直肌以便显露前方关节囊（图 35.10 b）。

（4）臀大肌。从股骨上松解臀大肌腱，将其牵拉向后方（图 35.10 c）。

（5）坐骨神经减压。确认及分离坐骨神经（图 35.10 d）。

（6）外旋肌。从股骨后方完全分离外旋肌，并从大转子处分离梨状肌腱（图 35.10 d、e）。

（7）腰大肌腱切断。沿腰大肌腱寻找其股骨后方的止点。将其从股骨上分离切断。注意保护旋股内侧动脉及其升支。标记腰大肌腱，以备之后移位用（图 35.10 e、f）。

（8）髋外展肌。于大转子止点处松解臀中、小肌腱，将其向近端牵开（图 35.10 g）。

（9）股骨颈纤维原基。确认股骨颈纤维原基，其走行为股骨头至大转子（图 35.10 h、i）。切除此致密增厚的结构（图 35.10 j）。

（10）髋关节囊上方。髋关节囊上方做一个很小的切口（图 35.11 a）。

（11）股骨头活动度。确认股骨头可活动还是已融合（图 35.11 a）。

（12）髋关节囊下方。髋关节囊下方做一

个稍大些的切口（见图 35.11 b）。

（13）髋臼横韧带。切断髋臼横韧带（图 35.11 b）。

（14）骨化核。如果股骨头可活动，则切至骨化核（图 35.11 b）。

（15）分离融合处。如股骨头已与髋臼融合，确认融合部位（与坐骨相对应处），使用较小的弧形器械分离融合部位（图 35.11 c、d）。骨蜡封闭髋臼的骨外露处，将股骨头骨外露处向外侧旋转显露（图 35.11 e、f）。

（16）掀开股四头肌。股四头肌是新股骨颈的血管来源（图 35.11 g）。因此应注意尽量避免于股骨近端剥离肌肉。股四头肌可于股骨粗线处剥离，显露股骨外侧壁。应注意避免于股骨前内侧行骨膜下剥离操作（图 35.11 h）。

（17）股骨截骨。于股骨转子下区域截骨。将股骨外侧壁用磨钻打磨平整（图 35.11 h）。

（18）切除骨突。此时可移除坐骨下方的骨突。

（19）股骨颈活动。此时新股骨颈唯一的约束是股四头肌和股神经（图 35.11 m）。

（20）股骨颈预钻孔。用 3.2 mm 钻头与股骨颈成 45°预钻孔，尽可能偏外侧并居中（见图 35.11 n）。临时插入 3.2 mm Rush 钉，于股骨颈处使用 3~4 枚 1.5 mm 钻头预钻孔（图 35.11 o）。插入两根螺纹针，两根光滑克氏针（图 35.11 p）。

（21）钢丝捆扎。插入一根 20 号钢丝穿过股骨头（图 35.11 q）。

（22）股骨头颈连接。将股骨近端与股骨头相对合，将 4 根克氏针打入股骨头内以固定。将环扎的钢丝穿过股四头肌下方并扭转打结，使股骨颈加压捆扎固定于股骨头处。

（23）膝关节屈曲挛缩。如果膝关节存在屈曲挛缩，则应行后关节囊松解及腓总神经减压，股二头肌及腓肠肌松解。膝关节可完全伸直后，穿针固定。这决定了股骨缩短的程度。

（24）股骨远端缩短截骨。将骨端相重叠，标记 45°线以截断股骨。将股骨远端内旋 10°，以便使截骨端前倾。充分缩短股骨，以便使截骨端可接触并复位（图 35.11 r）。

（25）Rush 钉长度。预钻入股骨远端以便测量 Rush 钉长度。保留合适长度后剪断 Rush 钉。

（26）插入 Rush 钉。顺行插入 Rush 钉，以便将股骨颈复位并固定至股骨干（图 35.11 s）。

（27）二次捆扎。插入第二根钢丝，以便将大转子固定至股骨上。注意从股四头肌下方穿过钢丝，以防止其勒住肌肉影响血运（图 35.11 t）。

（28）加强固定。可于大转子及股骨间再加一枚螺钉固定（图 35.11 t）。

（29）腰大肌移位。将腰大肌腱向远端转移并缝合固定于股骨（图 35.11 u、v）。

（30）复位外展肌。将外展肌腱缝合至大转子上。如果够不到大转子，可行外展肌滑移（图 35.11 w）。

（31）外固定架临时固定融合髋关节。此时可选择使用外固定架（图 35.11 x）或内固定（图 35.12）来临时固定融合髋关节。使用外固定架可先关闭伤口，再向骨盆打入 3 根螺纹针，股骨打入 1 根，胫骨 3 根来连接外架（图 35.11 x）。

（32）内固定临时融合固定髋关节。使用锁定钢板跨髋关节固定，分别用锁定螺钉固定髂骨外侧壁以及股骨（图 35.12）。

（33）去除临时关节融合固定物。临时固定融合髋关节的外固定架或内固定物，应于 4 个月后去除。此时转子下截骨端及股骨头颈部融合处均应已达愈合。

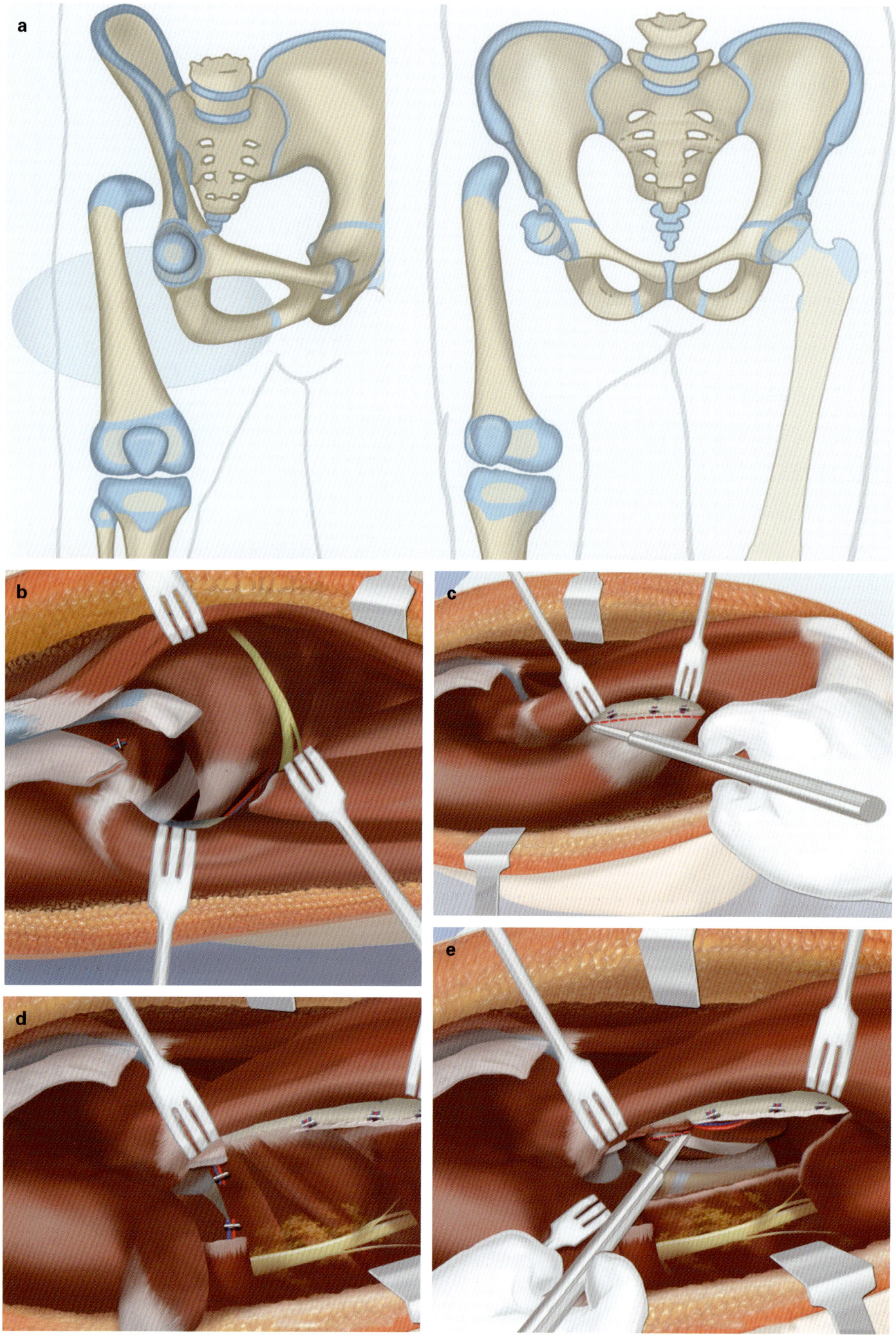

图 35.10 （a~j）SUPERhip 2 手术中的软组织释放（请参阅与每个示意图对应的手术步骤）

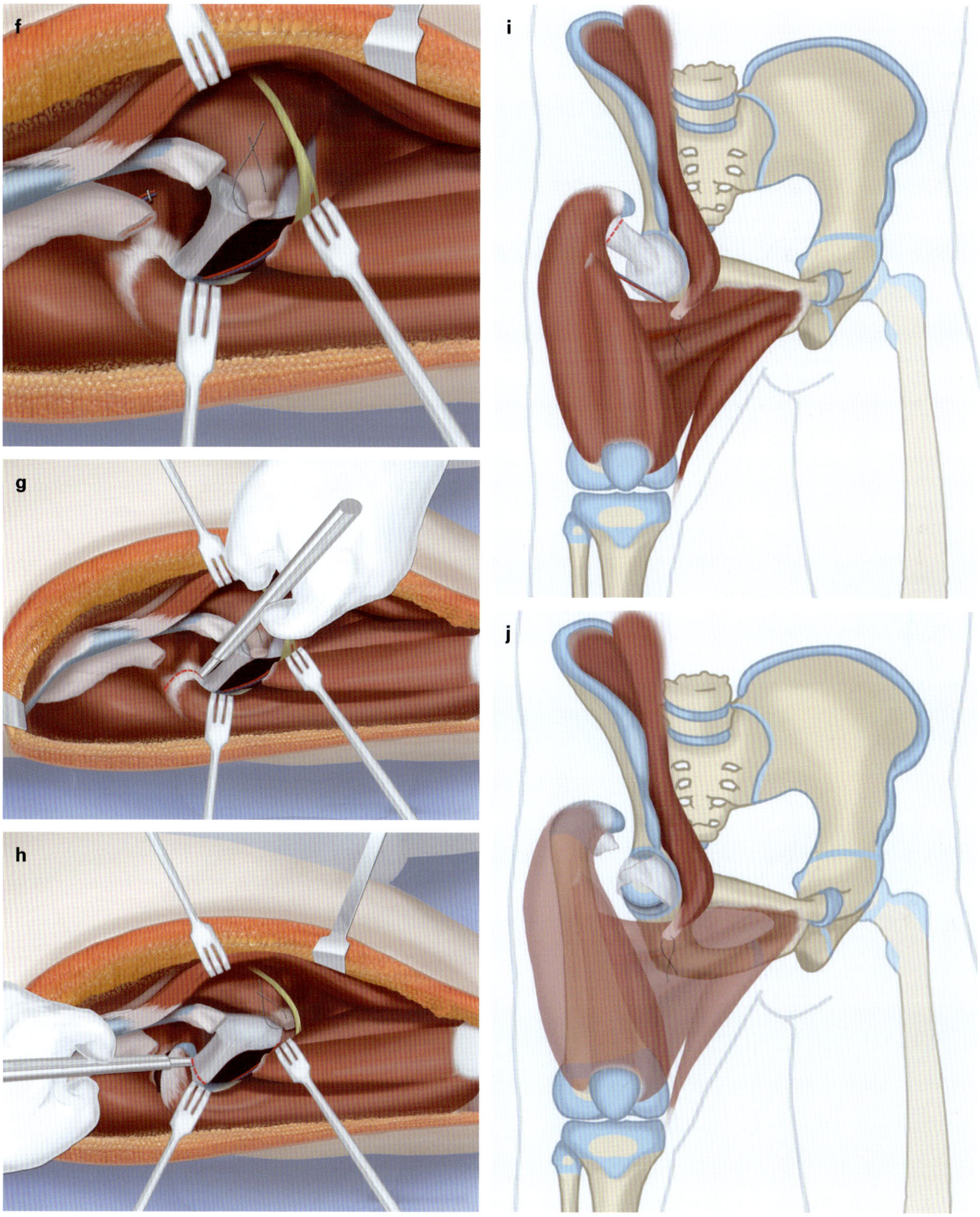

图 35.10（续）

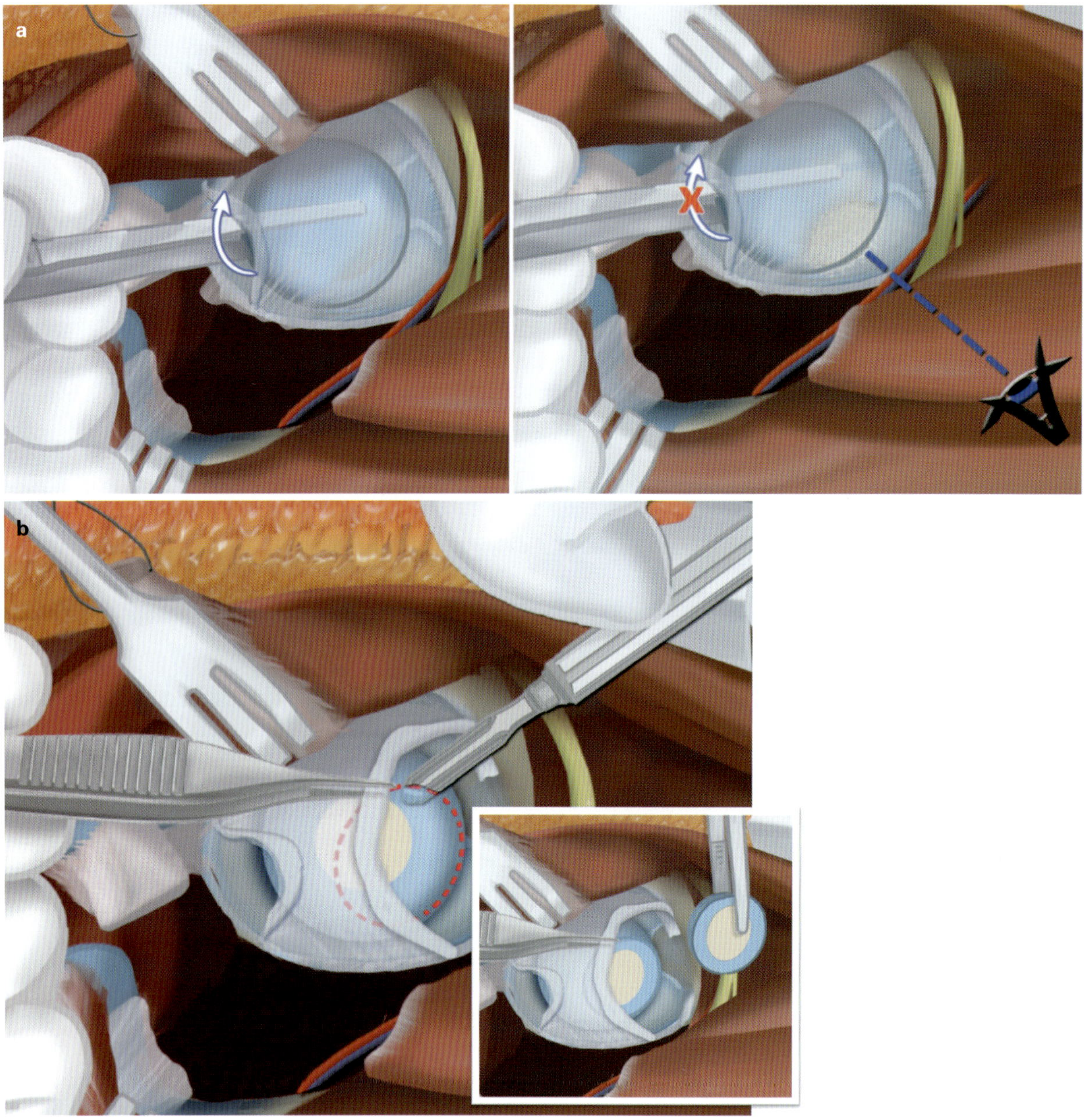

图 35.11 a~x. SUPERhip 2 手术中关于骨性的步骤（参见各图对应的手术步骤）

c

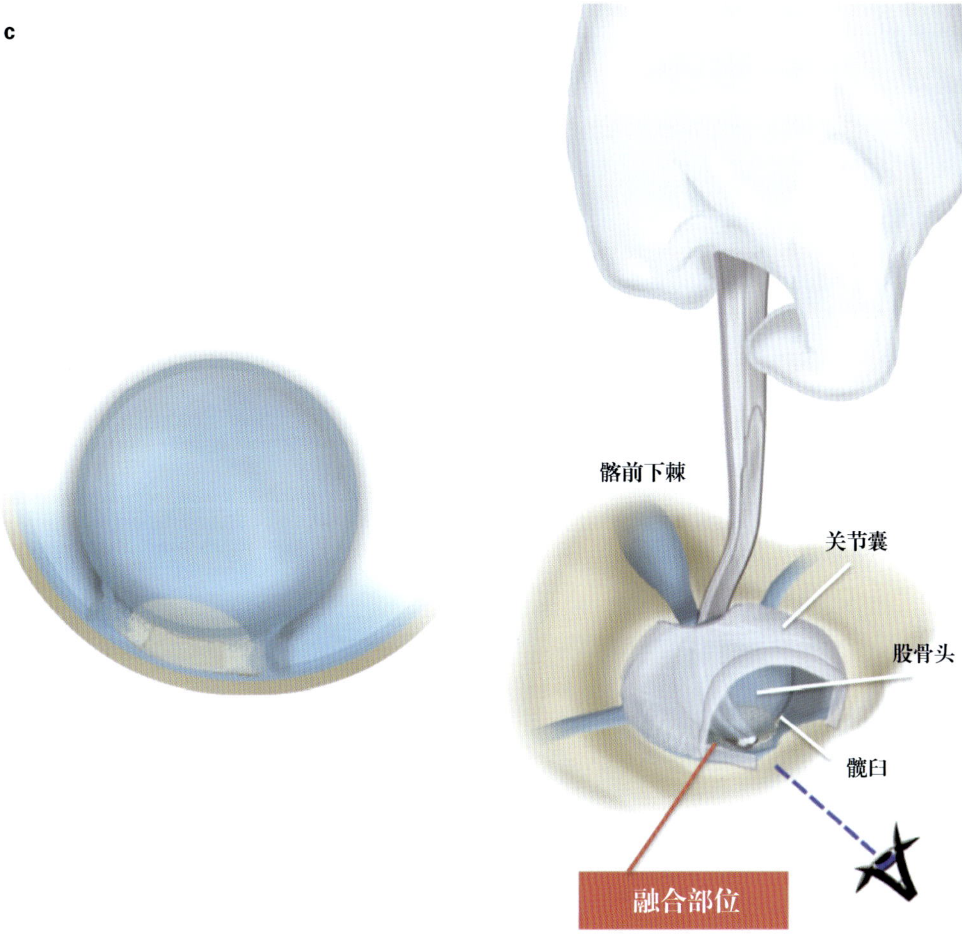

d

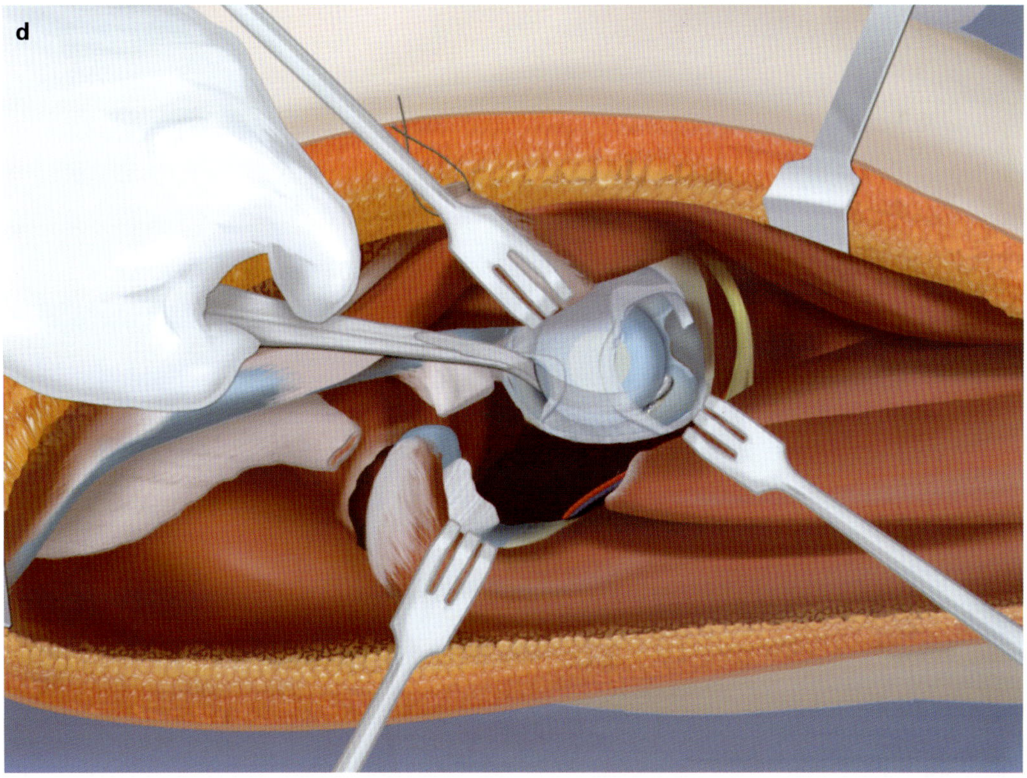

图 35.11（续）

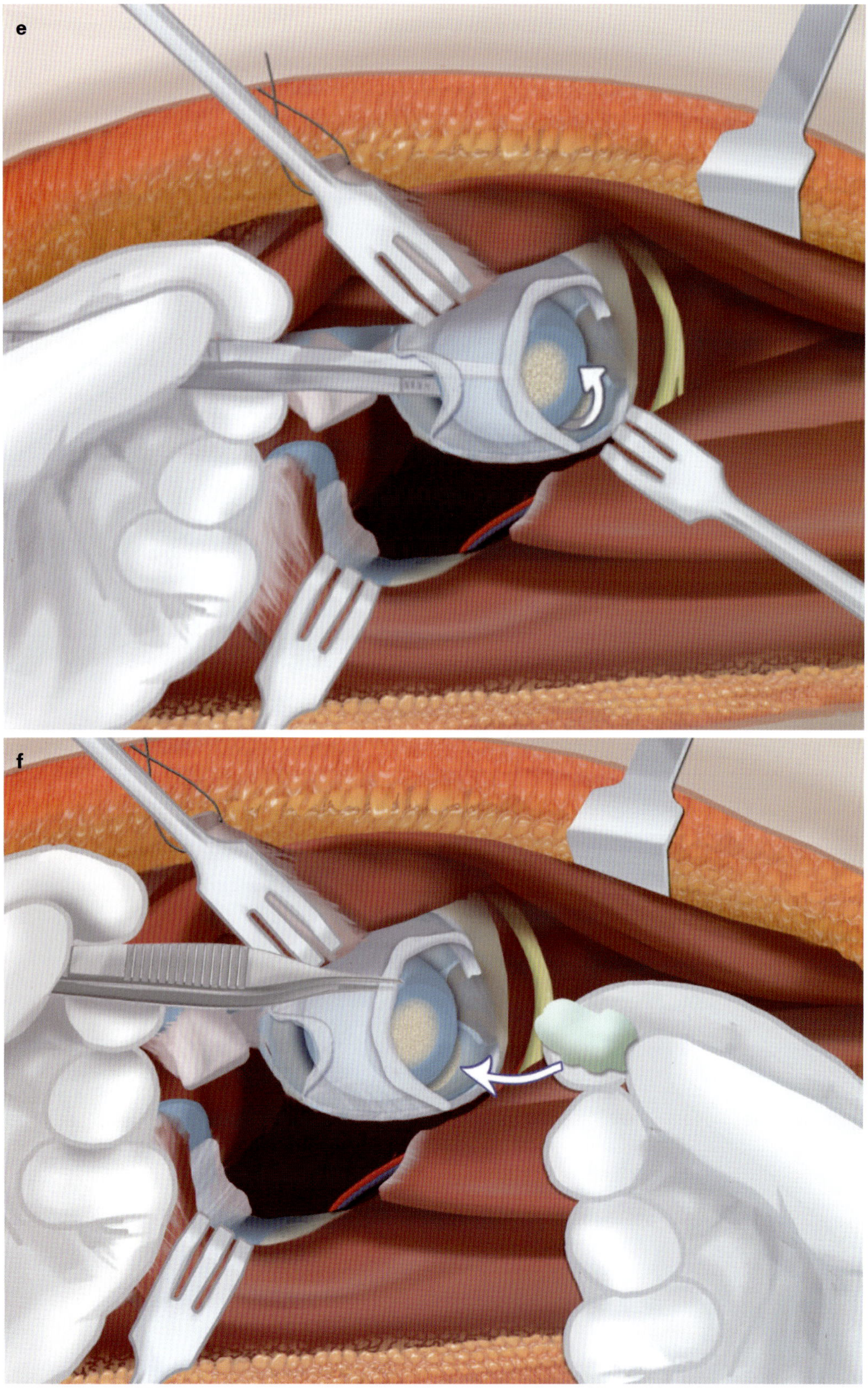

图 35.11（续）

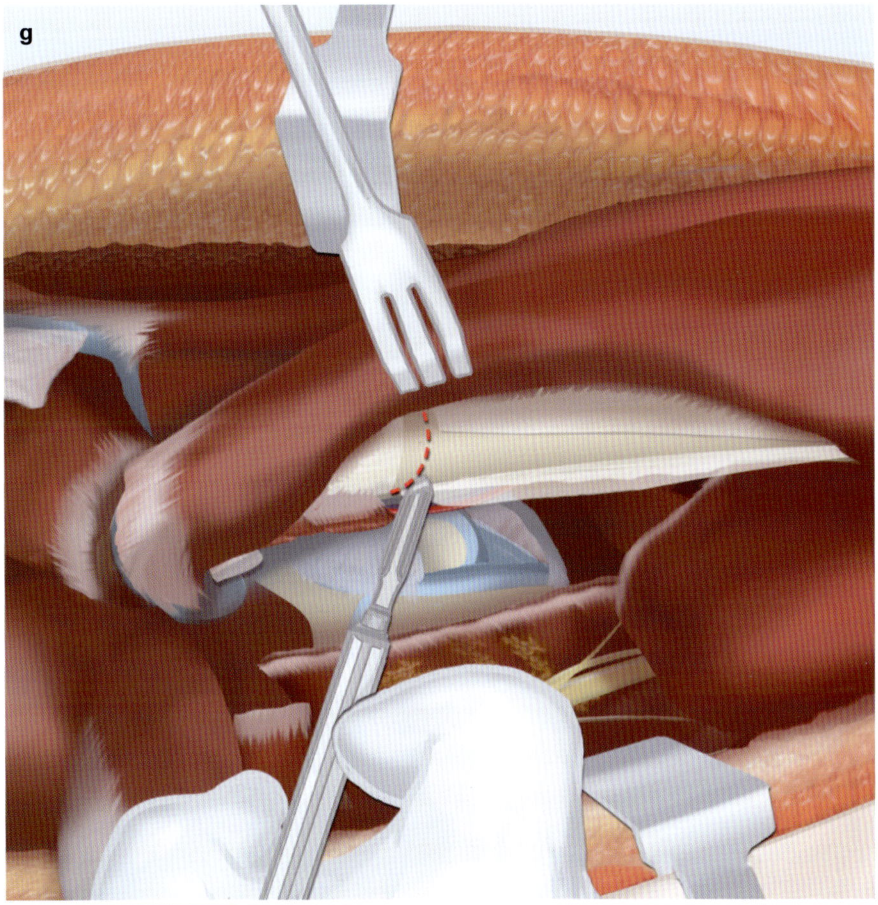

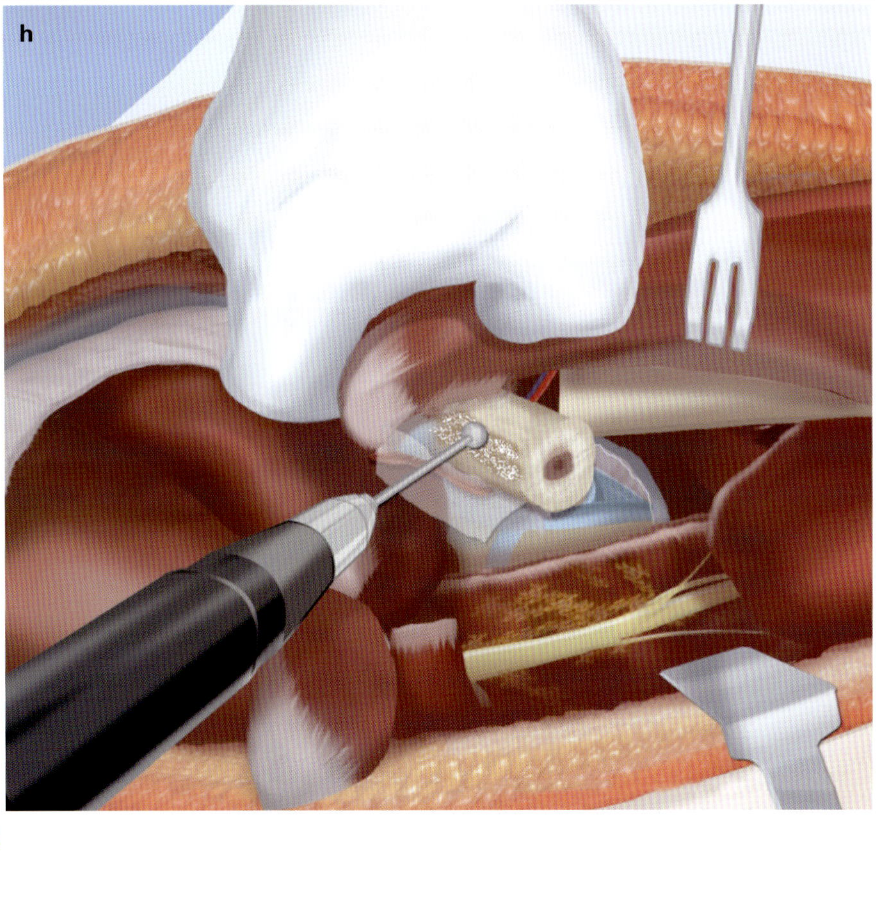

图 35.11（续）

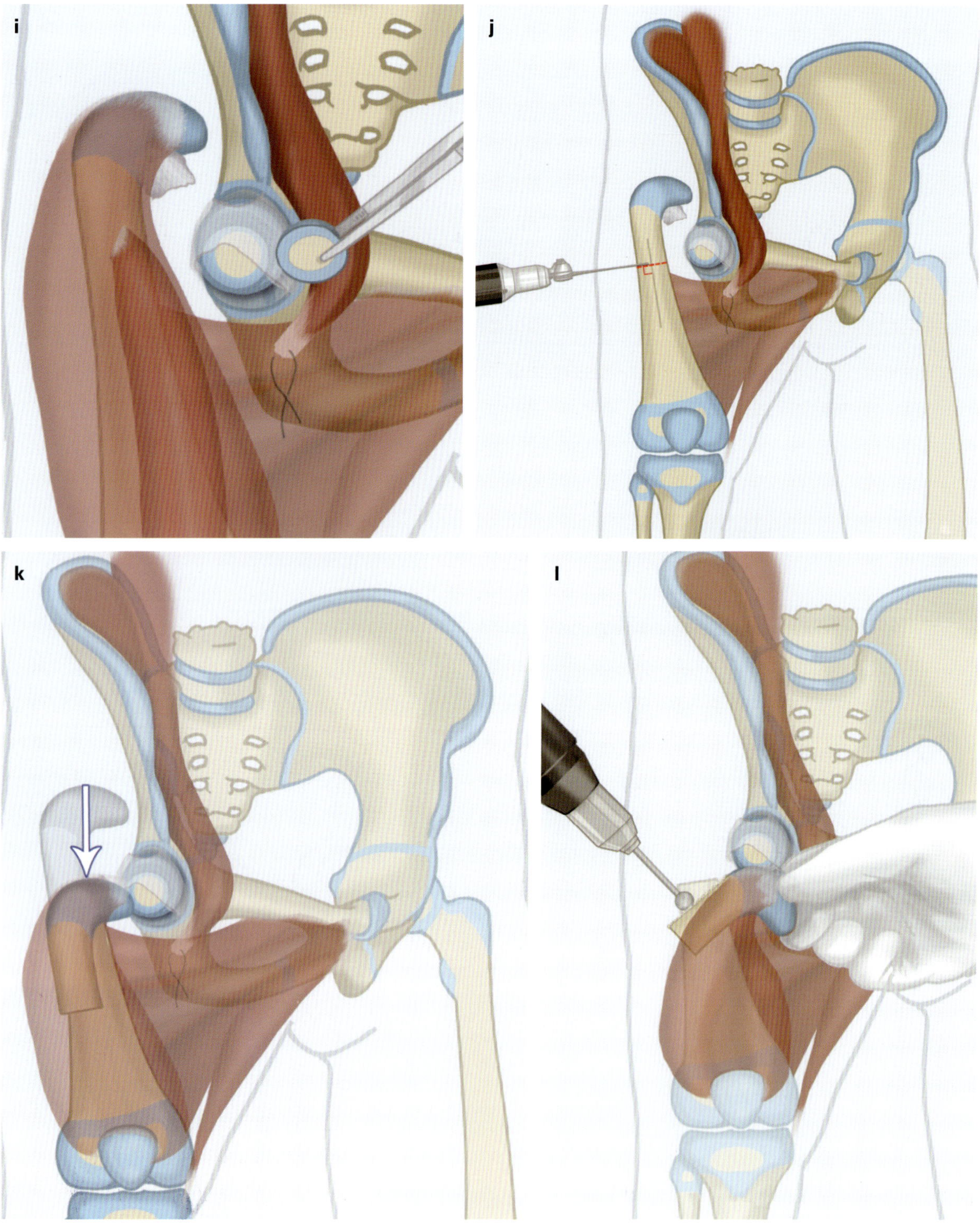

图 35.11（续）

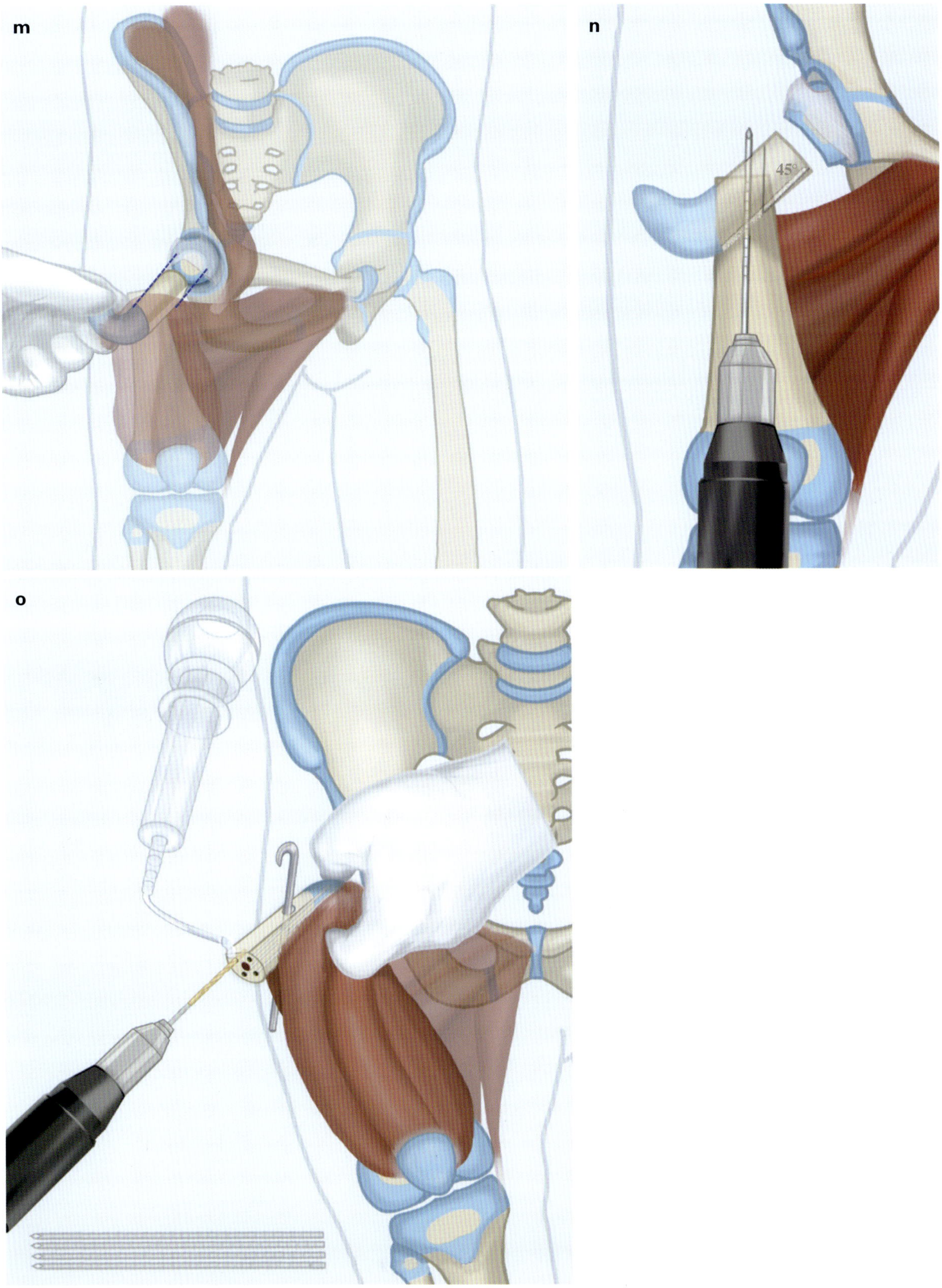

图 35.11（续）

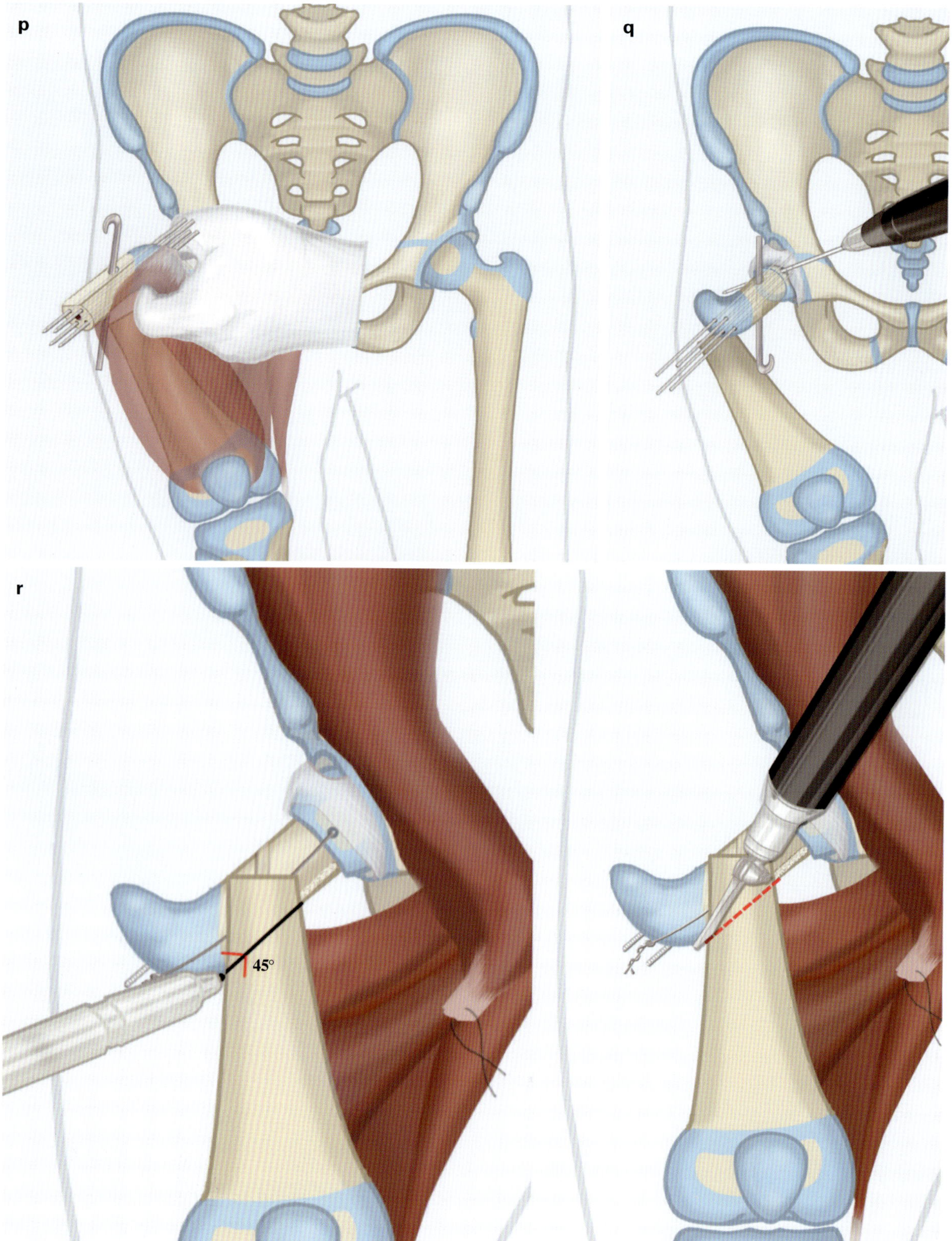

图 35.11（续）

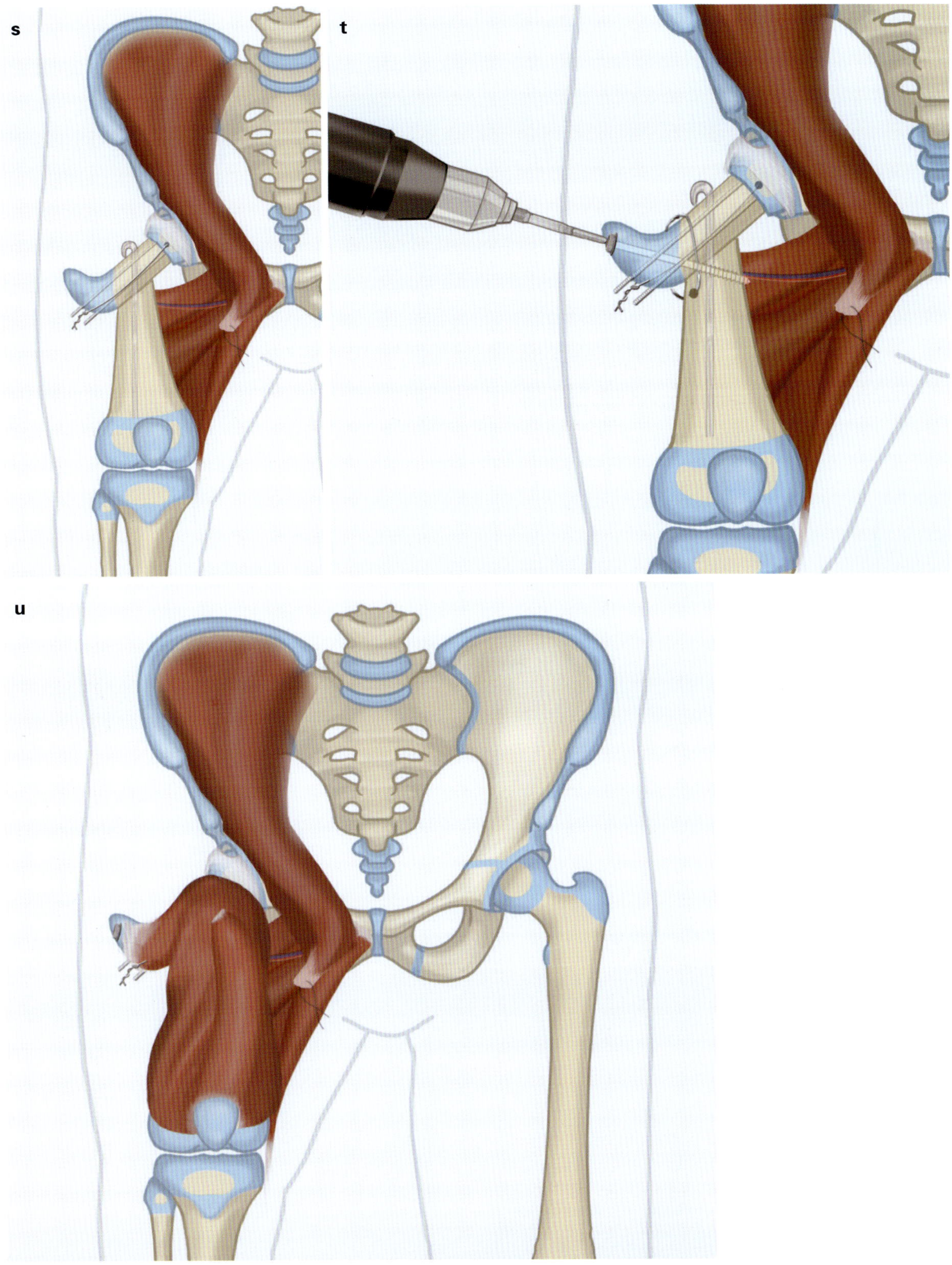

图 35.11（续）

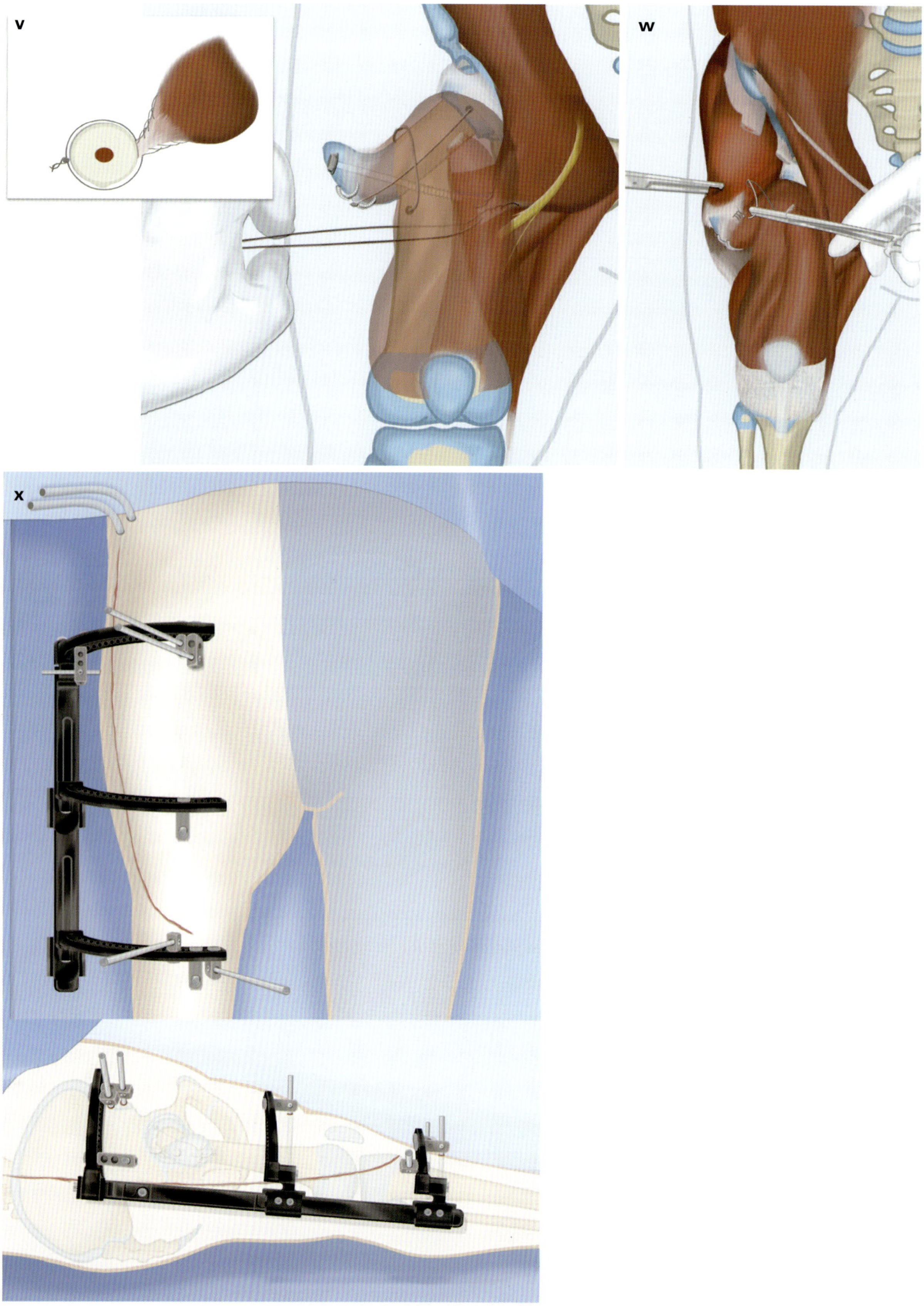

图 35.11（续）

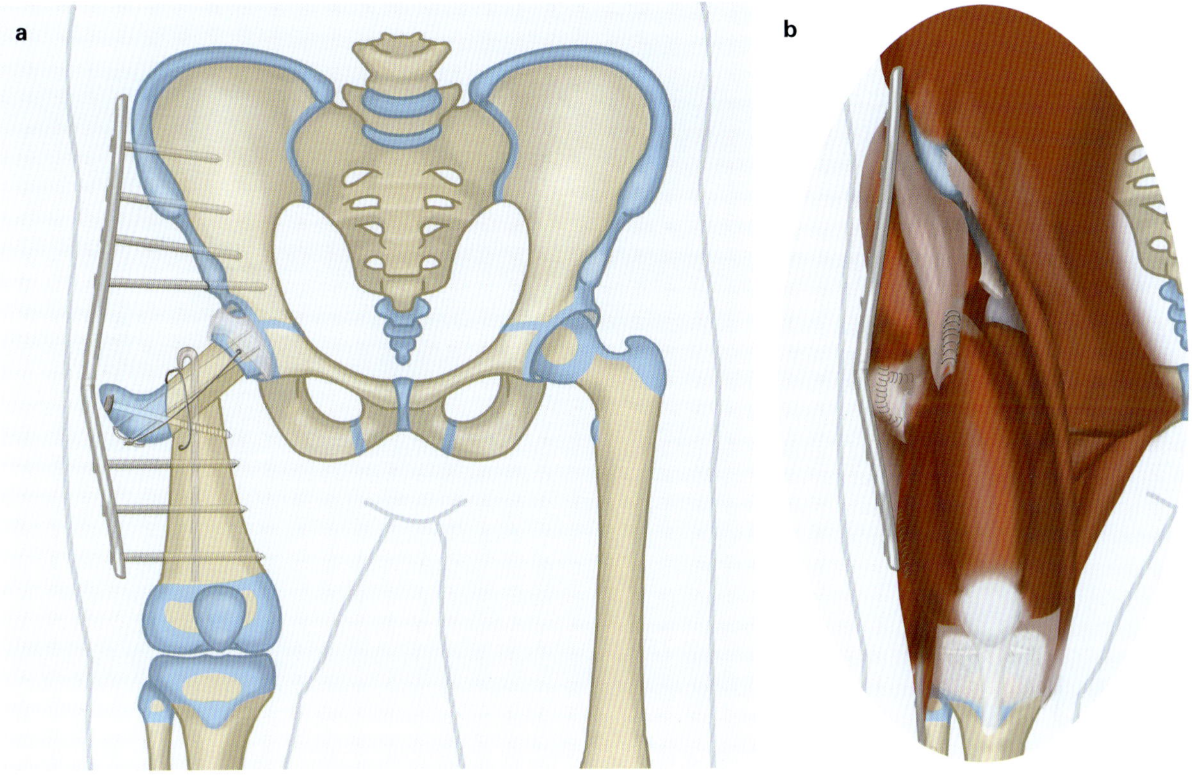

图 35.12　a、b. 应用内置的外固定架来临时融合固定髋关节（参见各图对应的手术步骤）

术后影像

病例 1

SUPERhip 手术后拍摄 X 线片以评估骨盆及股骨截骨愈合情况（图 35.3 e）。后续延长术后 1 年通过平片（图 35.3 f、g）及临床检查（图 35.3 h）来进行随访。

病例 2

SUPERhip 手术后拍摄 X 线片以评估股骨颈骨化情况，以及骨盆及股骨截骨愈合情况。站立位下肢全长片可评估生长发育进展及肢体长度差异（图 35.4 d~f）。1 年后可行股骨延长（图 35.4 g、h）。数年后可第二次行股骨延长（图 35.4 i、j）。

病例 3

SUPERhip 手术后拍摄 X 线片以评估股骨愈合及生长状况（图 35.5 c）。1 年或数年后可行股骨延长（图 35.5 d、e）。

病例 4

临时髋关节融合固定期间（通常为 4 个月）拍摄 X 线片以评估股骨转子下截骨处以及股骨头颈交界处的愈合情况（图 35.6 c）。愈合满意后可拆除临时外固定架，之后通过站立位下肢全长片评估生长发育及肢体长度差异（图 35.6 d）。其间间断拍片复查随访股骨延长及髋关节情况（图 35.6 e、f）。

要点和陷阱

SUPERhip 手术

• 小心注意软组织操作，保证皮下软组织瓣可完整掀起，以降低脂肪坏死风险。

• 通常可在紧贴缝匠肌筋膜下方探及股外侧皮神经，起自腹股沟韧带深方。

• 股神经位于髂腰肌前内侧，肌腱位于后内侧。

• 避免于梨状肌腱的远端或深方分离，以免伤及旋股内侧动脉与臀下动脉的连接处。

• 应一刀深达骨面地连续劈开髂骨翼骨骺，多次切开会导致髂骨翼骺软骨碎裂。

• 打入角钢板刀头时应触及大转子后缘，确保钢板在矢状面上与大转子后缘垂直。

• 屈曲及内收畸形的程度可通过角钢板与未截骨的股骨间的夹角来确定。> 45°的屈曲畸形及接近 90°的内翻畸形均较少见。

• 检查髋关节屈曲活动，如果出现强制外旋活动，证明存在髋臼股骨撞击。此时需于股骨近端前内侧面切除多余的骨质（图 35.8 m）。这可能会减弱股骨头骨骺与转子下骨的软骨与骨的连接。为保护此处连接，可使用钢丝捆扎大转子与转子下骨质（在大转子软骨及转子下骨质处由前向后方钻孔并穿过钢丝进行捆扎）。

• 沿角钢板刀头方向插入导针，以协助矫正旋转畸形，钻孔置入 BMP，以及调整股骨前倾角。

• 确保为置入 BMP 而钻的孔不进入髋关节内。注意将钻孔的外侧壁用骨蜡封闭，以防止出现异位骨化。

• 沿股骨颈中心打入导针可能是最困难的步骤。如果导针方向不正确，可能导致角钢板刀头方向偏斜，甚至打入关节内。如果沿导针打入空心骨凿时遇到很大的阻力，很可能是骨凿方向并不平行于导针，可能使导针弯曲或折断。

• 适当的缩短股骨非常重要，可避免出现髋关节脱位或髋关节僵硬。

• 对 Paley 改良的 Dega 截骨术，应小心注意后方截骨线的远端不要进入髋关节或 Y 形软骨。注意截骨线尽量贴近坐骨大切迹，避免过于偏向远端。截骨线不要损伤 Y 形软骨，以免导致 Y 形软骨的部分生长停滞。

SUPERhip 2 手术

• 除外侧壁以外，避免于股骨近端剥离股四头肌。股四头肌是新股骨颈的血供来源。

• 相比 SUPERhip 手术，应选择稍大龄患儿行此种术式。SUPERhip 手术最早可于患儿 2 岁时进行。而根据股骨大小的不同，SUPERhip 2 手术应延迟至 3~4 岁时进行。

• 即便尽了最大努力，股骨头颈处仍有可能无法愈合。

• 即便用了最大努力，股骨头仍有可能重新与髋臼相融合。

• 此术式技术上难度极大，比 SUPERhip 手术难度高一个等级。应在熟练掌握 SUPERhip 手术操作基础上，再尝试开展 SUPERhip 2 手术。

适应证和禁忌证（表 35.1）

表 35.1 SUPERhip 和 SUPERhip 2 手术治疗先天性股骨发育缺陷（CFD）的适应证和禁忌证

适应证
SUPERhip 手术适应证为 Paley 1 型 CFD，其具有显著的髋内翻（真性或表现性）及其他伴随畸形。大多数需行 SUPERhip 的患儿为 Paley 1b 型。Paley 1a 型有一种亚型，称为 1a 3 型，它与 1b 型的畸形类似，而没有股骨颈或转子下区域的骨化延迟。另外的适应证为先天性髋内翻患儿，他们均存在伴发的外展挛缩。为充分矫正髋内翻畸形，需行外展肌滑移及阔筋膜张肌的松解。对于那些先天性髋内翻患儿，他们的反向 Y 形延迟骨化区域，可通过 BMP 置入来促进其成骨
其他的手术适应证包括可导致慢性的股骨近端严重畸形的情况，如纤维发育不良、成骨不全、Rickets 骨病，以及特定的发育不良。可通过部分或全部的 SUPERhip 手术来进行矫正
SUPERhip 2 手术指征主要是 2a 或 2b 型 CFD 患儿。部分 3 型 CFD 患儿也可应用此术式，但由于这些患儿患肢严重短缩，做旋转成形术是更加适当的选择
SUPERhip 2 手术也可用于其他股骨颈不愈合而股骨头保留完好的患者。包括创伤后遗症，感染后遗症，以及肿瘤切除术后
大部分患儿做 SUPERhip 手术是为了给肢体延长均衡手术打好基础，对于 Paley 1b 型患儿选择 Syme 截肢术者，也是 SUPERhip 手术的适应证。尽管截肢术后佩戴假肢可消除肢体延长手术的必要性，但截肢术并未矫正其髋关节畸形及其带来的限制和问题，如笨重易坏的假肢，髋关节迟发的骨性关节炎，外展及其他方向的活动受限，以及美观问题。那些接受了 Syme 截肢术的患儿，仍然是 SUPERhip 手术的绝对适应证
禁忌证
考虑后期行旋转成形术的患儿，可能是 SUPERhip 手术的禁忌证。SUPERhip 手术操作所进行的剥离较为广泛，这不利于维持旋转成形术所需的良好的皮肤及肌瓣的活力

致谢

作者感谢 Pamela Boullier Ross，为本章节提供的详细图解。也感谢 Paley 基金会对于图解的资金支持，及授权 Springer 于本章节使用。

参考文献

[1] Paley D. Lengthening reconstruction surgery for congenital femoral deficiency. In: Herring JA, Birch JG, editors. The child with a limb deficiency. Rosemont, IL: American Academy of Orthopaedic Surgeons; 1998. p. 113–132.

[2] Paley D, Chong DY, Prince DE. Congenital femoral deficiency reconstruction and lengthening surgery. In: Sabharwal S, editor. Pediatric lower limb deformities, principles and techniques of management. Heidelberg: Springer; 2016. p. 361–425.

[3] Eidelman M, Jauregui JJ, Standard SC, Paley D, Herzenberg JE. Hip stability during lengthening in children with congenital femoral deficiency. Int Orthop. 2016;40(12):2619–2625.

[4] Paley D. Treatment of congenital femoral deficiency. In: Weisel SW, editor. Operative techniques in orthopaedic surgery. 2nd ed. Philadelphia: Lippincott Williams & Wilkins; 2015. p. 1532–1551.

[5] Paley D, Guadro F. Lengthening reconstruction surgery for congenital femoral deficiency. In: Kocaoğlu M, et al., editors. Advanced techniques in limb reconstruction surgery. Berlin: Springer; 2014. p. 245–299.

[6] Paley D, Robbins CA. Congenital femoral deficiency: Paley type 1b and Paley type 1c. In: Rozbruch R, Hamdy R, editors. Limb lengthening and reconstruction surgery case atlas. Cham: Springer; 2015. p. 395–404.

[7] Paley D, Standard SC. Lengthening reconstruction surgery for congenital femoral deficiency. In: Rozbruch SR, Ilizarov S, editors. Limb lengthening and reconstruction surgery. New York: Informa; 2007. p. 393–428.

[8] Paley D, Standard SC. Treatment of congenital femoral deficiency. In: Wiesel S, editor. Operative techniques in orthopaedic surgery. Philadelphia: Lippincott Williams & Wilkins; 2010. p. 1202–1223.

[9] Paley D. Progress in and from limb lengthening. In: Current progress in orthopedics. Mumbai: Tree Life Media, Kothari Medical Subscription Services Pvt Ltd; 2014. p. 55–80.

[10] Paley D, Robbins CA. Congenital femoral deficiency: Paley type 2a. In: Rozbruch SR, Hamdy R, editors. Limb lengthening and reconstruction surgery case atlas. Cham: Springer; 2015. p. 405–420.

第 36 章　应用髋关节外科脱位及转子下截骨术行髋关节融合术

Neil Saran

引言

青少年重度疼痛性髋关节病的治疗充满了挑战。可选的手术治疗方案包括全髋关节置换术或髋关节融合术。近年来，随着人工关节的使用寿命逐渐增加，髋关节置换的前景非常不错。然而，青少年行髋关节置换的长期随访结果仍不明确。由于此类争议始终存在，对于青少年患有严重疼痛症状的髋关节退行性变者，髋关节融合仍然是一个不错的治疗选择。髋关节融合的短期问题包括不愈合、力线不良以及肢体不等长。长期问题包括退行性腰背部疼痛、同侧膝关节疼痛，以及难以改行髋关节置换。短期的问题可以通过本章所介绍的方法来尽量避免，而长期问题会影响临近关节的退行性变则无法避免，可能会是之后改行髋关节置换的必要指征。考虑到为未来的髋关节置换术保留良好的软组织调节，应尽量避免使用复杂的钢板内固定技术，并尽可能减少对外展肌的损伤。

简要病史

一名 12 岁 6 个月患儿，女性，主诉为股骨头骨骺滑脱穿钉固定术后 6 个月，出现了软骨溶解以及严重的髋关节僵硬。首先取出了髋关节螺钉，髋关节内注入激素，之后进行了物理康复治疗以及药物抗炎治疗。之后 6 个月的随访中，她的髋关节疼痛以及功能受限症状进一步加重。随访 1 年时，由于髋关节严重疼痛，必须借助拐杖辅助才能行走。此时髋关节屈曲挛缩 35°，屈髋活动度不超过 25°，外展 20°，内收 10°，旋转弧 10°。此外，患肢缩短 2.5 cm。术前 X 线片可见股骨头不圆，髋臼形态异常，关节间隙严重狭窄（图 36.1）。

治疗目标

• 使髋关节完全融合，同时不干扰外展肌。

• 获得最佳的融合体位。

• 对于融合的髋关节，行肢体延长以平衡长度。

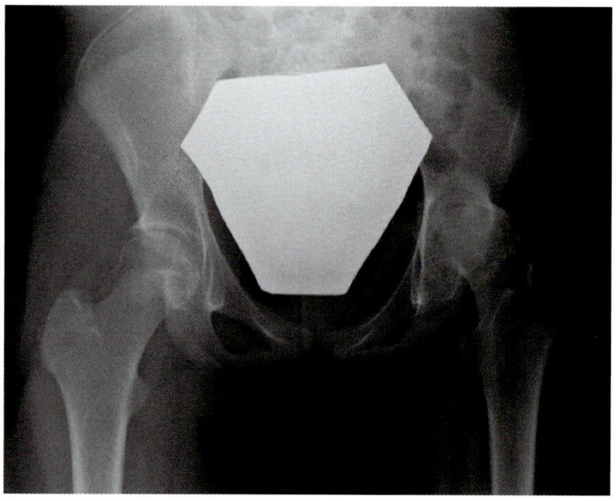

图 36.1　术前 X 线片提示左侧髋关节间隙严重变窄，股骨头不圆，髋臼形态异常

治疗策略

治疗策略需要兼顾各项目标，既能使髋关节完全融合于下肢功能位，同时尽可能减少对外展肌肌力的影响。为制备最佳的融合所需的髋关节面，选用了髋关节外科脱位入路，它可以完美地显露股骨头及髋臼。此外，此入路可保护外展肌。术中使用半螺纹空心螺钉行坚强内固定加压，无须复杂的钢板螺钉系统，因此避免了对外展肌的干扰，为未来改为髋关节融合保留了软组织条件。同时行减压截骨以便减小外展肌力臂，有助于坚强融合，降低不愈合风险。髂骨及股骨间跨关节外固定架固定来稳定截骨端。外固定架于减压截骨端行铰链连接，远端带滑轨，以便维持力线，便于延长，使得治疗结束时肢体长度差异不超过 2 cm。

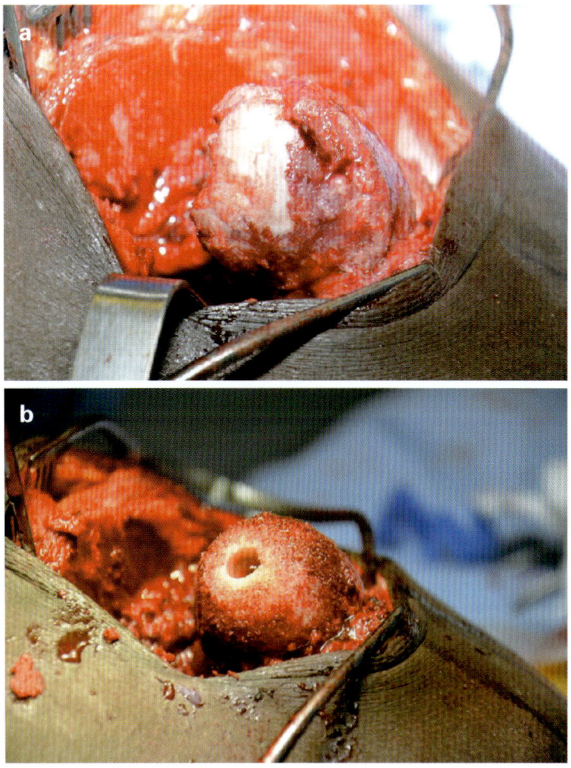

图 36.2　一例相似的病例，术中使用肱骨头锉制备股骨头表面前的体位图（a）及制备后的体位图（b）

手术细节

手术准备及入路与髋关节外科脱位相同（详见第 24 章），除了需行转子间截骨以外。唯一的区别在于，应注意截骨远端的位置，以便于为置入螺钉固定髋关节融合保留最佳入钉点。

关节面准备

使用髋臼锉打磨制备髋臼表面，肱骨头锉打磨制备股骨头表面。当股骨头完全脱位后，开始使用髋臼锉打磨髋臼，由小号至大号逐渐打磨，直至可见松质骨面渗血。

股骨头锉开始先用大号打磨，逐渐减小至比髋臼直径小 2 mm（图 36.2）。股骨头锉下的骨质保留备植骨用。冲洗关节，并用少量股骨头打磨下的骨质填塞。然后可将股骨头复位至髋臼内。

融合体位

此时，髋关节置于屈髋 20°~30°，内收 5°，外旋 5°~10°。在外固定架固定好之前，应始终维持此体位。可使用棉垫以助于维持此体位。

髋关节固定

透视下于转子间截骨边缘或稍远端打入两枚 7.0 mm 或 7.3 mm 空心螺钉直至髋臼骨内，以跨髋关节固定。螺钉在髋臼骨内的部分应尽可能偏低，以便为髋关节外架螺钉留出足够的位置。打入一枚半螺纹空心螺钉以加以固定融合髋关节，接着打入另一枚半螺纹或全螺纹空心螺钉以便抗旋及加强固定（图 36.3）。1–0 Vicryl 缝线缝合关闭髋关节囊。

转子间固定

复位大转子，使用 2 枚 3.5 mm 或 4.5 mm 皮质骨螺钉进行固定（图 36.4）。

髂骨及股骨跨关节外架固定

皮肤切口 1 cm，于髋关节融合固定螺钉的近端，由外向内依次打入 3 根 6 mm 外固定架螺纹半针。也可先打入空心螺纹外固定针，以便于最终打入螺纹半针前调整入针位置。注意外固定架螺纹针及髋关节融合螺钉之间不能有接触。

连接髋关节外架钉夹，在融合螺钉入点下方 1~2 cm 处的转子下减压截骨处，安装球窝关节铰链，远端沿股骨安装滑轨以备延长。

于股骨远端干骺端切口 1 cm，依次由外向内打入 3 根 6 mm 螺纹半针以连接外固定架。入针需垂直于股骨机械轴，以便于延长。可调整外固定架来确认延长可行。接着锁紧外固定架位置，并从螺纹半针上拆下，以便继续行转子下截骨。

转子下截骨

于贯穿固定髋关节的空心钉入点下方 2 cm 行低能量斜向截骨（图 36.4）。先在股骨上用克氏针连续钻孔，再用骨刀完成截骨。截骨线为斜向，以便增大接触面，有利于愈合。

接着依次逐层缝合股外侧肌、髂胫束、阔筋膜、皮下组织以及皮肤。

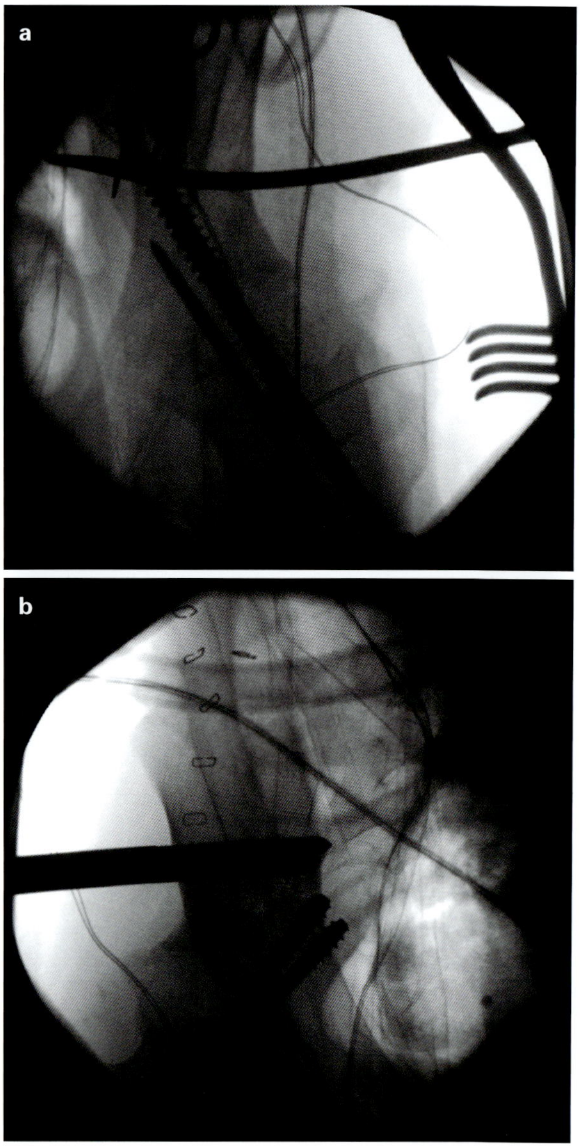

图 36.3 a. 透视见一枚半螺纹空心钉穿过髋关节间隙固定，以获得关节融合处的充分加压。接着通过导针打入第二枚螺钉。b. 另一例相似病例，螺钉位置更加理想，为后续髋关节外架固定螺钉充分留出了空间

重新连接外固定架滑轨至螺纹半针。透视确认力线满意后，再锁紧外固定架各钉夹（图 36.5）。

重新调整下肢力线

当敷料包扎好伤口之后，将患者置于平卧位，重新评估下肢力线。有必要的话，可通过

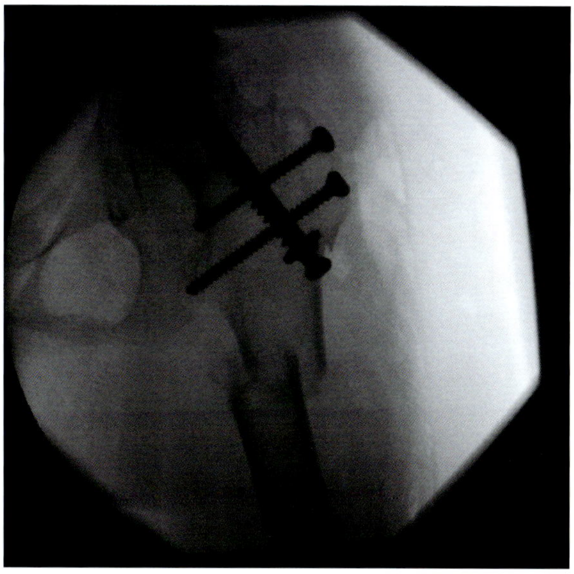

图 36.4　透视见大粗隆使用两枚螺钉固定。转子下截骨线位于髋关节融合螺钉下方约 2 cm 处

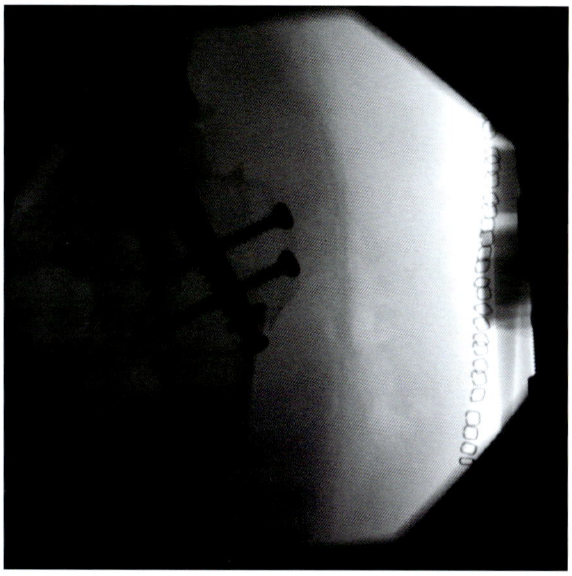

图 36.5　透视见外固定架固定后，转子下截骨端的力线良好

调整转子下截骨处的球窝关节铰链来重新调整摆正力线。

术后再次调整力线以及肢体延长

术后 7 天开始延长，每天 1 mm，直至肢体较健侧缩短减少为 1 cm。

术后 10 天，由职业治疗师以及康复治疗师再次评估患儿的髋关节融合是否恰当。如有必要，此时可通过转子下截骨端来调整屈髋 / 内收 / 旋转角度。锁紧球窝关节以防其转变为内收及伸髋位（图 36.6）。

术后免负重，术后 3 个月时复查 CT 以评估髋关节融合情况以及转子下截骨端延长情况（图 36.7）。如 CT 提示愈合较慢，则 4~6 周再次复查 CT。当 CT 确认髋关节骨性融合满意后，即可开始负重训练；当截骨延长端有足够的骨痂生成时，4~6 周后即可拆除外固定架（图 36.8）。

术后影像

术后 2 年随访（患儿 15 岁），患儿可与同学共同参与多项体育活动，包括排球、足球、

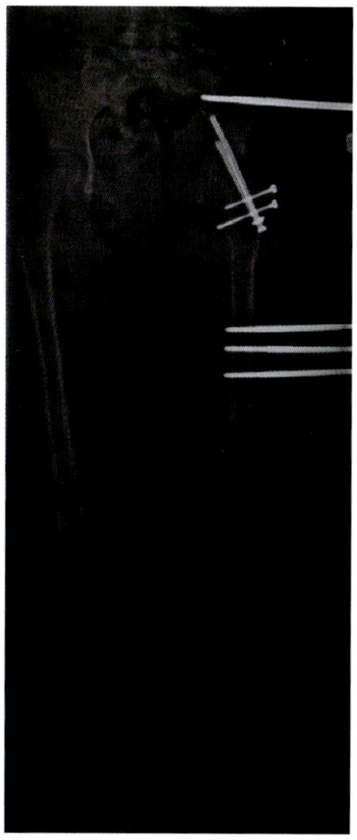

图 36.6　术后的站立位全长片，左下肢垫高 2 cm，可见下肢力线满意

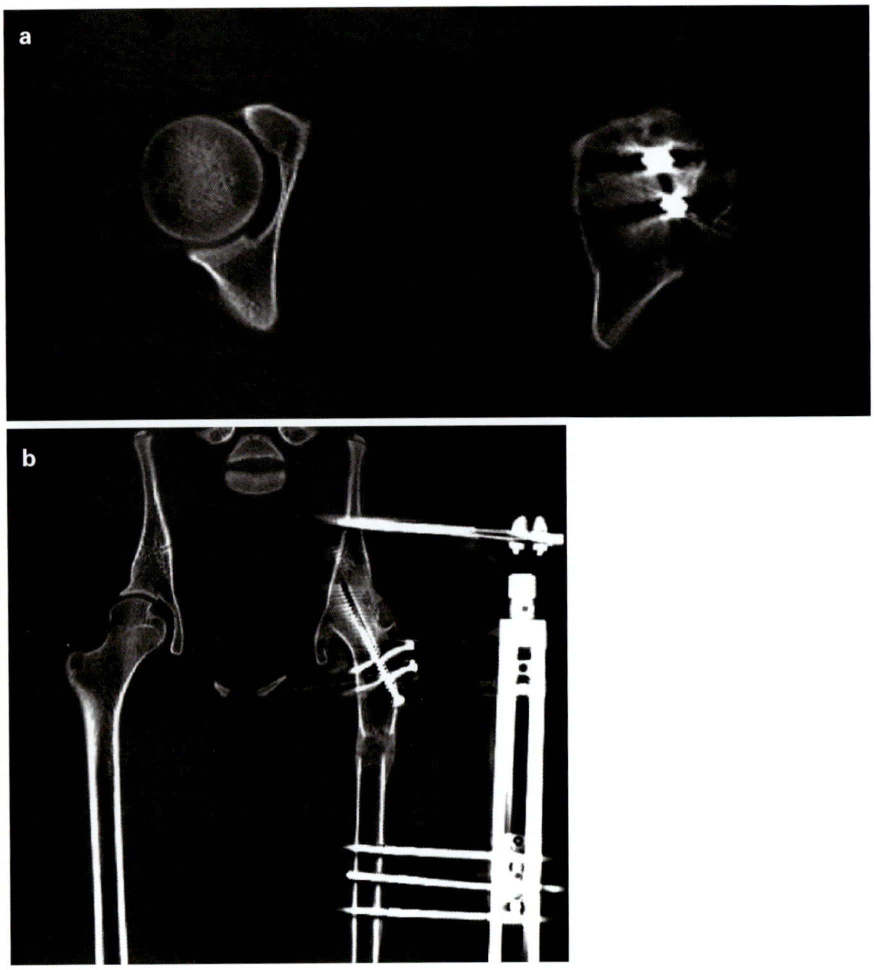

图 36.7 术后 3 个月复查 CT，横断面（a）及冠状面（b）均可见髋关节融合处骨性愈合满意。冠状面也可见转子下截骨端少量新生骨痂，已延长 1.5 cm，愈合良好

篮球等，其运动能力比同伴稍差一些。患肢缩短 1 cm，但髋关节无疼痛症状。偶尔有轻度腰背痛，但症状并不严重。患儿未诉膝关节疼痛，行走不受限。复查 X 线片可见髋关节融合及转子下截骨延长段骨性愈合非常满意（图 36.9）。

要点和陷阱

• 髋关节融合术后预后良好的关键在于要获得骨性愈合，维持下肢力线满意，使肢体缩短不超过 2 cm。

• 融合体位为屈髋 20°~30°，内收 5°，外旋 5°~10°。

• 转子间截骨位置不应过低，否则会增加髋关节融合螺钉的置钉难度。

• 应精心统筹设计髋关节融合螺钉，以及髂骨外固定架螺钉的位置关系。髂骨外固定架螺钉的位置应尽可能靠近髋臼上缘，同时不阻挡髋关节融合螺钉的置入。这样便能获得坚强的髋关节外固定架固定。

• 术后的主要问题在于，可能会在外固定架的球窝关节铰链处发生转子下截骨端力线的内收及伸直。为避免此问题，可将铰链处锁定，但这也导致后续无法调整力线。另一个方法是在术后 6 周内每周在门诊复查监测力线变化，必要时可及时调整。此外，患儿平躺时应始终注意用枕头垫起下肢，以便降低截骨端过伸的风险。

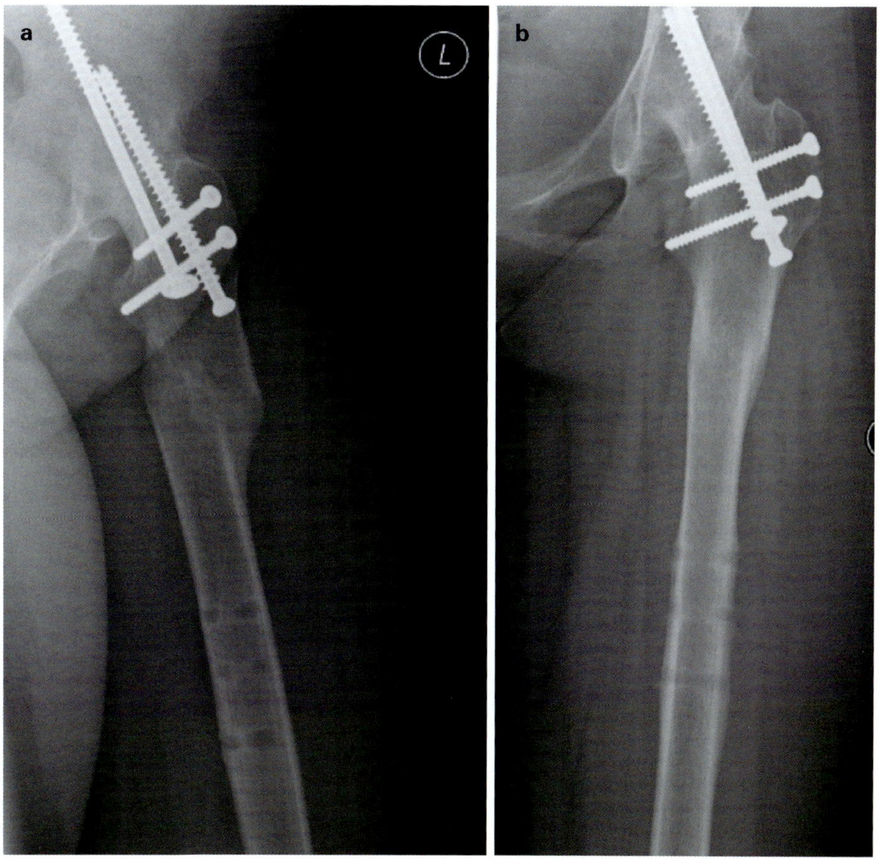

图 36.8　术后 6 个月，拆除外固定架 2 个月后复查，左髋侧位 X 线片（a）和正位 X 线片（b）提示转子下截骨延长处以及髋关节融合处愈合满意

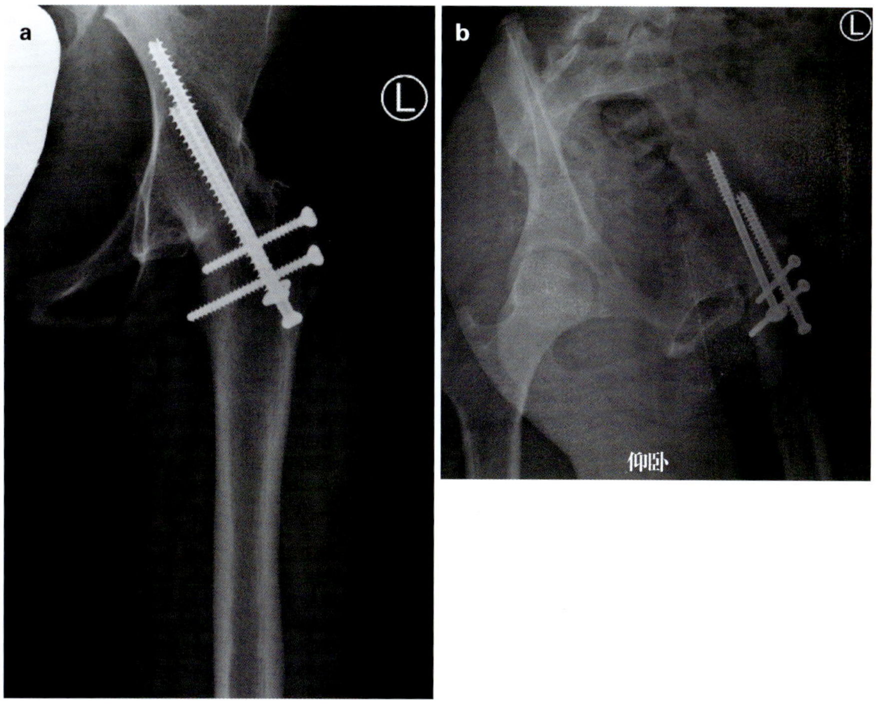

图 36.9　术后 2 年随访时的左髋正位 X 线片（a）及侧位 X 线片（b），可见髋关节融合满意，股骨截骨延长处塑形满意。站立位下肢全长片（c）提示下肢力线满意，缩短 1 cm，仅有轻度内收

图 36.9（续）

适应证和禁忌证（表 36.1）

表 36.1 应用髋关节外科脱位及转子下截骨术行髋关节融合术的适应证和禁忌证

适应证
青少年严重疼痛性骨关节病 不适于全髋关节置换术的青少年 髋关节疼痛而僵硬的所需活动量大的青少年
相对禁忌证
股骨头缺血坏死活动期（可能增加假关节形成的风险）
禁忌证
可能累及多关节者（尤其是对侧髋关节、腰椎及同侧膝关节受累者） 骨质疏松 感染活动期

参考文献

[1] Ganz R, Gill TJ, Gautier E, Ganz K, Krügel N, Berlemann U. Surgical dislocation of the adult hip: a technique with full access to the femoral head and acetabulum without the risk of avascular necrosis. J Bone Joint Surg Br. 2001;83(8):1119–1124.

[2] Benaroch TE, Richards BS, Haideri N, Smith C. Intermediate follow-up of a simple method of hip arthrodesis in adolescent patients. J Pediatr Orthop. 1996;16(1):30–36.

第 37 章 髋臼周围截骨术联合股骨近端截骨术治疗 LCP 病后遗症

Perry L. Schoenecker, John C. Clohisy

引言

随着儿童期 Legg–Calve–Perthes（LCP）病的修复和愈合，会出现以股骨髋臼撞击症和继发性髋臼缺损为特征的不同严重程度的髋关节残余畸形。股骨头膨大且非球形，在髋关节屈曲、屈曲内旋和外展时可对髋臼产生特征性的病理撞击。股骨颈短缩和大转子高位导致功能性髋内翻。高位大转子也导致外展肌力弱和关节外撞击。其次，由于膨大且非球形的股骨头长期的异常应力刺激，髋臼可逐渐发生不同程度的重塑而出现髋臼发育不良，股骨头不稳定和髋臼盂唇撕脱性损伤。

LCP 病后遗症髋关节畸形，在青春期中期会出现症状：髋关节活动受限和疼痛，行走或跑步时不适。最近有研究表明，为了保护髋关节，可以对复杂的 LCP 病后遗畸形（FAI 撞击和髋臼发育不良）施行综合矫正。综合矫正后，患者髋关节疼痛可缓解、髋关节灵活性增加，髋关节功能可显著改善。

简要病史和术前影像

患者为 16 岁半男性，7 岁时曾接受过 LCP 病治疗（图 37.1），目前有一年进行性左髋关节疼痛史。以前他曾积极参加体育运动，最近由于腹股沟和转子区疼痛而减少活动（图 37.2）。体格检查显示下肢不等长 0.27 cm（左侧比右侧短）和左侧 Trendelenburg 步态阳性。右侧髋关节活动范围：屈曲 0°~95°，屈曲内旋 10°，外旋 35°，外展 35°，内收 20°；前撞击试验阴性。患病的左髋关节活动范围：屈曲 0°~90°，屈曲内旋 0°、外旋 20°，外展 25°，内收 15°和关节内撞击试验明显阳性。左髋 X 线片显示左股骨头非球形膨大畸形、短颈畸形和大转子高位。承重区头臼曲率虽然适应，但存在髋臼发育不良，Tönnis 角 21°、外侧 CE 角（LCEA）20°、前 CE 角（ACEA）5°、股骨头外凸指数（股骨头未覆盖率）30%。Tönnis 关节炎分级 0 级。正位片和假斜位片显示股骨头均呈周缘性膨大、非球形，髋臼发育不良。手术计划包括彻底的股骨近端重建和矫正髋臼方向及其覆盖。

治疗目标

- 通过移除膨大的凸轮畸形来广泛重建股骨近端形态轮廓，以消除股骨髋臼撞击。
- 通过向远端转移大转子，相当于增加股骨颈长度，以改善外展肌功能和减少外侧大转子撞击。
- 通过重新调整发育不良的髋臼方向，来恢复髋关节的稳定性和股骨头覆盖。

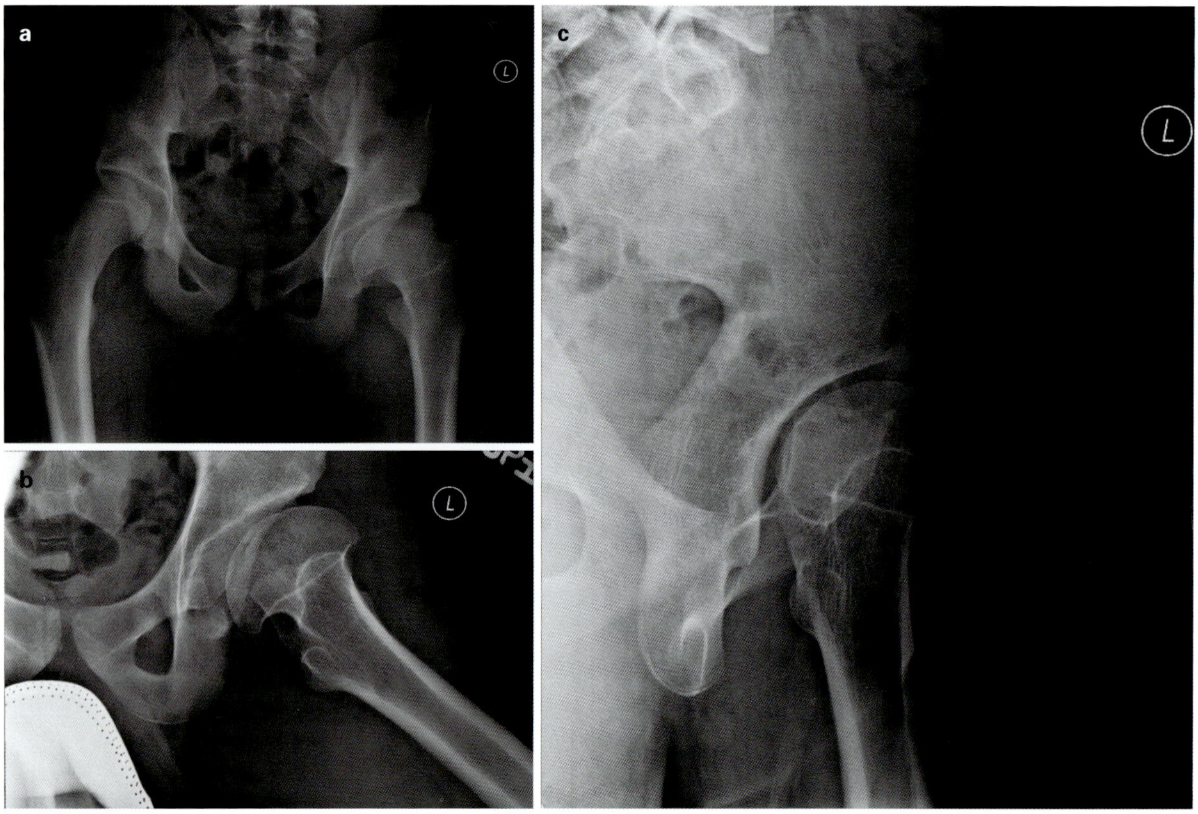

图 37.1 正位 X 线片（a）、蛙式位 X 线片（b）和假斜位 X 线片（c）：显著膨大、非球形股骨头；股骨颈短、大转子高位；髋臼发育不良；Tönnis 角增大，外侧和前侧覆盖减少

治疗策略

同时手术矫正股骨头凸轮和髋臼发育不良（如有必要），更有利于患者的全面康复。通过经大转子髋关节外科脱位（SHD）入路进入髋关节，这样可以充分显露股骨近端和髋臼，为医生提供了矫正各方面畸形、重建髋关节的途径。通过股骨头周围骨软骨成形术可以有效缩小非球形股骨头的大小和重塑股骨头的轮廓。股骨大转子向远端下移，可有效延长功能性股骨颈长度。髋臼探查后，盂唇—软骨复合体可根据需要予以清创及修补。Bernese 髋臼周围截骨术（PAO）可以准确改变髋臼方向、改善覆盖，并尽可能避免医源性股骨髋臼撞击。手术团队配合熟练有助于一次术中顺畅完成如此复杂巨大的手术操作，因而对于适应证适宜的患者可获得预期的日常活动和运动功能改善。

手术细节

髋关节外科脱位（SHD）入路

首先处理 LCP 病后遗股骨近端和关节内畸形。患者取侧卧位，手术床插板支撑进行躯体稳定（图 37.2）。通过 SHD 入路显露髋关节。纵向分离阔筋膜和臀大肌，显露梨状肌腱在大转子近端的附着。从后向前进行转子截骨，方向最好是通过梨状肌最外侧附着点到大转子基底，这将保护外侧支持带内的旋股内侧动脉终末分支，该分支血管滋养股骨颈外侧。股外侧

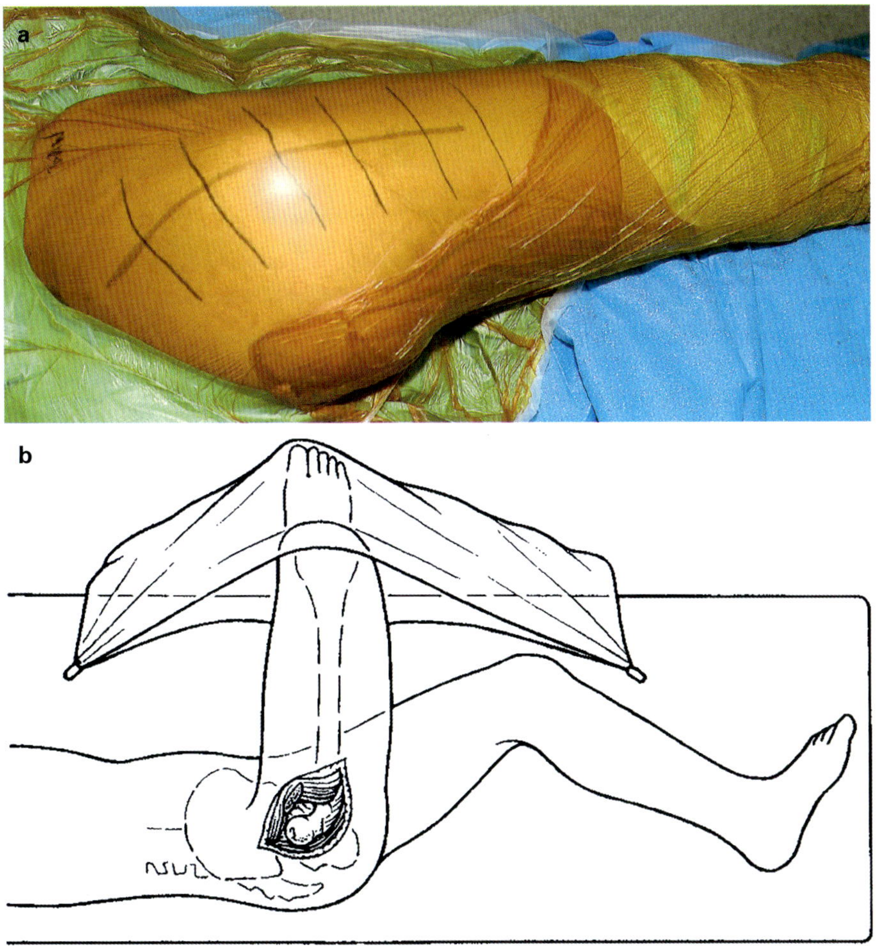

图 37.2　a. 用于髋关节外科脱位手术的预定切口。b. 示意图显示切开右髋关节囊、髋关节屈曲、外旋和切断圆韧带后实现右髋关节脱位

肌和股中间肌、近端的臀中小肌连同截下的转子一起向内侧翻转至股直肌反折头，显露髋关节囊。Z 形切开髋关节囊，通过屈曲、外旋和内收使股骨头脱位。LCP 病残余畸形的髋关节容易脱位；股骨颈短颈等畸形长期存在，髋关节囊相对较紧，脱位可能比较困难。这时需要持续强力后推才能脱位。圆韧带必须切除。

一旦脱位，可以检查整个股骨头和髋臼（图 37.3）。盂唇形态多变，通常肥大并伴有明显的盂唇软骨不稳定。相对于严重的髋关节撞击更可能出现髋臼软骨表面损伤（软骨软化和局灶性病变）。小的、浅表的瓣状撕裂予以适当锐性清除，软骨全厚缺损进行微骨折新鲜化。如有必要，先完成股骨近端骨软骨成形和股骨颈延长术，再进行盂唇修复。检查整个股骨头表面有无局部病变和变色。通常，股骨头关节面前外侧和中央凹周围会出现淡粉色的明显分界区域（无疑是关节高应力区继发的）。检查屈髋、内旋屈髋和外展，记录病理撞击区域（前侧、前外侧和外侧）。膨大股骨头的骨软骨成形术采用 15 mm 弯骨刀，首先自近端开始以骨软骨瓣形式来剔除隆起，并切除发生撞击损伤的股骨头部分［撞击沟、隆起和（或）部分粉红色褪色的软骨和软骨下骨］。通常，最大切除范围在前外侧，也可向后延伸到外侧

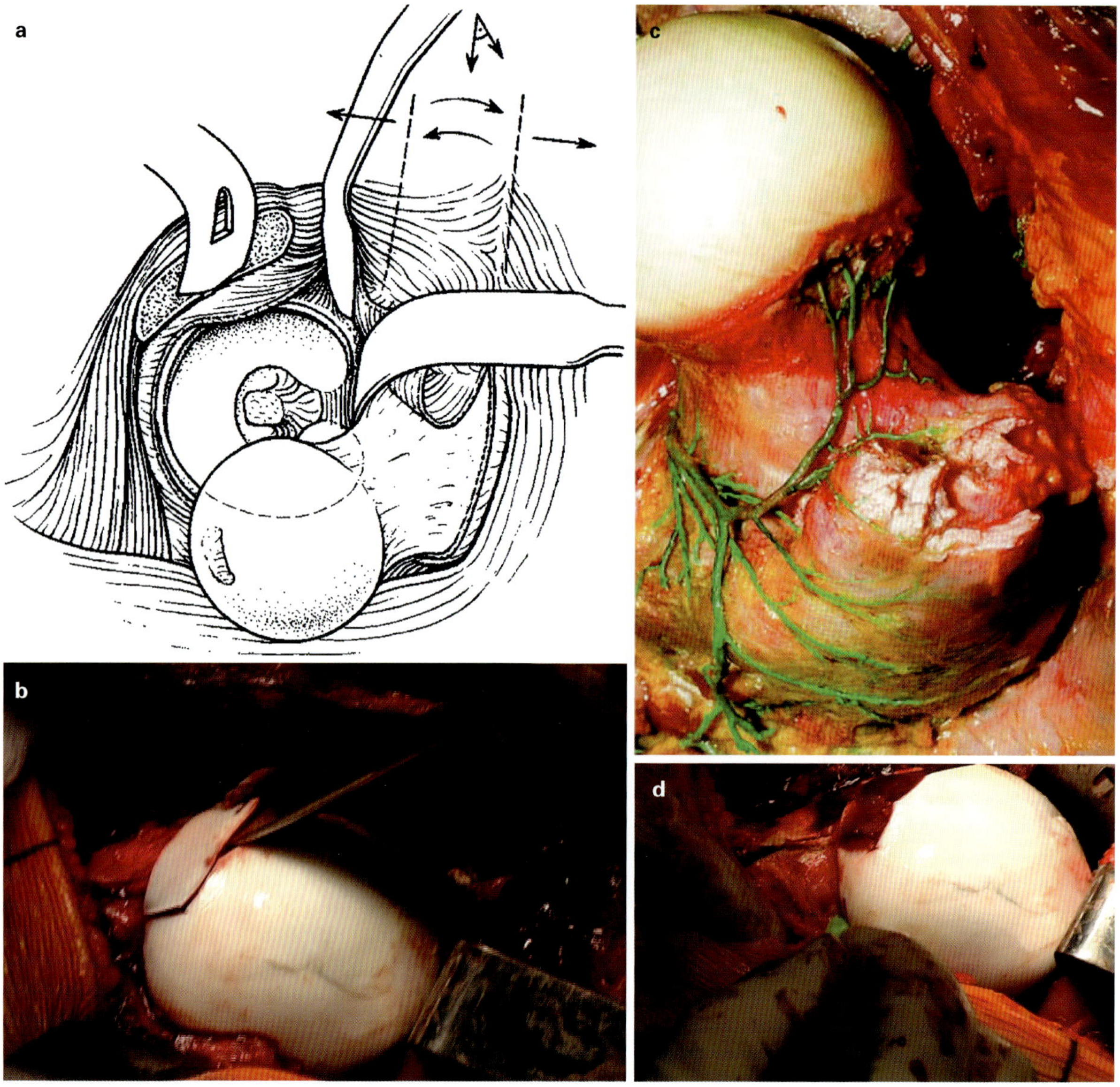

图 37.3 a. 显示股骨头前外侧脱位，可探查整个髋关节。b. 股骨近端前外侧弯骨刀截骨呈骨软骨瓣状。c. 尸解照片显示旋股内侧动脉血管终末支进入头颈部外侧交界处。d. 术中标记同一血管位置

支持带（图 37.4），可使用高速磨钻磨除骨质。最好使用细尖的多普勒探头识别外侧支持带脉冲，并妥善保护。

股骨颈短颈和大转子高位畸形可通过截除转子基底部、将转子尖部连同臀中肌附着一起远置下移，从而实现股骨颈的相对延长（图 37.5）。采用 Ganz 扩展支持带技术、从转子基底部剥离骨膜和外旋肌，谨慎并分段切除转子基底。同时，用多普勒探头检测外侧支持带内的旋股内侧动脉终末支，确保血供安全（图 37.6）。大转子基底的切除范围需要通过术前髋关节正位片予以评估。下移后的大转子尖端应位于股骨头中心水平。转子前外侧基底部凸出常与髋臼发生撞击。用磨钻雕刻移除该凸起，从转子基底向近端延伸到头颈交界区逐渐切除形成平滑轮廓。

复位髋关节，评估股骨头颈前外侧和大转子基底部是否仍有对髋臼边缘的任何撞击（图

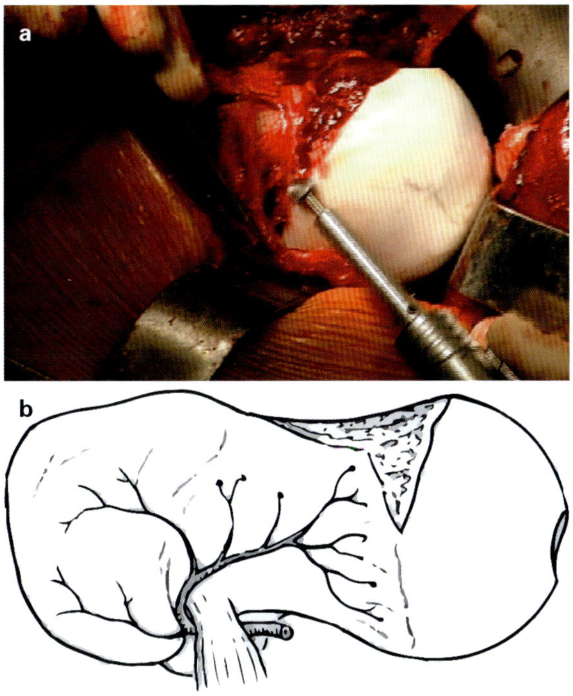

图 37.4　a. 在股骨头后方使用 65 mm 强力磨钻进行骨软骨成形术。b. 但要在股骨近端血管的近心端上方

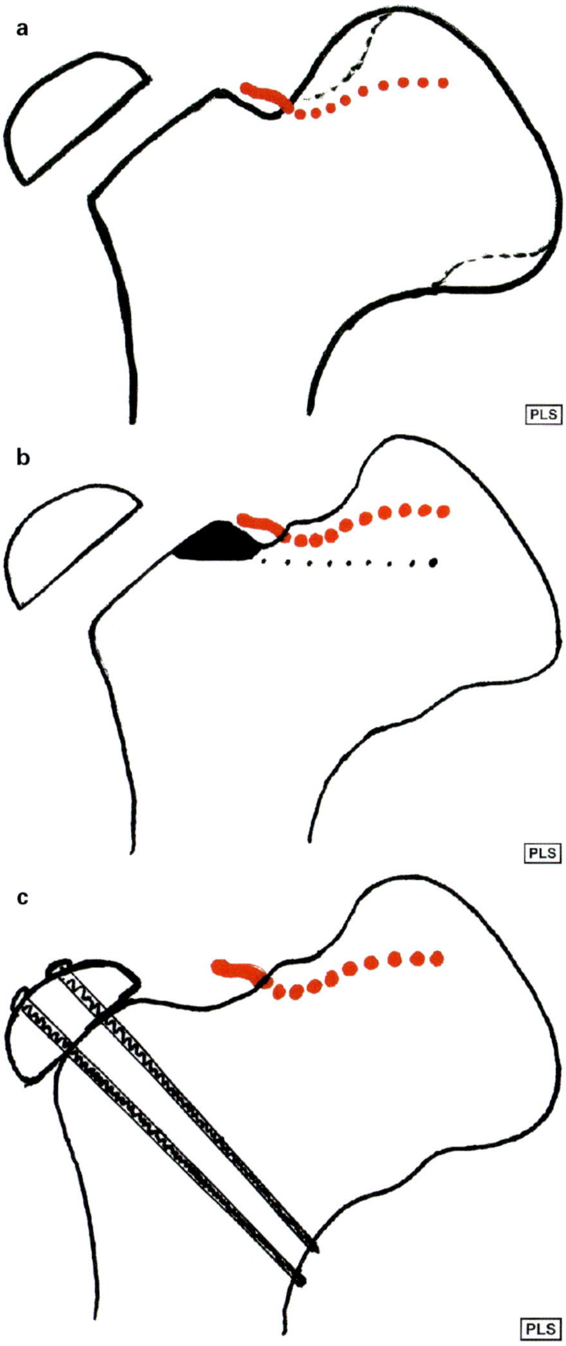

图 37.5　a. 图示股骨转子截骨术、避免损伤进入股骨近端的旋股内侧血管和头颈骨软骨成形术的标示虚线。b. 黑虚线标示计划切除的转子基底近端（实心黑色）的必要范围，以使大转子下移后转子尖位于股骨头中心水平。c. 大转子下移后可实现股骨颈相对延长

37.7）。同时还要检查髋关节有无不稳定：屈曲内收内旋评估后侧不稳定，伸髋外旋评估前侧不稳定。明显的半脱位及股骨头外移或显著脱位，提示需要进行 PAO。一般而言，术前存在髋臼发育不良，骨软骨成形后可显现出髋关节不稳定。此类病例的术前髋关节活动范围也多可符合 PAO 的手术适应证，因此必要时可行 PAO（图 37.8）。

完成股骨近端骨重塑步骤之后，需要修复盂唇—软骨复合体。不稳定肥大的前外侧盂唇可用 2 号缝合锚钉（通常 2 枚或 3 枚）重新缝合到髋臼边缘前外侧。缝合关节囊；2~3 枚皮质骨螺钉固定大转子；逐层关闭切口。

髋臼周围截骨术（PAO）

如果需要行 PAO，应重新摆放体位至仰卧于可透视射线手术床上，重新消毒铺巾。通过改良 Smith–Peterson 入路显露骨盆前部，股直肌通常不予切断。Bernese PAO 是由 4 个接近

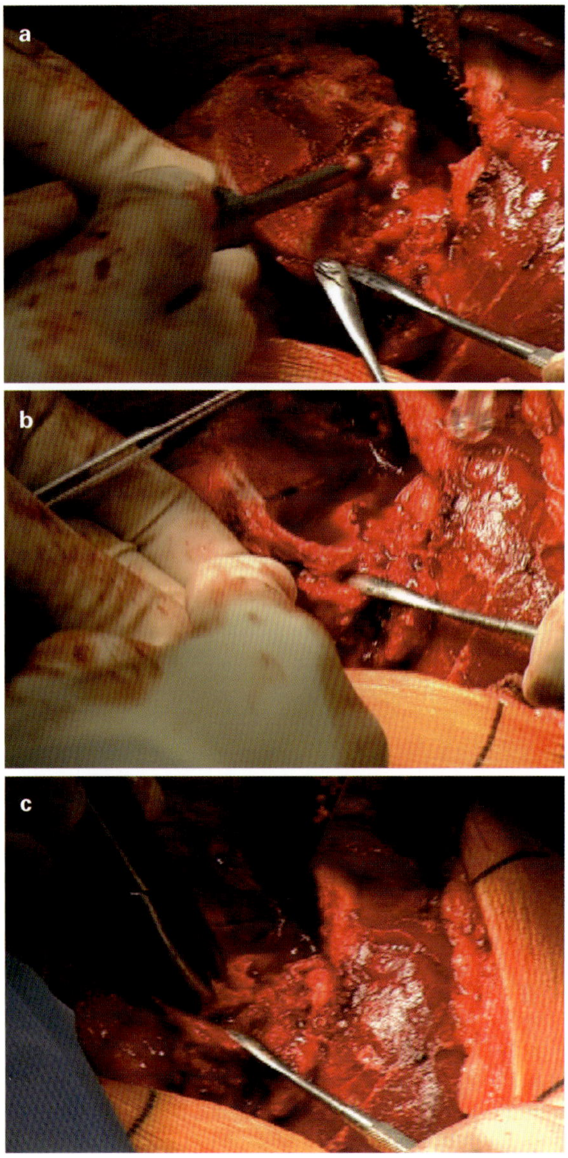

图 37.6 a. 切除转子基底近端部分。b. 剥离外旋肌群（和血管）。c. 切除完成

互相垂直的截骨面而完成的（图 37.9）：先进行坐骨（第一次截骨）和（或）耻骨上支（第二次截骨）截骨。但要注意，刚刚完成的髋关节外科脱位操作曾进行关节囊切开术，此时予以耻坐骨截骨时可能会无意中进入髋关节内。一旦完成髋臼周围截骨，即可重新摆放髋臼骨块，以改善外侧和前侧覆盖，并可适当内移，同时维持髋臼前倾状态（图 37.10 和图 37.11）。

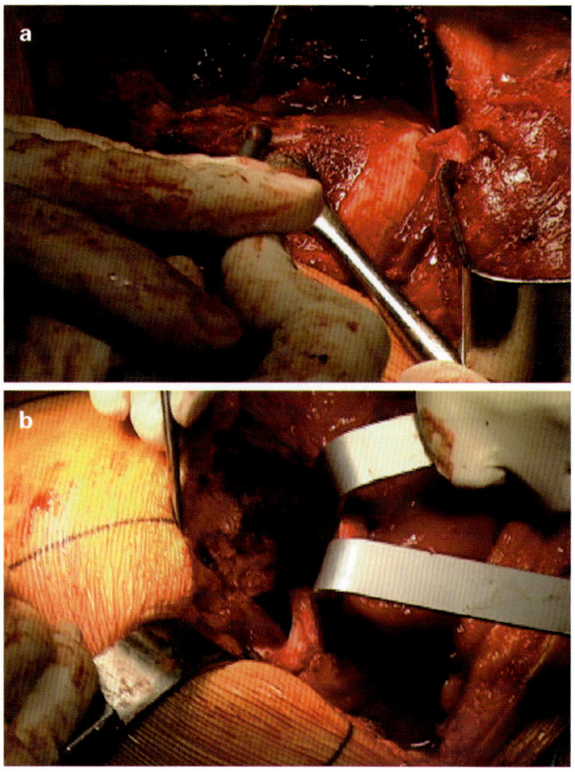

图 37.7 a. 大转子基底到股骨头最终成形出平滑形状，重建头颈轮廓。b. 髋关节屈曲内旋无撞击

股骨头颈骨软骨成形后可明显改善髋关节活动范围，可使髋臼骨块旋转比较容易，既能矫正髋关节不稳定，又能保留满意的功能运动范围，宜确保至少有 90°屈曲和 25°外展。获得满意覆盖后，用大螺钉牢固固定髋臼骨块。

患者在术后第 1 天允许髋关节活动，采用点地负重，术后第 2 天或第 3 天出院。术后 4 周随访 X 线片，耐受情况下可负重行走。通常在术后 6~8 周时，X 线片显示两处截骨有早期愈合征象。患者接受指导和监测术后 2~6 个月的强化全面康复计划。术后 6 个月可恢复日常活动，但是术后 9~12 个月内不鼓励参加竞技运动。对复杂的 LCP 病后遗畸形进行全面综合矫正，可以达到预期结果的最优化，以增加关节的灵活性和稳定性，最重要的是缓解功能性疼痛。

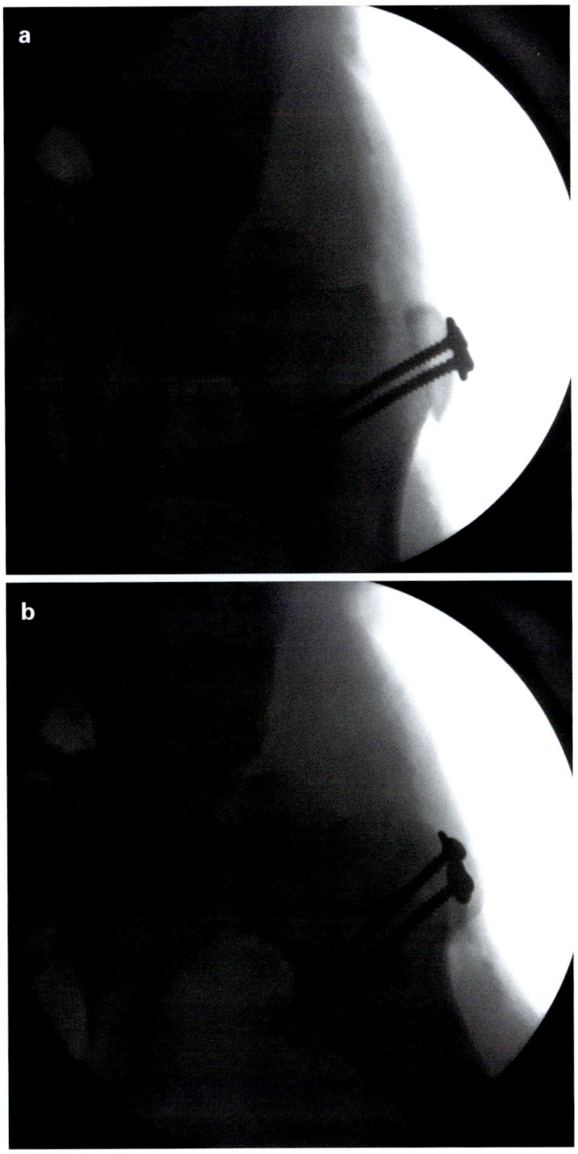

图 37.8　a. 股骨近端骨软骨成形和大转子下移后的术中透视正位片，头臼为同心圆但覆盖不良。b. 髋外展模拟髋臼周围截骨术后可改善覆盖

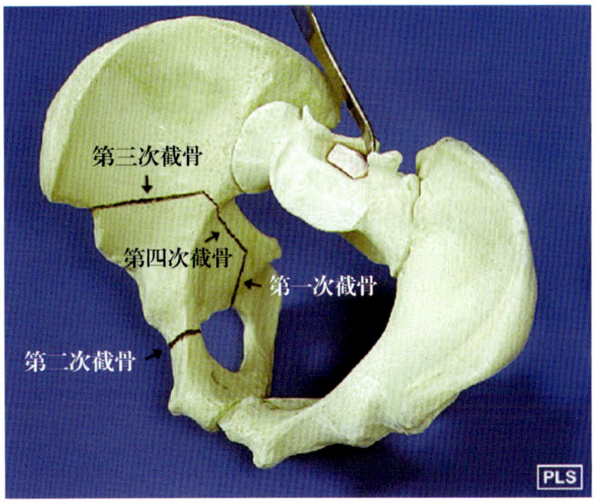

图 37.9　箭头标示坐骨截骨（第一次截骨），由前向后（于髋臼远端）止于坐骨棘中部坐骨内。耻骨上支箭头标示第二次截骨，由前向后由外向内行耻骨截骨。髂骨位置的箭头标示第三次截骨，从外侧到内侧，开始于髂前上棘（ASIS）远端、止于骨盆弓状缘外侧，与坐骨切迹中部对应。后柱位置箭头标示第四次截骨，从髂骨内侧第三次截骨端开始，并与其成 120°，沿后柱下行截断，与坐骨第一次截骨处连接

要点和陷阱

• 患者的选择至关重要。有症状的患者（疼痛和僵硬明显限制活动，LCP 病后遗畸形导致关节退变的影像学检查证据很少）有最佳的机会达到预期结果：关节活动改善，获得稳定性，髋关节疼痛得到缓解。这种大型手术不适用于 LCP 病后遗髋关节畸形但无明显疼痛和（或）功能限制的患者。同样，对于髋活动严重受限和显著疼痛的患者禁用。如果术前有明显退变关节炎表现（髋关节僵硬和疼痛，如 Tönnis 关节炎 2 级），术后可能关节僵硬进一步恶化，临床结果不佳。

• 有必要首先进行外科髋关节脱位和关节囊切开术，目的是实现股骨近端重建和盂唇软骨修复。之后 PAO 时，必须小心进行髋臼下坐骨（第一次截骨）及耻骨上支截骨（第二次截骨），以确保骨刀不会进入髋关节内损伤髋臼软骨和盂唇。

• 与治疗原发性髋臼发育不良相比，矫治 LCP 病后遗畸形并不需要太积极。截骨后旋转髋臼克氏针固定后，仔细检查髋关节活动度至关重要，覆盖范围的调整以确保至少 90°屈曲和 25°~30°外展为宜。相对过度覆盖可造成撞击性疼痛。

• 一些情况下术前很难决断在关节囊切开

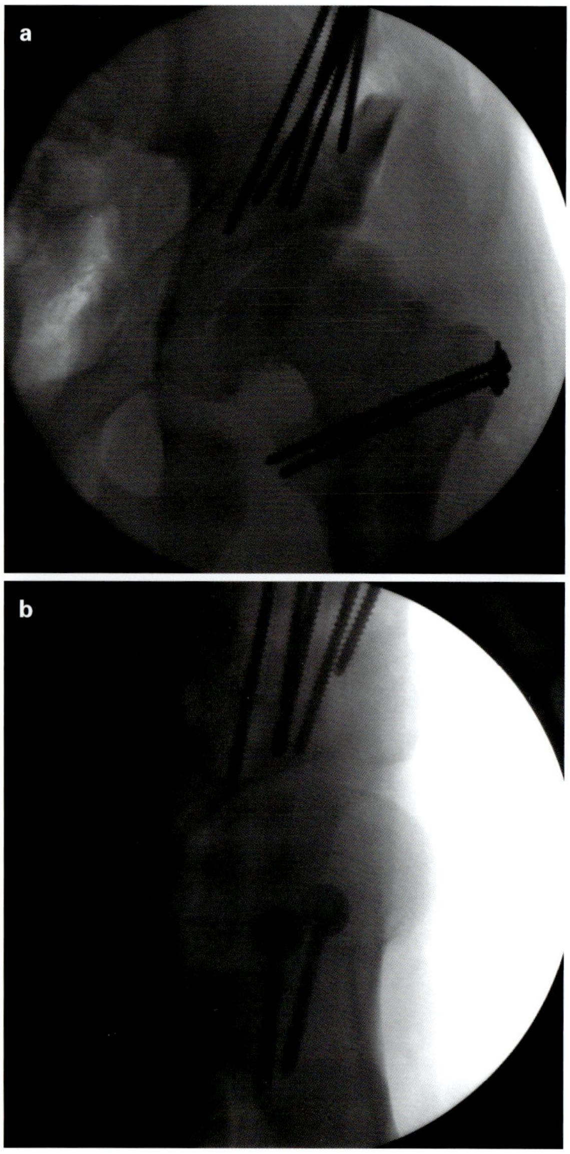

图 37.10 a. 髋臼周围截骨术后正位透视显示侧方覆盖改善。b. 假斜位透视显示前方覆盖改善

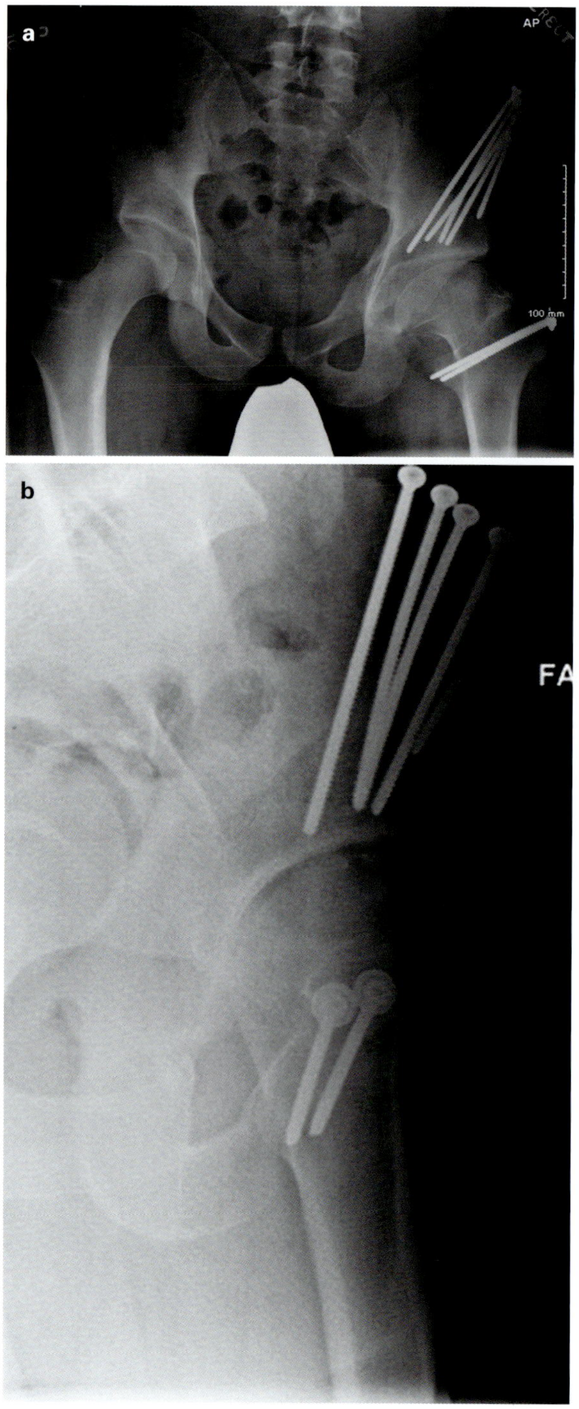

图 37.11 正位片（a）和假斜位片（b）显示髋臼周围截骨术和转子截骨术后股骨头侧方和前部的覆盖都得到改善，关节同心。患者已恢复正常活动

和股骨头缩小术后，是否需要马上行 PAO 来稳定髋关节。最初我们在重建股骨近端数周后，再分期施行 PAO。但很快发现如果有必要，一次手术同时施行这两种术式操作，在技术上也相当可行，而且患者相对更容易接受。随着时间的推移和技术的改进，完成这两种术式所需时间明显缩短，失血也逐渐在减少。因此建议适宜的病例应尽可能一次性地全部完成。

适应证和禁忌证（表 37.1）

表 37.1　髋臼周围截骨和股骨近端联合截骨术治疗 LCP 病后遗症的适应证和禁忌证

	适应证	禁忌证
活动度（ROM）	0° ~90°伸 / 屈 ＞ 30°旋转 ＞ 30°展收	屈髋不足 90° ＜ 30°旋转 ＜ 30°展收
疼痛	ROM 评估：活动中段相对无痛；临近活动度终点疼痛加剧	活动中段和终点的大部分范围都存在疼痛
关节炎的影像学证据	＜ Tönnis 1 级	＞ Tönnis 1 级
Stulberg 分类（即曲率一致性）	Ⅰ ~ Ⅲ，± Ⅳ	Ⅴ
年龄	＜ 25 岁	＞ 25 岁

推荐阅读

[1] Clohisy JC, Nepple JJ, Pashos G, Schoenecker PL. What are the factors associated with acetabular correction in Perthes-like hip deformities? Clin Orthop Relat Res. 2012;470(12):3439–3445.

[2] Clohisy JC, Ross JR, North JD, Nepple JJ, Schoenecker PL. Does surgical hip dislocation and periacetabular osteotomy improve pain in patients with Perthes-like deformities and acetabular dysplasia? Clin Orthop Relat Res. 2015;473(4):1370–1377.

[3] Ganz R, Gill TJ, Gautier E, Ganz K, Krügel N, Berlemann U. Surgical dislocation of the adult hip: a technique with full access to the femoral head and acetabulum without the risk of avascular necrosis. J Bone Joint Surg Br. 2001;83(8):1119–1124.

[4] Ganz R, Huff TW, Leunig M. Extended retinacular softtissue flap for intra-articular hip surgery: surgical technique, indications, and results of application. Instr Course Lect. 2009;58:241–255.

[5] Gautier E, Ganz K, Krugel N, Gill T, Ganz R. Anatomy of the medial femoral circumflex artery and its surgical implications. J Bone Joint Surg Br. 2000;82(5):679–683.

[6] Schoenecker PL, Lewis TR, Clohisy JC. Treatment of combined structural instability and FAI (Perthes deformities). In: Clohisy JC, Beaulé PE, Della Valle CJ, Callaghan JJ, Rosenberg AG, Rubash HE, editors. The adult hip: hip preservation surgery. Philadelphia: Wolters Kluwer; 2015. p. 605–620.

第 38 章　股骨头缩小截骨术

Dror Paley, David S. Feldman

引言

股骨头缩小截骨术（FHRO）是针对球面髋臼内畸形的（非球形）和增大的（髋膨大）股骨头的手术治疗方式，最常用于 Legg-Calve-Perthes（LCP）病后遗症，也可施用于继发于骨骼发育不良和缺血性坏死的股骨头膨大。如果不治疗，非球形股骨头将会诱发股—髋臼撞击和继发的股—髋臼软骨损伤和盂唇撕裂而引起疼痛。

FHRO 的目标是使非球形股骨头恢复球形。该技术最初由 Reinhold Ganz（2002）提出，采用一种安全的手术脱位技术，即切除股骨头中心 1/3，利用与股骨颈方向相倾斜的截骨、将椭球形状股骨头转变为球形［图 38.1 a，图 38.2（左图）］。Paley（2011）对其进行了改进，将截骨方向改变为更接近股骨颈的水平方向，且不同于 Ganz 提出的平行切除，而是采取楔形切除双平面缩小［图 38.1 b，图 38.2（中图）］。另一种 FHRO（2016）方法［图 38.2（右图）］采用前入路，避免骚扰梨状窝，并以内侧股骨距作为铰链。FHRO 的另一可选方式是骨软骨成形术，同时可相对延长颈部。该技术去除股骨头的外侧 / 前方突出物以减少撞击，同时保留股骨头的中心部分。骨软骨成形术的最佳适应证为股骨头外侧非球形或有明显的软骨损伤。然而，在大多数病例中，股骨头中心部分是撞击和损伤的主要位置，而外侧

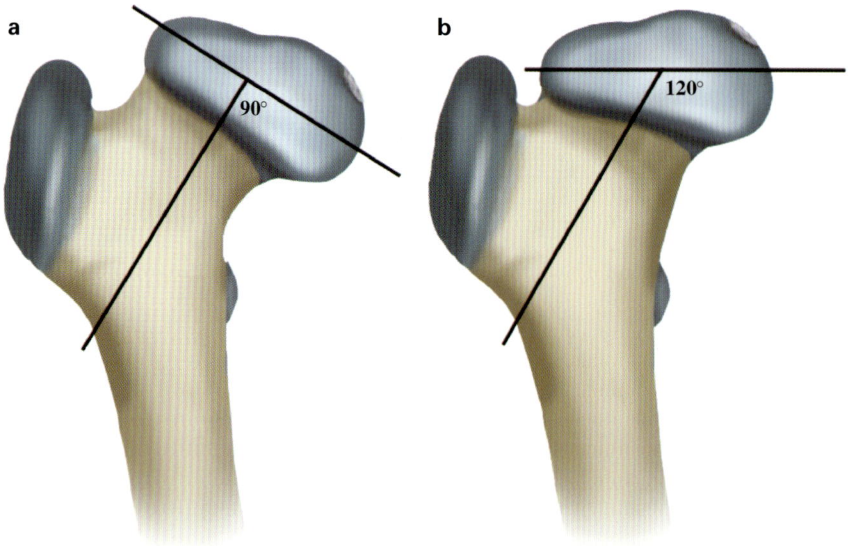

图 38.1　a. 股骨头膨大方向垂直于股骨颈长轴。b. 股骨头膨大方向不垂直于股骨颈长轴

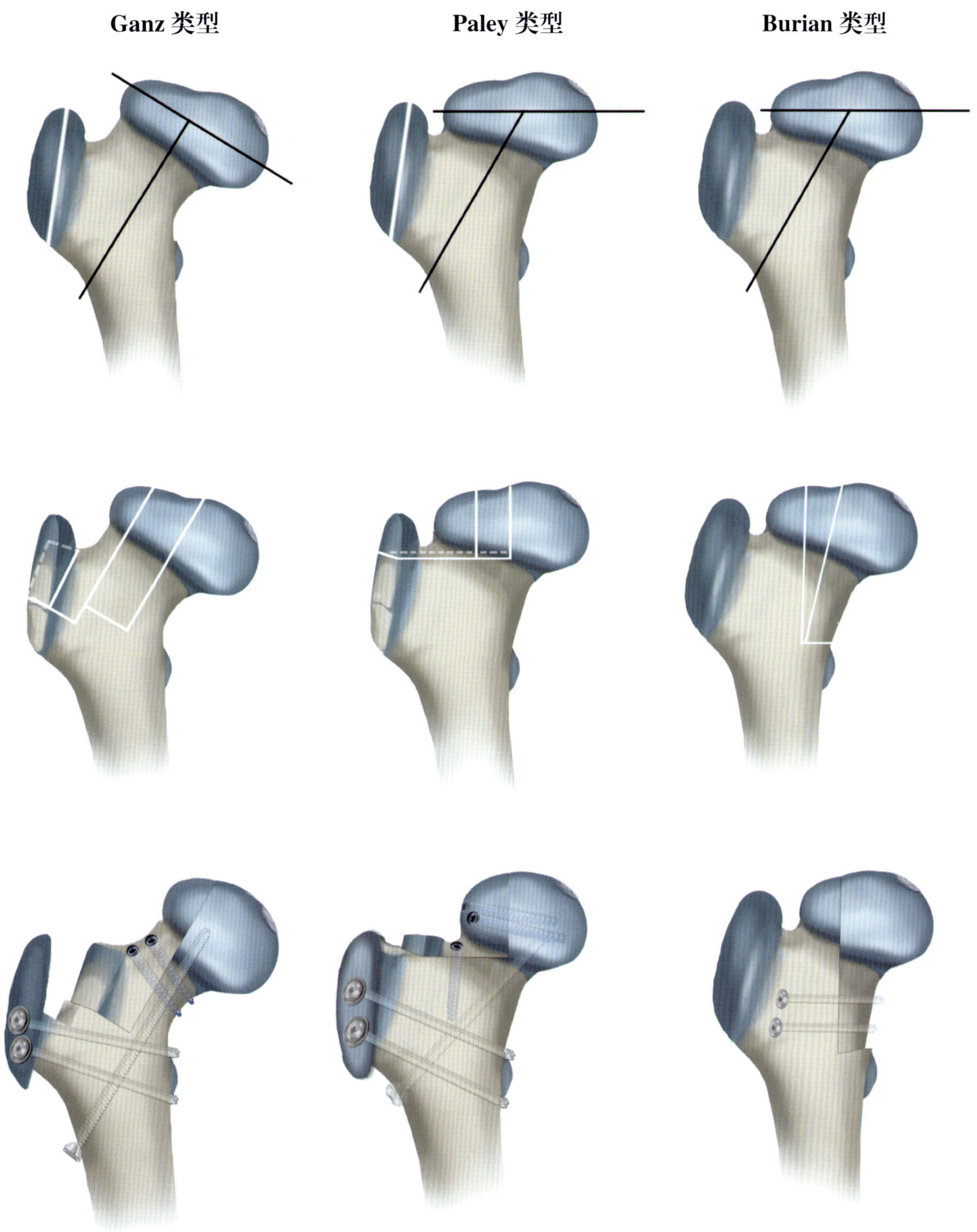

图 38.2　FHRO 的 Ganz 类型（左图）、FHRO 的 Paley 类型（中图）和 FHRO 的 Burian 类型（右图）

部分则往往保存良好的球形轮廓。针对这些病例，选择切除受损中央区软骨并保留良好外侧软骨的 FHRO 方式，更有意义。

简要病史和术前影像

病例 1（图 38.3）

15 岁女童，8 岁时诊断左侧 LCP 病，曾予以休息、石膏固定和物理治疗等非手术治疗。此次就诊前一年出现左髋关节疼痛，运动后和长时间坐位后有加重。轻度突然左倾蹒跚步态，且日渐加重。髋关节屈曲内旋时引发疼痛。髋关节活动范围：屈曲 0°~90°，内旋 5°，外旋 45°，内收 20°，外展 15°。

病例 2（图 38.4）

14 岁男童，自 11 岁起右侧 LCP 病史（图 38.2 a），行非手术、关节活动康复治疗。由于渐进性股骨头塌陷和畸形而出现显著髋关节不适，明显存在右侧蹒跚倾斜的避痛步态。髋关节屈曲 0°~90°并有强制外旋，俯卧位髋内旋 45°、髋外旋 10°，髋外展 15°。存在双下肢不等长（图 38.4 b）。

病例 1 术前骨盆前后位和蛙式位 X 线片显示髋膨大、短髋和大转子高位（GT）（图 38.3 a）。3D CT 显示股骨头膨大，股骨头自髋臼前外侧凸出（图 38.1 b）。

病例 2 术前 X 线片（图 38.4 c、d）显示髋膨大、短髋和鞍形股骨头，以及大转子过度生长。髋臼没有重塑适应增大的股骨头。

治疗目标

- 将非球形股骨头转换为球形股骨头。
- 通过骨软骨成形术消除任何残留的股骨髋臼撞击。
- 将髋膨大缩小至正常大小的股骨头。
- 改变短颈变为相对较长的股骨颈。
- 缩小过度增生的大转子。
- 探查并修复盂唇撕裂。
- 恢复正常股骨头覆盖。

治疗策略

• 确定股骨头膨大方向是否垂直于股骨颈（图 38.1 b）：如果垂直则选择 Ganz FHRO 术式（左图）（图 38.2），不垂直则采取 Paley FHRO 方式。然后，确定膨大类型是 A 型（单纯侧向膨大）还是 B 型（侧向膨大且前凸）（图 38.5）。A 型需要采用平行截骨、单平面缩小，而 B 型则需要采用双平面聚合截骨楔形切除缩小。

• 测量两侧股骨头和髋臼。

• 确定正侧位片需要缩小的骨量。

• 计算大转子向外侧和远端移动所需的转移距离，需要使得大转子尖端最终不仅在股骨头中心水平，并且到关节中心的距离是股骨头半径的 2 倍。

股骨头缩小截骨术的手术细节

步骤 1：麻醉、体位和铺单

在非手术侧的背部放置硬膜外麻醉导管。插入导尿管。患者侧卧位侧躺在透射线手术台上，术侧朝上。同侧手臂应适当地垫在扶手上并加以支撑。另一侧腋窝要衬垫软卷，并用软垫保护骨突部位，包括腓骨颈区域以妥善保护腓总神经。术侧从乳头到足趾的整个区域都要消毒，铺单应露出臀中部至阴囊 / 阴唇—大腿

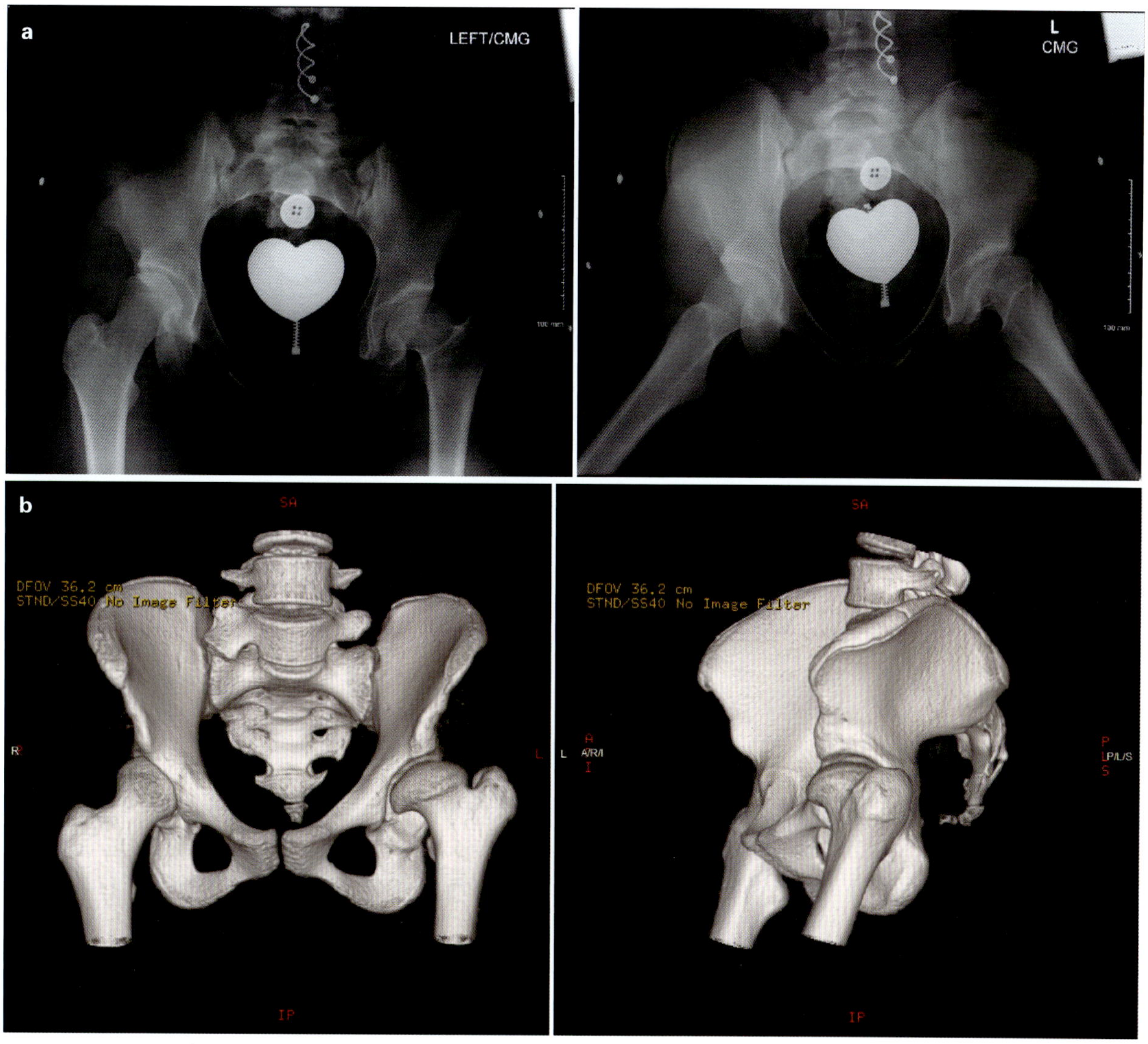

图 38.3　a. 15 岁女童术前骨盆前后（AP）位和蛙式位片显示髋膨大、短髋和大转子高位。b. 3D 计算机断层扫描（CT）正位像和侧位像显示髋膨大和未覆盖、拉长的股骨头。c. 术后正位片显示股骨头缩小截骨愈合，大转子高度恢复和股骨颈部相对延长。股骨头覆盖不足，需要行髋臼周围截骨术（PAO）。d. 股骨头缩小截骨术和 Ganz PAO 术后正位片，显示股骨头覆盖良好。e. 为平衡肢体长度，置入肢体延长器术后股骨正位片显示股骨头保持圆形、中心复位、覆盖良好，髋关节间隙正常、无退行性变。f. 术中照片显示脱位后股骨头上面观。用卡尺测量股骨头的直径，为 A 型股骨头。g. 髋臼尺寸仪就位。h. 与髋臼大小对应的股骨球形模板。模板外侧是股骨头偏离圆形的部位。i. 用卡尺测量股骨头偏离圆形处内侧股骨头的宽度。j. 依照计划缩小后、股骨头外侧的剩余直径。标记宽度。k. 术中照片显示股骨头中央部分的切除截骨线。l. 股骨头前面观，展示基线截骨计划，在两条中央部截骨线的基底、向外侧延伸标记至股骨粗隆。m. 薄摆锯中央部截骨、水冷却。n. 将外侧骨块向内侧复位，并用无头可变螺距螺钉固定。注意股骨头后侧复位平整。o. 缩小的股骨头和两枚无头螺钉。两部分股骨头的后方曲率呈球形，前方曲率轻度不协调，外侧较之内侧轻度向前突出。p. 股骨头前方曲率不一致，球形模板显示有台阶。q. 股骨头后方曲率一致性良好、无台阶。r. 通过前外侧骨软骨成形术减少台阶

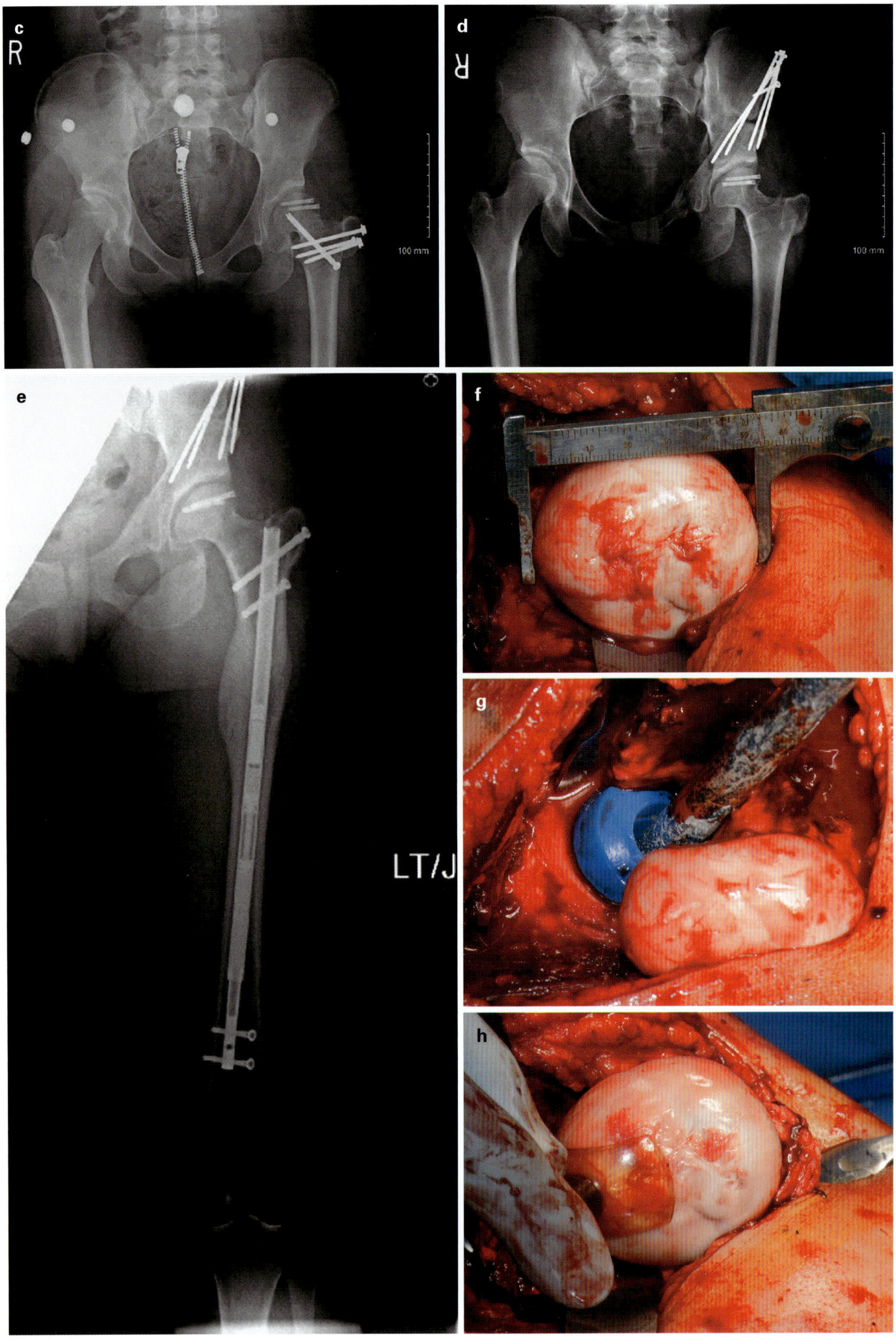

图 38.3（续）

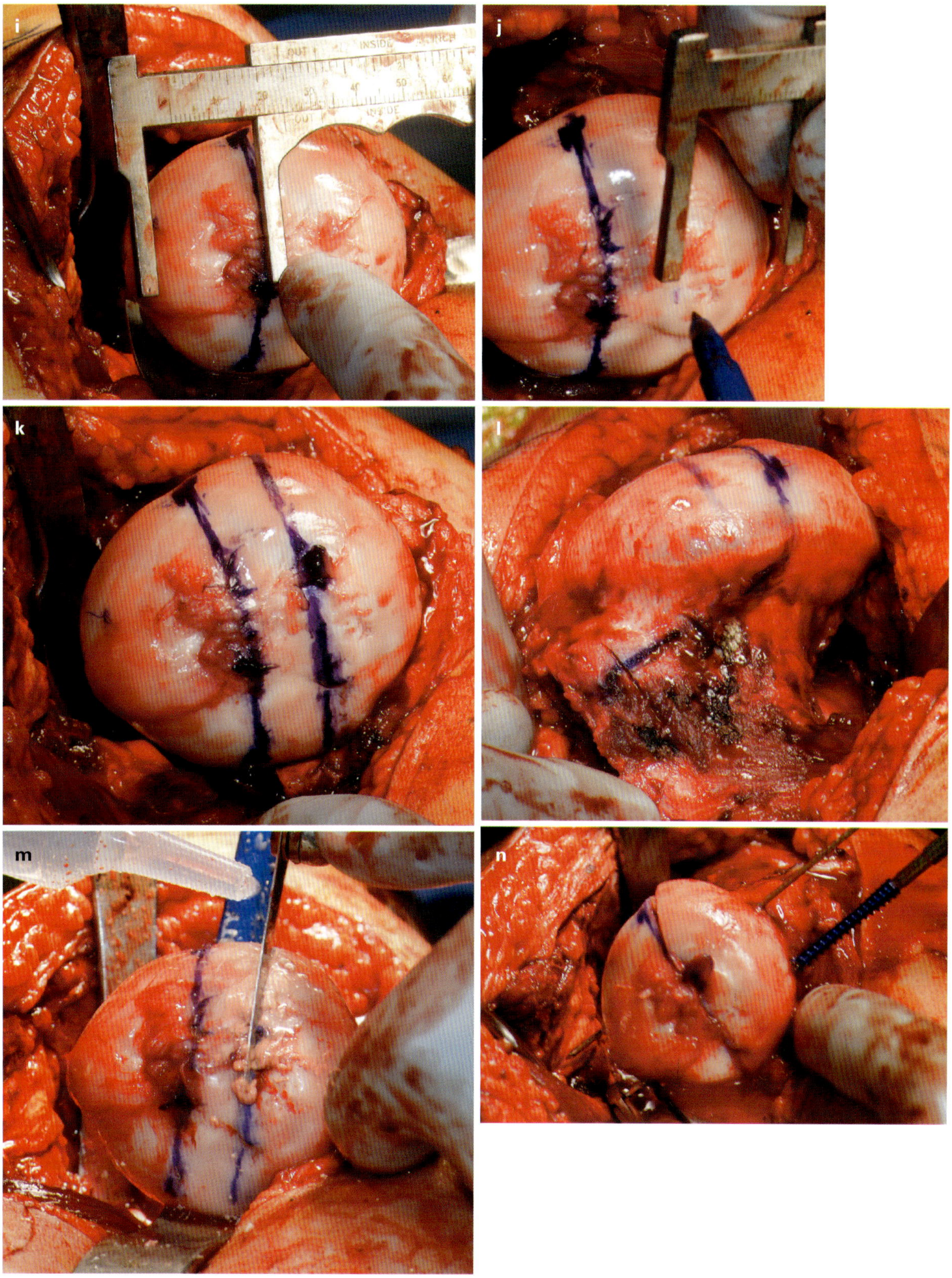

图 38.3（续）

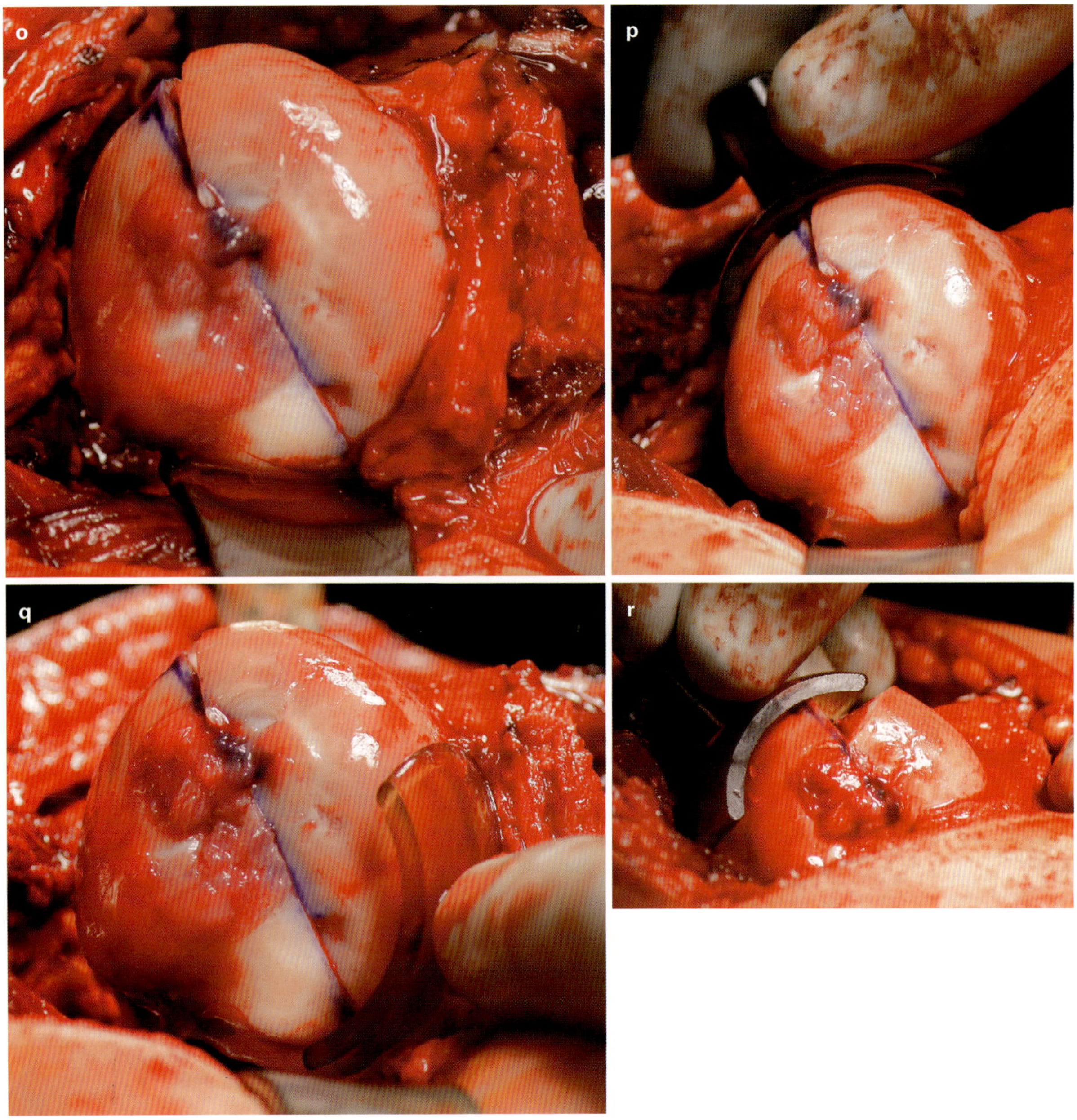

图 38.3（续）

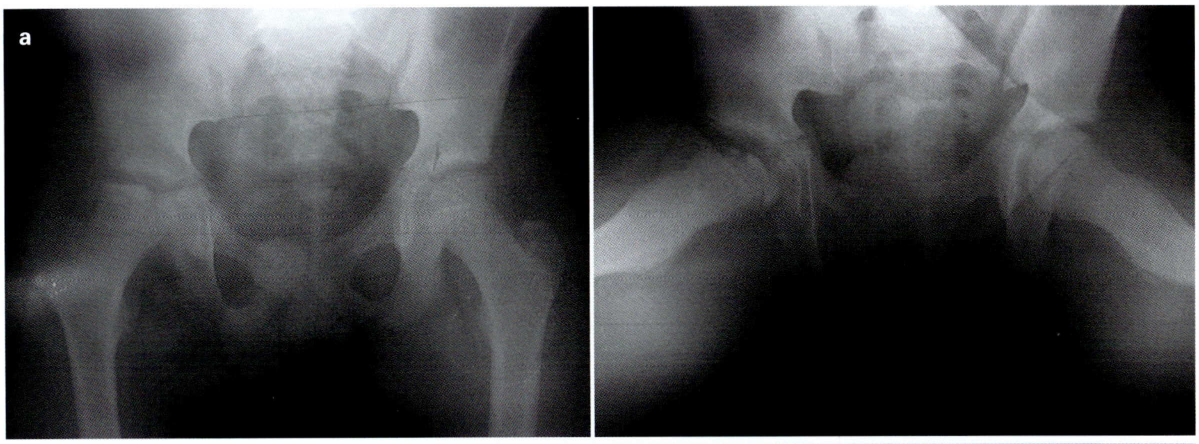

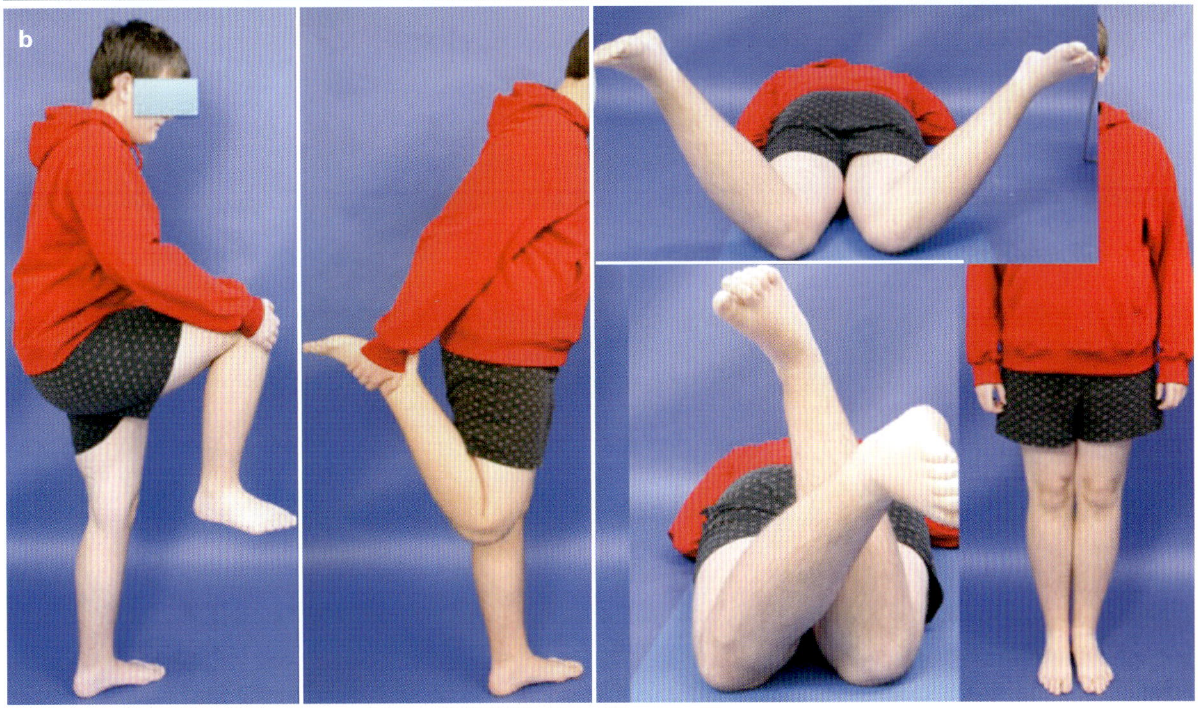

图 38.4　a. 患儿 11 岁时的骨盆前后（AP）位和蛙式位片，显示右髋关节 LCP 病。整个股骨头受累塌陷、Shenton 线不连续。已经出现髋膨大伴股骨头突出（近端和外侧移位），大转子已经出现过度生长。b. 术前髋关节活动度。屈伸髋很好，外旋受限；髋关节外展受限，但无体位像。c. 股骨头缩小截骨术（FHRO）术前（左图）与术后（右图）正位片对比。d. 术前（左图）与术后（右图）蛙式侧位片。e. 术中照片显示 B 型股骨头，上面观。前外侧凸起显著。股骨头中央部已经有明显损伤。股骨头外侧部软骨质地状况很好。f. 上面观显示楔形截骨切除前外侧凸起。g. 上面观显示截骨后楔形骨块被移除。楔形骨表面的软骨损伤严重。h. 截骨端楔形闭合，形成圆形股骨头。i. 前面观显示股骨头球形、球形模板与股骨头表面完全吻合。j. FHRO 术后 10 年、下肢延长术后 6 年，髋关节活动范围良好，外展和外旋明显改善。活动度与另一侧对称。单腿站立时（左图）没有躯干倾斜或 Trendelenburg 步态。k~m. 10 年随访 X 线片显示股骨头的形状和位置保持良好，关节无任何退变征象

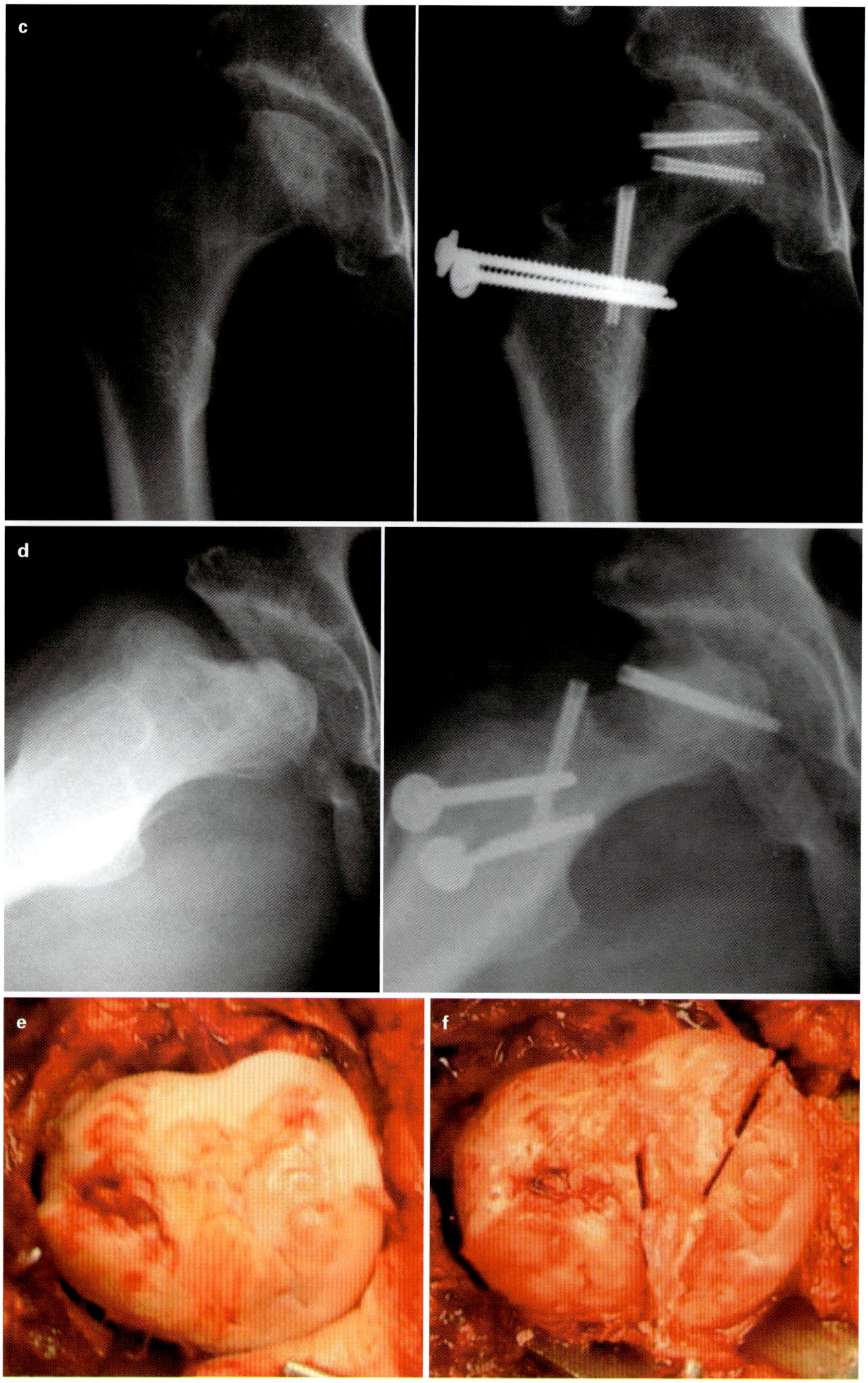

图 38.4（续）

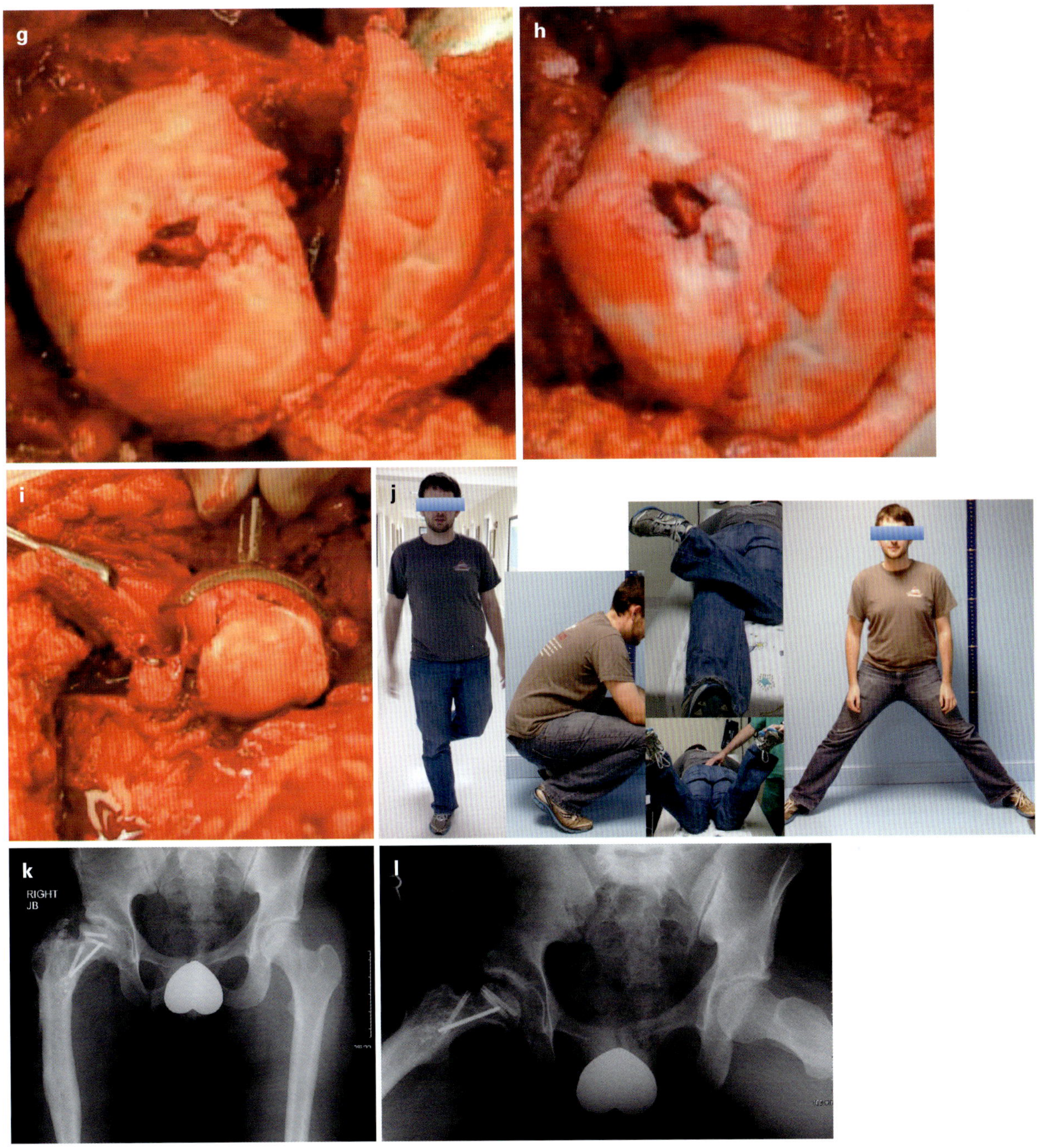

图 38.4（续）

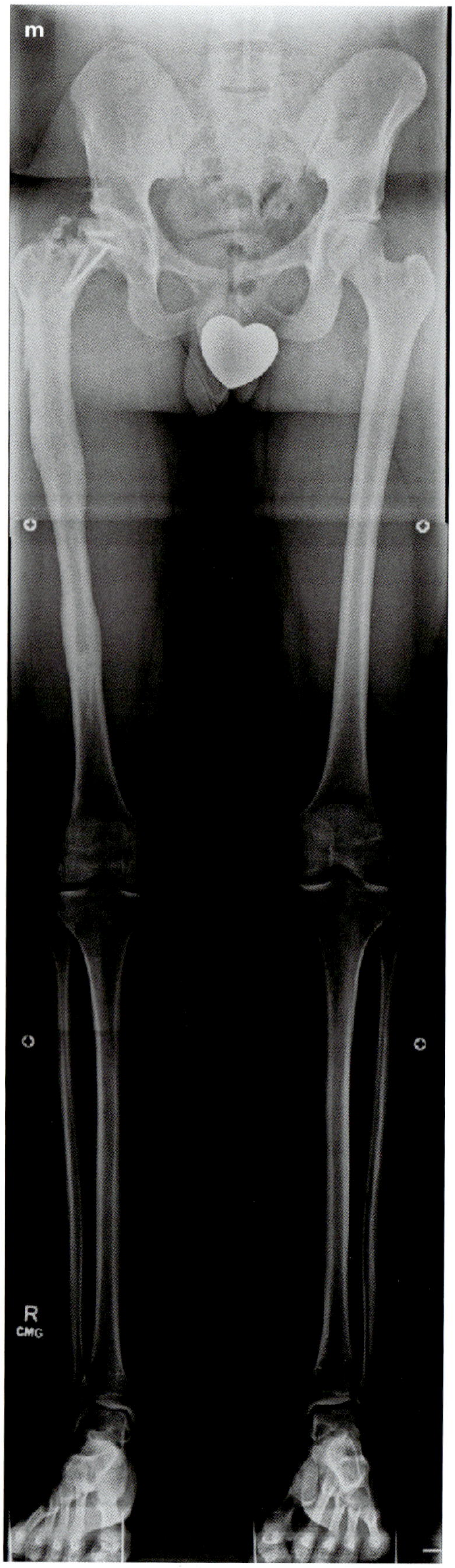

图 38.4（续）

褶皱处，且整个下肢不被覆盖、活动应完全自如。用无菌单围成无菌袋，并将其固定在患者的臀部前方。在患侧膝关节下方放置无菌软垫来外展术侧髋关节。

步骤 2：切口和阔筋膜切开

以大转子为中心，做约 15 cm 长切口，切开阔筋膜（图 38.4 a）。从臀大肌前部分离阔筋膜，向后牵拉臀大肌（图 38.6 b、c），避免该肌肉前部撕裂和去神经支配。

步骤 3：转子囊和梨状肌

进入转子囊（图 38.6 c），识别梨状肌腱下缘和臀中肌后缘（图 38.7 a）。臀下动脉的终支（与旋股内侧动脉相吻合）沿梨状肌的下缘走行。还要探查确定臀大肌腱和股外侧肌后缘之间的连接。

步骤 4：牵开臀中肌和臀小肌

确定臀中肌及其深层的臀小肌和梨状肌上界（图 38.7 b）。臀中肌比梨状肌更浅表，梨状肌比臀小肌更浅表。这 3 块肌肉的边缘彼此毗邻：臀中肌后缘略覆盖梨状肌上缘，而梨状肌略微覆盖臀小肌后缘。将梨状肌上缘与两块臀肌的后缘分离开，分离臀小肌与关节囊之间的间隙并插入 Z 形牵开器，将臀肌从关节囊表面提起（图 38.7 c）。

步骤 5：提起并牵开股外侧肌

用烧灼器将股外侧肌后缘从臀大肌腱前缘及股骨表面分离，Hohmann 拉钩提起牵开此肌肉（图 38.7 c）。

步骤 6：烧灼大转子后缘

用烧灼器在转子嵴表面标记股外侧肌和

a

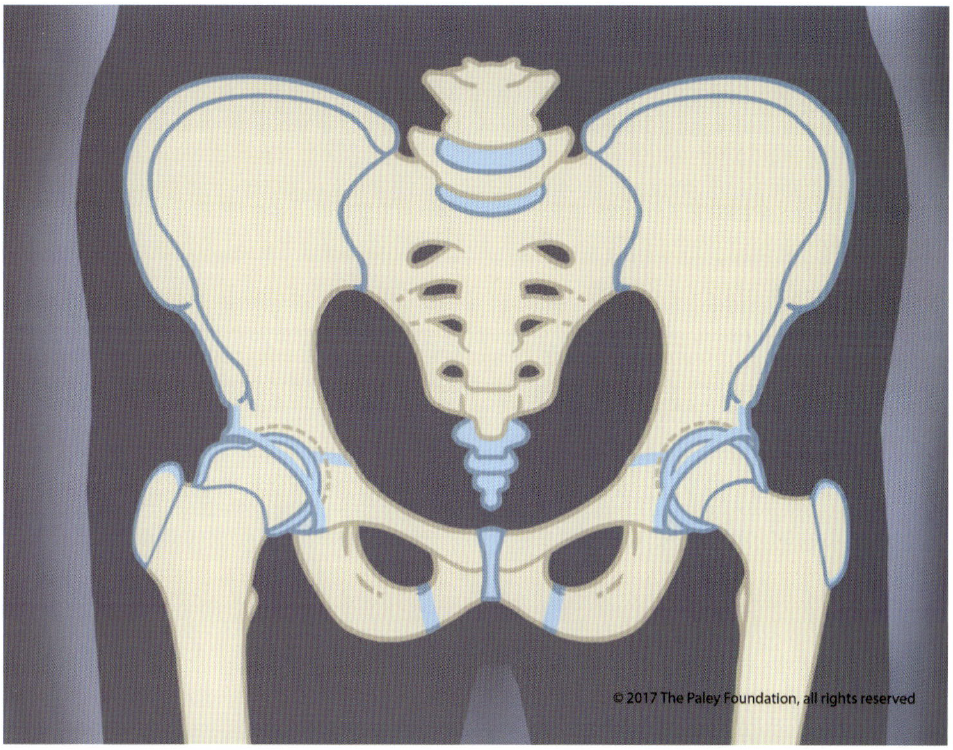

b

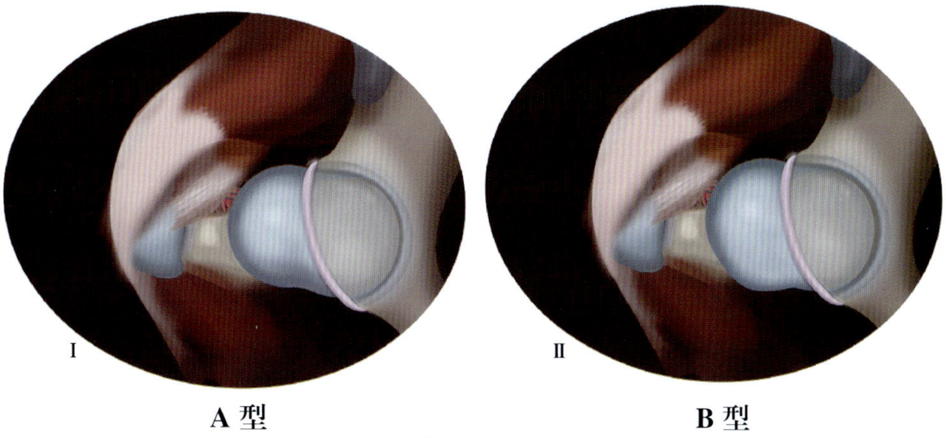

图 38.5　a. 右侧鞍状髋膨大、短髋，大转子过度生长。股骨头鞍部是股骨髋臼撞击之处。b. 上面观（Ⅰ）A 型髋膨大，股骨头侧向增宽和（Ⅱ）B 型髋膨大，侧向增宽且伴有前凸

臀中小肌后缘连线，同时烧灼转子支血管（图 38.8 a、b）。

步骤 7：大转子截骨

使用摆锯沿上述连线将转子嵴从后向前截开（图 38.8 c）。截除的大转子侧部厚度约为 1.5 cm（图 38.6 b）。截骨线远端不应穿透股外侧皮质，以避免转子下出现凹槽。虽然存在膝关节旋转，但截骨切面应与大转子的真正外侧面（最大轮廓）一致。

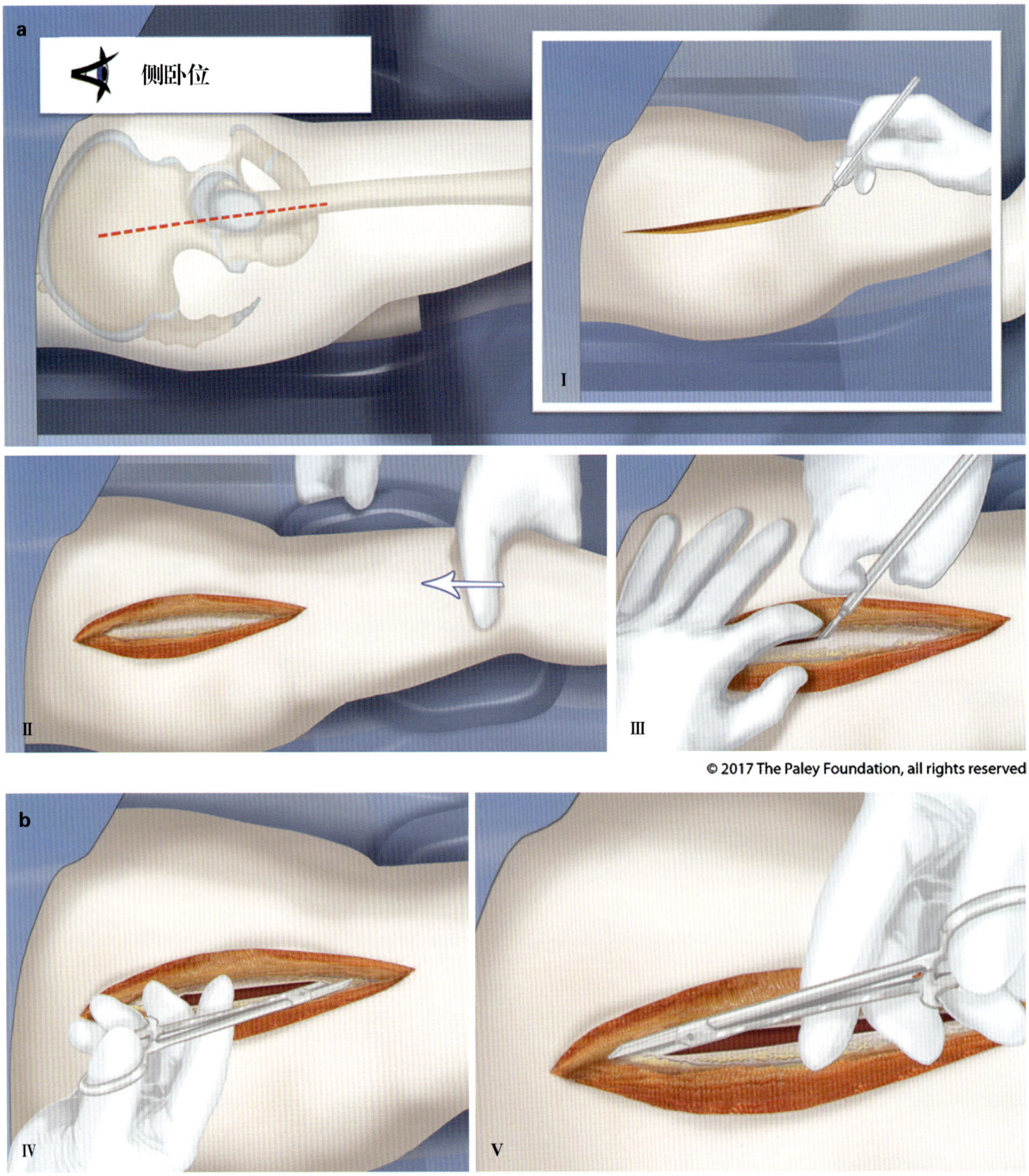

图 38.6 a. 侧卧位、大转子外侧切口（Ⅰ）。切开皮肤、皮下脂肪（Ⅱ）和阔筋膜（Ⅲ）。b. 筋膜纵向切开达整个切口（Ⅳ、Ⅴ），于臀大肌前方分离。c. 自臀大肌前缘向后分离牵开，以避免破坏其神经支配（Ⅶ、Ⅸ）。打开转子囊（Ⅹ）暴露大转子（Ⅺ）

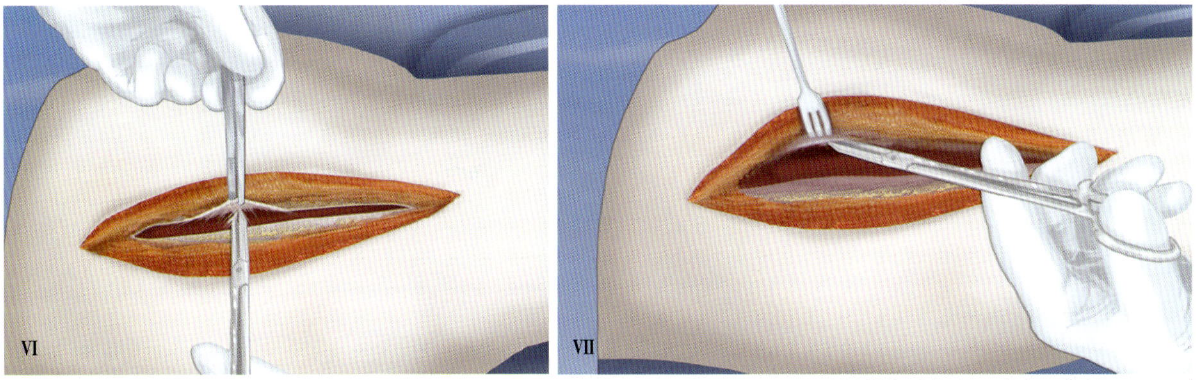

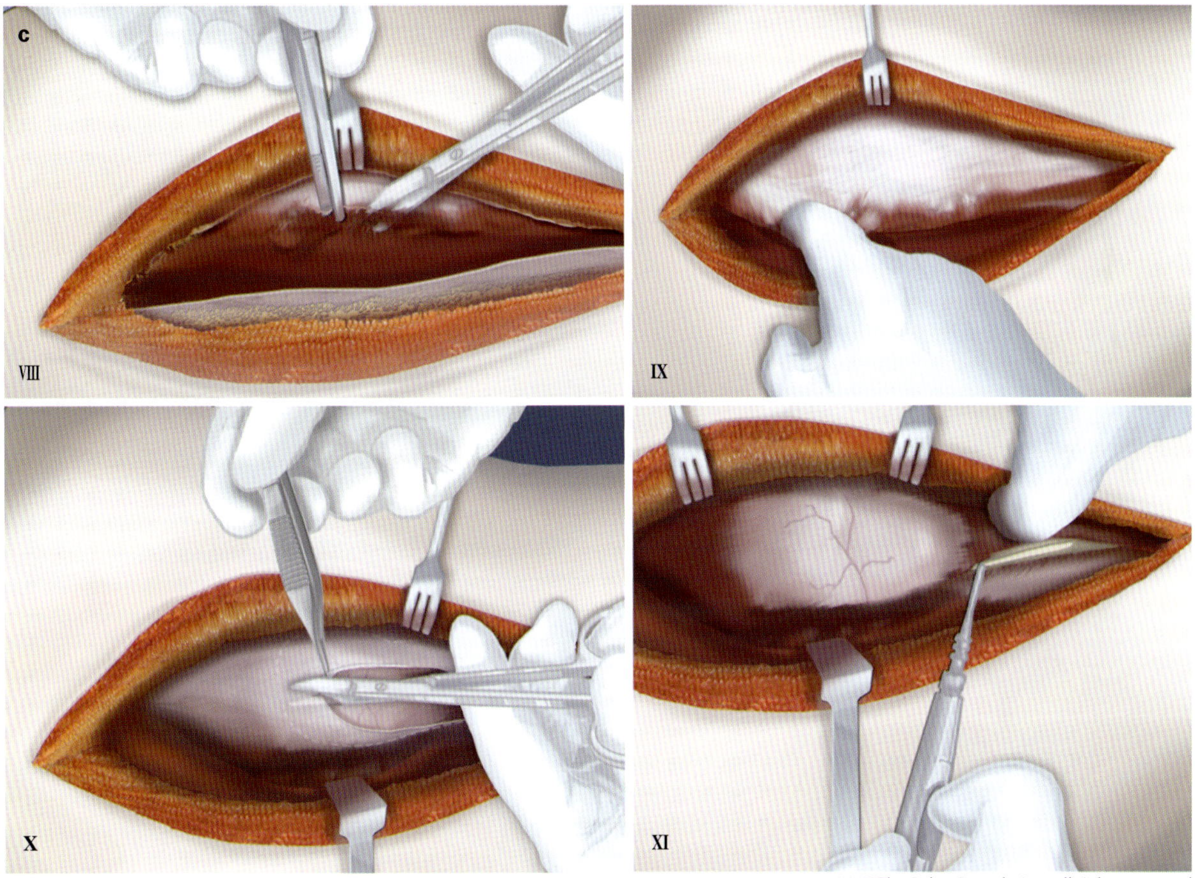

图 38.6（续）

步骤 8：锐性分离大转子周围软组织

应用锋利的锯齿状剪刀分离大转子周围软组织。在近端，将剪刀的一端插入臀部皮瓣下，另一端插入截骨缝（图 38.8 d）。将剪刀凹向内侧以使其与髋关节囊曲率一致，并向前绕过截骨面拐角（图 38.6 e）。确保梨状肌在剪刀后方。梨状肌腱应保持大部分仍然稳定附着在大转子的桩上，可移动大转子部分的附着不超过 1/3（图 38.8 d）。将梨状肌从可活动的大转子上切断松解。在远端，同样将剪刀的一端

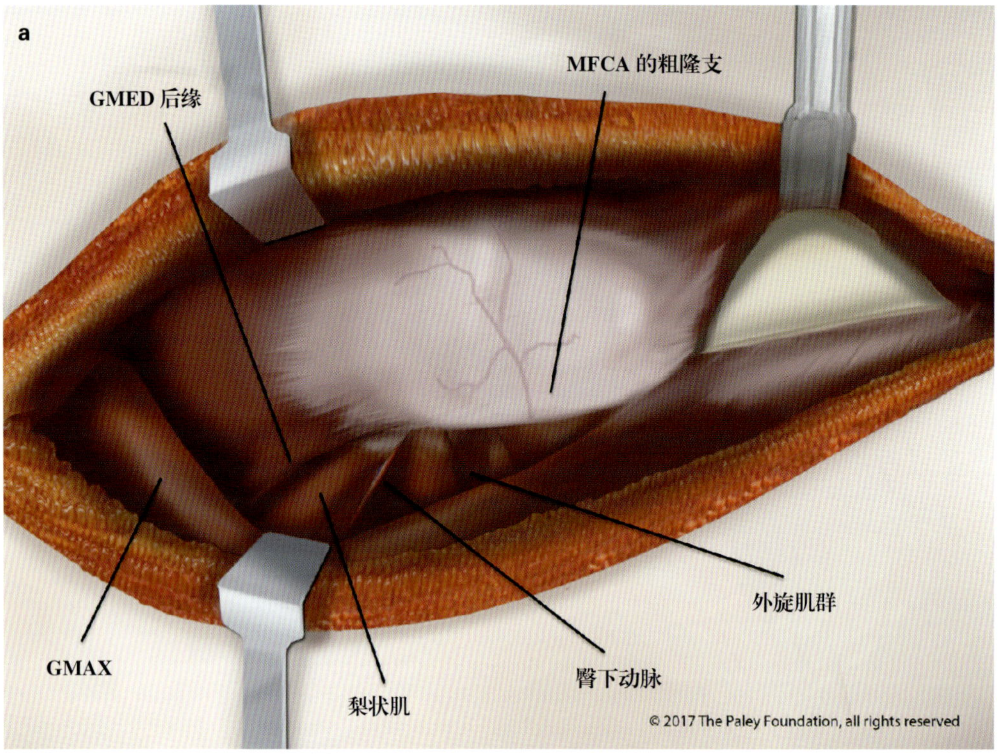

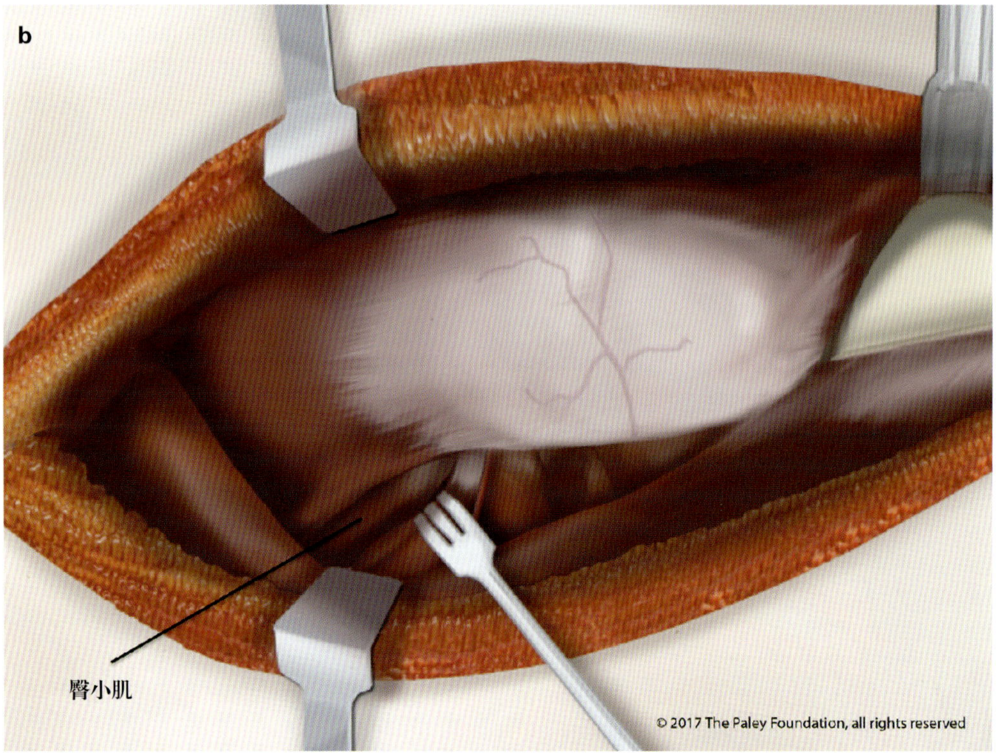

图 38.7 a. 臀中肌（GMED）后缘非常清晰可辨。辨识臀下动脉有助于确定梨状肌下边界。旋股内侧动脉（MFCA）的粗隆支很容易在大转子表面看到。可部分分离臀大肌（GMAX）肌腱的股骨附着，便于牵开。自股骨外侧表面分离股外侧肌，保留其大转子起点。b. 梨状肌牵向远端显露臀小肌。臀中肌略表浅于梨状肌，梨状肌略表浅于臀小肌。c. 钝性分离臀小肌下方间隙（Ⅰ），将 Z 形牵开器经此间隙插入到关节囊表面（Ⅱ），牵开暴露深面的关节囊（Ⅲ）。用 Hohmann 拉钩将股外侧肌从股骨表面提起

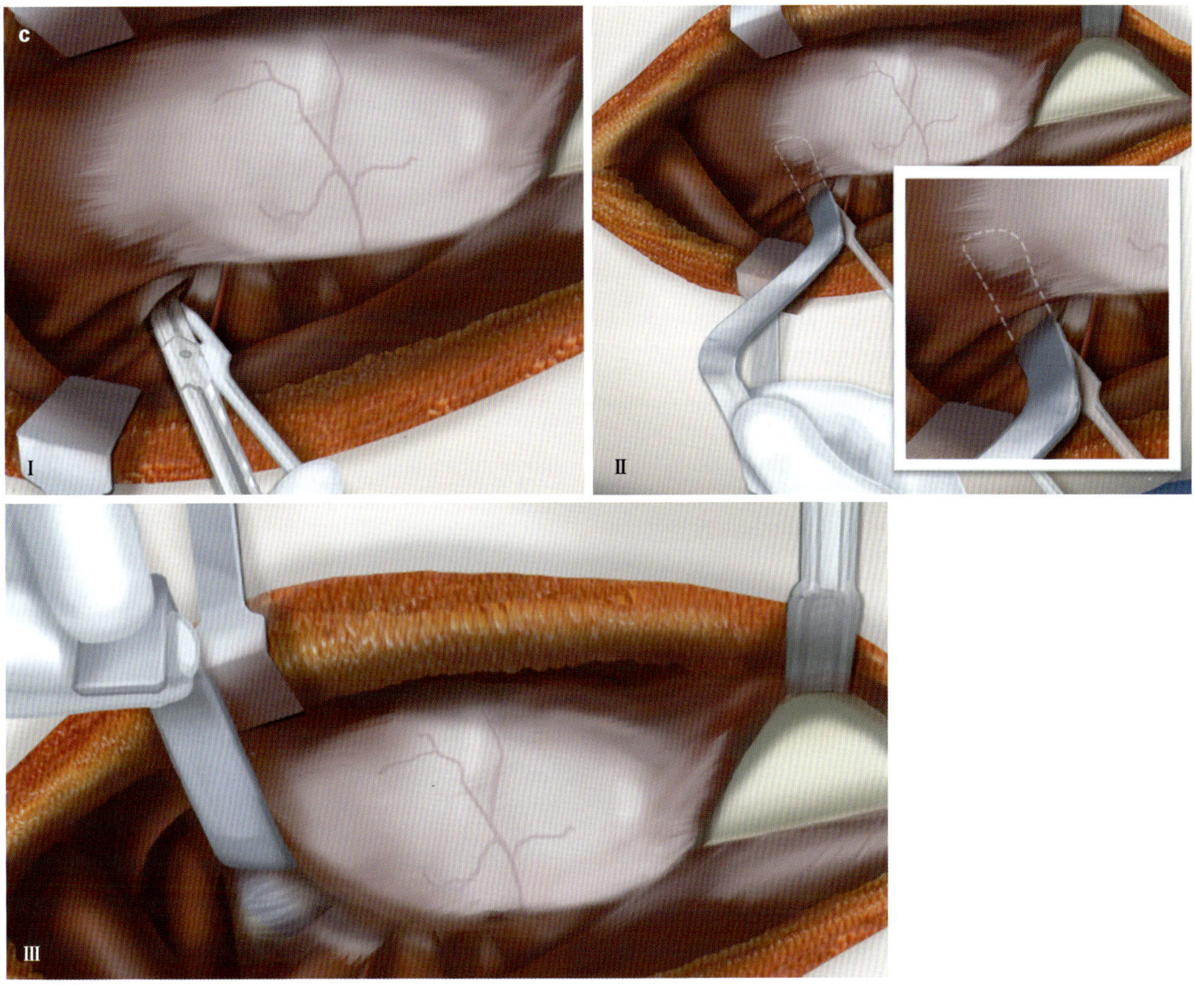

图 38.7（续）

置于股骨和股外侧肌之间，另一端置于截骨内（图 38.8 f）。

步骤 9：插入两个 Hohmann 拉钩

屈曲髋关节，移除膝关节下的软垫。在肌肉瓣下方钝分离至髂前下棘，于其骨盆内侧放置 Hohmann 拉钩，以牵开臀肌（图 38.9 a）。使用 Cobb 剥离器将臀小肌从髂骨外板和关节囊钝性剥离，并放置 Hohmann 拉钩牵开臀小肌（图 38.9 b）。这两个彼此成 90°角的剥离器，贯穿整个手术过程。

步骤 10：Z 形关节囊切开术

髋关节顶部为 12 点方位。沿股骨颈方向，自外向内，左髋指向 11 点方位、右髋指向 1 点方位，切开关节囊形成 Z 的中线（图 38.9 c）。注意不要损伤盂唇组织（图 38.7 d）。Z 形远端切开线位于前外侧，近端切开线位于后内侧。Z 形切开线的两边均应保留部分关节囊，以便缝合并保留关节囊和盂唇的连系。

步骤 11：切断圆韧带

为使髋关节脱位，用弧形的长剪刀切断圆

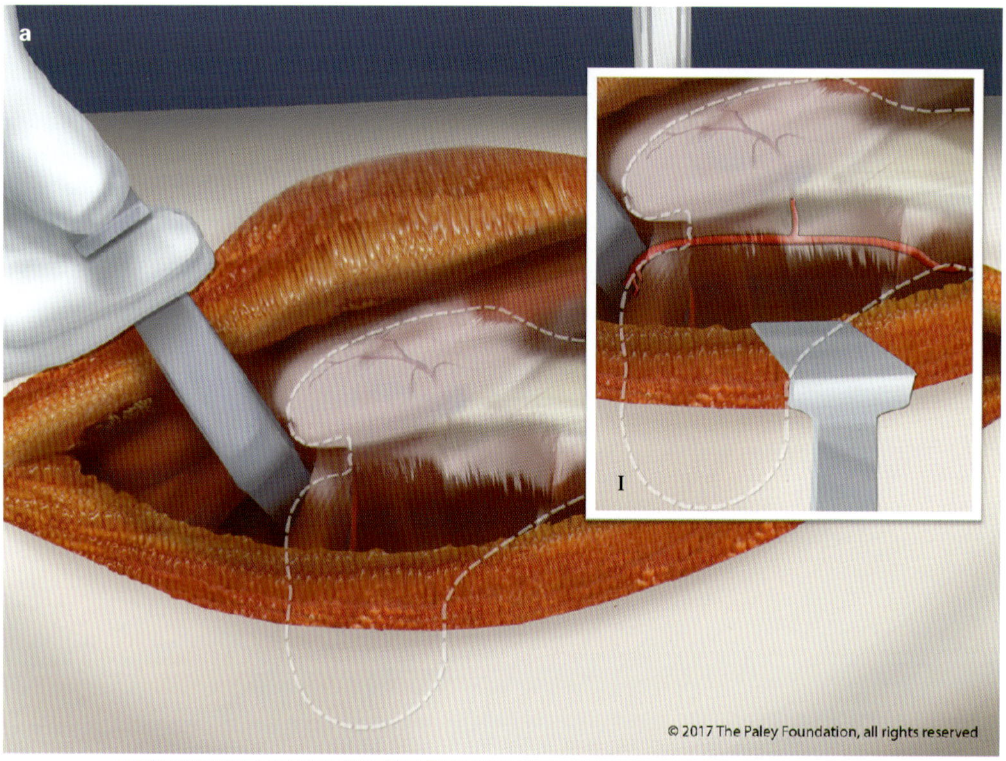

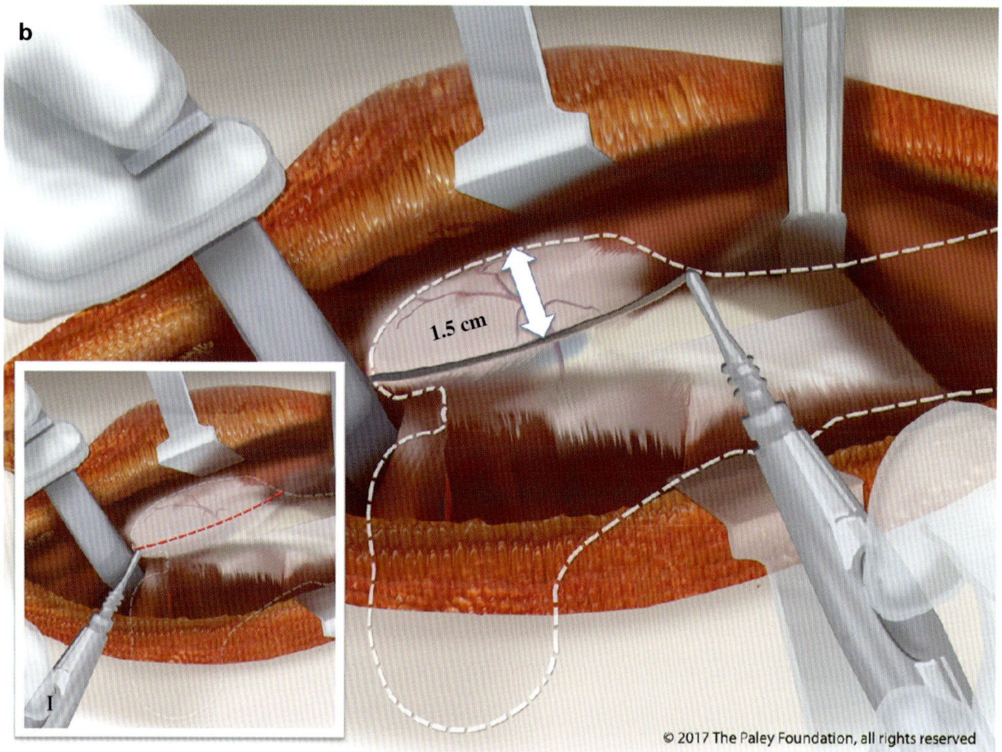

图 38.8 a. 大转子侧面观，显示外旋肌群附着于转子嵴后方偏内侧。外旋肌深面沿骨膜走行旋股内侧动脉（Ⅰ）的升支，于梨状窝移动与臀下动脉相吻合。b. 用电凝标记转子嵴截骨线。该线沿股外侧肌起点远端和 Z 形牵开器的近端之间。烧灼凝固旋股内动脉的转子支。c. 用摆锯进行大转子截骨，游离骨块厚度为 1.5 cm。d. 锐性分离上、中、下侧的软组织以使大转子可向前翻起。上端与梨状肌的腱性连接都要被切断松解。e. 松解大转子上内侧。f. 松解大转子的下内侧

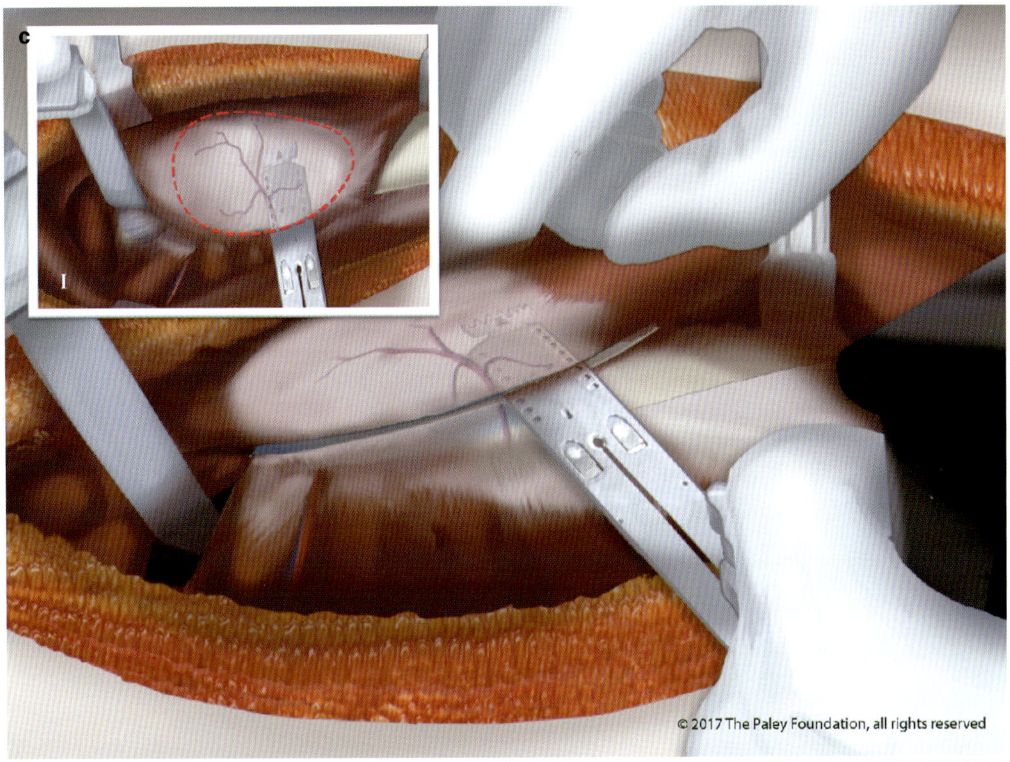
c
I
© 2017 The Paley Foundation, all rights reserved

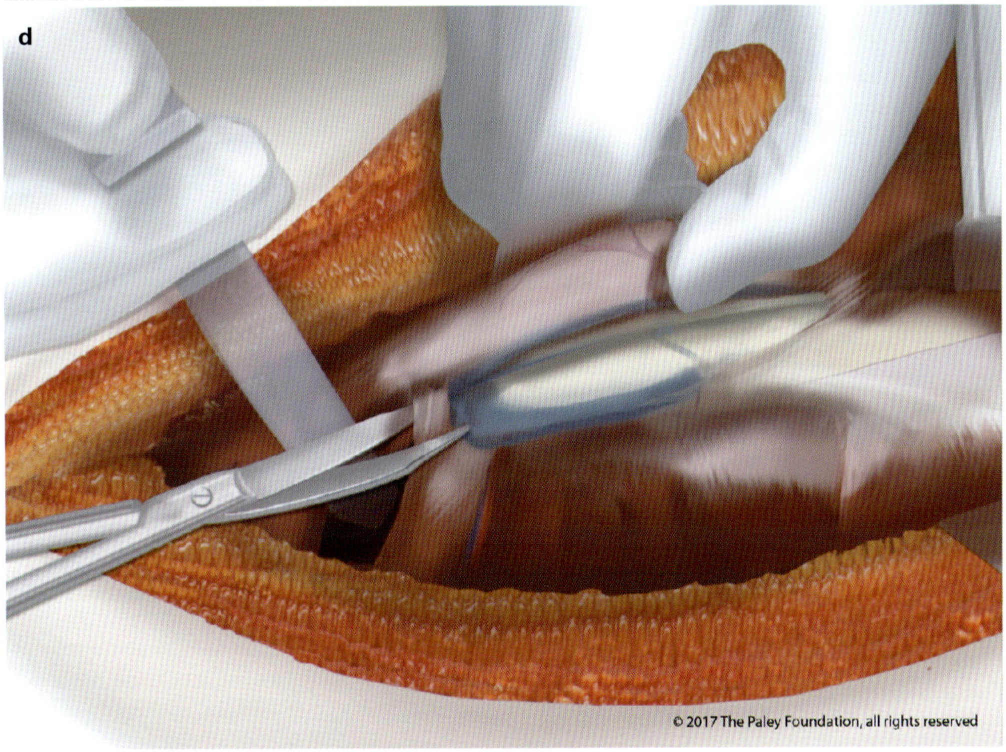
d
© 2017 The Paley Foundation, all rights reserved

图 38.8（续）

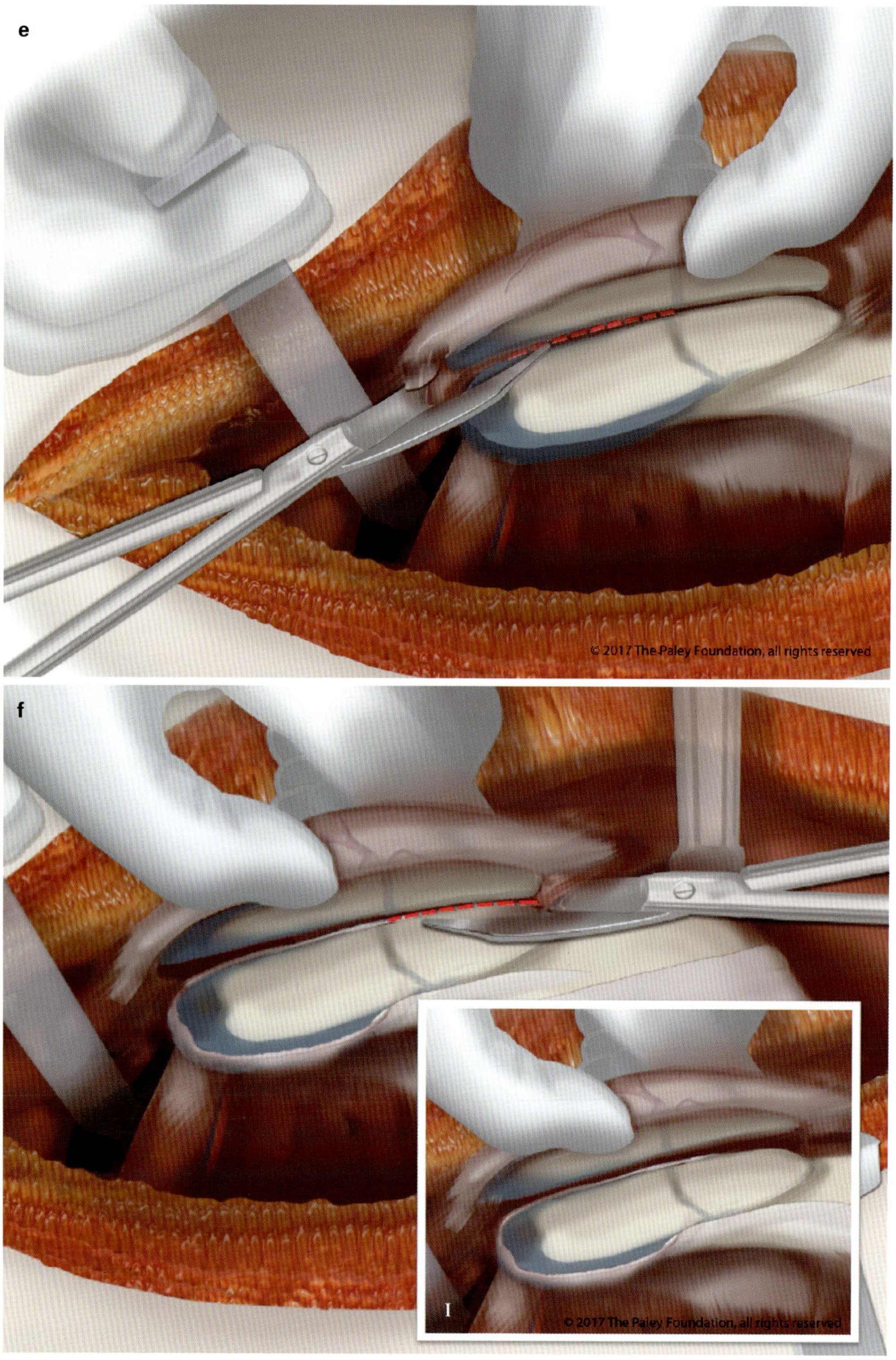
e
© 2017 The Paley Foundation, all rights reserved
f
I
© 2017 The Paley Foundation, all rights reserved

图 38.8（续）

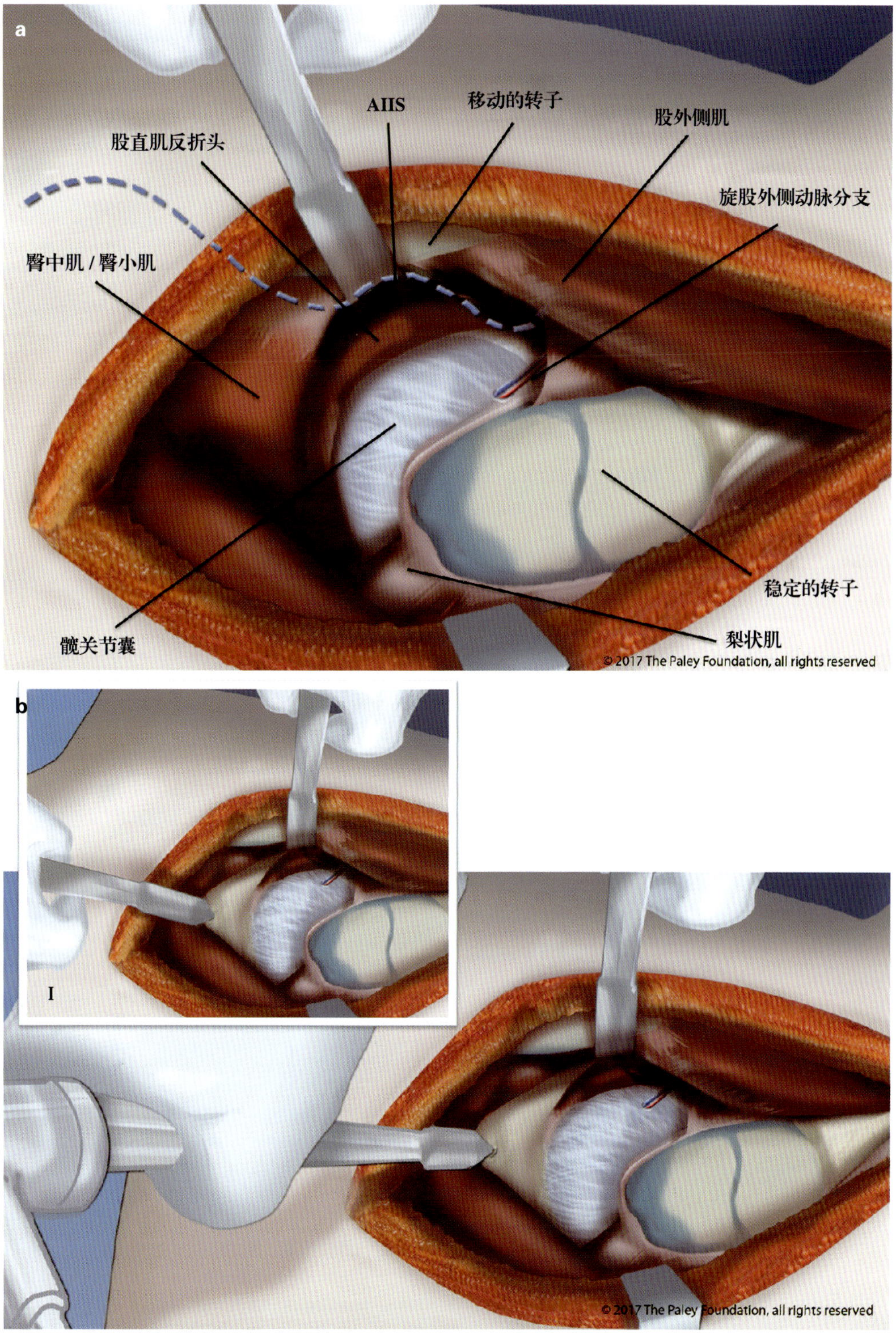

图 38.9 a. 屈髋，在髂前下棘（AIIS）的骨盆内侧放置 Hohmann 拉钩。应尽量避开旋股外侧动脉分支。b. 臀小肌自关节囊和髂骨外板剥离。Hohmann 拉钩紧贴髂骨外板放置，牵开臀小肌。两个 Hohmann 拉钩之间呈 90°，分别用手向两个不同方向牵拉，以达到最佳显露效果。c. Z 形切开关节囊，形成远端外侧瓣和近端内侧瓣。左、右髋关节互为镜像。d. 关节囊切开的前部。e. 完成整个关节囊切开后，脱位髋关节的同时，用弧形剪刀剪断圆韧带（Ⅰ）

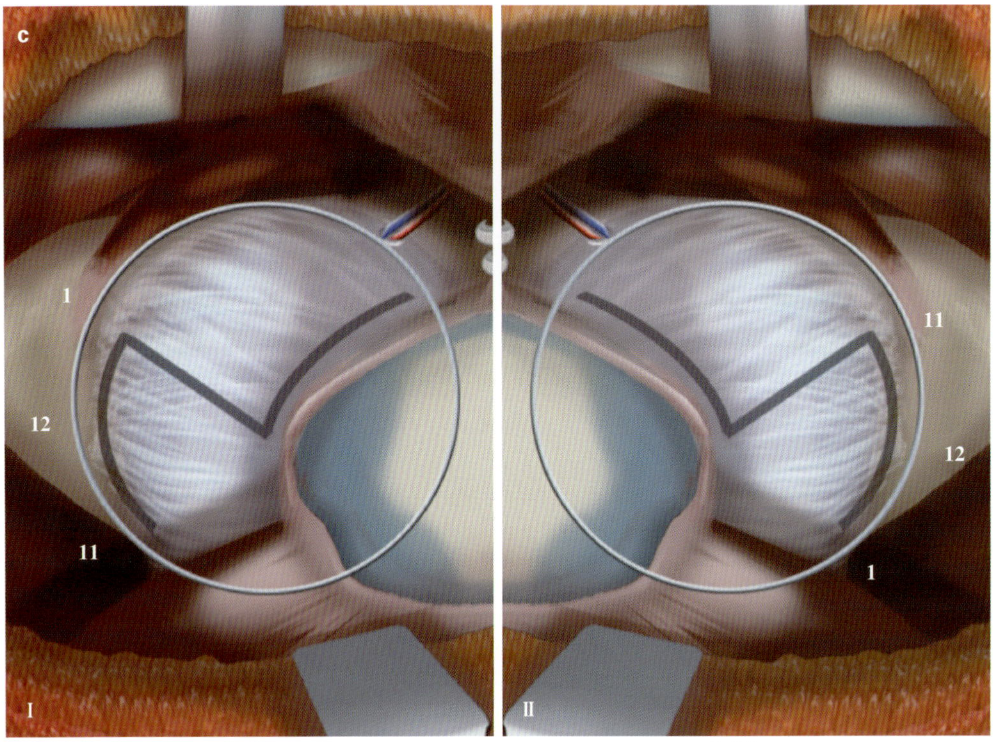

右髋

第 1 个切口：自外向内 1 点方位

左髋

第 1 个切口：自外向内 11 点方位

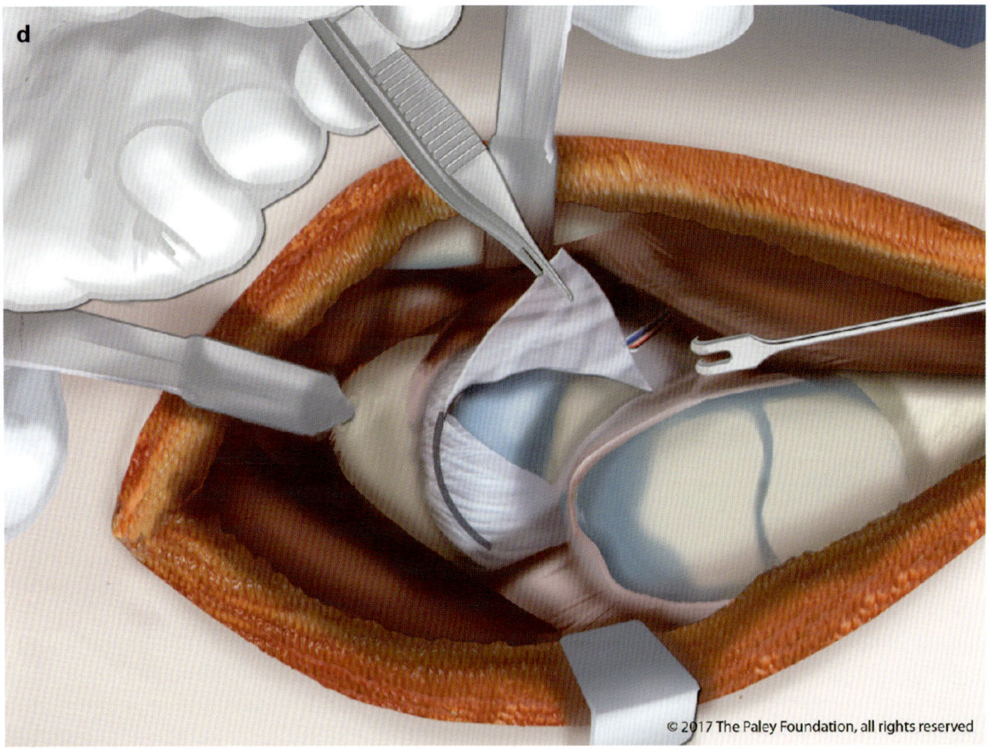

图 38.9（续）

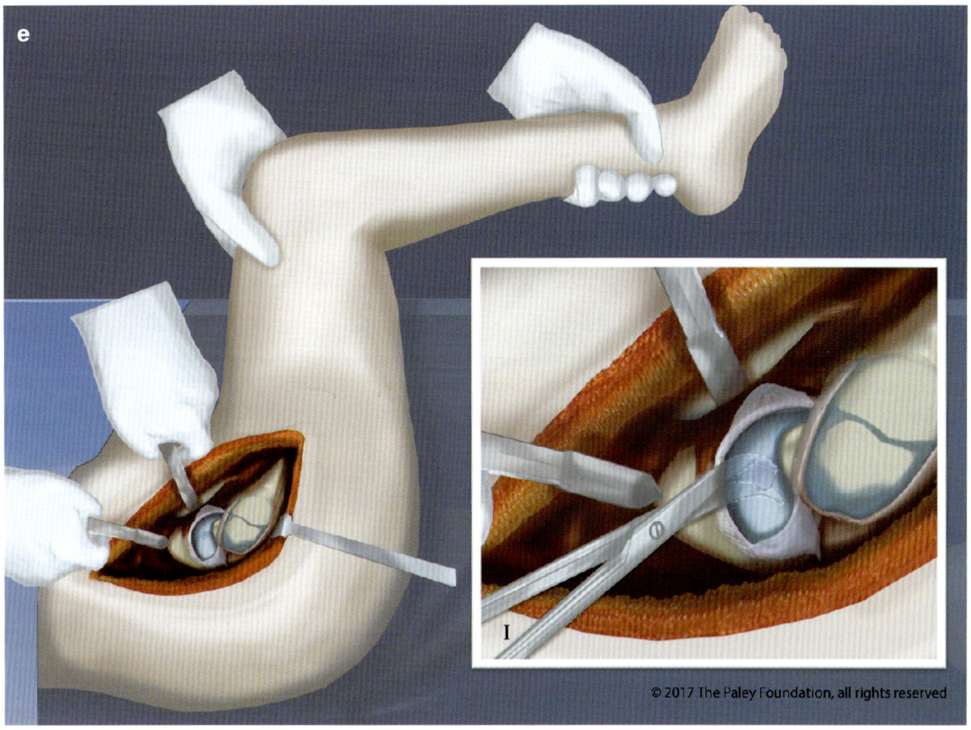

图 38.9（续）

韧带（如 Jorgenson 剪刀）（图 38.9 e）。

步骤 12：髋关节脱位

屈曲和外旋髋关节使其脱位（图 38.10）。

步骤 13：切除圆韧带

切除髋臼和股骨头上的剩余圆韧带。清除髋臼凹内的软组织（图 38.10）。

步骤 14：检查和修复盂唇损伤

用钝钩检查盂唇组织有无部分或全部撕裂。如果盂唇撕裂，根据撕裂形式予以修复或切除。

步骤 15：测量髋臼大小

使用球形髋臼测量仪确定髋臼直径（图 38.11 a）。

步骤 16：界定股骨头大小

使用股骨头球形模板评估股骨头不同部分的球形度（图 38.11 b、c）。以髋臼的大小作为模板起始，在测量器偏离圆球形的股骨头表面做标记。股骨头的大小可以根据其在不同平面上的球形程度而定。对股骨头的外侧部分做同样的标记操作，从而绘制股骨头的球形图。

步骤 17：复位髋关节、剥离支持带皮瓣

从小转子水平开始骨膜下剥离股骨后侧支持带，直至梨状窝水平（图 38.12）。

步骤 18：标记垂直截骨线

重新脱位，标记截骨线。截骨方式有两种：①平行切面（图 38.13 a）；②非平行切面（图 38.13 b）。两种类型的股骨头内外侧长

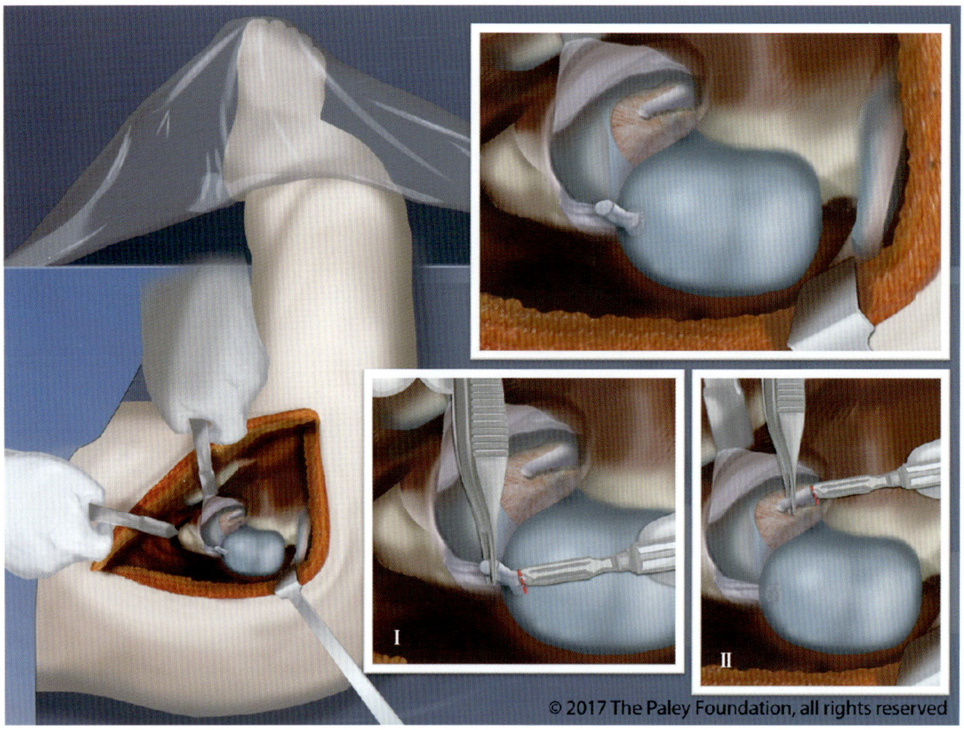

图 38.10 患腿交叉跨过另一条腿，放入无菌袋中，实现髋关节脱位。清除圆韧带和髋臼内容物，探查盂唇有无撕裂

度和截骨线的长度是相同的。在两种类型中，内、外两个节段的长度之和等于髋臼直径。

步骤 19：标记水平基线截骨线

标记尽量远至梨状窝前部，但不宜太深，以避免股骨颈基底太窄（图 38.13）。

步骤 20：股骨头中央部垂直截骨（图 38.14，图 38.15）

先用细摆锯做水平切口，再做两个垂直切口。不要摆锯一直切到股骨头后面。完成大部分的摆锯切割后，用骨刀缓慢劈开截断后部。

步骤 21：移除中间部分

移除中间部分（图 38.14 e，图 38.15 e）。

步骤 22：移动外侧骨块

由前向后提起外侧骨块，保持其与支持带瓣的铰链连接（图 38.16 a）。小心剥离颈部支持带以增加外侧骨块活动度，使其可从外侧向内移动以闭合缺损，而不牵扯或撕裂支持带（图 38.16 b）。

步骤 23：缩小股骨头

调整外侧骨块，尽可能使股骨头后侧表面保持完美的曲率一致性（图 38.16 b）。如果有台阶，要留在前面。

步骤 24：无头螺钉固定股骨头

克氏针临时固定，测量长度及钻孔后、平行置入两枚可变螺距的无头螺钉（图 38.17 a）。可变螺距的螺纹可挤压截骨线。

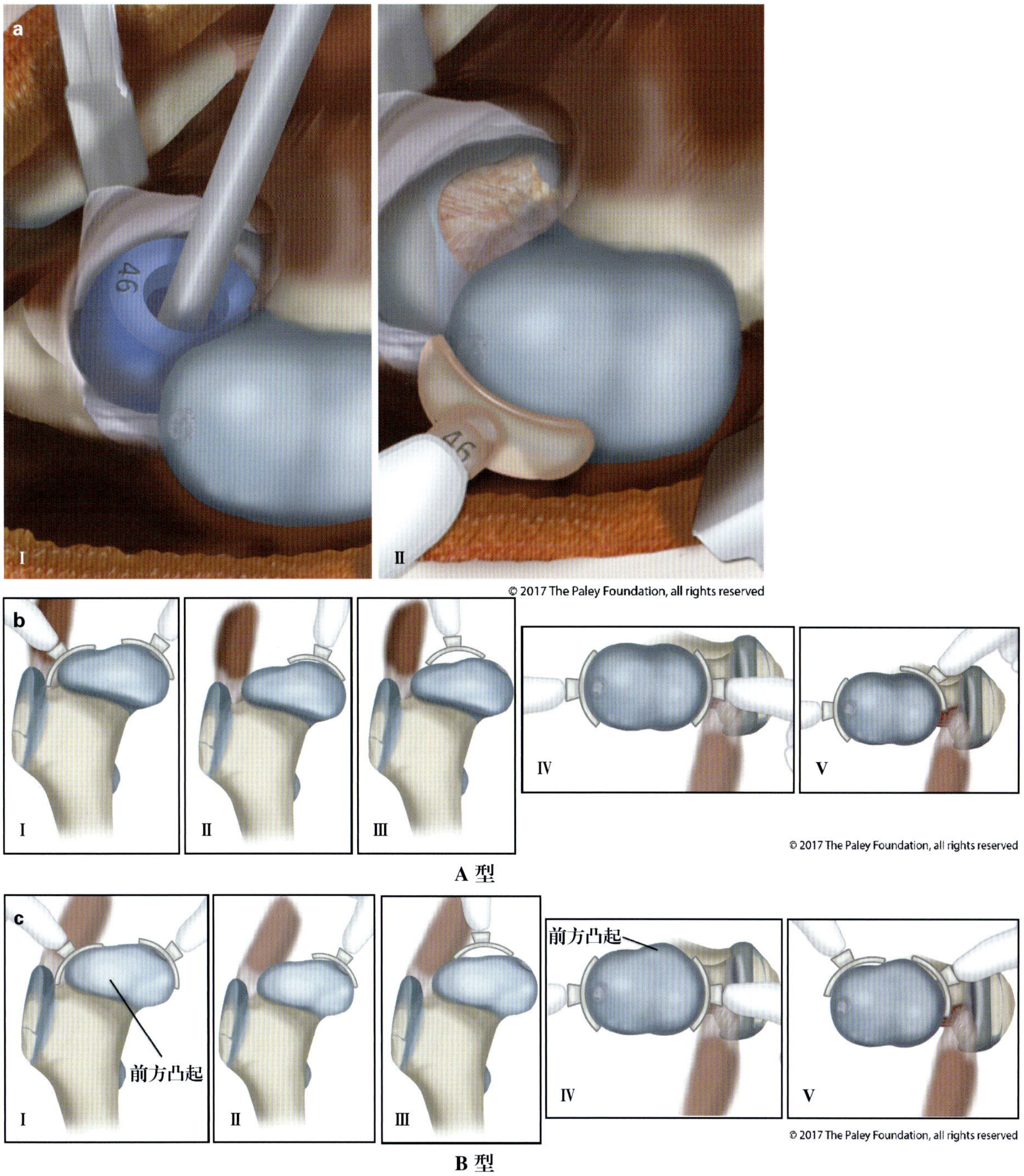

图 38.11　a. 测量髋臼大小（i）。使用与髋臼相同大小的股骨头模板（本例中为 46 mm）检查股骨头内侧的球形度。b. 模板上检查股骨头内外侧及其上表面内外侧，标记偏离圆球形的部位。这是 A 型的演示。c. B 型也是同样标记股骨头前方凸起和非球形轮廓

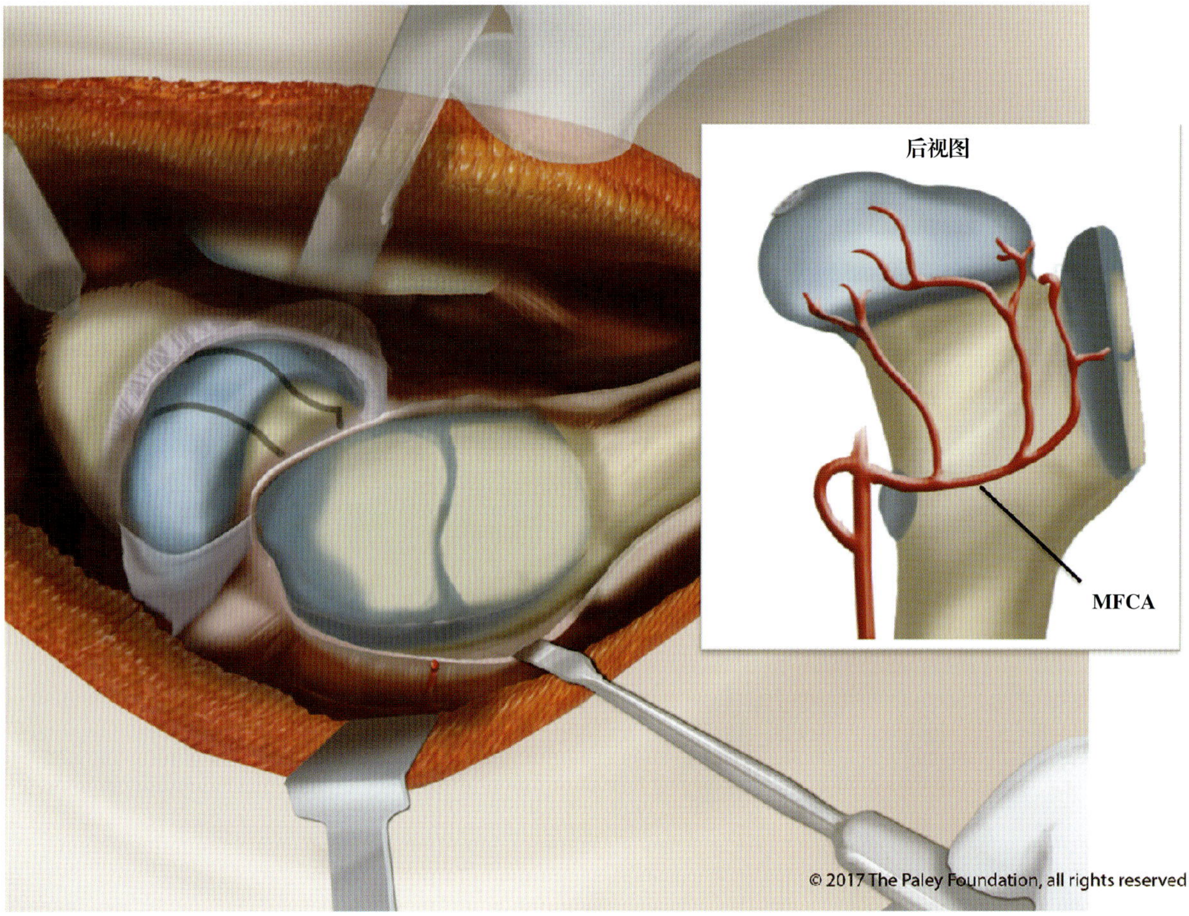

图 38.12 再次将髋关节复位，仔细剥离股骨后部的骨膜支持带并向近端延伸至梨状窝，使旋股内侧动脉（MFCA）远离股骨后外侧

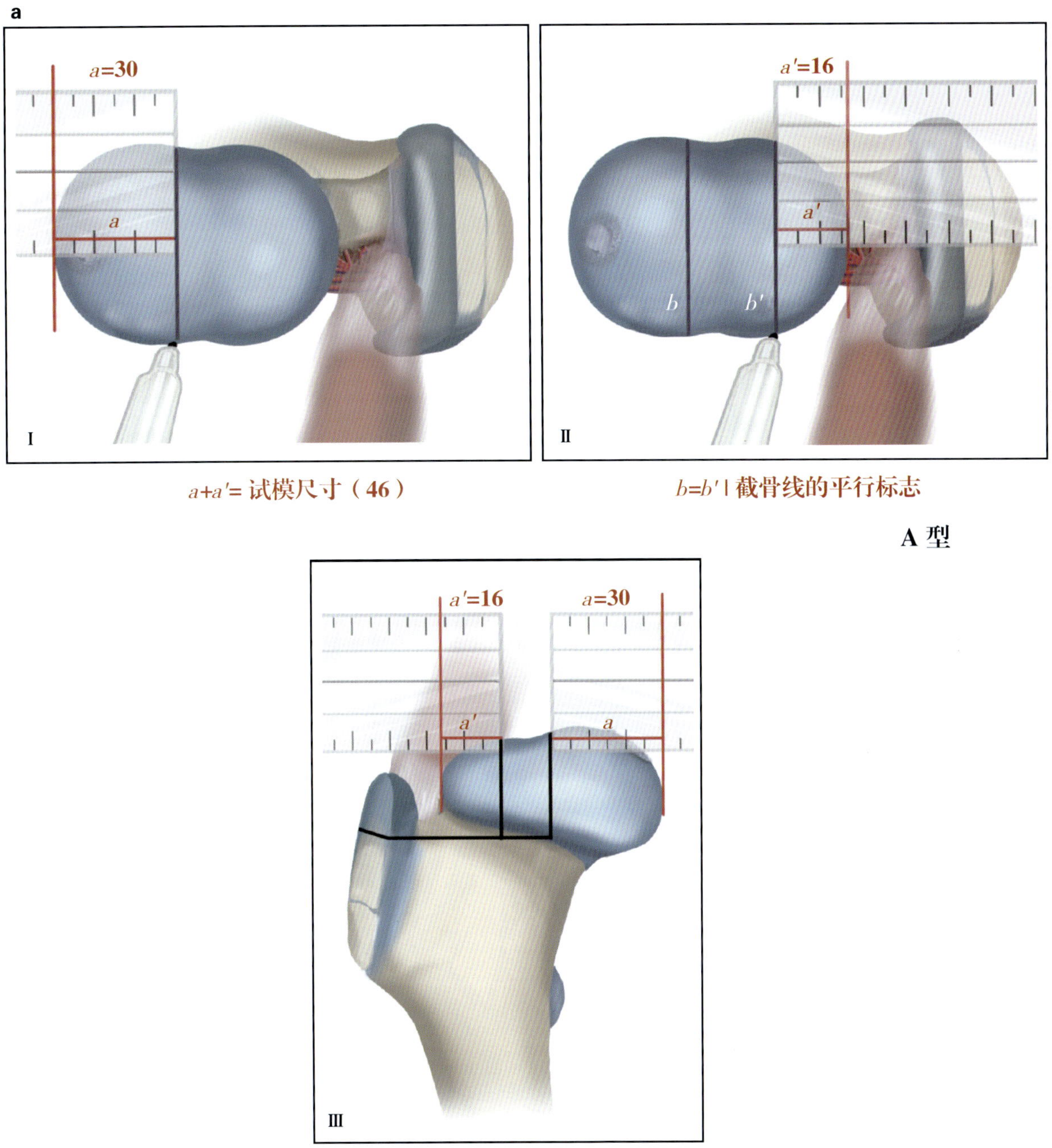

图 38.13　a. 根据股骨头球形模板，在股骨头表面偏离圆球形的边缘予以标记。由于内侧部分为 30 mm，且复位的股骨头总直径为 46 mm，那么外侧段应为 16 mm。由于头膨大是 A 型，所以计划的截骨线是平行的。基线位于股骨头颈交界嵴下方和梨状窝前方偏远端，但此基线仍然在位于后方的梨状窝的上部。大转子桩形成股骨头外侧截骨骨块的一部分。b. 对于 B 型膨大，两条截骨线向后会聚。股骨头的内侧和外侧的尺寸与 A 型相同，加起来是直径为 46 mm 的股骨头

b

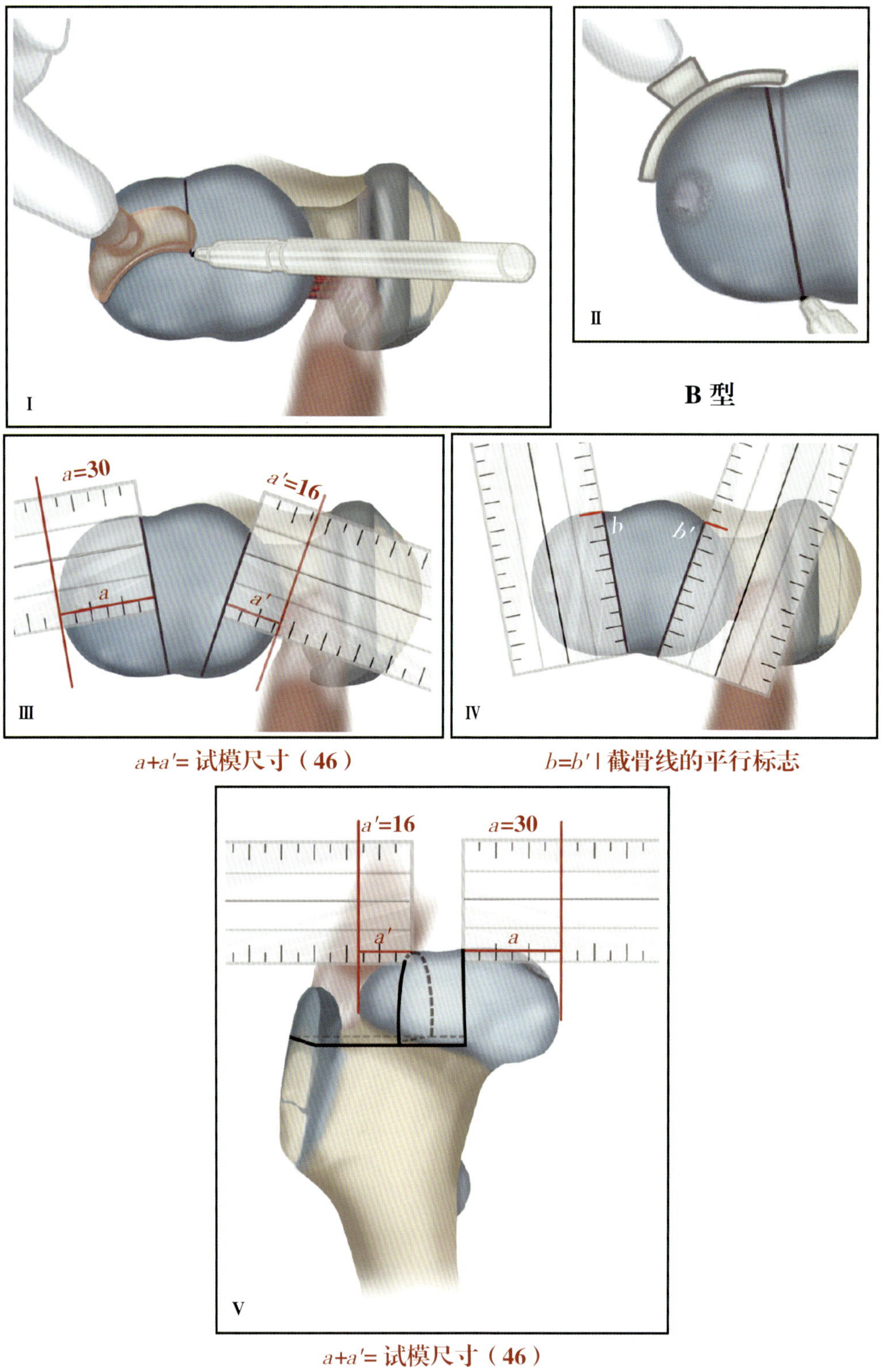
I
II
B 型
a=30
a'=16
a
a'
III
b
b'
IV
a+a'= 试模尺寸（46）
b=b'｜截骨线的平行标志
a'=16
a=30
a'
a
V
a+a'= 试模尺寸（46）

图 38.13（续）

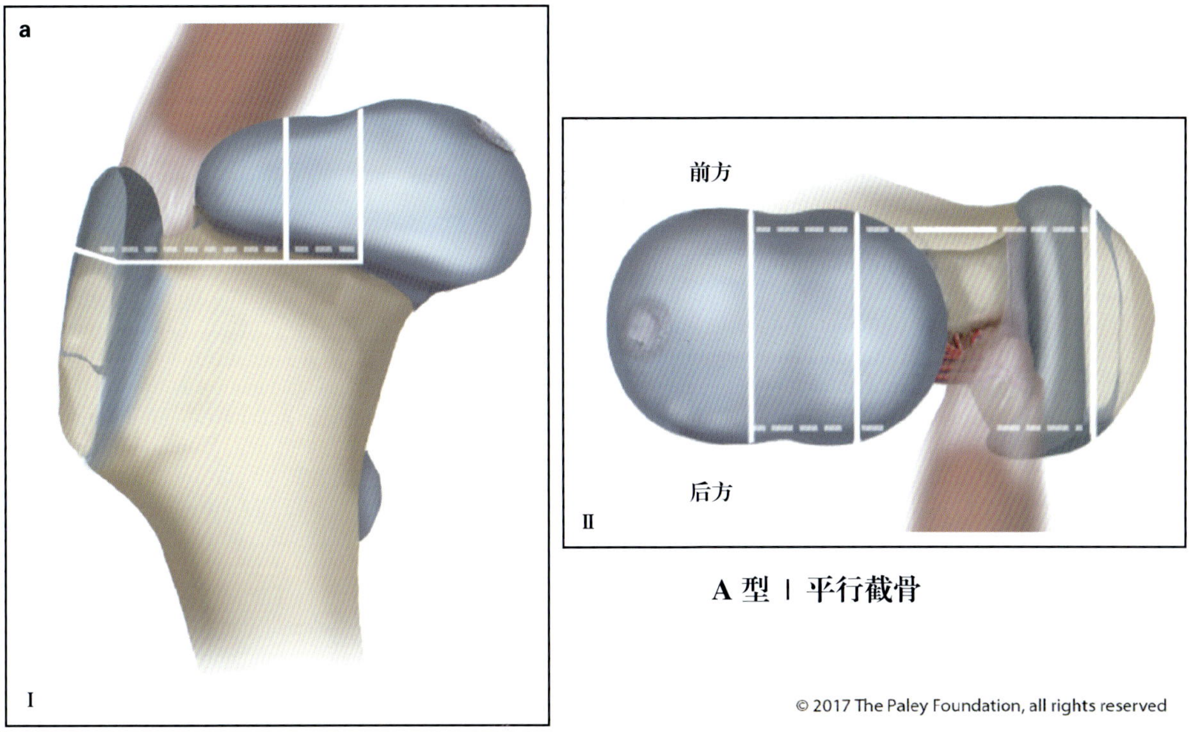

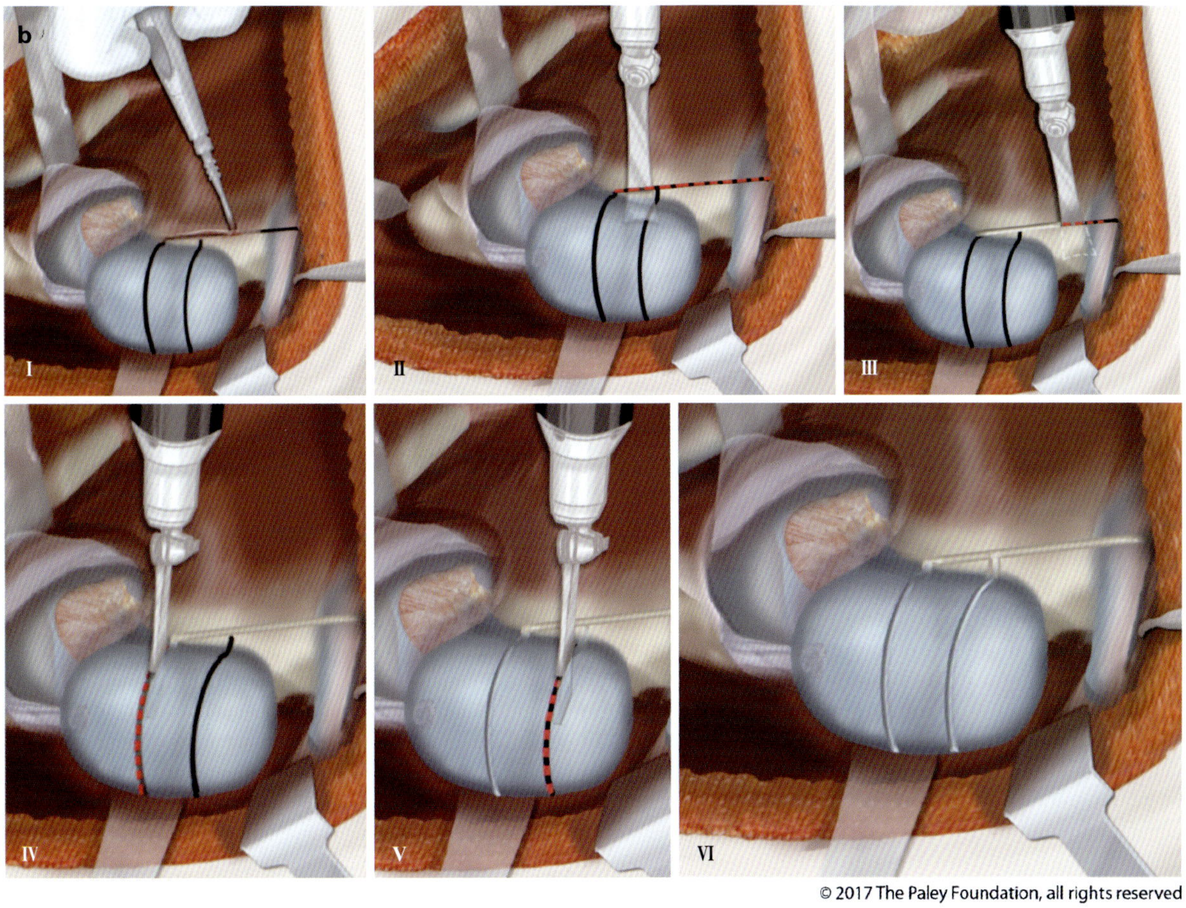

图 38.14　a. 截骨线用白色勾勒出。b. 使用电凝标记前基线截骨线（Ⅰ)。薄摆锯做水平基线截骨（Ⅱ、Ⅲ），然后是两个垂直的平行截骨（Ⅳ～Ⅴ)。c. 用骨刀完成后侧截骨并撬出中间部分（Ⅰ)。d. 将骨块从后方支持带组织中锐性剥离下来。e. 移除截骨中间部分

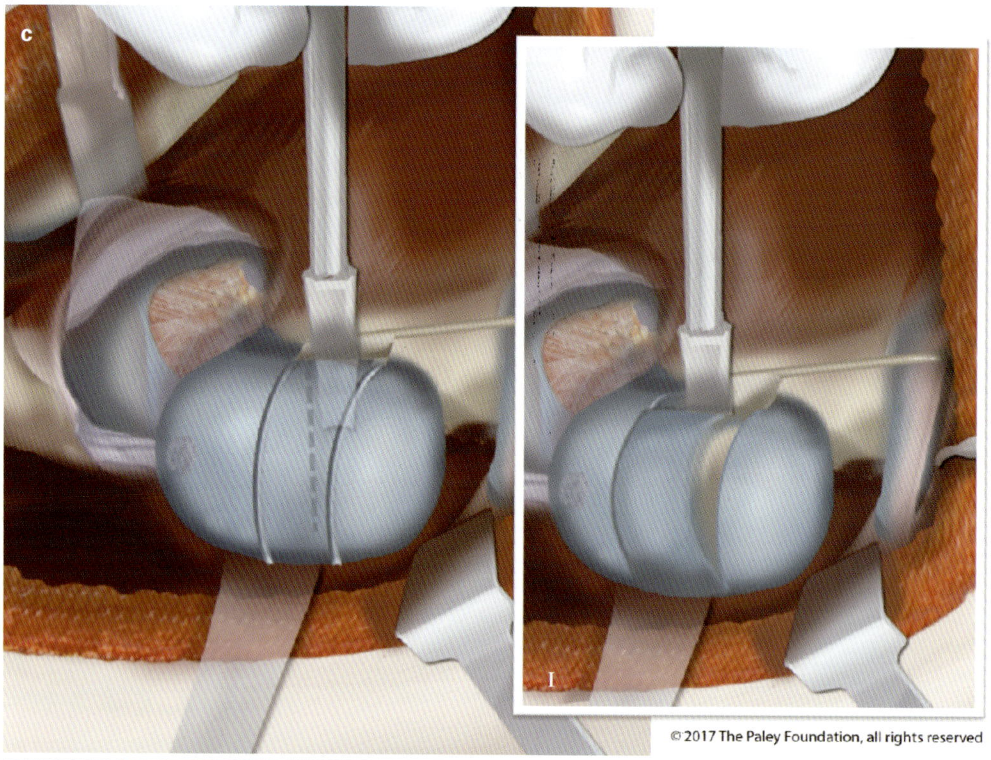

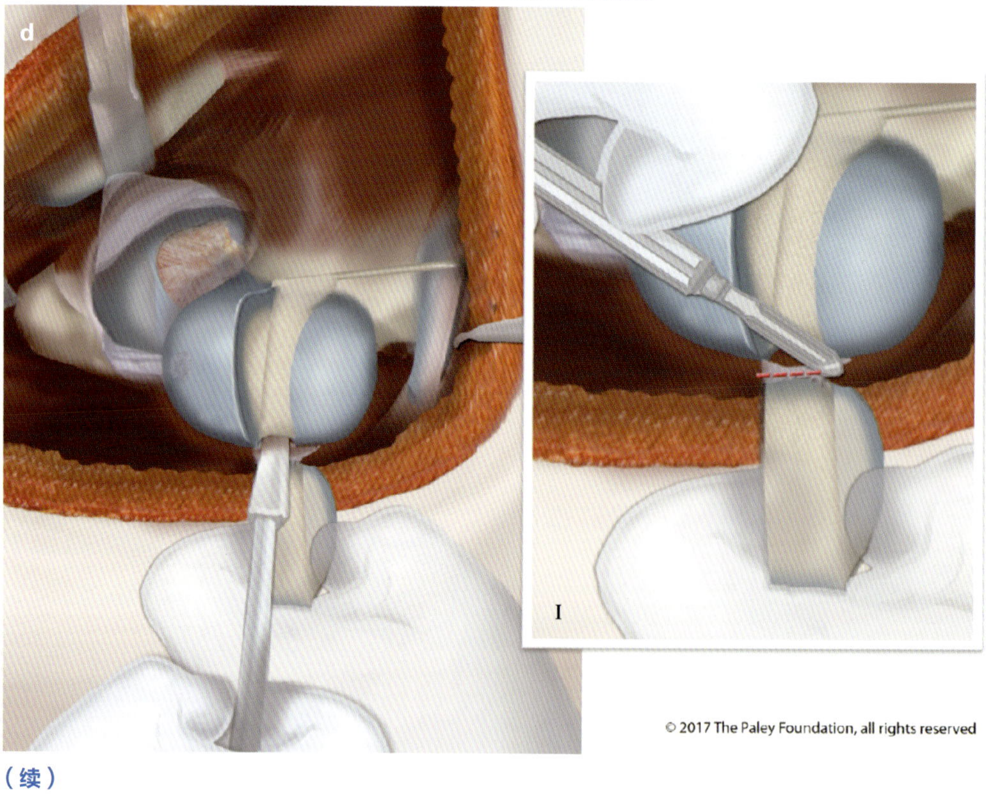

图 38.14（续）

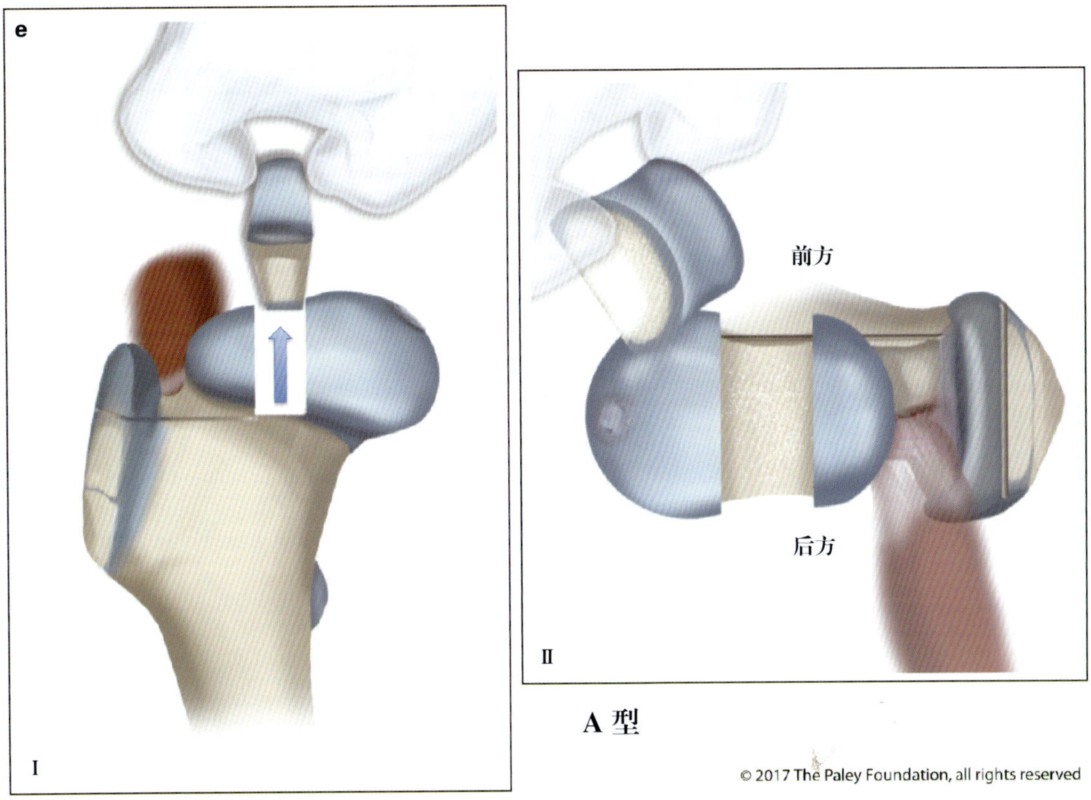

图 38.14（续）

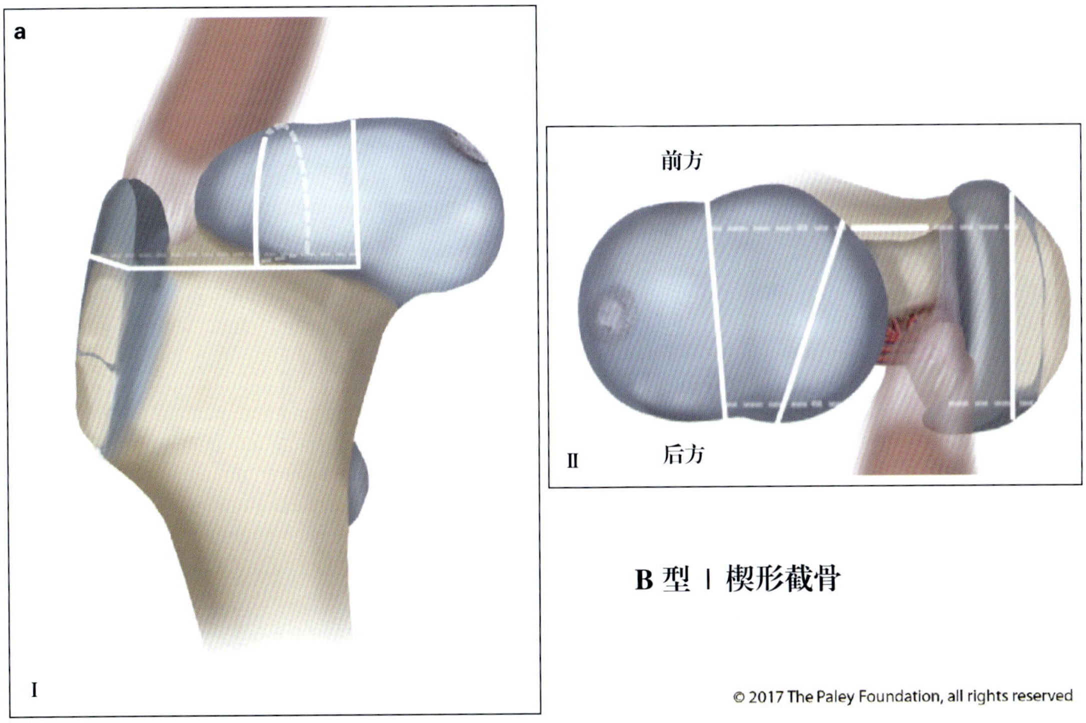

图 38.15　a. 截骨线用白色勾勒。b. 使用电凝用来标记前基线（Ⅰ）。非常薄的摆锯做水平基线截骨（Ⅱ、Ⅲ），然后是两个垂直的非平行截骨（Ⅳ ~ Ⅵ）。c. 用骨刀完成后部截骨并撬出中间部分（Ⅰ）。d. 将骨块从后方支持带组织上锐性分离。e. 去除楔形中间部分，可同时移除前侧凸起

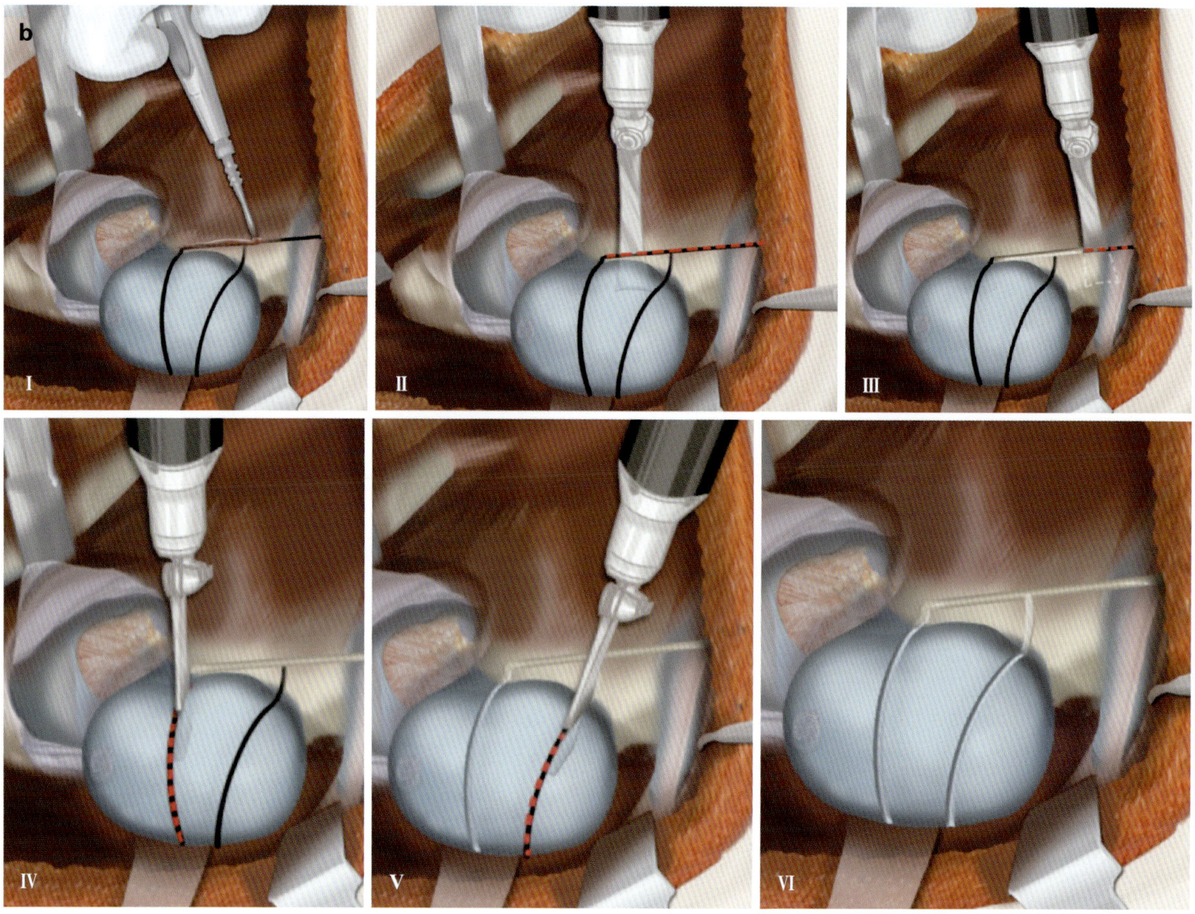

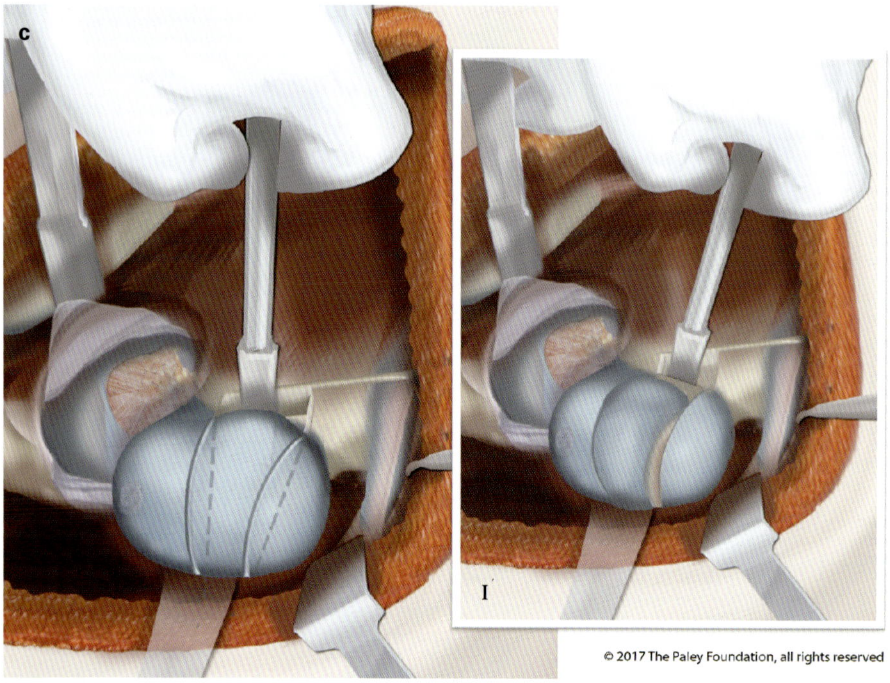

图 38.15（续）

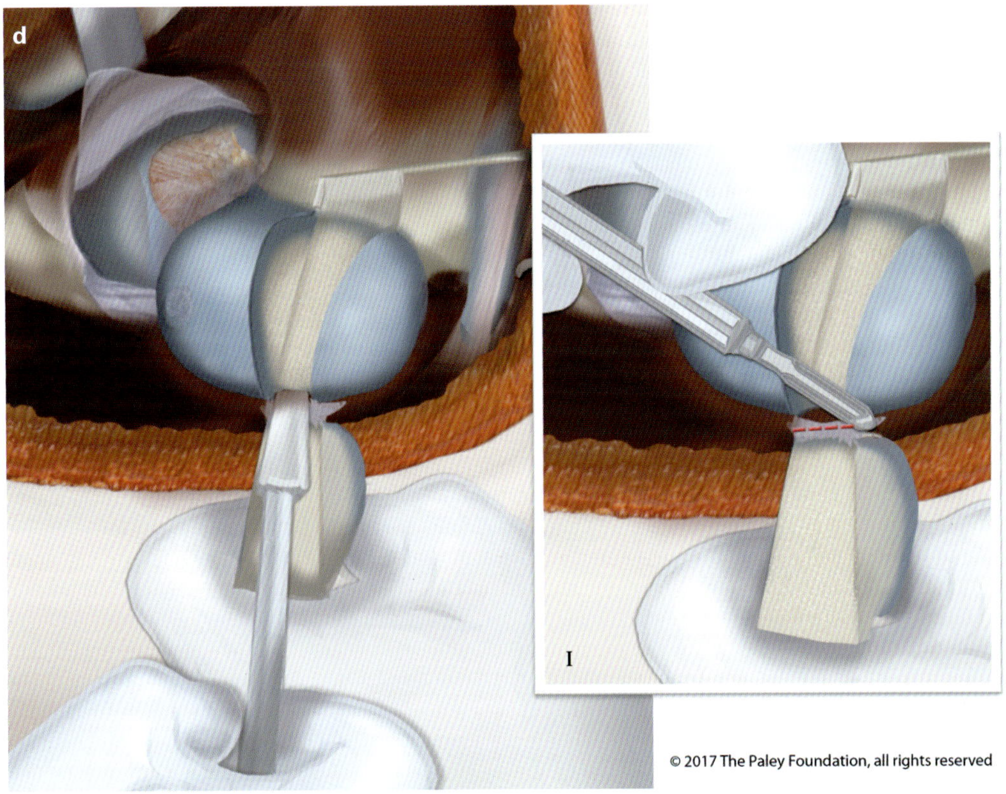
d
I
© 2017 The Paley Foundation, all rights reserved

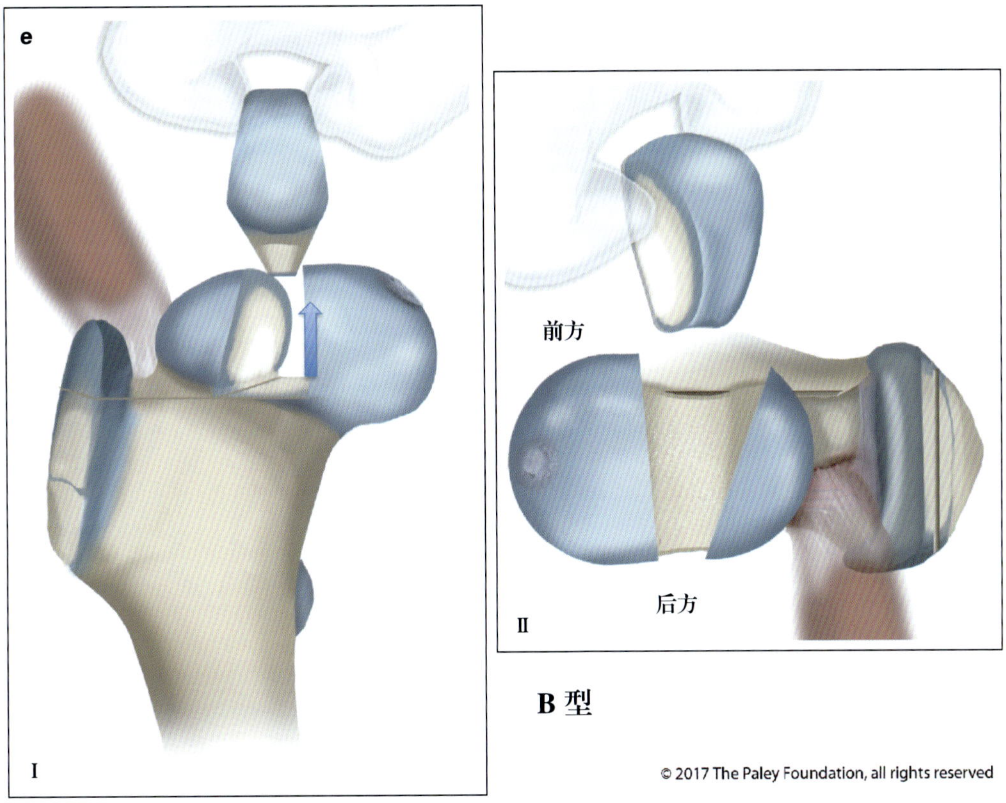
e
I
前方
后方
II
B 型
© 2017 The Paley Foundation, all rights reserved

图 38.15（续）

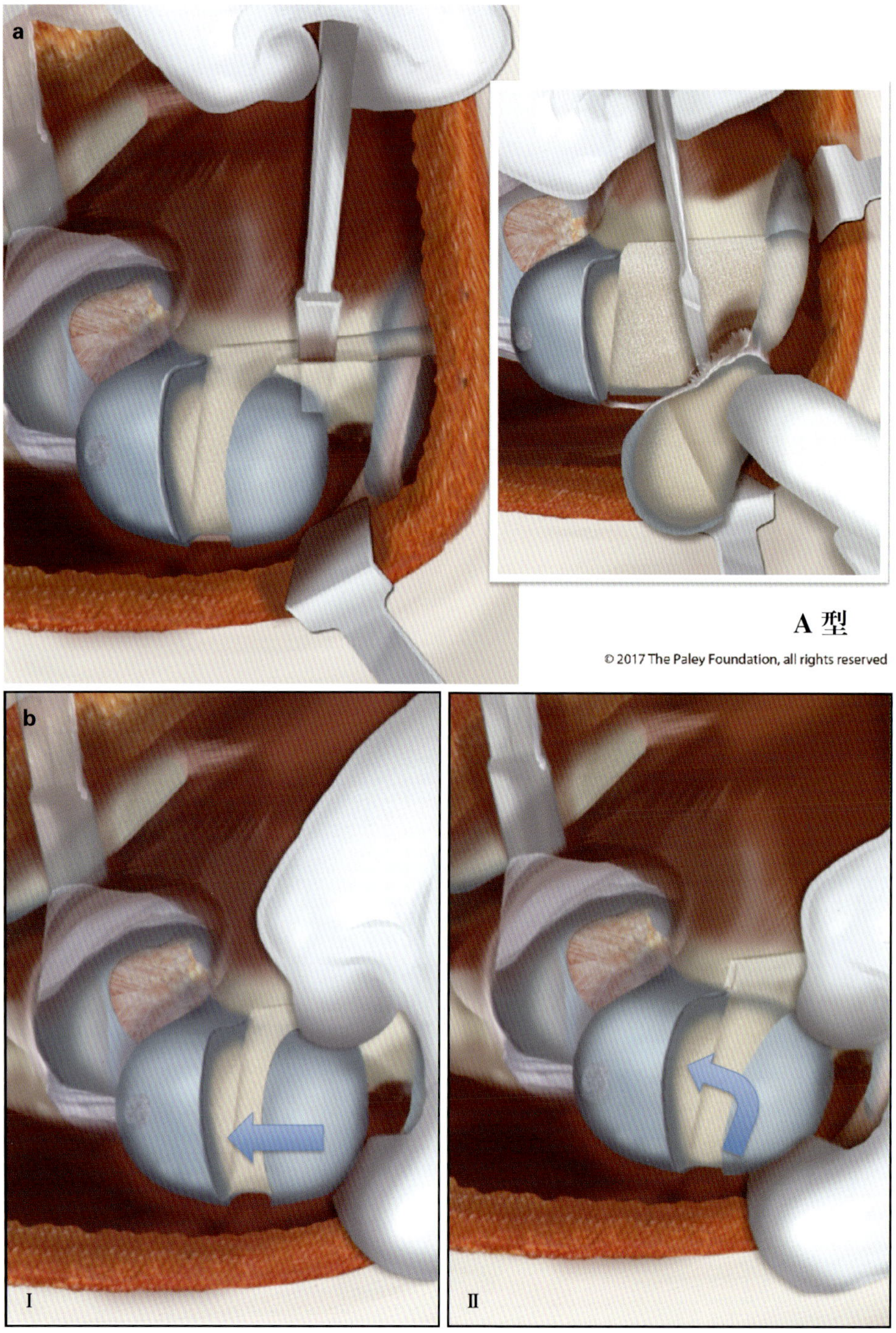

图 38.16 a. 外侧骨块后移，以减小后方剥离的支持带张力。b. 外侧骨块向内移动时，必须保持支持带瓣无张力、无撕裂。部分大转子与骨块一起向内移动，从而维持支持带瓣的稳定性。A 型（上图）和 B 型（下图）都有图示

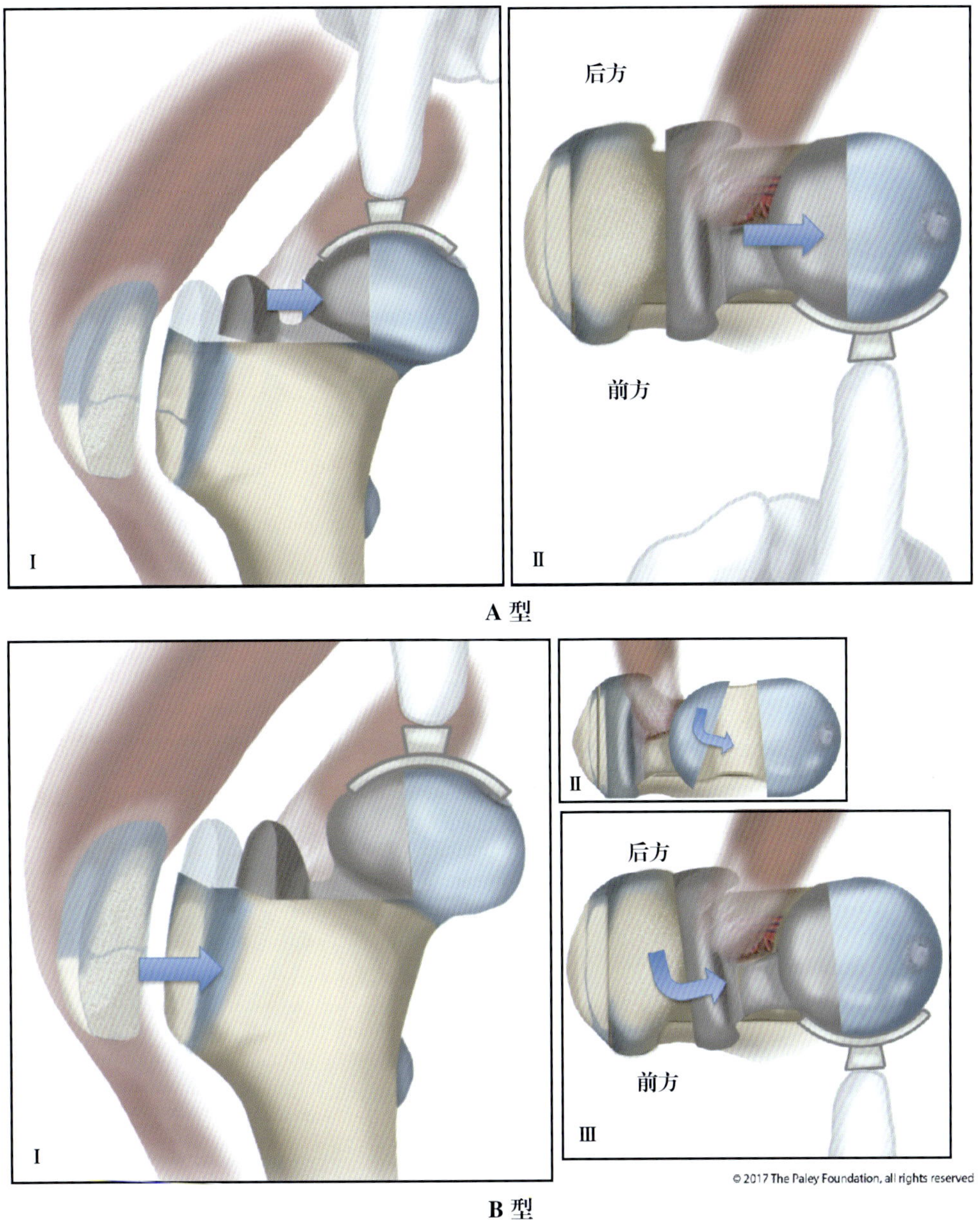

图 38.16（续）

步骤 25：在外侧骨块基底部垂直于截骨面置入第 3 枚无头螺钉

克氏针导引空心钻钻孔及测量，然后置入 1 枚无头螺钉（图 38.18 b）。

步骤 26：骨软骨成形术

针对曲率不一致的股骨头前方，予以骨软骨成形术。

步骤 27：置入股骨颈预防螺钉

从股骨头中央凹逆行钻导针，经股骨颈穿出股外侧皮质。测量并顺行置入空心螺钉（图 38.18 c、d）。

步骤 28：切除突出的大转子桩

将股骨头复位进入关节。切除突出大转子桩时要非常小心，以免损伤支持带瓣（图

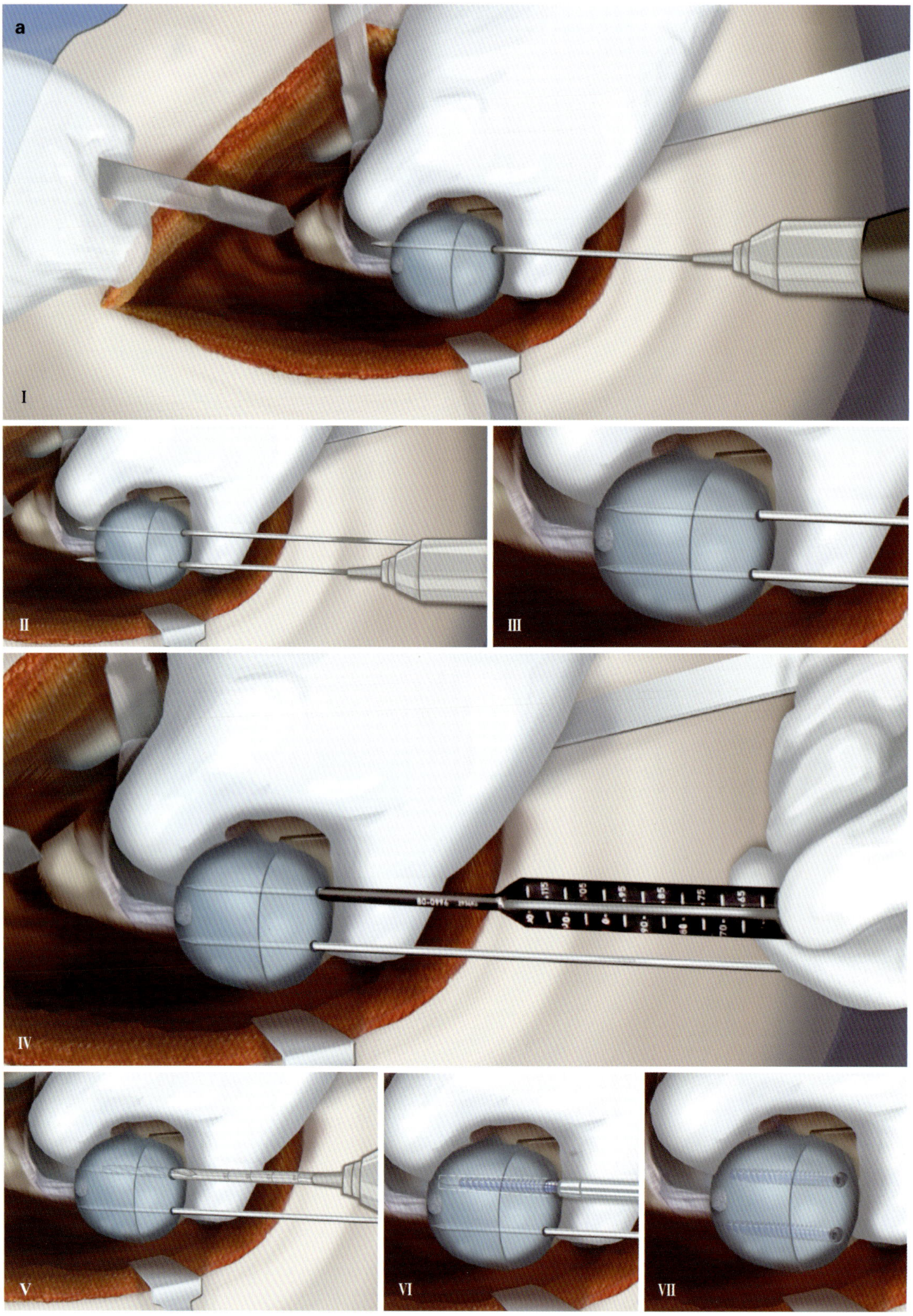

图 38.17 a. 可移动的外侧股骨头向稳定的内侧股骨头复位。由于前方可以用骨软骨成形术修整，因此应优先考虑匹配两部分的后方曲率。两根克氏针相互平行并垂直于截骨面临时固定，钻孔测量后，由外向内置入两枚可变螺距的无头螺钉。b. 垂直于基线截骨面置入第三枚无头螺钉。c. 克氏针自股骨头中央凹经股骨颈穿出股骨外侧皮质，空心钻钻孔。d. 置入空心螺钉以防止股骨颈骨折

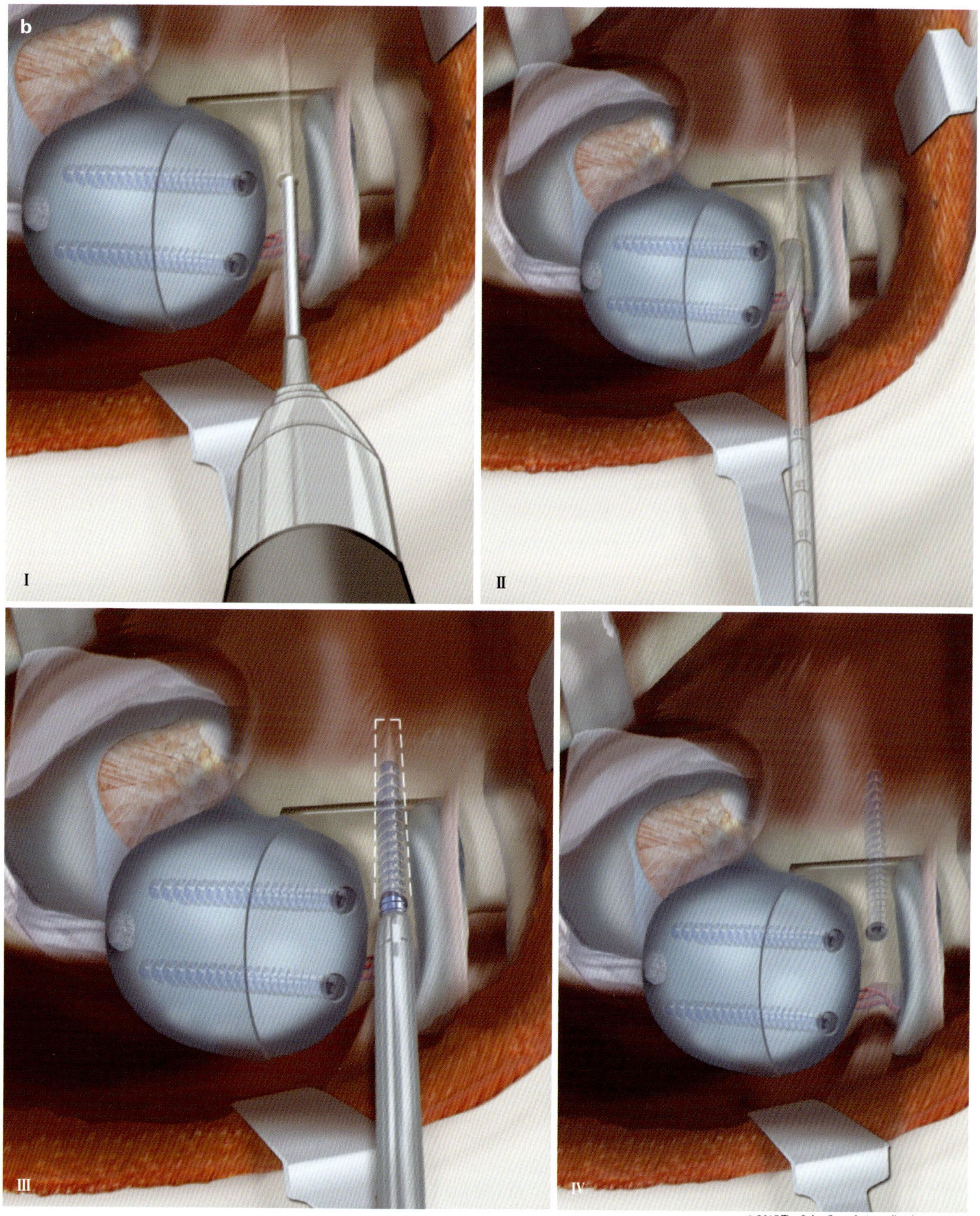

图 38.17（续）

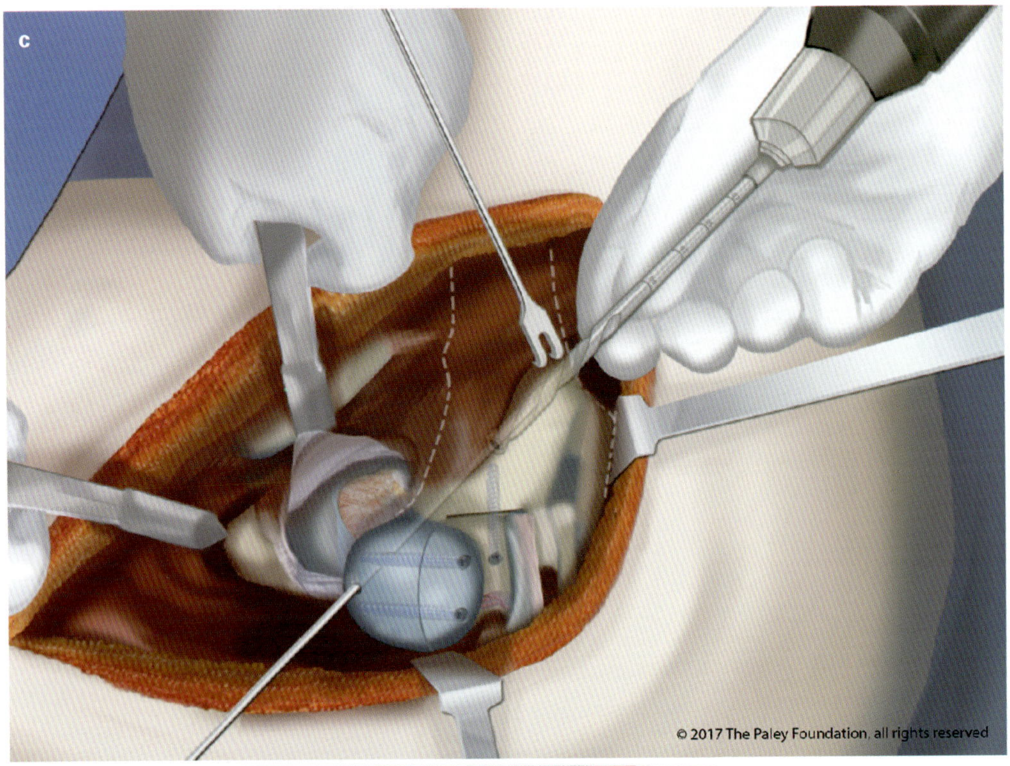
c
© 2017 The Paley Foundation, all rights reserved

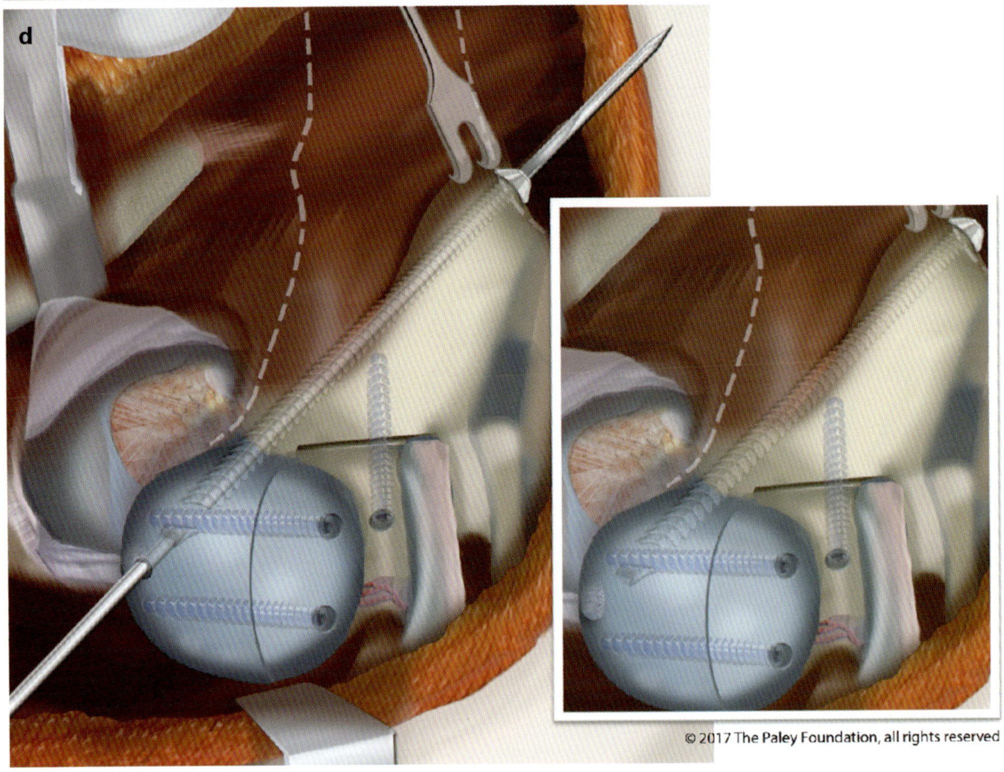
d
© 2017 The Paley Foundation, all rights reserved

图 38.17（续）

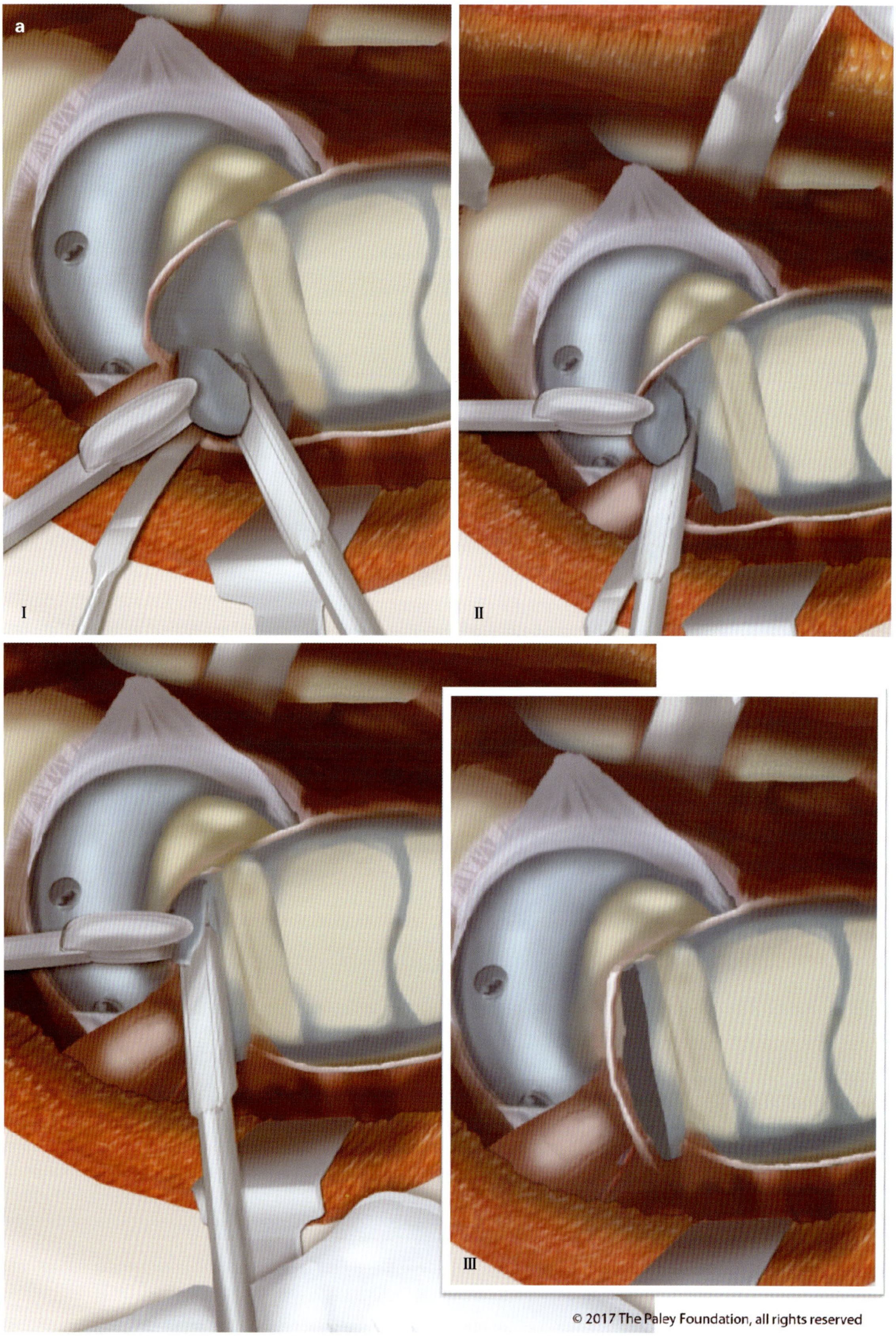

图 38.18　a. 股骨头复位进入关节。小心切除突出的转子桩，不要损伤支持带血管。b. 上面观显示股骨头缩小截骨后大部分被髋臼覆盖

b

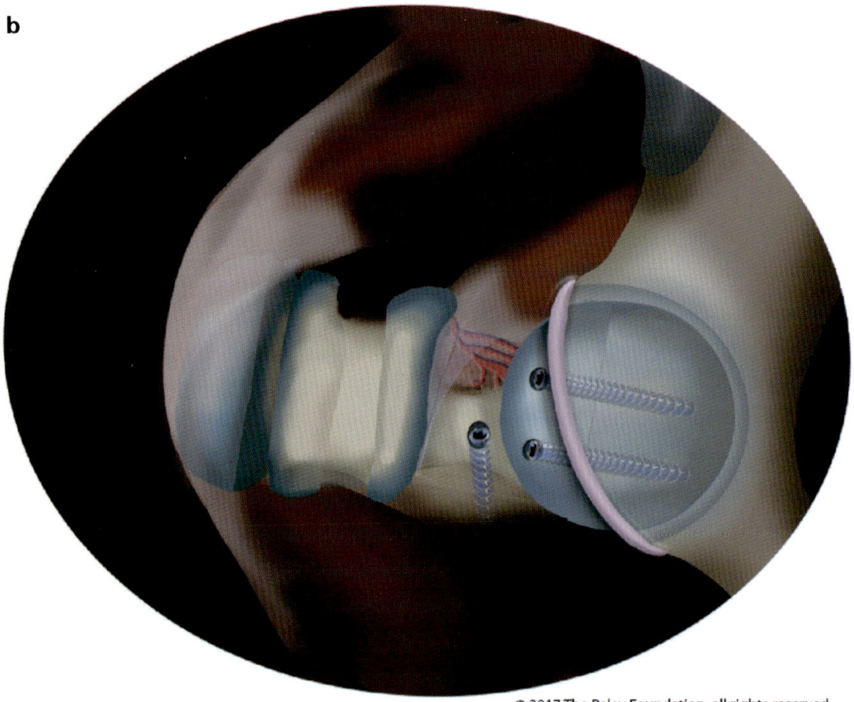

图 38.18（续）

38.18）。

步骤 29：关节囊修复

修复 Z 形切开的关节囊，切除冗余以防止半脱位（图 38.19 a）。

步骤 30：外下移位大转子

将截下的大转子片固定到更远端和外侧位置，目的是降低大转子尖端到股骨头中心水平。两个 3.2 mm 钻头临时固定大转子（图 38.19 b）。使用另一个等长的钻头测量长度，然后用带垫圈的 4.5 mm 螺钉替换所有钻头（图 38.19 c）。

术后护理

将术腿放置在恢复室的连续被动运动器（CPM）上。每天进行 20 h 连续被动活动，持续 1 周。之后半天休息、半天及整晚持续被动活动 5 周。行走时患者使用单髋外展 5°支具。理疗只允许被动髋关节外展和屈曲，6 周内不允许外旋或内收超过中线。进行为期 12 周的点负重练习。6~12 周允许主动活动。12 周后开始加强肌力训练，可完全负重，不需要拐杖。

术后注意事项

FHRO 愈合后，应评估髋关节是否需行髋臼周围截骨术（PAO）。除非存在严重不稳定，否则不建议在 FHRO 同时施行 PAO。大多数情况下，FHRO 之后 6 个月或更长时间再予以 PAO。

骨骼未成熟的患者，肢体不等长可通过对

侧股骨骨骺阻滞术治疗。骨骼成熟后，推荐使用髓内置入延长杆进行延长。

术后影像

病例 1

FHRO 术后 2 年（图 38.3 c）。术中测量确认为 A 型，并进行平行截骨（图 38.3 f~r）。需要对股骨头前外侧进行骨软骨成形术（图 38.3 q~r）。由于原来存在髋臼重塑，股骨头没有被充分覆盖。FHRO 术后 8 个月行 PAO（图 38.3 c）。FHRO 术后 1 年，进行了 3 cm 的股骨延长，使用髓内延长杆治疗肢体不等长（图 38.3 e）。目前患者没有跛行或疼痛；与对侧相比，全髋关节活动范围相同且对称。最终 X 线片证实髋关节复位及覆盖良好，关节间隙维持正常（图 38.3 e）。

病例 2

FHRO 术后 10 年（图 38.4 c、d）。术中测量确认为 B 型股骨头，需要非平行截骨、楔形切除中间部分（图 38.4 e~i）。FHRO 术后 4 年，予以髓内延长杆延长以平衡肢体长度。术后 10 年，右髋关节无疼痛、无跛行。两侧髋关节活动范围相等（图 38.4 j）。术后髋外展和外旋活动明显增加，髋关节不再强制性外旋位屈曲。可参加体育运动。临床和 X 线片都显示髋关节保持圆球形、覆盖良好（图 38.4 k、l）。双下肢等长且力线良好（图 38.4 m）。

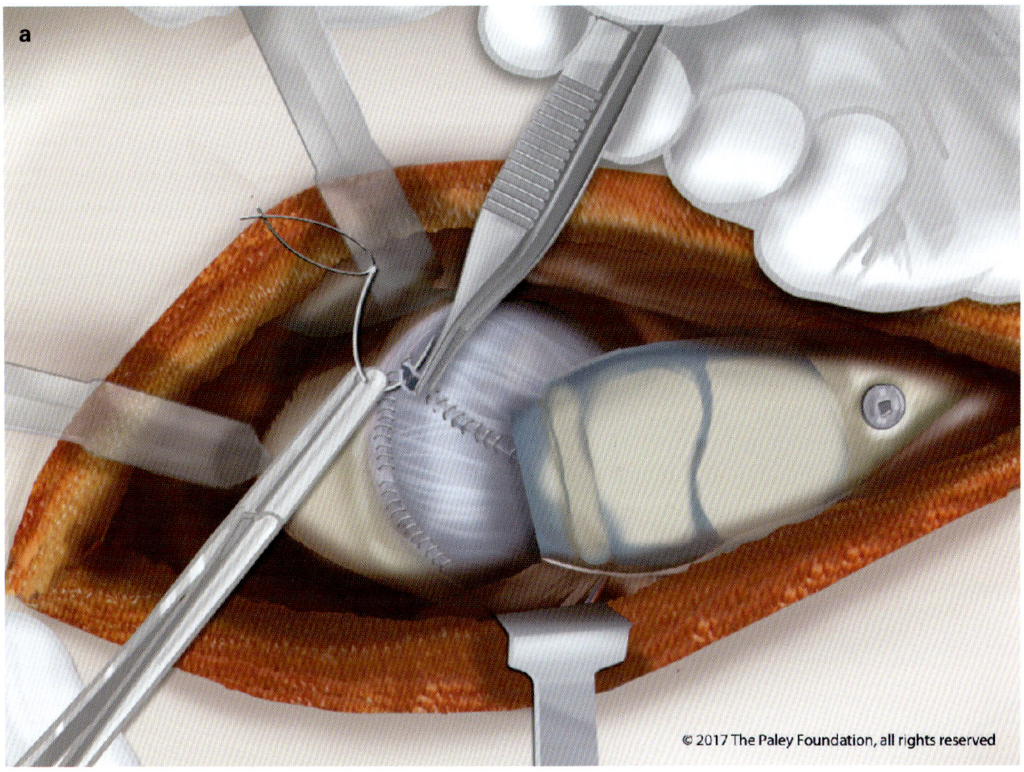

图 38.19　a. 缝合关节囊，冗余部分予以切除以保持关节稳定性。b. 将大转子（GT）向外侧和远端转移，用两个 3.2 mm 钻头固定。大转子尖端应在股骨头中心的水平。c. 两枚带垫圈的 4.5 mm 螺钉替换钻头，压缩固定大转子

b

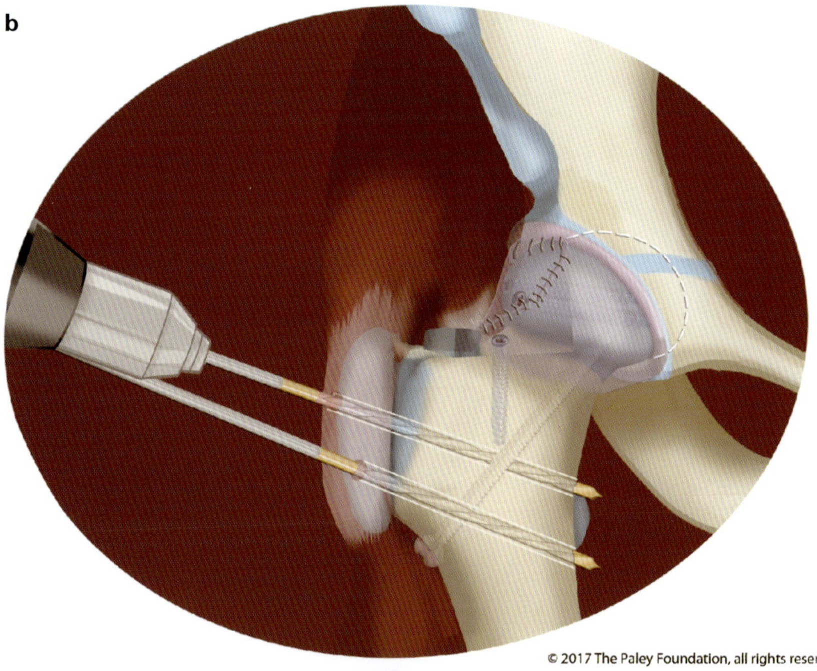

c

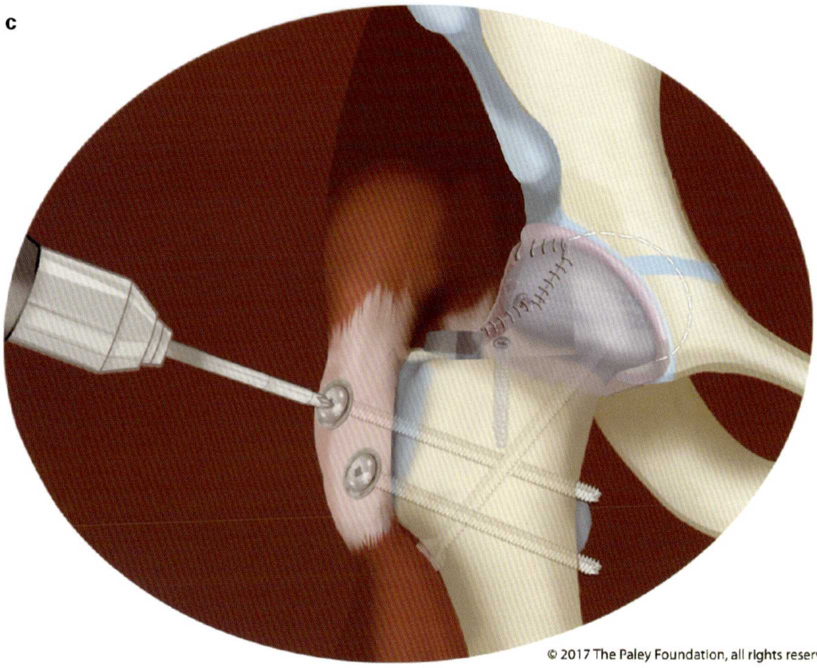

图 38.19（续）

要点和陷阱

• 股骨和髋臼软骨质地良好，预后才能改善。未切除区域的退行性改变会使预后恶化。

• 患者年龄越小（10~16 岁），预后越好。

• 术前规划好要切除的楔形或矩形大小，对于手术顺畅与否至关重要。

• 支持带瓣是手术的关键部分，应按照手术讨论所述逐步进行。

• 股骨颈螺钉防止股骨颈骨折。

• 复位后的关节囊是冗余的，应切除缝合以防止侧向半脱位。

• 确保大转子固定良好。年龄较老 / 体型较大的患者首选 3 枚螺钉。

• 由于存在缺血性坏死风险，骺板仍然开放并不是手术禁忌证。为避免出现股骨头裂，应闭合骺板。

• 当股骨头增宽膨大的方向垂直于股骨颈时，应采用 Ganz FHRO。而对于与股骨颈不垂直的股骨头膨大拉长情况，由于截骨方向的倾斜，Ganz FHRO 有更大的股骨颈变窄和骨折的风险。本文介绍的 Paley FHRO 是一种更水平横向的截骨，在几何学角度也更适合于不与股骨颈垂直的大多数股骨头膨大病例。同时，也可降低骨折和损伤血供的风险。

适应证和禁忌证（表 38.1）

表 38.1　股骨头缩小截骨术的适应证和禁忌证

参数	适宜的适应证	相对禁忌证
股骨头形状	椭圆形，鞍形，矢状面内侧头圆形	矢状面内侧头不是圆形
髋膨大	侧面或前面	后侧和内侧膨大
髋臼	圆形 ± 发育不良	曲率不一、囊性退变
疼痛	撞击	股骨头中部以外区域的软骨退变
活动范围	良好的屈伸活动	屈伸活动差
骺板	闭合	开放

致谢

感谢 Pamela Boullier Ross 绘制了本章中使用的所有插图。同时，也要感谢 Paley 基金会对这些插图费用的资助，并允许在本章中使用。

参考文献

[1] Leunig M, Ganz R. Relative neck lengthening and intracapital osteotomy for severe Perthes and Perthes-like deformities. Bull NYU Hosp Jt Dis. 2011;69(Suppl 1):S62–S67.

[2] Paley D. Intra-articular osteotomies of the hip, knee, and ankle. Oper Tech Orthop. 2011;21:184–196.

[3] Paley D. The treatment of femoral head deformity and coxa magna by the Ganz femoral head reduction osteotomy. Orthop Clin North Am. 2011;42(3):389–399. viii.

[4] Ganz R, Huff TW, Leunig M. Extended retinacular soft tissue flap for intra-articular hip surgery: surgical technique, indications and results of application. Instr Course Lect. 2009;58:241–255.

[5] Burian M, Dungl P, Chomiak J, Ostadal M, Kubes R, Schwarz O. Operative treatment for saddle-shaped femoral heads. Acta Chir Orthop Traumatol Cechoslov. 2016;83(4):247–253. [in Czech].

[6] Siebenrock KA, Anwander H, Zurmuhle CA, Tannast M, Slongo T, Steppacher SD. Head reduction osteotomy with additional containment surgery improves sphericity and containment and reduces pain in Legg-Calves-Perthes disease. Clin Orthop Relat Res. 2015;473(4):1274–1283.

第 39 章　髋关节牵开术

Dan S. Epstein, Reggie C. Hamdy

引言

关节牵开或关节分离并不是一个新概念。1979 年 Verona 首次描述，之后逐渐用于治疗 Legg–Calve–Perthes（LCP）病后遗症、骨骺溶解、髋关节发育不良、股骨颈骨折、骨关节病、软骨溶解、多发性骨骺发育不良、镰状细胞病和红斑狼疮。

上述疾患有些后遗症很难处置，因而关节牵开被认为是青少年股骨头严重畸形或塌陷的挽救性手术；当截骨重建可能失败时，它可作为髋关节融合或髋关节置换术的替代方案。

治疗的总体目标是改善疼痛，增加活动度（ROM），让患者恢复日常活动。同样重要的是，推迟转换到确定的外科手术，如全髋关节置换术或髋关节融合术。

带铰链髋关节牵开术有两个正向影响因素：关节牵开和关节活动。牵开可以减轻髋关节负荷，消除关节持重力，避免已被破坏且塌陷的股骨头关节软骨和髋臼软骨之间的摩擦，牵拉韧带和肌肉，外固定架还可允许全部负重。

在犬模型中，关节牵开可以减少促炎性反应介质，并可促进软骨修复。

以股骨头旋转中心为铰链的单边固定器，可实现髋关节屈伸活动。研究表明，被动的关节活动可减少炎症反应，也可以促进再骨化过程。一些前临床和临床研究已经证明被动活动对膝、肘和踝关节的关节软骨以及滑膜存在有益影响。由于关节负荷已被外固定架消除，因而认为主动活动不会对关节软骨产生有害影响。

简要病史

10 岁男童，既往健康。6 个月前出现逐渐加重的左髋关节疼痛。体格检查显示疼痛步态，髋关节活动显著受限：屈曲 90°，无展收，内外旋各 10°。右侧髋、膝、踝关节各项检查正常。X 线片显示严重的左股骨头 LCP 病、外侧柱完全塌陷和破坏（Herring C 型）（图 39.1 和图 39.2）。曾接受物理治疗试图尽可能多地恢复关节活动度。经与患者及其家属讨论现存问题和各种治疗选择，决定进行髋关节牵开术。

长收肌和股薄肌（内收肌）松解后，左髋关节安置单边铰链式外固定架。术中急性牵开 1 cm，然后逐渐牵开至 Shenton 线恢复。术后强化理疗，并允许部分负重。夜间通过锁定铰链使髋关节保持伸直。4 个月后取除外固定架，之后 3 个月继续全负重和夜间支具维持。取除外固定架约 6 个月后，患者屈髋 130°、外展 30°，内旋 30°，外旋 20°。2 年后随访，外展丢失了 10°，轻微 Trendelenburg 步态，无疼痛，日常活动正常。

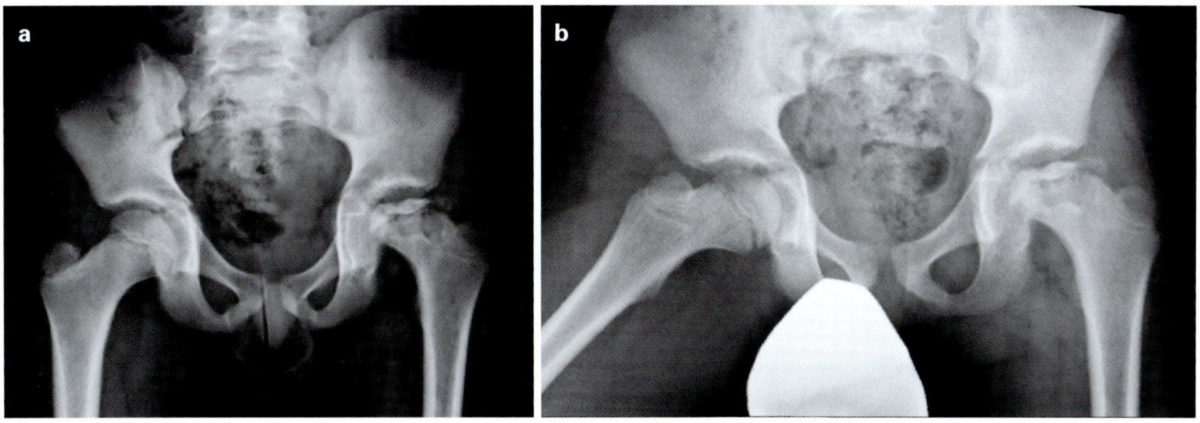

图 39.1 a. 骨盆正位 X 线片显示左股骨头 LCP 病，股骨头外侧柱塌陷、髋关节半脱位。b. 外展内旋位。注意左髋关节外展受限

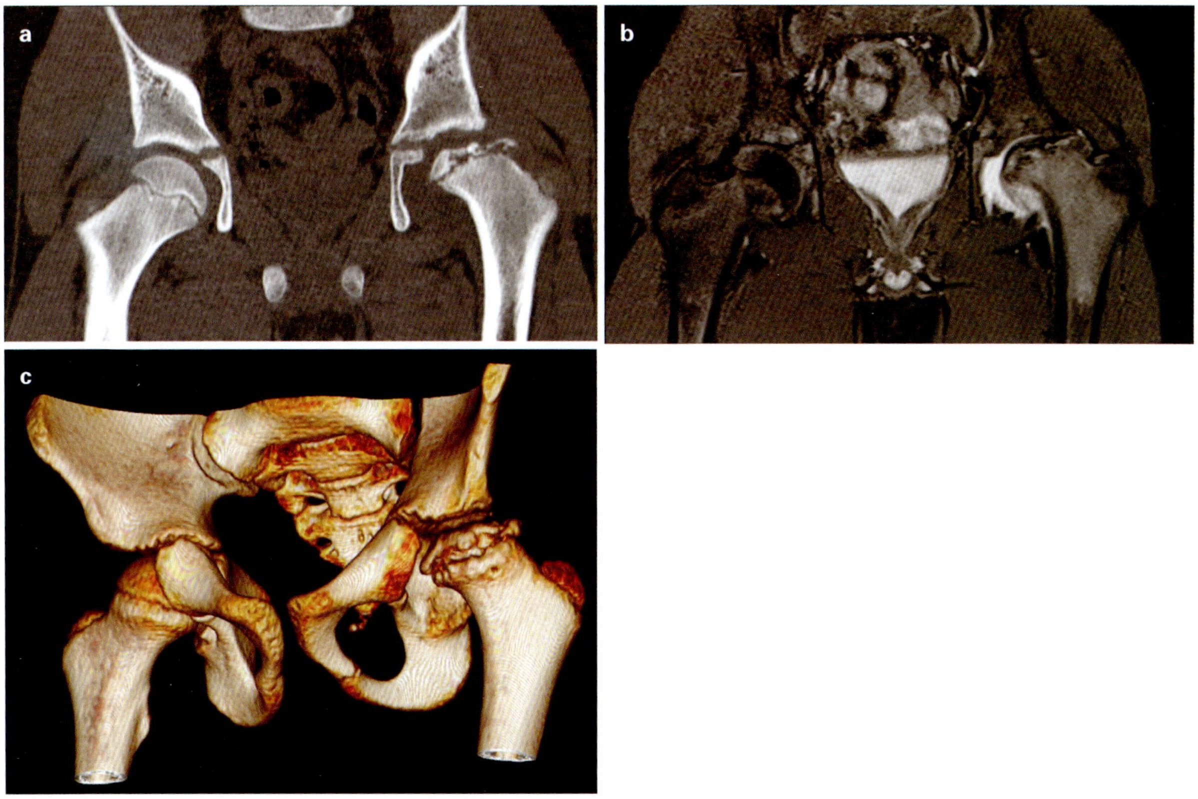

图 39.2 a. 冠状位 CT，显示左股骨头变形，伴有外侧柱塌陷和股骨头外凸。b. 冠状位 MRI，显示左侧股骨头扁平、不规则、部分硬化，骨髓水肿和髋关节积液。c. 左髋关节 CT 三维重建图像显示股骨头畸形和外凸

术前影像

前后（AP）位、外展内旋位（AIR）片（图 39.1）。

治疗目标

（1）通过卸载髋关节负荷，以防止股骨头进一步的畸形。

（2）恢复髋关节活动度。

（3）缓解疼痛。

（4）尽可能地保持股骨头包容，并防止铰链外展。

（5）延迟可能需要施行的手术，如髋关节融合或关节置换术。

治疗策略

本病例就诊时存在的问题是渐进加重的髋关节疼痛、僵硬、功能丢失，股骨头逐渐变形、塌陷、向外突出发生半脱位。彼时，只有少数的可用选择，而且都属于挽救性方式。髋关节融合是一种较好的选择，特别是对于健康青少年的单侧髋关节孤立性疾病，但并非没有副作用。年幼时候的关节置换术应该尽量避免和推迟。髋关节融合术和关节置换术的替代选择是关节牵开，在许多严重病例中，关节牵开可以减轻疼痛、增加关节活动度，最重要的是可使患者恢复几乎正常的髋功能。虽被认为是挽救性手术，关节牵开仍可延迟髋关节融合或关节置换。

手术细节

• 预防性输注抗生素及全身麻醉下，患者仰卧于透射线手术床上，消毒铺巾后整个患侧骨盆外露，以便手术时外展髋关节。

• 组装外架。本例使用了 ProCallus 外固定架（Orthofix，Lewisville TX，USA）（图 39.3），它由 T 形夹钳、主体和直夹钳组成。

• 通过内收肌下入路进行髋关节造影（图 39.4），评估股骨头形状和铰链外展。

• 通过内侧入路进行长收肌和股薄肌腱切断术。

• 保持髋外展 15° ~20°，透视下于股骨头中心稍远端水平钻入直径 2 mm 的克氏针（图 39.5）。克氏针应平行于冠状面并垂直于股骨干。

• 铰链关节的定位孔套在克氏针上（图 39.6）。

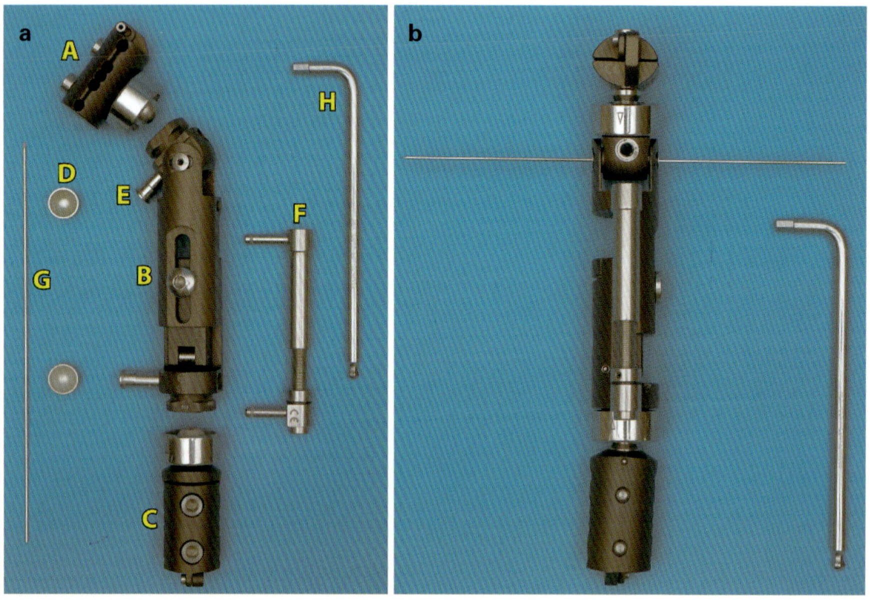

图 39.3 预组装和组装好的单边铰链关节式外固定架。模板（a）：T 形夹钳（A）、主体（B）（90.000 系列）、直夹钳（C）、缓冲垫（D）、凸轮（E）、加压牵开器（F）、2 mm 克氏针（KW）（G）、6 mm 内六角扳手（H）。模板（b）：装配好的外固定架，克氏针已插入连接 T 形夹钳和主体的铰链

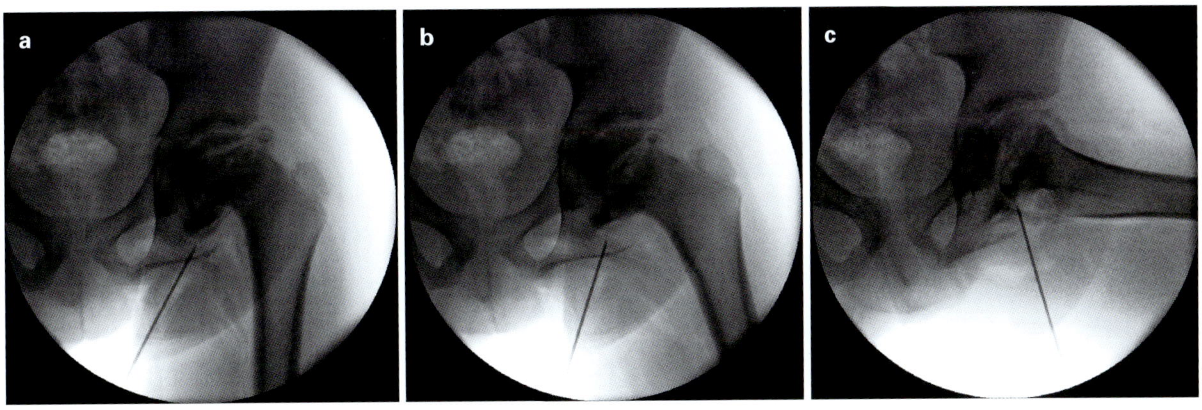

图 39.4　左髋内收肌松解后、术中关节造影。a. 前后（AP）位影像。b. 外展位影像。c. 蛙式位影像

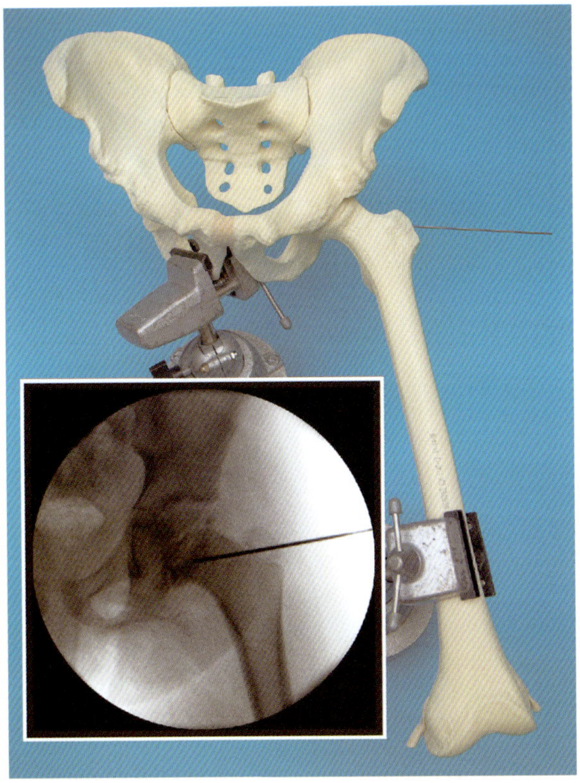

图 39.5　插针。透视下将 2 mm 克氏针插入股骨头旋转中心水平；由于股骨头塌陷，克氏针宜位于股骨头中心稍远端（约 0.5 cm）。在骨模型上以同样的方式插入克氏针，同时保持髋关节外展 15° ~20°

• 3 根导针位于髋臼上区最宽处，该处斜位观察呈三角形。AP 位和 45°外斜位（三角视图）透视证实导针没有进入髋关节。可将 T 形夹钳作为导向器打入导针。每根克氏针都位于冠状面，穿透髂骨的角度可以改变。

• 应避免弯曲克氏针。

• 在导针的皮肤入点用手术刀做小切口，钝性剥离出软组织通道。

• 插入套筒、4.8 mm 钻头在髂骨进行钻孔。

• T 形夹钳拧入 6 mm 骨盆半针（羟基磷灰石涂层）（图 39.7）。需要拧入 3 根螺纹半针，以固定近端夹钳。

• 半针位于髋臼上区最宽处。克氏针（表示股骨头中心）锁定了铰链关节的位置，不能向近端或远端移动。如果需要，可以通过松开外固定架的球窝接头进一步调整半针的角度方向（图 39.8）。

• 3 根 5~6 mm 股骨螺纹半针垂直于股骨干拧入（图 39.9）。

• 将近端和远端夹紧至半针后，髋关节的运动应与铰链式外固定架的运动同时进行（图 39.10），且不能有阻力。

• 急性牵开髋关节间隙 1~2 cm。如果需要牵开更多以恢复 Shenton 线连续性，宜在术后期间逐步进行（图 39.11）。

• 球窝连接予以紧固。

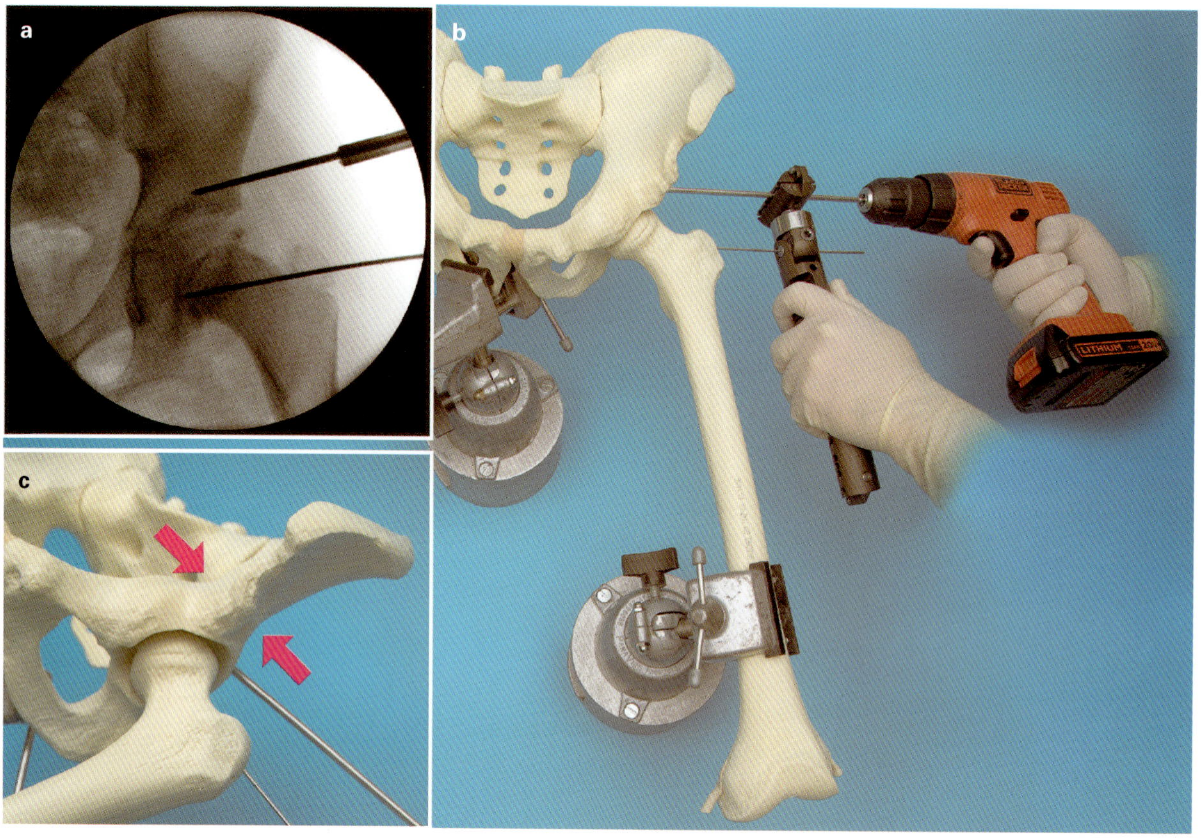

图 39.6 髋臼上区拧入螺纹半针。a. 透视下首先穿过 T 形夹钳插入 2 mm 克氏针定位，然后在组织保护器保护下钻孔及拧入半针。b. 将单边外固定架的铰链关节定位孔套在 2 mm 克氏针上，使用 T 形夹钳作为导引拧入骨盆螺纹半针。c. 在髋臼上方最宽处拧入半针

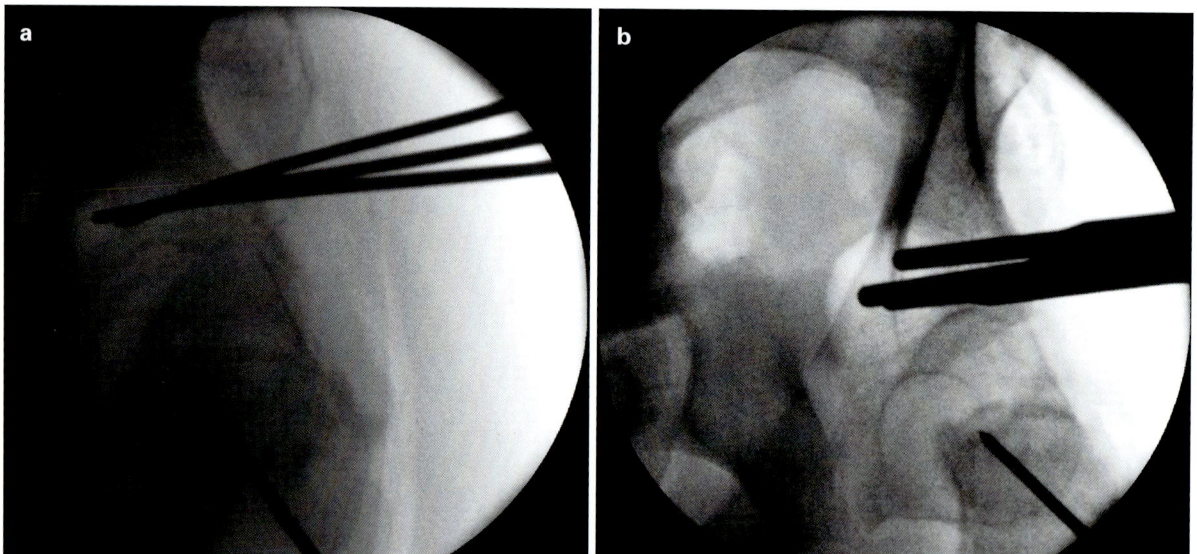

图 39.7 髋臼上区克氏针（a）和螺纹半针（b）的透视图像。通过术中 45°外斜位（三角视图）透视定位观察髋臼上区

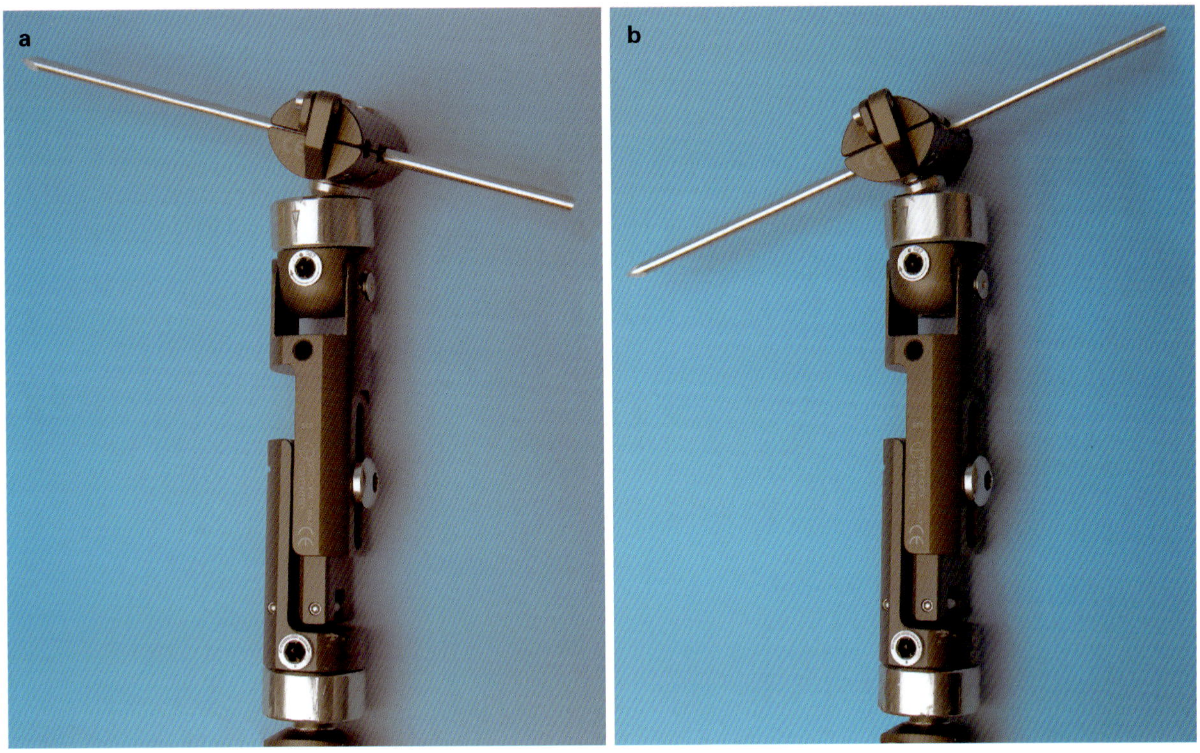

图 39.8　a、b. 通过调节 T 形夹钳的球窝接头，控制克氏针的角度，然后再将螺纹半针拧入骨盆

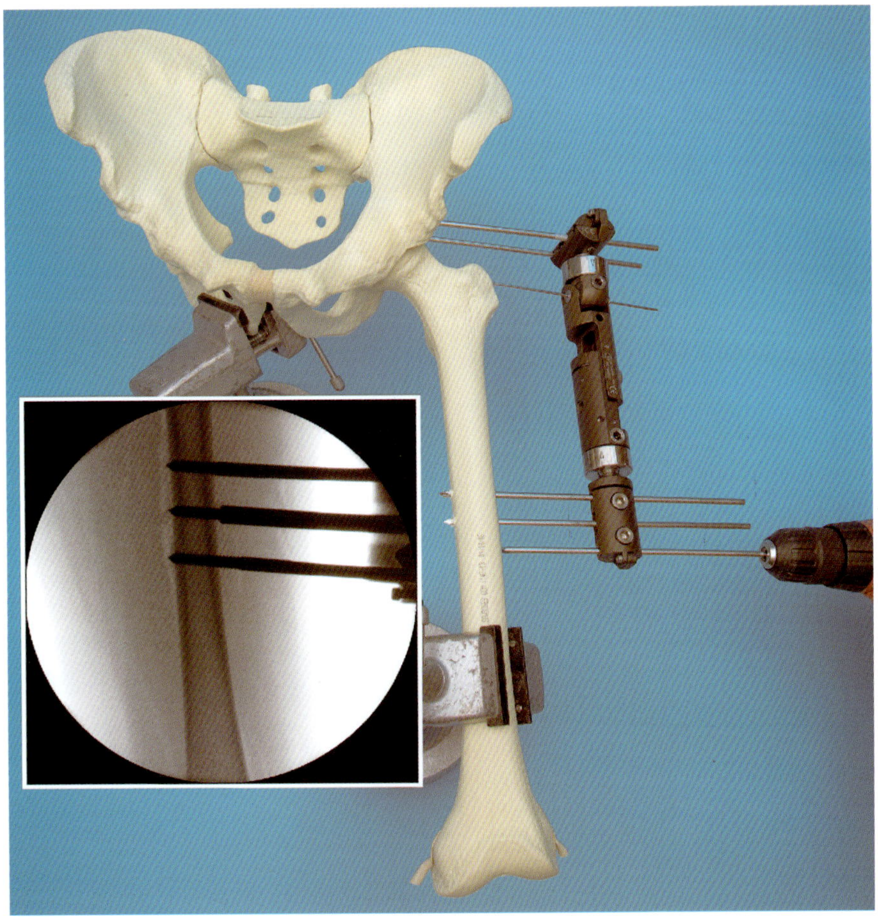

图 39.9　拧入 3 根螺纹半针。通过直夹钳拧入，透视观察长度

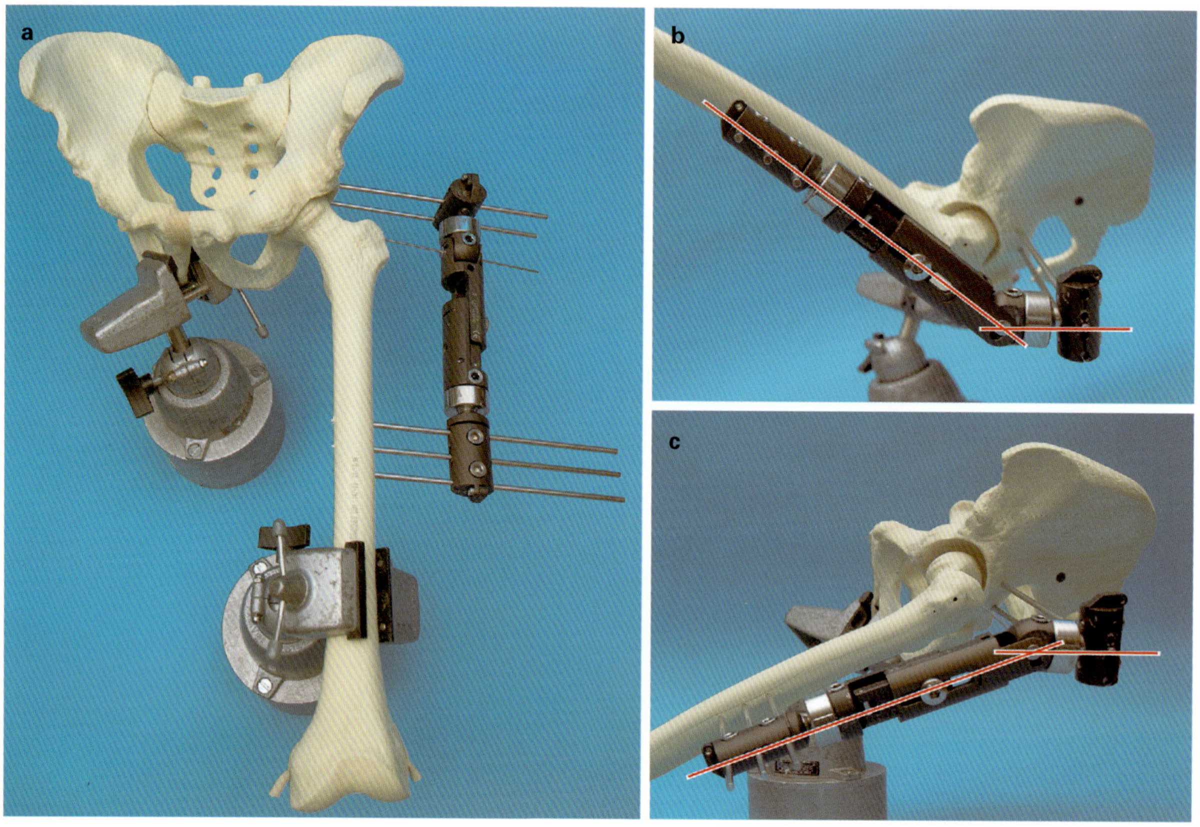

图 39.10 单边铰链式外固定架固定骨盆和股骨的最终视图。a. 冠状面视图。b. 髋关节屈曲侧位视图。c. 髋关节伸直侧位视图

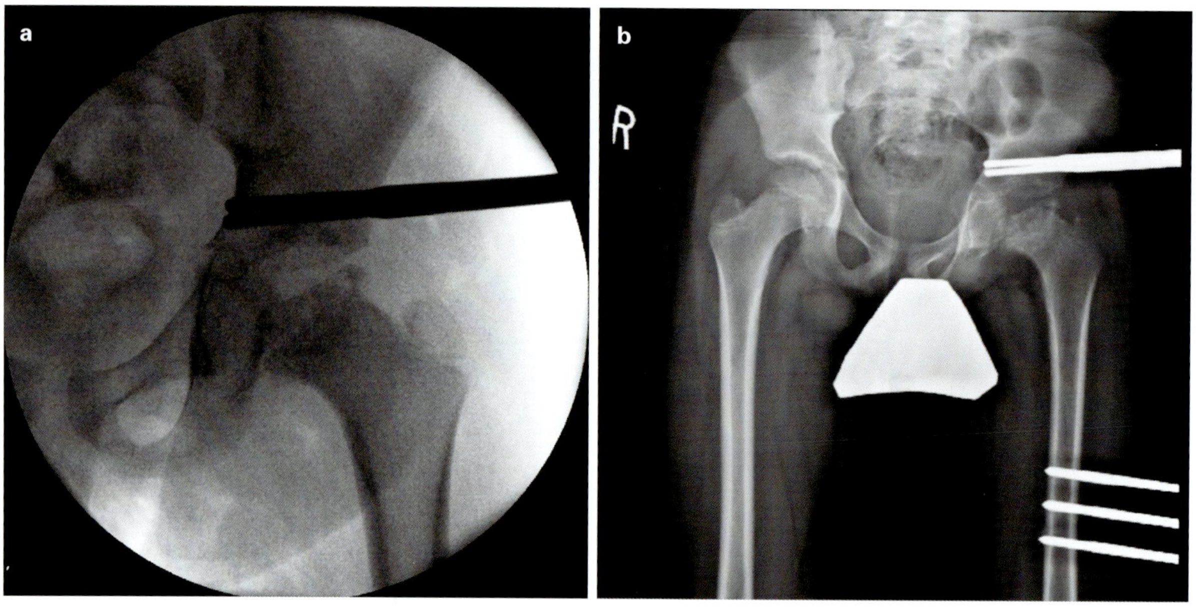

图 39.11 a. 透视下髋关节急性牵开。b. 骨盆正位 X 线片，显示 Shenton 线连续性恢复

术后护理和影像

- 每 4 周随访拍摄骨盆正位片。
- 每天持续牵开 0.5 mm 直到 Shenton 线恢复连续性。
- 在医生指导下加强理疗，锻炼髋关节屈伸。
- 允许部分承重。
- 夜间使用加压分离器锁定外固定架于伸直位。
- 外固定架维持 4~5 个月，直到正位 X 线片显现外侧柱骨化（图 39.12）。
- 取除外固定架后，患者耐受情况下继续负重及髋关节练习。
- 每 3~6 个月随访一次正位 X 线片，直到愈合（图 39.13、图 39.14）。

要点和陷阱

（1）在手术前组装外固定架，并确定适合患者使用的大小，可以节省手术时间。

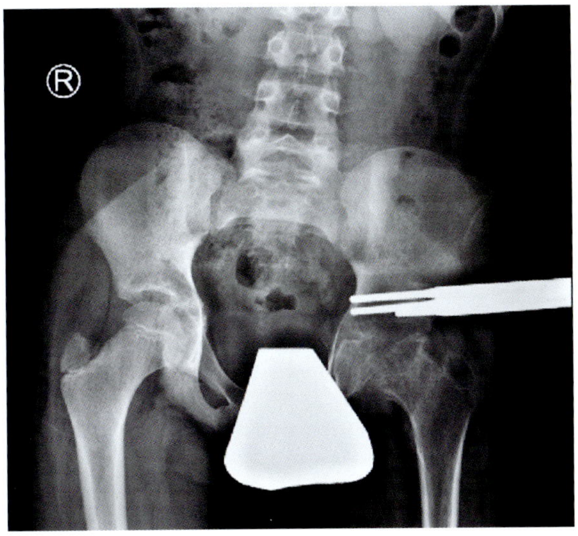

图 39.12　正位 X 线片显示外侧柱再骨化

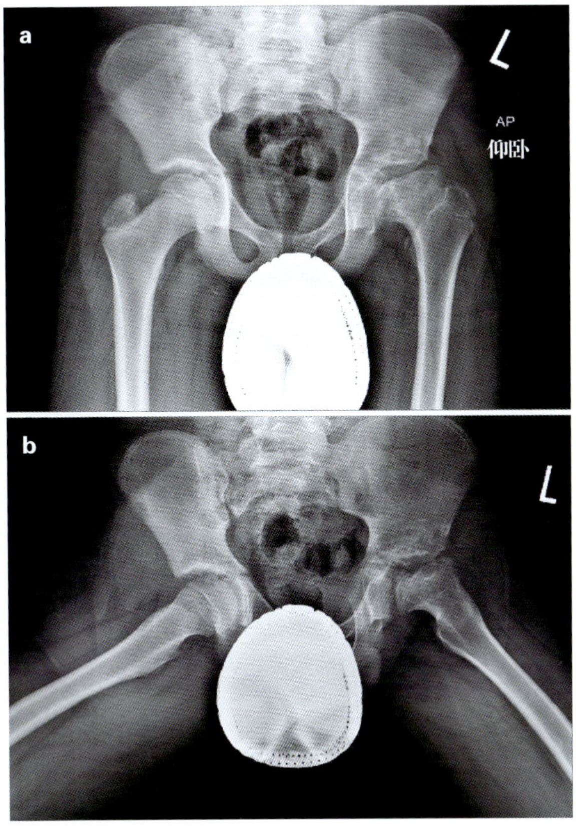

图 39.13　术后 18 个月的正位 X 线片（a）和蛙式位 X 线片（b）

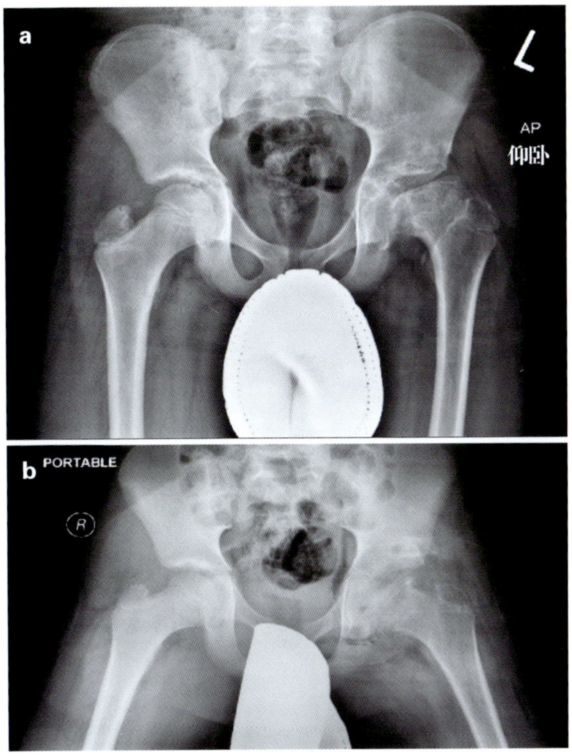

图 39.14　随访 2 年 X 线片。左股骨头畸形，髋关节不规则、髋膨大、短髋。a. 正位 X 线片。b. 外展内旋位 X 线片

（2）铰链的位置至关重要，否则术后不能进行屈伸髋。克氏针必须在股骨头中心下方（0.5 cm）插入，并在冠状面和矢状面检查位置。克氏针应垂直于股骨干，同时保持髋关节外展。

（3）无论是在手术中急性牵开还是术后逐渐牵开，都必须使用前方锁定以防止牵开过程中发生髋关节屈曲。可利用加压牵开器来实现。

（4）髋臼上区克氏针和螺纹半针的方向和深度至关重要，要防止螺纹半针不适当地进入髋关节及骨盆内。术中必须透视髋臼上区 45° 外斜位。

（5）为了防止球窝关节移动甚至脱臼，可用胶合剂或水泥辅助“锁定”。

（6）理疗康复至关重要。

适应证和禁忌证（表 39.1）

表 39.1 髋关节牵开术的适应证和禁忌证

适应证
对于有疼痛、僵硬和股骨头严重畸形的青少年和青年患者，可作为髋关节融合和关节置换术的一种选择
禁忌证
患者 / 照护者固执不配合 骨骼病理状况不适于钢针固定 存在活动感染
相对禁忌证
肥胖

参考文献

[1] Aldegheri R. Artrodiatasi d’anca. Orthopedia e Traumatoligia Oggi. 1981;1:103.

[2] Cañadell J, Gonzales F, Barrios RH, Amillo S. Arthrodiastasis for stiff hips in young patients. Int Orthop. 1993;17(4):254–258.

[3] Thacker MM, Feldman DS, Madan SS, Straight JJ, Scher DM. Hinged distraction of the adolescent arthritic hip. J Pediatr Orthop. 2005;25(2):178–182.

[4] Gomez JA, Matsumoto H, Roye DP Jr, Vitale MG, Hyman JE, van Bosse HJ, et al. Articulated hip distraction: a treatment option for femoral head avascular necrosis in adolescence. J Pediatr Orthop. 2009;29(2):163–169.

[5] Segev E, Ezra E, Wientroub S, Yaniv M. Treatment of severe late onset Perthes’ disease with soft tissue release and articulated hip distraction: early results. J Pediatr Orthop. 2004;13(3):158–165.

[6] van Valvurg AA, van Roy JLAM, Lafever FPJG, Bijlsma JWJ. Beneficial effect of intermittent fluid pressure, of a low but physiological magnitude, on cartilage and inflammation in osteoarthritis. J Rheumatol. 1998;25:515–521.

[7] van Valburg AA, van Roermund PM, Marijnissen AC, Wenting MJ, Verbout AJ, Lafeber FP, Bijlsma JW. Joint distraction in treatment of osteoarthritis (II): effects on cartilage in a canine model. Osteoarthr Cartil. 2000;8(1):1–8.

[8] Salter RB. The biologic concept of continuous passive motion of synovial joints. The first 18 years of basic research and its clinical application. Clin Orthop Relat Res. 1989;242:12–25.

[9] Salter RB, Simmonds DF, Malcolm BW, Rumble EJ, MacMichael D, Clements ND. The biological effect of continuous passive motion on the healing of full-thickness defects in articular cartilage. An experimental investigation in the rabbit. J Bone Joint Surg Am. 1980;62(8):1232–1251.

[10] Salter RB. Continuous passive motion: from origination to research to clinical applications. J Rheumatol. 2004;31(11):2104–2105.

[11] Judet R, Judet T. The use of a hinge distraction apparatus after arthrolysis and arthroplasty. (author's transl). Rev Chir Orthop Reparatrice Apparat Mot. 1978;64(5):353–365.

[12] Morrey BF. Distraction arthroplasty. Clinical applications. Clin Orthop Relat Res. 1993;293:46–54.